U0370363

"十四五"时期国家重点出版物出版专项规划项目

中医常见及重大疑难病证专辑文献研究丛书

肿瘤

丛书总主编　王春艳　贾　杨

丛书总主审　张如青

主　　编　张本瑞　王　炎

主　　审　陈　熠　张如青

上海科学技术出版社

图书在版编目（ＣＩＰ）数据

肿瘤 / 张本瑞，王炎主编. -- 上海 : 上海科学技术出版社，2023.1
　（中医常见及重大疑难病证专辑文献研究丛书 / 王春艳，贾杨总主编）
　ISBN 978-7-5478-6002-1

　Ⅰ．①肿… Ⅱ．①张… ②王… Ⅲ．①中医学－肿瘤学 Ⅳ．①R273

中国版本图书馆CIP数据核字(2022)第215111号

本套丛书由上海市进一步加快中医药事业发展三年行动计划(2018—2020)项目"中医常见病证专辑文献研究"[项目编号：ZY(2018—2020)-CCCX-3001]资助出版。

肿瘤

主编　张本瑞　王　炎

上海世纪出版(集团)有限公司
上 海 科 学 技 术 出 版 社　出版、发行
(上海市闵行区号景路 159 弄 A 座 9F-10F)
邮政编码 201101　www.sstp.cn
山东韵杰文化科技有限公司印刷
开本 787×1092　1/16　印张 30.25
字数 460 千字
2023 年 1 月第 1 版　2023 年 1 月第 1 次印刷
ISBN 978-7-5478-6002-1/R·2662
定价：189.00 元

_____

本书如有缺页、错装或坏损等严重质量问题，请向印刷厂联系调换

本书为"中医常见及重大疑难病证专辑文献研究丛书"中的一种,以文献学的研究方法,结合临床实际,对历代中医肿瘤文献进行了系统梳理,采撷出与食管癌、胃癌、大肠癌、肝癌、肺癌、乳腺癌、卵巢癌临床表现贴近的经典论述。全书首次以经典医论(疾病概述、临床表现、病因病机、辨证论治)、特色方剂(经典名方、单验方、当代名方、中成药)、外治法(针灸、熏洗、外敷等)、食疗药膳、近现代医家临证经验、历代医案(古代医案、近现代医案)6部分为纲目统摄相关典籍文献,以便临床工作者使用。

内
容
简
介

中医药发展已上升为国家战略,《中华人民共和国中医药法》规定:"国家采取措施支持对中医药古籍、著名中医药专家的学术思想和诊疗经验以及民间中医药技术方法的整理、研究和利用。"《中医药事业中长期发展规划(2016—2030)》明确:"实施中医药传承工程,全面系统继承历代各家学术理论、流派及学说,全面系统继承当代名老中医药专家学术思想和临床诊疗经验,总结中医优势病种临床基本诊疗规律。"《中共中央 国务院关于促进中医药传承创新发展的意见》指出:"挖掘和传承中医药宝库中的精华精髓。加强典籍研究利用,编撰中华医藏,制定中医药典籍、技术和方药名录,建立国家中医药古籍和传统知识数字图书馆。"习近平总书记多次提到要"深入发掘中医药宝库中的精华",而中医药古籍文献正是这一宝库的真实载体和精华所在。

尤其《中医药"十四五"发展规划》还明确:"开展国家中医优势专科建设,以满足重大疑难疾病防治临床需求为导向,做优做强骨伤、肛肠、儿科、皮肤科、妇科、针灸、推拿及脾胃病、心脑血管病、肾病、肿瘤、周围血管病等中医优势专科专病,巩固扩大优势,带动特色发展。制定完善并推广实施一批中医优势病种诊疗方案和临床路径,逐步提高重大疑难疾病诊疗能力和疗效水平。"可见系统开展历代医家诊治各类疑难杂病、常见病的学术思想、临床经验、流派特色的挖掘研究和转化应用已成行业共识,必将迎来一个研究高潮,其中文献研究更是理论策源的根基,不可缺少,至关重要,将中医古今文献的挖掘研究与当代临床实践紧密结合,也必将成为未来中医药事业发展的一条重要路径。

上海市中医文献馆自1956年建馆以来从未间断对历代名医名著的临床经验挖掘研究,本丛书是在既往工作经验基础上,立足于对当代临床常见病及重大疑难病证的古籍文献的系统性、综合性挖掘研究,实乃创新之举。其目标是对历代名家关于当代临床多发病及重大疑难病证的古籍文献进行全方位、系统性归类整理和分析研究。

本丛书从整理挖掘历代中医药文献(包括从中医书籍、期刊、讲义、未刊抄本等)入手,对历代医家的医论医话、经典发微、医史研究、典型医案、临床经验等进行挖掘,对其中的学术观点、有效方剂、用药特色、辨证思维、加减化裁、特色技术、适宜技术等加以挖掘汇聚、分类整理和比较研究。各分册内容大体包括疾病概述、专病病因病机、专病辨证论治、专病特色方药、专病其他特色疗法(针法、灸法、外治法、推拿按摩、民间偏验方、食疗养生方、治未病与康复),以及专病历代名家经验(包括历代名医医论医话、历代名医经典医案)。各分册根据各自特点或增加个性化章节2~3章。

本丛书包括《喘证》《臌胀》《肿瘤》《崩漏》《胎漏胎动不安》《绝经前后诸证》《不寐》《腰痛》《胁肋痛》《青盲》《丹毒》《口疮》《湿疹》《瘾疹》《小儿疳证》《小儿惊风》等内外妇儿伤等各科疾病的16个分册,在当代中医药常见病及重大疑难病证文献研究方面具有代表性,总计300余万字,丛书及各分册主审均为相关领域的文献研究专家与临床专家,有效确保了本丛书的编撰质量。

本丛书承续上海市中医文献馆在建馆之初组织编写的《中医专病专辑》丛书及其在全国产生广泛影响的历史经验,创新编写体例,突出名医—名流—名著—名术—名方—特色方药的经验传承,突出特色诊疗技术和理论创新,与时俱进;利用现代检索等研究手段,聚焦于医家诊疗中具有特色优势的专病诊疗经验,从历代文献中挖掘整理、系统分析提炼临证精华。通过文献研究进行全方位、系统性归类整理和比较研究,从古籍文献中寻找理论根基和临床实践的源泉,力争做到古今文献深度融合、药物和非药物疗法结合、内服外用方药结合、繁简用方用药结合、名医医论医话与典型医案结合、原文和编者按有机结合、文献与临床研究相结合。

作为上海市中医药三年行动计划项目的重要成果,本丛书的研究编写始终坚持研究与传播相结合、项目建设与人才培养结合、馆内外专家结合。以成果为导向,目的是培养一批具有较高学术水平的中医临床文献研究人员和中医临床专家,突破文献馆研究资源的局限,将中医临床文献研究的主编和编委队伍向馆外优秀中医文献研究机构和各大临床机构的骨干专家拓展,通过团结合作有效提升项目的参与度,提高研究成果的质量。

文献是中医药宝库精华的重要传播载体,是挖掘宝库精华的根基所在和理论创新源泉。希望通过本丛书的出版,进一步深化与提升中医药临床文献研究的底蕴和价值,为构筑起一座沟通融合中医文献与临床之间的桥梁做出积极探索。

编　者

2022 年 8 月

一、本书是一部专为中医、中西医结合临床、科研及教学工作者提供有关中国古典医籍对临床常见恶性肿瘤的相关论述,涉及病因病机、临床表现、辨证论治、特色方剂、外治法、食疗药膳和医案医话等文献资料。

二、本书选取发病率高、其临床表现在古代中医文献中描述较多、辨识度较高的七种恶性肿瘤(实体瘤),分别为食管癌、胃癌、大肠癌、肝癌、肺癌、乳腺癌和卵巢癌。

三、本书共分为七篇:食管癌、胃癌、大肠癌、肝癌、肺癌、乳腺癌和卵巢癌,每篇又分为六章:经典医论、特色方剂、外治法、食疗药膳、近现代医家临证经验及历代医案,以篇章为纲目统摄相关典籍文献。

四、其中"经典医论"包括病因病机、临床表现、辨证论治三部分,内容全部选自古代(1840年以前)中医典籍。"特色方剂"均选取有方剂名者,涵盖了经典名方、单验方、当代名方、中成药等内容,其中经典名方均选自古代中医典籍;单验方是指由三味药及以下的方剂,均选自古代中医典籍;当代名方以已离世的当代名家验方为主;中成药均选取临床疗效显著,并收录于2020版《中国药典》者。"外治法"包括针灸、外敷、熏洗法、纳(塞)药法、推拿法等,均选自古代中医典籍。"食疗药膳"参照2021年最新版药食同源名单,从古代中医典籍选取食疗方药。"近现代医家临证经验"分为近代医家临证经验(1840—1949)和现代医家临证经验(已离世名家经验为主)两部分。

历代医案按照时间先后排序,分为古代医案(1840 年以前)、近代医案(1840—1949)和现代医案(已离世名家医案为主)。

五、此次所选取的古籍内容尽可能与现存精善底本的出版物进行校对。正文中文字若各本互有出入,以学界公认最佳版本为准,若学界亦多争论者,辑录者则选取通行本为准,无特殊情况一般不出校记。

六、引用文献中出现异体字、俗写字或古今字,均统一改正为规范简体字,不出校说明。中医特殊用字则不改保留原貌。

七、本书参考引用书目及其版本均于书末注明,以备读者稽考。

八、本书所载犀角等中药材,根据国发〔1993〕39 号、卫药发〔1993〕59 号文,属于禁用之列,均以代用品代替,书中所述犀角等相关内容仅作为文献参考。

目
录

导 言

　　近年来,癌症的死亡例数和发病例数正逐年上升,严重威胁人类的生命健康。2020年全球新发癌症例数约为1 930万,全球癌症死亡人数约1 000万人,约每5人中就有1人将在其一生中罹患癌症,预计到2040年,全球新发癌症人数将达到2 840万例。目前癌症的治疗方式主要有手术、放射治疗和全身治疗,全身治疗包括化疗、靶向治疗、内分泌治疗和免疫治疗等。随着药物研发技术的进步和临床研究的推动,以分子靶向治疗、免疫治疗为代表的抗肿瘤治疗药物在临床治疗中不断取得突破。然而,癌症的治疗仍然是医学亟待攻克的难关。

　　中医药在数千年的临床实践中积累了丰富的疾病诊疗经验,其中不乏有肿瘤的治疗经验,可以为现代临床治疗提供重要的参考。但中医文献浩如烟海、汗牛充栋,疾病又因地域、时代的不同而有不同的命名,对其认识也随着时代的发展不断变化,此种纷繁复杂的情况对后世读者带来诸多不便。本书旨在搜集文献资料的基础上,厘清中医学对我国常见癌种的认识脉络,为临床治疗、科学研究提供参考。

　　2020年中国恶性肿瘤报告显示,中国最常见的癌症依次为肺癌、胃癌、结直肠癌、肝癌、乳腺癌和食管癌,此外卵巢癌的死亡率又居妇科恶性肿瘤首位。因此,我们对历代中医肿瘤文献进行了系统梳理,采撷出与食管癌、胃癌、大肠癌、肝癌、肺癌、乳腺癌、卵巢癌临床表现贴近的经典论述,以现代病名为篇名,分列7篇,并首次以经典医论(病因病机、临床表现、辨证论治)、特色方剂(经典名方、单验方、当代名方、中成药)、外治法(针灸、熏洗、外敷等)、食疗药膳、近现代医家临证经验、历代医案(古代医案、近现代医案)为纲目统摄相关内容,以便临床、科研、教学人员参考。另外,本书收录了部分载于民国期刊的相关论述,以飨读者。

肿 · 瘤

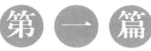

第 一 篇

食管癌

食管癌(esophageal cancer，EC)又称食道癌，指食管上皮来源的恶性肿瘤，是常见的消化道肿瘤。据世界卫生组织国际癌症研究机构(IARC)发布的 2020 年全球癌症统计报告显示，世界范围内食管癌新发病例数为 60.4 万，位居第七位；新增死亡数为 54.4 万例，每 18 例癌症死亡病例中就有 1 例是食管癌患者，位居第六位①。我国是世界上食管癌高发地区之一，根据世界卫生组织(WHO)实时数据，我国食管癌患病率和病死率均排在全球第五位，由于我国庞大的人口基数等因素，食管癌新发患者和死亡患者均占全球的 55% 左右②。

　　食管癌典型表现为进行性加重的吞咽困难，早期可无明显症状，或仅有进食时哽噎感、胸骨后异物感。中晚期则表现为进行性吞咽困难、持续性胸骨后疼痛或背痛、明显消瘦。若发生转移或侵犯邻近器官，可出现疼痛和被累及器官的相应不适。因此，食管癌发现时往往已处于晚期，术后局部复发与远处转移是其主要的死亡原因。

　　食管癌的西医治疗手段主要分为手术治疗、放射治疗、化学治疗和靶向治疗等。可根据患者的一般身体情况、年龄、分期、病变部位采取综合治疗手段。对于早期原位癌，首选内镜下黏膜切除术(EMR)，并在术后进行内镜随访③。对于 Ⅰ～Ⅲ 期食管癌患者，能耐受手术者，目前首选手术治疗，术前同步放化疗可增加手术切除率，也能提高远期生存率④。对于 Ⅳ 期食管癌患者，可根据 ECOG 评分选择治疗模式，ECOG≤2 分者，首选化疗和最佳支持

　　① Sung H，Ferlay J，Siegel RL，et al. Global cancer statistics 2020：Globocan estimates of incidence and mortality worldwide for 36 cancers in 185 countries[J]. CA Cancer J Clin，2021，71(3)：209 - 249.

　　② Cao W，Chen HD，Yu YW，et al. Changing profiles of cancer burden worldwide and in China：a secondary analysis of the global cancer statistics 2020[J]. Chin Med J (Engl)，2021，134(7)：783 - 791.

　　③ Naveed M，Kubiliun N. Endoscopic treatment of early-stage esophageal cancer[J]. Curr Oncol Rep，2018，20(9)：71.

　　④ Schröder W，Gisbertz SS，Voeten DM，et al. Surgical therapy of esophageal adenocarcinoma-current standards and future perspectives[J]. Cancers (Basel)，2021，13(22).

治疗;ECOG＞2分者,则选择最佳支持治疗或姑息治疗①。此外,食管癌的靶向治疗逐渐受到广泛关注,目前已经开发出了多个单克隆基因抗体和酪氨酸激酶抑制剂(EGFR、HER－2、VEGFR、c－Met等),可以单独使用或与传统疗法联合使用改善食管癌患者的预后②。免疫治疗的进展也使得食管癌的治疗更趋多元化。在转移性食管癌患者中,帕博利珠单抗治疗的总生存期为9.3个月,而化疗患者为6.7个月③。但是,目前食管癌总体5年生存率为15%～25%,早期患者的5年生存率为40%～50%④,当癌细胞扩散至食管周围的组织或器官时,5年生存率下降到23%,如发生远端扩散,患者生存率仅有5%,中位生存时间为6～10个月⑤。因此,治疗方案的更新迫在眉睫。

中医古籍虽无"食管癌"之病名,但根据其临床表现和病证特点,可将食管癌归属于中医学"噎膈"范畴,是"风、痨、臌、膈"四大顽症之一。对噎膈之证的源流进行梳理,可为当代中医防治食管癌提供理论依据和具体策略。

噎膈之证,始见于《内经》。如《灵枢·四时气》中有"食饮不下,膈塞不通,邪在胃脘",《素问·通评虚实论》载"膈塞闭绝,上下不通,则暴忧之病也"等相关论述。《素问·阴阳别论》中提出:"一阳发病,少气,善咳,善泄。其传为心掣,其传为隔。""三阳结,谓之隔。"精辟地总结了"隔证"的传变规律和病机,指出该病证与人体津液亏损有关。《灵枢·上膈》对"上膈""下膈"的症状和发病机制进行了描述。后世医家往往将《内经》中的相关论述作为研究"噎膈"的一个原点⑥。

噎膈病因病机、治法治则,诸家立论纷纭,致后人临证莫知所终。如隋代

① van Rossum PSN, Mohammad NH, Vleggaar FP, et al. Treatment for unresectable or metastatic oesophageal cancer: current evidence and trends[J]. Nat Rev Gastroenterol Hepatol, 2018, 15(4): 235－249.

② Yang YM, Hong P, Xu WW, et al. Advances in targeted therapy for esophageal cancer [J]. Signal Transduct Target Ther, 2020, 5(1): 229.

③ Adenis A, Kulkarni AS, Girotto GC, et al. Impact of pembrolizumab versus chemotherapy as second-line therapy for advanced esophageal cancer on health-related quality of life in keynote－181[J]. J Clin Oncol, 2021: Jco2100601.

④ Bolger JC, Donohoe CL, Lowery M, et al. Advances in the curative management of oesophageal cancer[J]. Br J Cancer, 2021: 1－12.

⑤ Hou S, Pan Z, Hao X, et al. Recent progress in the neoadjuvant treatment strategy for locally advanced esophageal cancer[J]. Cancers (Basel), 2021, 13(20).

⑥ 杨枝青.噎膈[M].上海:上海科学技术出版社,2015:2.

巢元方《诸病源候论》就有"五噎""五膈"之论,如《诸病源候论·痞噎病诸候》云:"夫五噎,谓一曰气噎,二曰忧噎,三曰食噎,四曰劳噎,五曰思噎……噎者,噎塞不通也。"《诸病源候论·气病诸候》云:"五膈气者,谓忧膈、恚膈、气膈、寒膈、热膈也。忧膈之病,胸中气结烦闷,津液不通,饮食不下,羸瘦不为气力……此是方家所说五膈形证也。"唐宋医家藉此多有阐发,如唐代王焘《外台秘要》卷第八中有"五膈方""五噎方"等相关内容。宋代医家张锐认为噎膈的发病与精神因素相关,谓"此乃神思间病,令静观内养,庶可克济"(《鸡峰普济方·五噎诸气》)。元代朱震亨承刘河间、张子和之说,在《丹溪手镜·噎膈》中注解并发挥《素问·阴阳别论》"三阳结,谓之隔"之论,析"三阳结"乃"小肠结热则血脉燥,大肠结热则后不通,膀胱结热则津液涸"之证,进而认为噎膈"盖因脉虚火起,气虚火炽,血液既耗,肠胃津涸,传化失宜"所致,并立滋阴生津、养血润燥之法(一改《局方》之香燥)。至明代,景岳刻意精研,语最扼要,其云:"噎膈一证,必以忧愁思虑,积劳积郁,或酒色过度,损伤而成。盖忧思过度则气结,气结则施化不行,酒色过度则伤阴,阴伤则精血枯涸,气不行则噎膈病于上,精血枯涸则燥结病于下。"(《景岳全书·明集·杂证谟·噎膈》)并立"凡治噎膈大法,当以脾肾为主。盖脾主运化,而脾之大络布于胸膈。肾主津液,而肾之气化主乎二阴。故上焦之噎膈,其责在脾,下焦之闭结,其责在肾。治脾者宜从温养,治肾者宜从滋润,舍此二法,他无捷径矣"(《景岳全书·明集·杂证谟·噎膈》)。

明清之际,对噎膈的临床表现、病因病机和预后的认识,越来越接近于"食管癌"。如张景岳《景岳全书·明集·杂证谟·噎膈》言:"凡年高患此者,多不可治,以血气虚败故也。粪如羊矢者,不可治,大肠无血也。吐痰如蟹沫者,不可治,脾气败也,腹中疼痛,嘈杂如刀割者,不可治,营虚之极,血竭于中也。"《古今医案按选·噎膈门》则载杨素圃言:"噎膈一证……叶天士则以为阴液下竭,阳气上结,食管窄隘使然。其说原本《内经》,最为有据……予乡有治此者,于赤日中缚病人于柱,以物撬其口,抑其舌,即见喉间有物如赘瘤然。正阻食管,以利刃锄而去之,出血甚多。病者亦困顿累日始愈……又有一无赖垂老患此,人皆幸其必死,其人恨极,以紫藤鞭柄探入喉,以求速死。呕血数升,所患竟愈。此二人虽不可为法,然食管中的系有形之物,阻阨其间,而非无故窄隘也明矣。"民国时期陈松龄评曰:"所引叶天士食管窄隘之说,与新说不谋而合。所述无赖一案，为食道癌之类。又谓喉头有物如赘瘤，则噎膈中尚有喉头肿瘤之病也。"

当前，多数中医学者认为本病的病因病机为：情志失调(忧思郁怒)导致气滞血瘀，阻于谷道；饮酒酒伤，喜食辛辣香热之物，致使燥热伤津、咽管干涩、噎膈不通；或正气虚弱，机体气化无力，多致津血停滞，化生内邪。治疗多强调辨证论治、病症结合，既重视扶正，顾及脾胃，又重视攻邪，应用活血、化痰、解毒之剂。此外，还重视分期辨证，整体和局部治疗相结合。可从术前调治、术后康复、减轻放化疗的毒副作用、协同增效、改善患者体力状态、调节患者情志状态以及预防术后复发转移等多方面进行干预，以提高整体疗效。如食管癌放疗可以直接杀伤肿瘤细胞，但容易出现反射性食管炎的副作用。而中医药不仅可以提高患者对放疗的敏感性，并且可以减轻其不良反应及放射性损伤。此外，中医药可以通过细胞免疫调节食管癌的炎症微环境，改善乏氧细胞的存在，增强人体的免疫功能，从而诱导肿瘤细胞的凋亡及抑制肿瘤细胞的侵袭和转移，提高生存质量、延长生存期。对于晚期食管癌，进行中医辨证分型。根据不同并发症，给予中药、针灸等联合现代医学姑息治疗[1]。

综上所述，中医药对食管癌病因病机、证候特点、治则治法、遣方用药等方面积累了丰富的经验，在术后康复、放化疗增效减毒、延长生存期、提高生活质量等方面作用突出。

---

① 郑玉玲,张亚玲.《中西医结合食管癌治疗方案专家共识》(2021年版)解读[J].现代中医药,2021,41(6)：11-15.

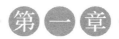

经 典 医 论

第一节 病 因 病 机

一、从痰瘀论

论噎膈,丹溪谓得之七情、六淫,遂有火热炎上之化,多升少降,津液不布,积而为痰为饮。(《医贯·噎膈论》)

(噎膈)多起于忧郁,忧郁则气结于胸臆而生痰,久则痰结成块,胶于上焦,道路狭窄,不能宽畅,饮或可下,食则难入,而病已成矣。好酒之徒患此者,必是顽痰,盖酒能发火,火能生痰,痰因火煎,胶结不开,阻塞道路,水饮下咽,亦觉痛涩。(《订补明医指掌·噎膈》)

至于素享富贵之人亦有是症者,何哉?必因厚味所伤,酒色过度,虚火用事,真阴消烁,以至血液干枯,顽痰胶固,结于咽喉之处则成噎结,于胃口之处则成膈。又有不因酒色而得者,亦当以血枯痰腻及气郁治之。[《丹台玉案·噎膈门(附梅核气)》]

气滞痰聚日拥,清阳莫展,脘管窄隘,不能食物,噎膈渐至矣。(《临证指南医案·噎膈反胃》)

噎膈之症,必有瘀血,顽痰逆气,阻隔胃气。(《临证指南医案·噎膈反胃》)

尝见多郁之人,气结胸臆,聚而成痰,胶固上焦,道路窄狭,不能宽转,又或好酒之徒,湿中生火,火复生痰,痰火交煎,胶结不开,阻塞清道,渐觉涩痛。(《证治汇补·噎膈》)

噎膈多由暮年之人,其属血干也明甚。盖血结则无以制火,火盛则津液脂膏因火成痰,水谷道路因火干槁,故痰火窒塞胸膈而成噎膈也。其中年之人,偶有噎膈,则多属忧思郁怒所致。夫郁怒则气滞,忧思则气结,痰因气聚而生,气因痰碍而愈结,故为噎膈反胃也。(《风劳臌膈四大证治·噎膈》)

二、从气血津液论

食噎候：此由脏气冷而不理，津液涩少而不能传行饮食，故饮食入则噎塞不通，故谓之食噎，胸内痛，不得喘息，食不下，是故噎也。（《诸病源候论·痞噎病诸候》）

盖因脉虚火起，气虚火炽，血液既耗，肠胃津涸，传化失宜，或因痰隔，妨碍升降，气不交通，皆令食而复出也。大概因津血俱耗，胃脘亦槁，在上近咽之下，水饮可行，食物难入，间或可入，入亦不多，曰噎。其槁在下，与胃为近，食虽可进，难尽入胃，良久复出，曰膈，即翻胃也。大便秘如羊屎，小便热，名虽不同，病则一也。三阳结，谓之膈（三阳，大肠、小肠、膀胱也）。小肠结热则血脉燥，大肠结热则后不通，膀胱结热则津液涸。三阳既结前后闭，必反而上。（《丹溪手镜·噎膈》）

五噎名虽有五，原其要在于气弱血枯之人，思虑劳欲而成者也。气弱则运化不开，血枯则道路闭塞。盖心生血，肾生气，任脉乃阴之母，枯则精涸，任脉不润矣。任脉循咽嗌、胸中、胃之三脘，一直而下，肾虚则丹田清气不升，故中焦失顺下之化，脾虽思味而爱食，因升降不利而成噎矣。（《寿世保元·反胃》）

大抵气血亏损，复因悲思忧恚，则脾胃受伤，血液渐耗，郁气生痰，痰则塞而不通，气则上而不下，妨碍道路，饮食难进，噎塞所由成也。（《医宗必读·反胃噎塞》）

噎膈反胃，名虽不同，病出一体，多因气血两虚而成。（《临证指南医案·噎膈反胃》）

酒客多噎膈，好热酒者尤多，以热伤津液，咽管干涩（观其口舌干涩可知），食不得入也。（《医碥·反胃噎膈》）

三、从阴阳论

《经》云：阳脉结，谓之膈。言忧恚寒热，动气伤神；而气之与神，并为阳也。伤动阳气，致阴阳不和，而腑脏生病，结于胸膈之间，故称为膈气。众方说五膈，互有不同，但伤动之由有五，故云五膈气。（《诸病源候论·气病诸候》）

《素问》云：阳脉结，谓之膈。盖气之与神并为阳也。逸则气神安，劳则气神耗。倘或寒温失宜，食饮乖度，七情伤感，气神俱扰，使阳气先结，阴气后乱，

阴阳不和,脏腑生病,结于胸膈,则成膈气。(《严氏济生方·五噎五膈论治》)

噎乃阴气不得下降,六府之所生,属阴与气。膈为阳气不能上出,五藏之所生,属阴与血。然皆由阴中伏阳而作也(东垣)。(《证治汇补·噎膈》)

四、从情志论

隔塞闭绝,上下不通,则暴忧之病也。(《素问·通评虚实论》)

木郁之发……上肢两胁,膈咽不通,食饮不下。(《素问·六元正纪大论》)

膈噎始因酒色过度,继以七情所伤。(《古今医统大全·噎膈门》)

张鸡峰曰:膈是神思间病,惟内观自养,庶可克济。斯言亦良语也。(《医旨绪余·噎膈翻胃辩》)

噎者,咽喉噎塞而不通,饮或可下,食则难食也;膈者,胃口隔截而不受,虽饮食暂下,少顷复吐而不能容。求其所以致病之由,要皆忧郁不开,思虑太过,忿怨不伸,或惊恐时值,变故屡遭,汲汲遑遑,无安宁之日,以致内气并结于上焦,而噎膈之症斯成矣。此皆处于逆境者然耳。[《丹台玉案·噎膈门(附梅核气)》]

噎者,食入不利,或挜塞而下,或负痛而纳,其病在喉。膈者,食虽入膈,或气逆,或满闷,或隐痛,或得嗳少宽,或得吐反快,其病在膈。二疾多并见,噎者必膈,膈者必噎也。即翻胃之先驱,积郁沉忧,气结不散,久久成此。《张鸡峰方论》曰:此病不在外,不在内,不属冷,不属热,不是实,不是虚,所以药难取效。

多缘忧思恚怒,动气伤神。气积于内,动则诸证见,气静疾平。手扪之而不得疾之所在,目视之而不知色之所因,耳听之而不知音之所发,故针灸药石皆不获效。乃神意间病也,旨哉言乎。(《医灯续焰·噎膈》)

噎属七情。怒气所致,食则气逆不下。劳气所致,为咽噎喘促。思气所致,为中痞。三焦闭塞,咽噎不利(《针经》)。大抵此症乃神思间病,惟内观静养,庶几得之(《鸡峰》)。(《证治汇补·噎膈》)

五、综合论述

夫气之初病也,其端甚微,或因些少饮食不谨;或外冒风雨;或内感七情;或食味过厚,偏助阳气,积成膈热,或资禀充实,表密无汗;或性急易怒,火炎上以致津液不行，清浊相干。气为之病，或痞或痛，不思食，或噫腐气，或吞酸，或嘈杂，或膨满。不求原本，便认为寒，遽以辛香燥热之剂投之，数帖时暂得快，以为神方。厚味仍前不节，七情反复相仍，旧病被劫暂开，浊液易于攒聚，或半月，或一月，前证复作。如此延蔓，自气成积，自积成痰，此为痰、为饮、为吞酸之由也。

良工未遇，缪药又行，痰挟瘀血，遂成窠囊，此为痞、为痛、呕吐、为噎膈反胃之次第也。饮食汤液，滞泥不行，渗道塞涩，大便或秘或溏，下失传化，中焦愈停。医者不察，犹执为冷，翻思前药，随手得快。至此宾主皆恨药欠燥热，颙伺久服，可以温脾壮胃，消积行气，以冀一旦豁然之效。不思胃为水谷之海，多血多气，清和则能受；脾为消化之气，清和则能运。今反得香热之偏助，气血沸腾。其始也，胃液凝聚，无所容受；其久也，脾气耗散，传化渐迟。其有胃热易饥，急于得食，脾伤不磨，郁积成痛，医者犹曰：虚而积寒，非寻常草木可疗。径以乌、附助佐丹剂，专意服饵。积而久也，血液俱耗，胃脘干槁。其槁在上，近咽之下，水饮可行，食物难入，间或可入，亦不多，名之曰噎。其槁在下，与胃为近，食虽可入，难尽入胃，良少复出，名之曰膈，亦曰反胃，大便秘少，若羊矢然。名虽不同，病出一体。（《局方发挥》）

噎膈一证，必以忧愁思虑，积劳积郁，或酒色过度，损伤而成。盖忧思过度则气结，气结则施化不行，酒色过度则伤阴，阴伤则精血枯涸，气不行则噎膈病于上，精血枯涸则燥结病于下。且凡人之脏气，胃司受纳，脾主运化，而肾为水火之宅、化生之本，今既食饮停膈不行，或大便燥结不通，岂非运化失职、血脉不通之为病乎？而运行血脉之权，其在上者，非脾而何？其在下者，非肾而何？矧少年少见此证，而惟中衰耗伤者多有之，此其为虚为实，概可知矣。故凡治此者，欲舍根本而言捷径，又安望其有成功也。

噎膈、反胃二证，丹溪谓其名虽不同，病出一体，若乎似矣，然而实有不同也。盖反胃者，食犹能入，入而反出，故曰反胃；噎膈者，隔塞不通，食不能下，故曰噎膈。食入反出者，以阳虚不能化也，可补可温，其治犹易；食不得下者，以气结不能行也，或开或助，治有两难，此其轻重之有不同也。且凡病反胃者多能食，病噎膈者不能食，故噎膈之病，病于胸臆上焦，而反胃之病，则病于中下二焦，此其见证之有不同也。所以反胃之治，多宜益火之源之助化功；噎膈之治，多宜调养心脾以舒结气；此其证候既有不同，故诊治亦当分类。

噎膈证多有便结不通者。《内经》曰：三阳结，谓之膈。张子和曰，三阳者，大肠、小肠、膀胱也。结谓热结也，小肠热结则血脉燥，大肠热结则不圊，膀胱热结则津液涸。三阳既结，则前后闭涩，下既不通，必反上行，所以噎食不下，纵下而复出，此阳火不下，推而上行也。愚按：此说则大不为然。夫结之为义，《内经》原非言热，如本篇曰：阴阳结邪，多阴少阳，曰石水。又《举痛论》曰：思则气结。是岂以结为热耶？且热则流通，寒则凝结，此自阴阳之至理。故凡霜凝冰结，惟寒冽有之，而热则无也，此天道之显然可见者。人身阴阳之理，无非是耳，惟人不能知，所以多误也。矧《内经》之言三阳结者，乃止言小肠膀胱，全与大肠无涉。盖三阳者，太阳也，手太阳小肠也，足太阳膀胱也；小肠属火，膀胱属水，火不化则阳气不行，而传导失职；水不化则阴气不行，而清浊不分，此皆致结之由也。子和不察，而遂以三阳之结尽言为热，以致后世悉传为火，岂理也哉！

然人之病结者，本非一端，盖气能结，血亦能结，阳能结，阴亦能结。余非曰结必皆寒，而全无热也。但阴结阳结，证自不同，有不可不辨耳。夫阳结者热结也，因火盛烁阴，所以干结，此惟表邪传里及阳明实热者乃有之。然热结者，必有烦渴发热等证，洪大滑实等脉，最易辨也。若下有结闭而上无热证，此阴结耳，安得谓之热耶？盖阴结者，正以命门无火，气不化精，所以凝结于下而治节不行，此惟内伤血气，败及真阴者乃有之，即噎膈之属是也。夫噎膈之证，人皆知为内伤也，内伤至此，其脏气之健否为何如，而犹云为热，岂必使元阳尽去而别有生生之道乎？噫！此余之所不解也，不得不辨。

噎膈证，古人多认为寒，自刘河间治膈气、噎食用承气三汤，张子和以三阳之结尽论为热，且云人之溢食，初未遽然也，或伤酒食，或胃热欲吐，或冒风欲吐，医者不察本原，投下香、桂、胡椒、丁香之属，设如伤酒、伤食，正可攻逐，岂可言虚，便将热补？素热之人，三阳必结，食必上潮。医氏犹云胃寒不纳，燔针灼艾，三阳转结，岁月弥深，遂成噎膈。余味此言，不能无惑。盖噎膈由于枯槁，本非实热之证，承气三汤尚可用乎？此河间之见，有弗确也。矧酒肉过多者，未必遂成噎膈，而噎膈之病，又岂皆素热之人乎？此子和之见，有未然也。

自后丹溪遂承二子之说，而大辟《局方》之非，谓气之初病，或饮食不谨，或外冒风雨，或内感七情，或食味过厚，偏助阳气，积成膈热；或资禀充实，表密无汗；或性急易怒，肝火上炎，以致津液不行。气为之病，或痞，或痛，或噫腐气，或吞酸，或嘈杂，或膨满，不求原本，便认为寒，遂以辛香燥热之剂，投之数帖，时暂得快，以为神方。厚味仍前不节，七情反复相仍，旧病被劫暂开，浊液易于攒聚，或半月，或一月，前病复作。医者不察，犹执为冷，翻思前药，随手得快，颙俟久服可以温脾壮胃，消积行气，以冀一旦豁然。不思胃为水谷之海，清和则能受，脾为消化之器，清和则能运，今反得香热之偏助，动之而愈，复作复动，延绵至久而成噎膈，辗转深痼，良可哀悯。此丹溪之说也，使后人见之，无不以为至论。即余初年，亦未尝不加钦服，而今则日见其非矣。

何也？试观所叙病原，其有然者，有不然者，顾难缕指而辨也。第以此证而力指为热，能无谬乎？且既云燥热之剂随手得快，则固非无效也。夫燥热已能奏效，岂真火证而燥热能效乎？盖脾土恶湿，故燥之可也，火能生土，故热之亦可也。温燥扶阳，此自脾家正治，而必欲非之，以致后人之疑，似属矫矣。若谓厚味七情，仍前不节，以致愈而复作，此谁之咎也，而亦可归之药误乎？又如脾胃清和，能受能运之说，此实至理，谁不云然！第余之所谓清和者，则与丹溪不同，抑又何也？盖丹溪所言者，惟恐火之盛，余之所言者，惟恐阳之衰，异同若此，人将焉信？请以天人之理证之，何如？

夫天人之所同赖者，惟此阳气而已。故《经》曰：天气清静光明者也。又曰：阳气者，若天与日，失其所则折寿而不彰，故天运当以日光明。由此言之，则六合清和，止此太阳为之用，故阳气胜则温暖光明而万类咸亨，非清和乎？阴气胜则风霾晦暝，而升沉闭塞，非不清和乎？且春夏万物之盛，非阳盛之化乎？秋冬万物之衰，非阳衰之兆乎？人之所赖以生者，亦惟此耳。故人于饮食，朝入口而午化尽，午入胃而暮化尽，此其中焦之热，亦何异大烹之鼎？必如是者，才是清和，是即平人之常，乃正所为胃气也。使朝食而午不饥，午食而晚不饥，饮食化迟，便是阳亏之候，而矧乎全不能行、全不能化者。医且犹云有火，岂必并此化源尽行扑灭而后可，亦堪嗟矣！（《景岳全书·明集·杂证谟·噎膈》）

噎膈之病，由于七情过伤，饮食失节，食因气逆则食不下降，气因食阻则气不运行，气、食、痰涎互相凝结，留于咽嗌者为噎，留于胸膈者为膈，妨碍饮食渐为呕吐、翻胃之病也。（《医学传心录·噎嗝翻胃者气食相凝》）

第二节　临　床　表　现

一、临床症状

胃风之状,颈多汗恶风,食饮不下,鬲塞不通,腹善满,失衣则胀,食寒则泄,诊形瘦而腹大。(《素问·风论》)

鬲咽不通,饮食不下,舌本强食则吐。(《素问·至真要大论》)

厥阴在泉,风淫所胜……民病洒洒振寒,善呻数欠,心痛支满,两胁里急,饮食不下,鬲咽不通,食则呕……(《素问·至真要大论》)

脾脉……微极为膈中,食饮入而还出,后沃沫。(《灵枢·邪气藏府病形》)

气为上膈者,食饮入而还出。(《灵枢·上膈》)

五膈气者,谓忧膈、恚膈、气膈、寒膈、热膈也。忧膈之病,胸中气结烦闷,津液不通,饮食不下,羸瘦不为气力。恚膈之为病,心下苦实满,噫辄酢心,食不消,心下积结,牢在胃中,大小便不利。气膈之为病,胸胁逆满咽塞,胸膈不通,噫闻食臭。寒膈之为病,心腹胀满,咳逆,腹上苦冷,雷鸣,绕脐痛,食不消,不能食肥。热膈之为病,脏有热气,五心中热,口中烂、生疮、骨烦、四支重,唇口干燥,身体、头面、手足或热,腰背皆疼痛,胸痹引背,食不消,不能多食,羸瘦少气及癖也。此是方家所说五膈形证也。(《诸病源候论·五膈气候》)

《古今录验》云:五噎者,气噎、忧噎、劳噎、食噎、思噎也。气噎者,心悸上下不通,噫哕不彻,胸胁苦痛;忧噎者,天阴苦厥逆,心下悸动,手足逆冷;劳噎者,苦气膈,胁下支满,胸中填塞,令手足逆冷,不能自温;食噎者,食无多少,惟胸中苦塞常痛,不得喘息,思噎者,心悸动喜忘,目视䀮䀮,此皆忧恚嗔怒,寒气上入胸胁所致也。(《千金要方·胃腑·噎塞》)

其槁在上,近咽之下,水饮可行,食物难入,间或可入,亦不多,名之曰噎。其槁在下,与胃为近,食虽可入,难尽入胃,良少复出,名之曰膈,亦曰反胃,大便秘少,若羊矢然。名虽不同,病出一体。(《局方发挥》)

噎膈者,隔塞不通,食不能下,故曰噎膈。(《景岳全书·明集·杂证谟·

嗝膈》)

噎枯在上,咽喉壅塞,饮虽可入,食不能下。膈枯在下,胸臆否闷,食虽可入,至胃复出。或食下而眼白口开。(《证治汇补·噎嗝》)

气不能顺。或食入而当心刺痛。须臾吐出。食出痛止(绳墨)。(《证治汇补·噎嗝》)

噎者,食入不利,或捱塞而下,或负痛而纳,其病在喉。膈者,食虽入膈,或气逆,或满闷,或隐痛,或得嗳少宽,或得吐反快,其病在膈。二疾多并见,噎者必膈,膈者必噎也。(《医灯续焰·噎膈》)

二、脉诊

脉涩小,血不足。大而弱,气不足。又脉同胃反。(《丹溪手镜·噎膈》)

气虚者,脉必缓而无力。血虚者,必数而无力。痰者,寸关沉滑。气滞者,寸关沉而滞涩。[《丹台玉案·噎膈门(附梅核气)》]

脉沉缓无力,为气虚。数而无力,带涩,为血虚。洪数有力为火,寸关脉沉而滑为痰,两关弦滑为吐逆,缓滑者可治,涩弱者难治。(《脉症治方·燥门》)

寸口脉紧而芤,紧则为寒,芤则为虚,虚寒相搏,脉为阴结而迟,其人则噎。关上脉数,其人则吐。(《医学正传·呕吐》)

趺阳脉浮而涩,浮则为虚,涩则伤脾,脾伤则不磨,朝食暮吐,暮食朝吐,宿谷不化,名曰胃反,脉紧而涩,其病难治。

脉涩而小,血不足;脉大而弱,气不足。(《医学正传·噎膈》)

脉法:数而无力为血虚,缓而无力为气虚,弦滑有力为痰,数实有力为热,又血虚者左脉无力,气虚者右脉无力,痰凝者寸关沉滑而大,气滞者寸关沉伏而涩,火气冲逆者脉来数大,瘀血积滞者脉来芤涩,小弱而涩者反胃,紧滑而革者噎膈。(《证治汇补·噎膈》)

食不得入,昔医名噎。食虽入咽,即带痰涎吐出为膈……脉浮缓而滑,沉缓而长,皆可治。弦涩短小,为难医。(《时方妙用·噎膈反胃》)

三、预后

凡年高患此者,多不可治,以血气虚败故也。粪如羊矢者,不可治,大肠无血也。吐痰如蟹沫者，不可治，脾气败也，腹中疼痛，嘈杂如刀割者，不可治，营虚之极，血竭于中也。(《景岳全书·明集·杂证谟·噎膈》)

死证：年满六旬者，难治(禀厚，善守禁忌，尊信医药，亦有生者)。粪如羊屎者，不治。口吐白沫者，不治。胸腹嘈痛如刀割者，死。(《医宗必读·反胃噎塞》)

凡见粪如羊屎有颗粒者，或口中白沫不时吐出者，或年高气血衰弱者，或脉空虚及兼歇至者，俱不可治。(《医林绳墨·噎膈》)

凡五十岁后，血枯粪如羊屎，及年少不淡薄饮食、断绝房室者，不治。(《医学入门·杂病·膈噎》)

第三节　辨　证　论　治

病派之分，自巢氏始也。病失其本，亦自巢氏始也。何者？老子曰：少则得，多则惑。且俗谓噎食一证，在《内经》苦无多语，惟曰三阳结谓之膈。三阳者，谓大肠、小肠、膀胱也。结谓结热也，小肠热结则血脉燥；大肠热结则后不圊；膀胱热结则津液涸；三阳既结则前后闭塞，下既不通，必反上行，此所以噎食不下，纵下而复出也。谓胃为水谷之海，日受其新，以易其陈，一日一便，乃常度也，今病噎者，三日、五日，或五日、七日不便，是乖其度也，亦明矣。岂非三阳俱结于下，广肠枯涸，所食之物为咽所拒，纵入太仓，还出咽嗌。此阳火不下，推而上行也。故《经》曰：少阳所至为呕涌，溢食不下，此理岂不晓然。又《气厥论》云：肝移寒于心，为狂、膈中。阳气与寒相搏，故膈食而中不通，此膈阳与寒为之也，非独专于寒也。《六节脏象》又云：人迎四盛以上为格阳。王太仆云：阳盛之极，故膈拒而食不得入。正理论曰：格则吐逆，故"膈"亦当为"格"。

后世强分为五噎，谓气、忧、食、思、劳也，后又分为十膈、五噎，其派既多，其惑滋甚。

人之溢食，初未必遽然也。初或伤酒食，或胃热欲吐，或冒风欲吐。医氏不察本原，火里烧姜，汤中煮桂，丁香未已，豆蔻继之，荜茇未已，胡椒继之。虽曰和胃，胃本不寒；虽曰补胃，胃本不虚。设如伤饮，止可逐饮，设如伤食，止可逐食，岂可言虚，便将热补？《素问》无者，于法犹非。

素热之人，三阳必结，三阳既结，食必上潮。医氏犹云胃寒不纳，燔针钻肉，炷艾灼肌，苦楚万千。三阳热结，分明一句，到了难从，不过抽薪，最为紧要，扬汤止沸，愈急愈增。岁月弥深，为医所误。人言可下，退阳养阴，张眼吐舌，恐伤元气，止在冲和，闭塞不通，经无来路，肠宜通畅，是以鸣肠，肠既不通，遂成噎病。

世传五噎宽中散，有姜有桂；十膈散，有附有乌。今予既斥其方，信乎可否，以听后贤。或云忧恚气结，亦可下乎？余曰：忧恚磐礴，便同火郁，太仓公见此皆下。法废以来，千年不复。今代刘河间治膈气噎食，用承气三汤，独超近代。今用药者，不明主使，如病风狂嘻嘻，不及观其效，犹昧本原，既懒问咨，妄兴非毁。

今予不恤，姑示后人。用药之时，更详轻重，假如闭久，慎勿陡攻。纵得攻开，必虑后患。宜先润养，小着汤丸，累累加之，关扃自透。其或咽噎上阻涎痰，轻用苦酸，微微涌出，因而，治下药势易行，设或不行，蜜盐下导，始终勾引，两药相通，结散阳消，饮食自下。莫将巴豆耗却天真，液燥津涸，留毒不去。人言此病，曾下夺之，从下夺来，转虚转瘠，此为巴豆，非大黄、牵牛之过。

（《儒门事亲·斥十膈五噎浪分支派疏》）

或曰：《千金》诸方，治噎膈反胃，未尝废姜、桂等剂，何吾子之多言也？

予曰：气之郁滞，久留清道，非借香热不足以行。然悉有大黄、石膏、竹茹、芒硝、泽泻、前胡、朴硝、茯苓、黄芩、芦根、瓜蒌等药为之佐使，其始则同，其终则异，病邪易伏，其病自安。

或曰：胃脘干槁者，古方果可治乎？将他有要捷之法者，或可补前人之未发者乎？

予曰：古方用人参以补肺，御米以解毒，竹沥以消痰，干姜以养血，粟米以实胃，蜜水以润燥，姜以去秽，正是此意。张鸡峰亦曰：噎当是神思间病，唯内观自养，可以治之。此言深中病情，而施治之法，亦为近理。

夫噎病生于血干。夫血，阴气也。阴主静，内外两静，则脏腑之火不起，而金水二气有养，阴血自生，肠胃津润，传化合宜，何噎之有？因触类而长，曾制一方，治中年妇人，以四物汤，加和白陈皮、留尖桃仁、生甘草、酒红花，浓煎，入驴尿饮，以防其或生虫也，与数十帖而安。又台州治一匠者，年近三十，勤于工作，而有艾妻，且喜酒。其面白，其脉涩，重则大而无力。令其谢去工作，卧于牛家，取新温牛乳细饮之，每顿进一杯，一昼夜可饮五七次，尽却食物，以渐而至八九次，半月大便润，月余而安。然或口干，盖酒毒未解，间饮甘蔗汁少许。

或者又曰：古方之治噎膈反胃，未有不言寒者，子何不思之甚？予曰：古人著方，必为当时抱病者设也。其人实因于寒，故用之而得效，后人遂录以为今式，不比《局方》泛编成书，使天下后世之人，凡有此证者，率遵守以为之定法，而专以香热为用也。虽然挟寒者亦或有之，但今人之染此病，率因痰气，久得医药传变而成，其为无寒也明矣！（《局方发挥》）

治宜生津、养血、顺气、清痰、降火、开结，使阴阳和平，气顺痰下。则病无由而作矣。用童便、姜汁、竹沥、芦根汁、韭汁、人乳，或牛羊乳。气虚，入四君子；血虚，入四物；有痰，入二陈；有热，入解毒；切忌香燥之药。古方用人参以补肺；御米以解毒；竹沥以清痰；当归以养血；粟米以实胃；蜜以润燥；姜以去秽；不比《局方》，悉用辛香燥烈之药，一概混治。遇挟寒者，间或偶效，但今人悉因痰火七情所致，其无寒也明矣。若妄投前药，咎将谁归？（《脉症治方·燥门》）

凡治噎膈，大法当以脾肾为主。盖脾主运化，而脾之大络布于胸膈，肾主津液，而肾之气化主乎二阴。故上焦之噎膈，其责在脾；下焦之闭结，其责在肾。治脾者宜从温养，治肾者宜从滋润，舍此二法，他无捷径矣。然泰交之道，天居地下，故必三阳出土而后万物由之，可见脾土之母，由下而升。褚侍中曰：外病疗内，上病救下，辨病脏之虚实，通病脏之子母。斯言得矣，不可忽也！

治噎膈之法：凡气血俱虚者，宜五福饮及十全大补汤。脾虚于上者，宜四君子汤；脾虚兼寒者，宜五君子煎；脾肺营虚血燥者，宜生姜汁煎；阴虚于下者，宜左归饮、大营煎；阴中之阳虚者，宜右归饮加当归，或右归丸、八味地黄丸之类，皆治本之法也。

噎膈初起，微虚者，宜温胃饮加当归、厚朴。如果痰气不清，上焦多滞者，宜二陈汤加厚朴，或六安煎亦可；如气有不顺，或兼胸腹微痛者，宜加减二陈汤暂解之；凡初觉饮食微有不行，而年不甚衰者，宜速用大健脾丸，或木香人参生姜枳术丸，以调脾气为上策，或芍药枳术丸亦可。

噎膈便结者，但察其无火无滞，而止因血燥阴虚者，宜五福饮或大营煎，加酒洗肉苁蓉二三钱同煎服。或以豕膏渐润其下，而以调脾等剂治其上，最为良法，或多服牛羊乳酥之类，以滋其津液，使之渐润，毋欲速也！如果气血未至甚损，而下焦胀闭之甚者，则不得不为暂通，轻则玉烛散、人参利膈丸，或搜风顺气丸，甚则大黄甘草汤，酌宜用之。

用温补以治噎膈，人必疑其壅滞，而且嫌迂缓，不知中气败证，此其为甚，使非速救根本，则脾气何由再健？设用温补而噎塞愈甚，则不得不曲为加减，然必须千方百计，务从元气中酌其所宜，庶可保全也。若用补之后，虽或未见功效，但得全无窒碍，便是药病相投。且此病最不易治，既能受补，必须多服，方得渐效，以收全功，不可性急致疑，一暴十寒，以自误也。若急图目前之快，但使行滞开胃，而妄用大黄、芒硝、三棱、莪术、瓜蒌、桃仁、滚痰丸之属，非惟不能见效，必致胃气日败，万无生理矣。此徒速其亡，不可不省也！

诸家治噎，古法用人参、黄芪以补元气，御米、粟米以解毒实胃，竹沥以清痰散结，干姜以温中，生姜以去秽，牛羊乳以养血润液，当归以润燥，用此数者为主治，其余因证而增减之，俱是良法。凡肥胖之人，鲜有噎证，间或有之，宜用二陈加人参、白术之类。血虚瘦弱之人，用四物合二陈，加桃仁、红花、韭汁、童便、牛羊乳之类。七情郁结而成噎膈者，二陈合香附、抚芎、木香、槟榔、瓜蒌、砂仁之类。饮酒人患噎膈，以二陈加黄连、砂仁、砂糖之类。胸膈有热者，加黄连、黄芩、桔梗、瓜蒌之类。脾不磨者，加神曲、砂仁、麦芽之类，以助消导。噎膈大便燥结之甚者，必用大黄，或用二陈汤加酒蒸大黄、桃仁以润之，乃急则治标之法也。或用四物汤加桃仁、童便、韭汁，多饮牛羊乳为上策。按：古人治噎之法，大略已尽于此。虽其中有宜有不宜者，亦并录之以备采择。（《景岳全书·明集·杂证谟·噎膈》）

故治者当知其此，不可妄投燥热之药，如其以火济火，何以异于刺人而杀之也？吾闻治之之法，必须清气健脾，行痞塞以转泰，助阴抑阳，全化育以和中，宜用生津养血之剂。如大肠热结，宜用黄连以清其热，青皮以开其结。小肠热结，宜用山栀以清其热，青皮以开其结。膀胱热结，宜用黄芩以清其热，木通以开其结。设或三阳并结，宜合而为一，清热以开其结也。少加升麻以提之，使清气可以上升，浊气可以下降，清浊分其上下，何噎之有？即所谓离中之阳降，坎中之阴升，降升合宜，水火既济者也。若以血液枯槁言之，咽喉窒塞，食不能下，再加玄参、花粉、当归、生地黄。若以食下气不能顺，宜加贝母、陈皮以清其气。若以食下气不能通，反加心痛吐出，宜用二陈、炒黄连、香附以行其气，使气通而痛止。或气盛血虚，津液结耤，宜用贝母二陈，加山栀、黄连、麦冬、知母之类；设或食入可下，良久复出，完谷不化，亦宜二陈汤加白术、香附、炒黑干姜之类……若人事狼狈，津液燥竭，生脉散作汤服之。人事稍可，大小便不能通彻利解，补中益气汤加减用治，至使老人虚人，亦皆可用此法。若心事不乐，谋虑不决而积气成痰者，宜二陈汤加胆星、黄连、山楂、青皮之类；或因饮食不谨，内外感伤，亦宜苍朴二陈汤，加干葛、紫苏之类。或食膏粱厚味，积热成噎者，宜用贝母二陈汤加芩、连、山楂、曲、糵之类；或有心事不乐，强以酒色是耽，元气虚郁成噎者，亦宜二陈汤加归、术、人参、山楂之类，或有饮食失宜，运纳不去，而成噎膈者，宜以二陈汤加归、术、山楂、炒连之类。或有性急致怒，君火妄动，津液不行而成噎膈者，宜以贝母二陈加黄连、山栀之类；致若嘈杂、痞闷、吞酸而成噎膈者，亦宜二陈汤加姜炒连、栀、山楂、豆仁之类。是故噎膈之症，此因中气不和而成噎者也，气郁不顺而成膈也，但当理气和中为主，初兼香燥，后因气结成热，当以清热为要，仍用苦寒；或者元本亏虚，宜加归、术，郁结太甚，尤宜开结，不可偏于一治，以成危笃之患者哉。如治少可，必须断妄想，绝厚味，戒房室，去劳碌，善能调养，此病未有不痊者也。凡见粪如羊屎有颗粒者，或口中白沫不时吐出者，或年高气血衰弱者，或脉空虚及兼歇至者，俱不可治。

噎膈当清气和中，反胃当健脾养胃，切勿施峻利之剂，有伤脾气者也。

（《医林绳墨·噎膈》）

诸痞塞及噎膈，乃是痰为气所激而上，气又为痰所膈而滞，痰与气搏，不能流通，并宜用二陈汤加枳实、缩砂仁各半钱，木香一钱，或五膈宽中散。应诸痞塞胀满，胸膈不利，或气上逆，或腹疼痛，并宜木香流气饮，应膈上诸般冷气，不问痞塞及疼痛，且与姜汁一二盏，痰饮尤宜。

诸五噎五膈，并宜五膈宽中散，不效，谷神嘉禾散。前痞塞诸药，皆可选用。噎膈甚而水浆不入，药食皆不下，食入口即吐者，当镇坠之，宜盐汤下灵砂丹，仍以嘉禾散作末，干点服。

此不独噎膈，噤口痢亦是此意。若噎膈证如此，则五液被焚，不可为矣。至食入反出，虽属无火，乃中宫失温运之职，升降不灵，木火更从而为患，与火不生土,土虚阳衰之无火大异,未可以温燥从事。仲景论胸中有寒,丹田有热,与此相近。喻氏黄连汤,即仿其意为之进退。

治此者能想明孰寒孰热、孰虚孰实,得其机巧,则为良工矣。(《证治要诀·诸气门》)

夫反胃之证,其来也,未有不由膈噎而始者。膈噎者,喜怒不常,忧思劳役,惊恐无时,七情伤于脾胃,郁而生痰,痰与气搏,升而不降,饮食不下,血气留于咽嗌。五噎结于胸膈者,为五膈。法当顺气化痰,温脾养胃。如阳脉紧而涩者,为难治之症。夫反胃即膈噎,膈噎乃反胃之渐。大法有四,血虚、气虚、有痰、有热。血虚者,脉必数而无力,气虚者,脉必缓而无力,气血俱虚者,则口中多出沫,但见沫大出者必死。有热者,脉必数而有力,有痰者,脉必滑数,二者可治。血虚者,则以四物汤为主,左手脉无力。气虚者,则以四君子汤为主,右手脉无力。粪如羊屎者,断不可治,大肠无血故也。痰以二陈汤为主,寸关脉沉,或伏或大,有气结滞,通气之药皆可用,寸关脉沉而涩大,不可用香燥热剂,宜薄滋味。又曰:膈噎反胃之疾,得之六淫七情,遂有火热炎上之作,多升少降,又有外为阴火上炎反胃者,作阴火治之,大便秘结,用童便、竹沥、韭汁、姜汁、牛羊乳分别而用。(《寿世保元·反胃》)

《深师》七气汤:气噎膈者,此方主之。噎膈者,有物噎塞,妨碍饮食之名。今人与翻胃深然无辨,非古也,深师、孙真人之传也。七气者,寒气、热气、怒气、恚气、喜气、忧气、愁气也。气者,运行不息之物,故气行则治,气郁则病。冲和则治,乖戾则病。是方也,辛可以行气,故用干姜、肉桂、吴萸、半夏、陈皮之辛;苦可以降气,故用黄芩、枳实、桔梗之苦;脾虚则不能运气,故用人参、甘草以益脾;肝肾弱则不能吸气,故用地黄以滋肾,芍药以和肝。

栝蒌实丸:痰噎膈者,此方主之。痰随气上,亦随气下,故栝蒌、枳壳、桔梗,皆下气药也。痰以湿生,必以燥去,故半夏者,燥湿之品也。或问:桔梗为诸药之舟楫,浮而不沉者也,何以下气?余曰:甘者恋膈,苦者下气,轻者上浮,苦者下降,此药之性也;桔梗甘而苦,为阳中之少阴,故初则恋膈,久则下气矣。痰盛者,宜于痰门诸方消息之。

回令丸:火噎膈者,此方主之。此即左金丸也。曰回令者,黄连之苦能胜热,可以回其火令也,以吴茱萸之辛热佐之,取其反佐以从治尔。

食郁越鞠丸:食噎膈者,此方主之。食不自膈也,或由气塞,或由火郁,然后停食而作食膈。故用香附、苍术、抚芎以顺气，栀子以泻火，山楂、神曲、砂仁以消食。昔齐王中子诸婴儿，病烦怠、食不下，时呕沫，仓公视之曰：食膈病也。作下气汤以饮之，其方今不可考矣。若芩连枳术丸，木香槟榔丸，义亦近之。（《医方考·噎膈门》）

仁渊曰：噎膈证，昔张鸡峰谓神思间病，而有不尽然者。过于谋虑忧思，脾阴伤而肝火起，固有是证。而得之呕血过多，或餐凉食冷者不少，是皆脾胃阳伤也。胃阳伤则不化而失其顺降，脾阳伤则不运而失其升腾，饮食到胃，精微不化，气血津液而变酸水痰涎。中土既失温和松燥，肝胆失其条达，郁结不舒，横克脾胃，气结而为痛，逆升而为吐，将稼穑甘味化为木火酸苦之味呕出，胸膈稍快。明日再积再呕，久之中焦之气日伤，津液日竭，胃管之口缩小，纳食哽嗌作痛。胃气既失顺降，二肠自少灌溉，渣滓留滞不行，加以肝胆郁结之火日加煽灼，大便自然燥而不通，甚至经旬始通。通下如羊矢黑粒者，不可治矣。夫噎膈固属难治，而古人治此者亦少精妙之方。云岐子九方，劫霸攻克，固不足道。《局方》过于香燥。近惟喻嘉言黄连汤，进退之议，深中窍要。此外如丹溪五汁安中饮、左金丸等，尚可取法。若大便不通，断不可以硝、黄硬下。要知阳明气降，始二肠津液流润，不通自通矣。若夫反胃，即噎膈之根。古人谓食不得入是有火，食入反出是无火。盖肝胆相火，郁于胸中，清旷之地，变为燎原之场，胃口被灼，气不得降，致食不能下。（《王旭高临证医案·噎膈反胃门》）

食不得入，昔医名噎。食虽入咽，即带痰涎吐出为膈。朝食暮吐，暮食朝吐，名翻胃。

丹溪主血液俱耗，噎为上槁，膈为下槁，以四物汤加甘蔗汁、芦根汁、牛乳之类为主。薛立斋谓怫郁伤肝，以逍遥散、左金丸、归脾汤、六君子汤之类，与六、八味丸间服。赵养葵充其说而归于治肾。以《内经》谓肾乃胃之关，关门不利，升降息矣。关即气交之中，天之枢也，故肾旺则胃阴充，胃阴充则能食，以大剂六味汤、八味汤为主。时贤高鼓峰、杨乘六宗其法，而变通之，专取阳明，以六味汤去丹、泽、茯苓，加甘草、枸杞、生地、当归，总使一派甘润之药以养胃阴。胃阴上济则贲门宽展，而饮食进。胃阴下达则幽门、阑门滋润，而二便通，十余剂可愈。《人镜经》，主《内经》"三阳结谓之膈"一语，大变其法。以膈食之人，五七日不大便，陈物不去则新物不纳，以三一承气汤节次下之，后用芝麻饮啜之则愈。此数法皆从《金匮》大半夏汤中甘润蜜水得来，而却遗去仲景以半夏为主而降冲脉之逆，人参为辅而生既亡之液之义，学者必于此而得其悟机。而又审其寒热虚实而施治，则于噎膈之道，思过半矣。

至于食入反出，是中焦土寒，下焦火虚，以附子理中汤、香砂六君子汤加干姜、八味地黄丸间服多效。

若食不得入，必以黄连黄芩人参干姜汤为主，泻心汤亦妙。

瘀血在膈，饮热汤及食椒姜而呃者，宜加桃仁、红花之类。吴茱萸汤，不论噎膈、反胃皆可用，唯以呕而胸满为的证，干呕，吐涎沫头痛，亦为的证。

脉浮缓而滑，沉缓而长，皆可治。弦涩短小，为难医。（《时方妙用·噎膈反胃》）

噎病胸膈滞塞，雾气淫蒸，而化痰饮。上脘不开，加之痰涎胶黏，故食阻不下，法宜重用半夏，以降胃气。痰盛者，加茯苓、橘皮，行其瘀浊，生姜取汁，多用益善。痰饮极旺，用瓜蒂散，吐其宿痰，下其停饮。胸膈洗荡，腐败清空，则饮食渐下矣。

胸膈之痞，缘肺胃上逆，浊气不降，而其中全是少阳甲木之邪。盖胃逆则肺胆俱无降路，胆木盘结，不得下行，经气郁迫，是以胸胁痛楚，当以甘草缓其迫急，芍药泻其木邪，柴胡、鳖甲散其结郁。若兼风木枯燥，则加阿胶、当归，滋木清风，其痛自差。

其大便燥结，粪粒坚硬，缘土湿胃逆，肺郁痰盛，不能化生津液，以滋大肠。大肠以阳明燥金之府，枯槁失滋，自应艰涩。而阴凝气闭，下窍不开，重以饮食非多，消化不速，谷滓有限，未能充满胃肠，顺行而下。盖以肝木郁陷，关窍堵塞，疏泄之令不行，是以便难。此宜以干姜、砂仁，温中破滞，益脾阳而开肠窍，以桂枝达木郁而行疏泄。干涩难下者，重用肉苁蓉，以滑肠窍，白蜜亦佳。木枯血燥，不能疏泄，加阿胶、当归，滋其风木。

其小便红涩，缘肺郁痰盛，不能生水以渗膀胱，而土湿木郁，疏泄不行，故水道不利。此宜苓、泽、桂枝，泻湿疏木，以通前窍。甚者，用猪苓汤加桂枝，猪、茯、滑、泽，泻湿燥土，桂枝、阿胶，疏木清风，水道自利。噎家痰多溲少，全是土湿。湿土莫运，肝不升达，是以溺癃；肺不降敛，是以痰盛。泻湿以苓、泽为主，佐以利肺疏肝之品，则痰消而溲长矣。

下窍闭塞，浊无泄路，痞郁胸膈，食自难下。下窍续开，胸膈浊气，渐有去路,上脘自开。再以疏利之品,去其胸中腐败,食无不下之理。而上下之开,总以温中燥土为主。土气温燥,胃不上逆,则肺降而噎开;脾不下陷,则肝升而便利矣。

庸工以为阴虚燥旺,用地黄、牛乳滋润之药,更可诛者,至用大黄。噎病之人,百不一生,尚可寿及一年者,若服汤药,则数月死矣。医法失传,千古不得解人。能悟此理,则病去年增,不得死矣。(《四圣心源·噎膈根原》)

清臣曰:噎膈证,要分门别户,治乃得法。有气膈、食膈、酒膈、痰膈数种。气膈、食膈惟老人最多,极难施治,因贲门干枯,食不能入,遂成噎膈。

因气而得,二陈汤加香附、台乌、砂仁。或逍遥散加香附、郁金、青皮、陈皮。

因食而得,二陈汤加楂、麦、莱菔。或香砂平胃散加楂、麦、神曲、草蔻、槟榔。

因酒而得,二陈汤加葛花、黄连、砂仁、砂糖。或清化饮:生地、白芍、茯苓、黄芩、麦冬、丹皮、石斛,重加葛花。

因痰而得,二陈汤加葶苈、苏子。或六安煎加花粉、蒌霜。

因脾虚,健脾汤:条参、北芪、焦术、茯苓、枣仁、砂仁、白蔻、桂圆、煨姜。或六君去草,加砂、蔻、炮姜。

因肾虚,济艰汤:熟地、当归各一两,山药、元参各五钱,牛膝三钱,前仁一钱。或熟地一两,山药、枣皮、苁蓉、当归各三钱,枸杞、杜仲、牛膝各二钱,肉桂一钱。

因脾肾虚,熟地八钱,条参五钱,北芪、焦术各四钱、茯神、山药、牛膝各三钱,枣皮、枸杞、附子各二钱,肉桂一钱。或理脾涤饮加故纸、益智。

因阳明积热,推荡饮:沙参、当归、知母、槟榔、莱菔、大黄、厚朴,甚者加硝。或二陈汤加桃仁、枳实、大黄。

统用四物,去生地,合二陈,加瑞胶七钱,枳壳盐炒、升麻炙、桃仁、红花、柿饼、韭汁、饴糖。虚,加人参;热,加芩、连;郁,加香附;食,加楂、麦;虫,加芜荑。(《医学集成·噎膈》)

诊脉:浮缓而滑,沉缓而长(皆可治);弦涩短小(为难治)。

大半夏汤、启膈饮、三一承气汤。

(陈修园)按:久病与赢败之人,前方未免太峻,余用麻仁丸及高鼓峰新方代之。高鼓峰悟王损庵治膈用大黄之妙,融会一方,颇为稳当。方用熟地五钱,当归、白芍、桃仁、麻仁各三钱,微微润之。其形体如常,即以前方内加大黄一二钱,以助血药。

加减左归饮(《经》云:肾乃胃之关,关门不利,升降息矣,关门即气交之中天之枢也,故肾旺则胃阴充,胃阴充则能食);《己任篇》曰,膈症一阳明尽之。予治荆溪潘尔修之膈,用左归饮去茯苓,加生地、当归,两大剂而便润食进,又十剂而两便如常,饮食复旧。盖以左归饮中有甘草,则直走阳明,以和其中,且当归、生地合用,则能清胃火以生其阴,胃阴上济则贲门宽展。故饮食能进,胃阴下达则幽门、阑门皆滋润,故二便如常。去茯苓者,恐其分流入坎,不若专顾阳明之效速也。

和中畅卫汤:易思兰自注云,香附、苏梗开窍行气,苍术健中,贝母开郁痰,连翘散六经之火,抚芎发肝木之困,神曲行脾之郁,木香逐气流行,桔梗升提肺气,沙参助正气而不助火,此方提上焦之火邪,乃"火郁发之"之义也。然徒用此方,而不兼补下之药,虽能解散于一时,其火无水制,必然复生,而痞满噎膈之疾,恐尤甚于前也……方中虽是解郁套药,而分两多寡,气味配合,似有独得之妙。又与八味丸间服,所以多效。喻嘉言资液救焚汤与八味丸间服,亦是此意。但救焚汤大凉大降,流于奇险,不如此汤之平易近人也。

五噎丸:治胸中久寒,呕逆妨食,结气不消。

五膈丸:治饮食不得下,手足冷,上气喘息。

张石顽曰:二丸同用参、附、椒、辛、姜、桂之类,一以肝气上逆,胃气不下而呕噎,故用芎、橘以疏肝降逆,苓、术以健脾通津。一以肾气不蒸,肺胃枯槁而不纳,故用冬草以滋肺和胃,远志以补火生土,又呕噎而药食可进者,频与小丸调之;膈塞而饮食不纳者,时用大丸噙之。其立法之详若此,可不辨而忽诸。(《医学从众录·膈症反胃》)

《经》以三阳结,谓之膈,结有阴结、阳结之分。阳结宜攻下,阴结宜温补,又有十膈、五噎、七红症治多方。寡效者,盖草木功能难与性情争胜。病本神思中起故也,与其攻补失宜,莫若《医话》交泰丸中正和平为妙。

椿田《医话》交泰丸,主治噎膈、反胃、呕吐诸证。呕吐即反胃之始,反胃即噎膈之始,噎膈即关格之始,关格即噎膈、反胃、呕吐之终。《内经》言:"人迎一盛病在少阳,二盛病在太阳,三盛病在阳明。""寸口一盛病在厥阴,二盛病在少阴,三盛病在太阴。"人迎寸口俱盛四倍已上,名曰关格。关格者,不得尽期命而死。又言三阳结为膈,又言一阳发病其传为膈。盖三阳结为膈,即人迎三盛,病在阳明,未至四盛已上,故名膈,此膈乃关格之始。一阳发病其传为膈,即人迎一盛病在少阳,二盛病在太阳,三盛病在阳明,以渐而传,由呕吐传反胃,反胃传噎膈之始。仲景言:关则不得小便,格则吐逆,食不得入。即由呕吐、反胃、噎膈传关格之终,不得小便,明其饮亦不入,用此观之,饮食皆格,二便皆关,上不得入,下不得出,为关格。即人迎气口俱盛四倍已上,不得尽期命而死之症也。胸膈之间噎塞不通,干食不能下咽,或吐或痛,大便难解,或如羊粪,为噎膈,即三阳结谓之膈。人迎三盛病在阳明,介乎反胃关格之间,可生可死之症也。食入反吐,或朝食暮吐,暮食朝吐,为反胃。即一阳发病,其传为膈之症,介乎呕吐、噎膈之间,乃木乘土位,为可治之证也。其呕吐,即反胃之轻者也,前贤分关格、噎膈、反胃、呕吐为四门,创制数十百方,鲜有获效者,盖未达《内经》、仲景之旨,而失病之情实故也。治此大法,交通阴阳,既济水火,天地泰而不否,而云蒸雨化,则呕吐、反胃、噎膈可痊,不致酿成关格,故以交泰名之。

人参,当归身,冬白术,云茯苓,炙甘草,桂附制熟地,制半夏,陈橘皮,沉水沉香,广木香,酸枣仁,远志肉,白檀香,青黛。为末,水叠丸。早晚各服三钱,滚水下。

桂附制熟地法:大生地八两,用制附子四两,肉桂二两,车前子一两五钱,砂仁一两,生姜三两,无灰酒二厅,和水一斗,桑柴火煮三日,就汤干去桂附、砂仁、生姜,独取熟地备用。

命火非桂附不能生,肾水非地黄不能养。桂附燥烈则伤阴,地黄滞腻则伤脾,能使地黄不腻,桂附不燥,非桂附煮地黄不能两全。盖地黄能夺桂附燥烈之气,桂附能化地黄滞腻之性,独取地黄用其体,弃取桂附用其用,而相须相使相通之妙,亦足以发前人之未备耳。(《问斋医案·呕吐反胃噎膈》)

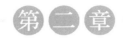

特色方剂

第一节 经典名方

1. **五膈宽中散**《太平惠民和剂局方·论诸气证候》 ·············

【组成】白豆蔻二两(去皮),甘草五两(炙),木香三两,厚朴(去皮姜汁炙熟)、香附子(炒)各一斤,丁香、缩砂仁、青皮(去白)、陈皮(去白)各四两。

【主治】五膈。

【用法】上为末,每服二钱,姜三片,盐少许,不拘时沸汤下。

2. **缠金丹**《普济本事方·积聚门》

【组成】木香、丁香、沉香、槟榔、官桂(去粗皮,不见火)、胡椒、砂(研)、白丁香各一钱(去沙石,日干),肉豆蔻、飞矾各一分,马兜铃(炒)、天南星(炮)、五灵脂(拣如鼠屎者,淘去沙石,晒干)、瓜蒌根、半夏(汤洗七次)各半两,朱砂三分(水飞,留半为衣)。

【主治】五种积气及五噎,胸膈不快,停痰宿饮。

【用法】上为细末,入二味研药和匀,生姜汁煮糊丸如梧子大。每服三丸,生姜汤下,或干嚼萝卜下。

3. **枳壳散**《普济本事方·积聚门》

【组成】枳壳(去穰,锉,麸炒)、京三棱、橘皮(去白)、益智仁、蓬莪术、槟榔、肉桂(不见火)各一两或各六两一钱,干姜(炮)、厚朴(去粗皮,姜汁炙)、甘草(炙)、青皮(去白)、肉豆蔻、木香各半两或各三两。

【主治】五种积膈气,三焦痞塞,胸膈满闷,背膂引疼,心腹膨胀,胁肋刺痛,食饮不下,噎塞不通,呕吐痰逆,口苦吞酸,羸瘦少力,短气烦闷,常服顺气宽中,消癖积聚,散惊忧恚气。

【用法】上为细末。每服二钱重,水一盏,生姜五片,枣一个,同煎至七分,热服,盐点亦得,不拘时候。

4. 五噎膈气丸（《普济本事方·积聚门》）

【组成】半夏（汤浸七次，薄切，焙）、桔梗（炒）各二两，肉桂（不见火）、枳壳（去穰，麸炒）各一两半。

【主治】气食忧劳思虑。

【用法】上细末，姜汁糊丸如梧子大，姜汤下三十丸，食后临卧服。

5. 五噎散（《严氏济生方·呕吐翻胃噎膈门》）

【组成】人参、半夏汤（泡七次）、桔梗（去芦，锉，炒）、白豆蔻仁、木香（不见火）、杵头糠、白术、荜澄茄、沉香（不见火）、枇杷叶（拭去毛）、干生姜各一两，甘草（炙）半两。

【主治】五噎，食不下，呕呃痰多，咽喉噎塞，胸背满痛。

【用法】上为细末，每服二钱，水一中盏，生姜七片，煎至六分，食后，温服。

6. 五膈散（《严氏济生方·呕吐翻胃噎膈门》）

【组成】枳壳（去瓤，麸炒）、木香（不见火）、青皮（去白）、大腹子、术、半夏（曲锉）、炒丁香（不见火）、天南星（汤泡，去皮）、干姜炮、麦蘖（炒）、草果仁各一两，甘草半两（炙）。

【主治】五膈，胸膈痞闷，诸气结聚，胁肋胀满，痰逆恶心，不进饮食。

【用法】上为细末，每服二钱，水一中盏，生姜五片，煎至六分，温服，不拘时候。

7. 嘉禾散（《简明医彀·噎膈》）

【组成】砂仁、白茯苓、薏苡仁（炒）、枇杷叶（刷去毛，姜汁炙）、桑白皮（炒）、沉香（磨汁）、五味子、甘草（炙）各五分，木香（磨汁）、青皮、谷芽（炒）、藿香、随风子、石斛（酒炒）、大腹皮（洗）、陈皮、半夏曲（炒）、神曲（炒）、槟榔、杜仲（姜汁炒，断丝）各三分，白豆蔻、丁香、人参、白术各五分。

【主治】脾胃不利，胸膈痞闷，气逆生痰，不进饮食，五噎五膈。

【用法】上水二盏，姜三片，枣二枚，煎八分，食远服。五噎入柿干一枚；膈气吐逆，入薤白三寸、枣五枚同煎。

8. 清痰养血汤（《脉症治方·燥门》）

【组成】半夏曲一钱五分，白茯苓一钱，当归二钱，陈皮一钱，甘草三分，白扁豆一钱，人参一钱，白术五分，御米八分（炒），萝卜子七分（炒），黄连一钱

（吴萸同炒，去吴萸）。

【主治】噎膈，吞酸，吐酸水。

【加减】痰盛，加贝母一钱、枳实五分；火盛，加山栀仁（姜汁炒）、黄芩（酒炒）各八分；顺气，加木香五分、槟榔八分；开郁，加香附一钱五分（童便浸炒）、神曲七分；养血，加麦门冬一钱、桃仁二十粒、生地黄八分，牛、羊乳各一盏；生津，加同上，再加乌梅一个；润燥，加麻仁、杏仁、郁李仁各一钱，人、牛、羊乳各不拘多少；抑肝，加白芍药、橘叶各一钱，青皮五分；补脾，加莲子五枚，倍用参、术；止呕，加藿香、砂仁各七分；消膨，加枳实、砂仁各七分；止泻，加白芍药、肉果各一钱，去当归；吞酸吐酸，加藿香八分，砂仁五分，倍用茱萸、炒黄连；心腹痛，加木香五分、槟榔七分、青皮五分、白芍药一钱、桂三分、白豆蔻仁五分，去参、术，当归减半。

【用法】上作一服。水一钟半，煎八分，食远服。临服，加姜汁（五匙）、竹沥（一盏）、芦根汁（二盏）同药搅匀服。

9. 快气饼子《明医指掌·噎膈证六》

【组成】莱菔子二两（炒），紫苏子一两，橘红一两，白豆蔻一两，白茯苓一两。

【主治】气郁不快，食下则胸膈噎塞疼痛。

【用法】上为细末，炼蜜和姜汁为饼子，时时噙嚼之。

10. 四七汤《明医指掌·噎膈证六》

【组成】半夏一钱半，白茯苓一钱三分，苏梗一钱，厚朴一钱。

【主治】七情气郁，结聚痰涎，状如破絮，或如梅核在咽喉之间，咯不出，咽不下。并治中脘痞满，痰涎壅盛，上气喘急。妇人有孕恶阻，亦宜服之。

【用法】上锉，一剂，生姜七片，大枣一枚，水二钟，煎八分服。

11. 人参利膈丸《明医指掌·噎膈证六》

【组成】木香一两，槟榔一两，人参一两，当归一两，藿香一两，甘草一两，枳实一两，大黄一两（酒浸），厚朴一两（姜制）。

【主治】胸中不利，痰咳喘满，和脾开滞，推陈致新，治噎膈之圣药。

【用法】上为细末，水丸，温水送下五十丸，如桐子大。仍用猪胆导之，得通便佳。

12. 透关散[《丹台玉案·噎膈门(附梅核气)》]

【组成】白豆蔻、子丁香、沉香各四钱,青皮(醋炒)、香附(醋炒)、橘红、枳实各五钱,青礞石三钱。

【主治】噎膈不通,痞满气结,饮食难下。

【用法】上为末,每服二钱,空心煮酒送下。

13. 分气饮[《丹台玉案·噎膈门(附梅核气)》]

【组成】藿香、枇杷叶、贝母(去心)、陈皮各一钱,当归、厚朴(姜汁炒)、沉香、香附(醋炒)、苏子(炒)、白豆蔻各一钱五分。

【主治】远年近日噎膈神效。

【用法】生姜五片煎服。

14. 二豆灵丹[《丹台玉案·噎膈门(附梅核气)》]

【组成】雄黄二钱,百草霜五钱,乳香、硇砂各一钱五分,乌梅十二个,绿豆、黑豆各四十九粒。

【主治】噎膈如神。

【用法】上为末,炼蜜丸如芡实大。每用一丸,噙口中,不待化尽,以白面饼浸湿压下。

15. 栝蒌实丸[《丹台玉案·噎膈门(附梅核气)》]

【组成】栝蒌仁,枳壳,制半夏,桔梗。

【主治】痰噎膈者。

【用法】姜汁米糊为丸。

16.《深师》七气汤(《医方考·噎膈门》)

【组成】干姜、黄芩、桂心、半夏、甘草、橘皮、干地黄、芍药各二两,桔梗三两,枳实五枚,人参一两,吴茱萸五合。

【主治】气噎膈者。

【方论】噎膈者,有物噎塞,妨碍饮食之名。今人与翻胃浑然无辨,非古也,深师、孙真人之传也。七气者,寒气、热气、怒气、恚气、喜气、忧气、愁气也。气者,营运不息之物,故气行则治,气郁则病。冲和则治,乖戾则病。是方也,辛可以行气,故用干姜、肉桂、吴萸、半夏、陈皮之辛。苦可以降气,故用黄芩、枳实、桔梗之苦。脾虚则不能运气,故用人参、甘草以益脾。肝肾弱则不能吸气,故用地黄以滋肾,芍药以和肝。

【用法】生姜五片煎服。

17. 启膈散（《医学心悟·噎膈》）

【组成】沙参三钱,丹参三钱,茯苓一钱,川贝母一钱五分（去心）,郁金五分,砂仁壳四分,荷叶蒂二个,杵头糠五分。

【主治】通噎膈。

【加减】虚者,加人参。前症若兼虫积,加胡连、芜荑,甚则用河间雄黄散吐之。若兼血积,加桃仁、红花,或另以生韭汁饮之。若兼痰积,加广橘红。若兼食积,加卜子、麦芽。此症有生蛇虮者,华佗以醋蒜食之,令饱,则吐物而出,真神法也。

【用法】水煎服。

18. 调中散（《医学心悟·噎膈》）

【组成】北沙参三两,荷叶一两（去筋净）,广陈皮一两（浸去白）,茯苓一两,川贝母一两（去心,黏米拌炒）,丹参三两,陈仓米三两（炒熟）,五谷虫一两（酒炒焦黄）。

【主治】通噎膈,开关和胃。

【用法】共为细末。每用米饮调下二钱,日二服。

19. 噎膈仙方（《医学心悟·噎膈》）

【组成】白硼砂一钱半,真青黛一钱,乌角沉香二钱,共为细末。

【主治】噎膈。

【用法】再用白马尿一斤（如反胃者用黑驴尿）、白萝卜一斤取汁、生姜半斤取汁,共于铜锅内熬成膏。每服用膏三茶匙,加前末药七厘,白汤调下,一日三服。当日可以通关能食,诚神验仙方也。

20. 参赭培气汤（《医学衷中参西录·医方》）

【组成】潞党参六钱,天门冬四钱,生赭石八钱（轧细）,清半夏三钱,淡苁蓉四钱,知母五钱,当归身三钱,柿霜饼五钱。

【主治】膈食。

【用法】含化徐徐咽之。

肿瘤

第二节 单 验 方

1. **黄金散**[《丹台玉案·噎膈门(附梅核气)》] ··········

【组成】螺蛳五钱(淘净养于瓷盆内俟吐出壳内之泥晒干),牛黄五分。

【主治】噎膈,汤水不能下。

【用法】上为细末,每服一钱,烧酒送下。

2. **韭汁饮**(《医方考·噎膈门》)

【组成】生韭汁,醇酒等分。

【主治】血噎膈者,此方主之。

【用法】每服二合,日二。

【方论】血噎膈者,或因跌扑,或因大怒,血积胸膈,久久凝结,令人妨碍饮食,得热则宽,得寒则痛是也。生韭汁,能解蓄血之瘀结,佐以醇酒,行其势也。

3. **润肠膏**(《医学正传·噎膈》) ··········

【组成】新取威灵仙四两(捣汁,四五月开花者),生姜四两(捣汁),真麻油二两,白砂蜜四两(煎沸,掠出上沫)。

【主治】膈噎,大便燥结,饮食良久复出,及朝食暮吐、暮食朝吐者,其功甚捷。

【用法】上四味,同入银石器内搅匀,慢火煎,候如饧,时时以箸挑食之。一料未愈,再服一料决效。

4. **大力夺命丸**(《医学正传·噎膈》) ··········

【组成】杵头糠、牛转草各半斤,糯米(一斤)。

【主治】膈噎不下食及翻胃等证。

【用法】上为细末,取黄母牛口中涎沫为丸,如龙眼大,入锅中,慢火煮熟,食之,加沙糖二三两入内丸,尤佳。

5. 金花丸《证治准绳·诸呕逆门》

【组成】半夏一两(洗)，槟榔二钱，雄黄一钱半。

【主治】噎膈。

【用法】为末，姜汁浸，蒸饼为丸，梧桐子大，生姜汤送下。

6. 治噎方《奇方类编·噎膈门》

【组成】白马尿一斤，地骨皮一斤，白蜜一斤，羊粪四十九粒。

【主治】噎膈。

【用法】以上用水七升，滚数滚，滤去渣，再熬至一碗为度，每服一盅。忌马齿苋、蒸锅水。

7. 治噎食《奇方类编·噎膈门》

【组成】生姜汁，韭菜汁，童便。

【主治】噎食。

【用法】各一盅，同放大碗内入锅中水煮数沸，候冷取出，露一宿重煎，温服。日日如是，以愈为止。

8. 治噎食开关方《奇方类编·噎膈门》

【组成】白硼砂一钱五分，青黛一钱，好沉香二钱。

【主治】噎食。

【用法】三味研细末，听用。再用白马尿一斤、白萝卜一斤(取汁)、生姜半斤(取汁)，共入铜锅内熬成膏，每服用膏三匙，加前药末一分，酒下。一日三服，可以开关(如系翻胃，以黑驴尿一斤易马尿)。

9. 治噎食方《冯氏锦囊秘录·方脉噎膈翻胃关格合参》

【组成】杵头糠。

【主治】噎食。

【用法】用杵头糠，布包，时时拭齿，另煎汤，时时呷之，即效。

10. 治膈食方《验方新编·噎膈》

【组成】驴尿。

【主治】膈食。

【用法】驴尿(黑驴更佳)乘热饮二三合，极效。此尿有毒，不可过多。病重者,七日方效。

11. 治膈食方（《验方新编·噎膈》）

【组成】陈皮（多年者为佳）。

【主治】膈食。

【用法】用数十年之陈壁土拌炒,去土取陈皮研末,对酒服一二钱,数服即愈。痰膈、气膈均效。

12. 治膈食方（《验方新编·噎膈》）

【组成】油透木梳一把。

【主治】膈食。

【用法】油透木梳一把,烧枯为末,酒调一钟服下,半日即能饮食。此方救人无数,不可轻视。

13. 治噎膈神方（《验方新编·噎膈》）

【组成】猫胞衣用新瓦放火上焙燥,研末,入朱砂末少许。

【主治】噎膈。

【用法】每服一二分,放舌上,以温汤徐徐服下,数服即愈。取猫胞衣法:猫将产,以人看守,须急急取之,稍迟则猫食矣。

14. 治噎膈神方（《验方新编·噎膈》）

【组成】大橘子一个,胆矾一钱。

【主治】噎膈。

【用法】大橘子一个,入胆矾一钱,将橘子顶上切去一片,以胆矾纳入,仍以切下之片盖上,外用盐和黄泥裹一大球,以炭火之,候冷取出,去泥将橘肉灰研末。每服三分,滚水调下。

15. 治噎膈神方（《验方新编·噎膈》）

【组成】蒲公英一梗（两花高尺许者,掘下数尺,根大如拳旁有人形拱抱）。

【主治】膈噎。

【用法】捣汁酒服。

16. **牛涎丸**《验方新编·噎膈》

【组成】糯米粉,牛涎。

【主治】膈食。

【用法】糯米粉,以老牛口涎拌和为小丸,煮熟食之,神效。或用牛涎和水服,亦妙。取牛涎法,以水洗净老牛口,用盐涂之,少顷,涎自出。愈后,终身戒食牛肉。

17. **噎膈不通方**《验方新编·噎膈》

【组成】野猫头骨。

【主治】噎膈不通。

【用法】野猫头骨炒研为末,酒调服。

18. **五噎膈气方**《验方新编·噎膈》

【组成】白鹅毛。

【主治】五噎膈气。

【用法】用白鹅毛烧灰,酒调服。

19. **噎膈秘方**《验方新编·噎膈》

【组成】羊粪一两瓦焙为末,甘草一钱。

【主治】噎膈。

【用法】二味开水泡,澄清,逐渐饮之。俟开关,以阴糯米入麻仁、真苏子煮稀粥食之。半月后方可食饭,若遽食厚味一反难治。

20. **治噎膈便方**《医学衷中参西录·论胃病噎膈治法及反胃治法》

【组成】昆布(洗净盐)二两,小麦二合。

【主治】噎膈。

【方论】此方即用西药沃度加留谟之义也。盖西药之沃度加留谟原由海草烧灰制出,若中药昆布、海藻、海带皆含有沃度加留谟之原质者也。其与小麦同煮服者,因昆布味咸性凉,久服之恐与脾胃不宜,故加小麦以调补脾胃也。此方果效,则人之幽门因生瘤赘而反胃者,用之亦当有效也。

【用法】用水三大盏,煎至小麦烂熟,去渣,每服不拘时饮一小盏;仍取昆布不住口含两三片咽津,极效。

第三节　当代医方

1. 平消丹《癌瘤中医防治研究·食管癌》

【组成】枳壳 30 g,干漆(炒)6 g,五灵脂 15 g,郁金 18 g,白矾 18 g,仙鹤草 18 g,火硝 18 g,制马前子 12 g。

【主治】食管癌。

【用法】研为细粉,水泛为丸。每次服 1.5～6 g,每日 3 次,温开水送下。

2. 噎膈志断汤(噎嗝汤加味)《孙秉严治疗食管癌经验述略》

【组成】远志、川续断、扁豆花、白芍、枇杷叶、钩藤、鸡内金、沙苑子、海浮石、柿蒂、砂仁、桃仁、代赭石各 9 g,九香虫 2 对,党参 15 g,天冬 30 g。

【主治】食管癌。

【加减】胸中闷热,加红花、苏木散瘀通络;胸胁闷胀,加柴胡、香附、青皮理气宽胸;胸胁疼痛,加乳香、没药、延胡索通络止痛;呕吐黏沫,加姜半夏、制南星、陈皮化痰降逆;食欲不振,加焦神曲、焦山楂、焦麦芽、生姜、大枣健脾和胃;气短乏力,加黄芪、党参、五味子益气扶正;失眠,加炒酸枣仁、夜交藤、珍珠母镇静安神;咽喉干燥加玉蝴蝶、射干、知母养阴利咽;大便秘结加肉苁蓉、当归、杏仁润肠通便。

【用法】每日 1 剂,水煎 2 次温服。

3. 严灵丹《孙秉严 40 年治癌经验集》

【组成】铁甲军(焙)120 g,狗宝 60 g,麦冬 90 g,雄黄 30 g,九香虫(焙) 60 g,天冬 90 g,木香 90 g,山甲 60 g,急性子(炒)100 g,茶叶(一级)180 g,槐角(炒)45 g,生地 90 g,三棱 60 g,槐花 45 g,柿蒂 30 g,莱菔子 30 g,桃仁 90 g,红花 60 g,硼砂 30 g。

【主治】食管癌。

【用法】以上 19 味共研细末,炼蜜为丸,每丸 6 g 重为 1 剂。每日服 1～2 剂,白水送下。服药时间:每食前 2 h 或食后 2 h。

4. **化瘤丹**（《孙秉严 40 年治癌经验集》）

【组成】硇砂 12 g，芥穗 15 g，冰片 15 g，蜈蚣 3 g，白及 60 g，章丹 60 g，金礞石 90 g，全蝎 9 g，蜗牛 12 g，巴豆霜 12 g，川大黄 90 g，麝香 1.5 g，血竭 21 g，莪术 30 g，粉甘草 12 g，川芎 12 g，没药 21 g，蟾酥 15 g，乳香 21 g，朱砂 15 g，金银花 12 g，斑蝥 7 个，明雄 30 g，杜仲 120 g，甲珠 45 g，大赤金 25 张，乳香 30 g，黄芩 30 g，天麻 12 g。

【主治】食管癌。

【用法】以上 29 味研细末，用白酒浸蟾酥调药面做成黄豆粒大的小丸，每次服 1 粒，每日 3～7 粒。服药时间，食前 2 h 或食后 2 h。

5. **虎七散**（李修五教授治疗消化道癌证的经验，《安徽中医学院学报》）

【组成】壁虎 70 条焙干研面，三七粉 50 g。

【主治】食管癌。

【用法】上两味拌匀，空腹每次服 3～4 g，每日 2 次，黄酒或温开水送下。

6. **神农丸**（《重订古今名医临证金鉴·李翰卿》）

【组成】沉香 15 g，广木香 9 g，公丁香 9 g，白檀香 6 g，降香 9 g，枳实 15 g，川郁金 4.5 g，莪术 4.5 g，归尾 6 g，赤芍 6 g，建曲 6 g，槟榔 6 g，砂仁 6 g，香附 6 g，朴硝 3 g，紫蔻 3 g，麝香 0.3 g，土狗 1 对，大将军（独角牛）3 个。

【主治】食管癌。

【用法】上药研末，白蜜 250 g，猪油 50 g 化开，用白鸡冠血 20 滴与药末调匀，放入瓶内备用。早晚空心各服 9 g，白水送下，连服 15 日为 1 个疗程。

第四节　中　成　药

1. **平消胶囊**（《中国药典》2020 版）

【处方】郁金 54 g，仙鹤草 54 g，五灵脂 45 g，白矾 54 g，硝石 54 g，干漆（制）18 g，麸炒枳壳 90 g，马钱子粉 36 g。

【功效与主治】活血化瘀，散结消肿，解毒止痛。对毒瘀内结所致的肿瘤患者具有缓解症状，缩小瘤体，提高机体免疫力，延长患者生存时间的作用。

【用法用量】口服,每次 4~8 粒,每日 3 次。孕妇禁用,不宜久服。

2. 金蒲胶囊（《中国药典》2020 版）

【处方】人工牛黄 0.6 g,金银花 38 g,蜈蚣 1 g,炮山甲 18 g,蟾酥 2.5 g,蒲公英 56 g,半枝莲 8 g,山慈菇 18 g,莪术 18 g,白花蛇舌草 38 g,苦参 48 g,龙葵 30 g,珍珠 0.3 g,大黄 18 g,黄药子 6 g,乳香(制)3 g,没药(制)3 g,醋延胡索 28 g,红花 4 g,姜半夏 38 g,党参 54 g,黄芪 66 g,刺五加 56 g,砂仁 12 g。

【功效与主治】清热解毒,消肿止痛,益气化痰。用于晚期胃癌、食管癌患者痰湿瘀阻及气滞血瘀证。

【用法用量】饭后用温开水送服。每次 3 粒,每日 3 次,或遵医嘱。42 日为 1 个疗程。

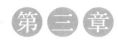

外 治 法

第一节 针 灸

膺腧部中行七穴。膻中一穴：一名元儿。在玉堂下一寸六分，横直两乳间陷中，仰卧取之。灸七七壮。禁针。不幸令人夭……治肺气咳嗽，上喘唾脓，不得下食，胸中气满如塞，可灸二七壮，及疗膈气，呕逆、吐涎沫，妇人乳汁少及乳不下。又云：主肺痈。《明堂经》云：主胸膈满闷，气短，喉中鸣，灸五壮立愈。岐伯曰：治积气干噎，慎猪、鱼、酒面等物……或患气噎膈气，肺气上喘，不得下食，胸中如塞等疾，宜灸此（《难疏》云：气会三焦，外筋直两乳间，气痛治此）。（《普济方·针灸门》）

噎。《摘》五噎。吞酸多唾，呕吐不止：天突（五分，留三呼，得气即泻三吸），通关（在中脘旁各五分，针入八分，左捻能进饮食，右捻能和脾胃。许氏云：此穴一针四效，凡下针后，良久觉脾磨食、觉针动为一效，次针破病根，腹中作声为二效，次觉流入膀胱为三效，又次觉气流行腰后骨空间为四效）。

《撮》治五噎：膻中、中魁（中指大三节尖灸之，以口吹火灭）。

（甄权）噎塞膈气：通谷。

《明堂》五噎分治：气噎，膻中。忧噎，心腧（灸）。食噎，乳根（乳左下一寸八分，灸）。劳噎，膈俞（灸）。思噎，天府（灸）。

《集》五噎：劳宫、中魁、中脘、三里、太阴、支沟、上脘。不已，再取后穴：膻中、太白、下脘、右关、脾俞、胃俞。（《医学纲目·脾胃部·噎》）

足三里，主中风中湿，诸虚耳聋，上牙疼，痹风，水肿，心腹鼓胀，噎膈哮喘，寒湿脚气。上、中、下部疾，无所不治。（《针灸大成·治病要穴》）

噎膈……灸法：膏肓（百壮，以多为佳）、膻中（七壮）、中脘（七壮）、膈俞（七壮）、心俞（七壮）、天府（七壮）、乳根（七壮）、三里（三七壮）。（《景岳全书·明集·杂证谟·噎膈》）

膈噎：膻中（奇经任脉穴）、中脘（奇经任脉穴）、膏肓（灸百壮，足太阳经穴）、内关（手厥阴经穴）、食仓（即胃仓，足太阳经穴）、足三里（足阳明经穴）、心俞（足太阳经穴）、膈俞（足太阳经穴）、脾俞（足太阳经穴）、天府（手太阴经穴）、乳根（足阳明经穴）。

忧噎：心俞（足太阳经穴）。

思噎：天府（手太阴经穴）、神门（手少阴经穴）、脾俞（足太阳经穴）。

劳噎：膈俞（足太阳经穴）、劳宫（手厥阴经穴）。

气噎：膻中（奇经任脉穴）、天突（奇经任脉穴）、膈俞（足太阳经穴）、脾俞（足太阳经穴）、肾俞（足太阳经穴）、乳根（足阳明经穴）、关冲（手少阳经穴）、足三里（足阳明经穴）、大钟（足少阴经穴）、解溪（足阳明经穴）。

食噎：乳根（足阳明经穴）。（《神灸经论》）

凡患膈食……先用雄鸡一只，去毛与肠杂，洗净，装入大碗内，上用纸数层封固，饭上蒸熟，取出，用鹅管或小竹管将纸上戳破一孔插入，以一头含口中，令热气冲入喉内，其关自开。（《验方新编·噎膈》）

不出在《内经》，故谓之奇穴。

取膏肓腧穴法：此穴主阳气亏弱，诸虚痼冷，梦遗，上气咳逆，噎膈，狂惑忘误百病，尤治痰饮诸疾。

须令患人就床平坐，曲膝齐胸，以两手围其足膝，使胛骨开离，勿令动摇。以指按四椎微下一分，五椎微上二分，点墨记之，即以墨平画相去二寸许，四肋三间，胛骨之里，肋间空处，容侧指许，摩膂肉之表，筋骨空处，按之。患者觉牵引胸户中手指瘅即真穴也。灸后觉气壅盛，可灸气海及足三里，泻火实下。灸后令人阳盛当消息以自保养，不可纵欲（《入门》）。（《勉学堂针灸集成·奇穴》）

第二节　熏　　蒸

神仙蒸脐法：治噎膈，极危重症，服药不效，用此法神验。并一切五劳七伤，诸虚百损，遗精白浊，痞块蛊胀，中风不语，妇人赤白带下，效妙种种，不能尽述。

大附子（一个重一两，童便浸焙）、人参、白茯苓、鹿茸、青盐、莲蕊、真川椒各一钱。

上为细末，填入脐中，外用槐钱盖上，将蕲艾灸五壮为度。[《丹台玉案·噎膈门（附梅核气）》]

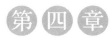

第四章

食疗药膳

一方,用韭汁二两,牛乳一盏,生姜半两捣汁,和匀顿服,效。(《医学正传·噎膈》)

专翕大生膏方 大熟地四斤,海参四斤,清提麦冬四斤,山萸肉二斤,鳖甲四斤,拣洋参四斤,桂圆肉二斤,鲍鱼四斤,杭白芍四斤,龟板胶四斤,牡蛎四斤,猪脊髓一斤,乌骨鸡一对,云苓四斤,莲子四斤,沙蒺藜四斤,芡实二斤,羊腰子三十二对,真阿胶四斤,白蜜四斤,鸡子黄六十四个,取尽汁,文火煎炼成膏。(《吴鞠通医案·噎》)

八汁汤治噎食:生藕汁、生姜汁、雪梨汁、萝卜汁、甘蔗汁、白果汁、蜂蜜、竹沥右各一盏和匀,饭上蒸熟,任意食之。(《医学从众录·膈症反胃》)

缪仲淳秘传噎膈膏 人参浓汁、人乳、牛乳、梨汁、蔗汁、芦根汁、龙眼浓汁。右七味各等分,加姜汁少许,隔汤熬成膏子,下炼蜜,徐徐频服之,其效如仙丹。(《医学从众录·膈症反胃》)

凡膈食初愈,饮食不可骤进,须先以米汤饮一二日,再以清稀粥服一二日,再以浓粥服一二日。每次只可一小碗,俟七日方可食干饭。每食不过一小碗,日渐递加,切不可食饱,缘胃气初复,骤然饱食,反致伤胃,则不可救矣。即病患要食,生气亦须听之,愈后忌盐、酱五十日。仍请名医调理。(《验方新编·噎膈》)

治翻胃噎膈……凡有此症,大便燥结,切不可用香燥药取快一时,破气而耗血,只好用稠牛乳入白糖少许,时时炖热咽服,自然渐渐而愈。又方:佛手干、荸荠、莲子肉、红枣、柿饼、橄榄、桂圆、苡仁各一两,浸大麦烧酒五斤。每日饮三次,即愈。又方:柿饼三枚,连蒂捣烂,酒调服,其效。切勿以他药杂入。如无柿饼,或用干柿亦可。又方:石莲肉为末,入肉豆蔻末少许,米汤调服之。又方:甘蔗汁七碗,姜汁一碗和匀,日日服之。

又方:白豆蔻、白檀香、郁金各二钱,研细末。每服一钱,用姜汁,热酒调服。(《验方新编·噎膈》)

治噎膈酒方：荸荠四两（捣末）、厚朴一两（姜炒）、陈皮一两、白蔻仁一两（炒）、白糖四两、橘饼一两、水糖四两、蜜二两，用白酒浆三斤，烧酒三斤入坛，泡药十余日，早、中、晚饮。（《奇方类编·噎膈门》）

三神膏　治一切痰膈、食膈，神效。用黑沙糖一斤、连皮生姜一斤，二味共捣如泥成膏，入瓷罐固封，埋干燥地下一七，每日调滚汤下。（《奇方类编·噎膈门》）

肿
瘤

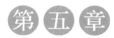

近现代医家临证经验

第一节　近代医家临证经验

一、马培之

　　噎膈之症,肺胃二经病也。噎在吸门,膈在贲门。吸门即喉咙,下接肺气,为呼吸之门户;贲门居心窝之中,胃之上口,上连于咽,为水谷之道路,由此而入胃中。张鸡峰谓神思间病,缘忧思恚怒,心脾受伤,心阳郁接,则脾肺之气亦因之郁滞。脾与胃为夫妇,以膜相连,脾不能为胃行其津液,生气伤残,心火炎于上,津枯气结,水谷之道路枯而狭窄。会厌噎塞,食难下喉,槁在肺也;即食虽入喉,而不能下膈,槁在贲门。始则尚堪粥饮,继之米粒不入,入而还出,肺胃均槁。阴津无以下输,肠胃燥干,粪如猫屎。《素问》谓三阳结。病结者,热结也。血脉燥结,前后不通,乃无形之真气先伤,生机败坏。近时治此病者,每以辛香耗气,取快一时,见燥热口干,阴伤气竭而毙。细揣是症,虽见于膈上,总由脏真气衰,精枯血少。少壮之人不病,多见于高年衰老之人,忧郁劳心,属虚属火可鉴矣。当专事脾肾。肾为胃关,水亏则关门不利,肾不吸胃,脾弱则阴津不布,不能生血。土不生金,水不润金,肺槁于上,气不下回,肠胃干涸。余宗前贤论治,以六味、归脾、八仙长寿、生脉、牛乳、五汁诸方,略参一二顺气之品,往往获效。即食入痰涌者,乃脾虚津液不归正化,蒸变成痰,非湿痰寒痰可比。以大半夏汤,用长流水煎,煎好,扬三百六十五遍,加朱砂少许,服时将右手脉门扎紧,徐徐服下,亦屡屡获效,是上病治下,滋苗灌根,以脾肾为资生立命之本也。刍荛之见,敢质明眼,当有以教我也。人身一小天地,扬三百六十五遍者,寓周天之意,使其升而能降。将脉门扎紧,俾肺胃之气下回入于胃,不致入而还出之意也。(《医略存真》)

二、张锡纯

　　噎膈之证,方书有谓贲门枯干者,有谓冲气上冲者,有谓痰瘀者,有谓血瘀者。愚向谓此证系中气衰弱，不能撑悬贲门，以致贲门缩如藕孔（贲门与大小肠一气贯通，视其大便若羊矢，其贲门大小肠皆缩小可知），痰涎遂易于壅滞，因痰涎壅滞冲气更易于上冲，所以不能受食。向曾拟参赭培气汤一方，仿仲景旋覆代赭石汤之义，重用赭石至八钱，以开胃镇冲，即以下通大便（此证大便多艰），而即用人参以驾驭之，俾气化旺而流通，自能撑悬贲门使之宽展，又佐以半夏、知母、当归、天冬诸药，以降胃、利痰、润燥、生津，用之屡见效验。迨用其方既久，效者与不效者参半，又有初用其方治愈，及病又反复再服其方不效者。再三踌躇，不得其解，亦以为千古难治之证，原不能必其全愈也。后治一叟，年近七旬，住院月余，已能饮食，而终觉不脱然。迨其回家年余，仍以旧证病故，濒危时吐出脓血若干，乃恍悟从前之不能脱然者，系贲门有瘀血肿胀也，当时若方中加破血之药，或能全愈。盖愚于瘀血致噎之证，素日未有经验，遂至忽不留心。后读吴鞠通、杨素圃论噎膈，亦皆注重瘀血之说，似可为从前所治之叟亦有瘀血之确征。而愚于此案，或从前原有瘀血，或以后变为瘀血，心中仍有游移。何者？以其隔年余而后反复也。迨辛酉孟夏阅天津《卢氏医学报》百零六期，谓胃癌由于胃瘀血，治此证者兼用古下瘀血之剂，屡屡治愈，又无再发之，觉胸中疑团顿解。盖此证无论何因，其贲门积有瘀血者十之七八。其瘀之重者，非当时兼用治瘀血之药不能愈。其瘀之轻者，但用开胃降逆之药，瘀血亦可些些消散，故病亦可愈，而究之瘀血之根蒂未净，是以有再发之也。

古下瘀血之方，若抵当汤、抵当丸、下瘀血汤、大黄䗪虫丸诸方，可谓能胜病矣。而愚意以为欲治此证，必中西之药并用，始觉有把握。盖以上诸方治瘀血虽有效，以消瘤赘恐难见效。西医名此证为胃癌，所谓癌者，因其处起凸若山之有岩也。其中果函有瘀血，原可用消瘀血之药消之。若非函有瘀血，但用消瘀血之药，即不能消除。夫人之肠中可生肠蕈，肠蕈即瘤赘也。肠中可生瘤赘，即胃中亦可生瘤赘。而消瘤赘之药，惟西药沃剥即沃度加谟最效，此其在变质药中独占优胜之品也。今愚合中西药品，拟得一方于下，以备试用。

变质化瘀丸：旱三七（细末）一两、桃仁（炒熟细末）一两、硼砂（细末）六钱、粉甘草（细末）四钱、西药沃剥十瓦、百布圣二十瓦，上药六味调和，炼蜜为丸，二钱重。服时含化，细细咽津。

今拟定治噎膈之法：无论其病因何如，先服参赭培气汤两三剂，必然能进饮食。若以后愈服愈见效，七八剂后，可于原方中加桃仁、红花各数钱，以服至全愈为度。若初服见效，继服则不能递次见效者，可于原方中加三棱二钱，䗪虫钱半；再于汤药之外，每日口含化服变质化瘀丸三丸或四丸，久久当有效验。若其瘀血已成溃疡，而脓未尽出者，又宜投以山甲、皂刺、乳香、没药、花粉、连翘诸药，以消散之。

此证之脉若见滑象者，但服参赭培气汤必愈。而服过五六剂后，可用药汤送服三七细末一钱，煎渣服时亦如此。迨愈后自无再发之矣。王孟英谓，以新生小鼠新瓦上焙干，研末，温酒冲服，治噎膈极有效。盖鼠之性能消癥瘕，善通经络，故以治血瘀贲门成噎膈者极效也。

有一人患噎膈，偶思饮酒，饮尽一壶而脱然病愈。验其壶中，有蜈蚣一条甚巨，因知其病愈非由于饮酒，实由于饮煮蜈蚣之酒也。闻其事者质疑于愚。此盖因蜈蚣善消肿疡，患者必因贲门瘀血成疮致噎，故饮蜈蚣酒而顿愈也。欲用此方者，可用无灰酒数两（白酒、黄酒皆可，不宜用烧酒）煮全蜈蚣三条饮之。总论破瘀血之药，当以水蛭为最。然此物忌炙，必须生用之方有效。乃医者畏其猛烈，炙者犹不敢用，则生者无论矣。不知水蛭性原和平，而具有善化瘀血之良能。若服以上诸药而病不愈者，想系瘀血凝结甚固，当于服汤药、丸药之外，每用生水蛭细末五分，水送服，日两次。若不能服药末者，可将汤药中䗪虫减去，加生水蛭二钱。（《医学衷中参西录·医论》）

三、陈松龄

噎膈者，乃噎塞不通，阻隔不下之谓也。朝食暮吐，暮食朝吐之胃反证。古人每易淆为一谈。如朱丹溪云：翻胃即噎膈。噎膈乃翻胃之渐。其说似是而非。所以后世之学者易于谬误。而对于治疗更将不能明确。或主香燥温散，或主滋润清热，各自其是。所以历代先哲，互有偏见。皆由于病理病名之不能合一也。又曰：此症切不可用香燥之药，服之必死，宜薄滋味。此其于治疗上之卓见也。亦曰：因久食煎炒而生胃火。咽膈干燥，饮食不得流利。所谓咽中介介，食不得下之状也。其于断上，亦有独到之认识。是以中医对于病之原因，不能运用科学之分析，而妄以五行六气之玄说以为辨，致原因失实。病名不一。扑朔迷离，非神明之士不足以悟其相。徒然望洋兴叹

（文意显豁，不引古书为证，亦得。诵穆）。噎膈之病，其在食道，或因于燥热，或津液缺乏，非若胃反之症，或有水饮停蓄，或肠胃运化失职，或大便结积，而使食入不下，反作呕吐。如此，则噎膈之病灶即可证明。当在推究其致病之原因，考西医书籍，食道病，有食道炎、食道狭窄及食道癌之三种证状。与噎膈雷同，兹将其分述之（单纯之食道炎与噎膈不符，惟因反射性使肌层收缩，引起狭窄症候，则类似噎膈耳。诵穆）。

食道之发炎，或因于豪饮，或贪食煎熬灼热之品，而引起炎症，其病之症状，为咽食困难，胸骨部时诉疼痛或咽下窒塞作痛，时感灼热，日本大塚敬节之中国内科医鉴有记载曰：余尝治一十二岁之少年，于正月中吃烧饼，因吞食非常灼热之一片，致咽下作痛，与以栀子豉汤，二日而全治。此因物之灼热而引起食道炎，究之栀子豉汤之证。《伤寒论》曰：烦热胸中窒者，栀子豉汤主之。又曰：伤寒五六日，大下之后，身热不去，心中结痛者，未欲解也，栀子豉汤主之。观乎此二文，则栀子豉汤。治烦热胸中窒，或心下结痛者，与食道炎发生之症状吻合，而大塚敬节以此汤消退食道炎肿，是有所根据，而涵意殊深也，无怪奏效之速。所谓在上者，因而涌泄之意，非投以栀子豉汤而果能涌吐，实为消退炎肿之作用耳。致于食道狭窄及食道癌者，若津液枯竭，则食道呈干燥状态，咽下介介，食入感觉困难下咽，甚则仅得流动物通利，食道日渐萎枯，而益狭窄，及至阻塞不通为止。缪仲淳秘傅噎膈膏：人参浓汁、人乳、牛乳、梨汁、蔗汁、芦根汁、龙眼汁。右七味各等分，加姜汁少许，隔汤熬成膏子，下炼蜜，徐徐频服之，其效如仙丹。

陈修园《医学从众》八汁汤治噎食：生藕汁、生姜汁、雪梨汁、萝卜汁、甘蔗汁、白果汁、蜂蜜、竹沥，右各一盏，和匀饭上蒸熟，任意食之。观上二方，皆为滋液润燥之剂，从其药效而论之，则对于食道之枯燥，而现狭窄症，是乃的剂。食道癌者，起于甲状腺肿或动脉瘤等症。癌肿时，往往患部诉疼痛或压迫回归神经而起麻痹。日本大塚敬节《中国内科医鉴》记载曰：在食道癌之患者，与以旋覆代赭汤，可得非常之成绩。余曾诊一五十八岁之男子，往诊时，已成衰弱。渐渐不能起休之态。主证为剑状突起之下端，感觉疼痛，且觉咽下困难，可呈噫气之状。（中略）自投旋覆代赭汤之后，翌日而疼痛去。究之《伤寒论》旋覆代赭汤条文曰：伤寒发汗，若吐、若下，解后，心下痞硬，噫气不除者，旋覆代赭汤主之。心下痞硬，噫气不除，用旋覆花之咸以软坚。代赭石重以镇逆。所以用旋覆代赭汤治疗食道癌能得意外之效者,实基于斯也。又《杨氏家藏秘方》之二气散,其证文曰:治阴阳痞结,咽膈噎塞,状如梅核,妨碍饮食,久久不愈而翻胃者,其证实为食道癌也。二气散者,即《伤寒论》之栀子干姜汤,栀子苦寒,干姜辛热,温可以散结,寒可以退炎,其能疗梅核气,亦即食道癌也。综上所述,可得结论:食道炎、食道狭窄及食道癌皆为食道疾患。噎膈者象其病而名之也。其症厥有二:干燥性、炎肿性。其治疗之处方,得归纳滋液润燥,或消炎散肿之法而已,若用温燥辛香之剂以治,则必误矣。兹更将古人配合温燥辛香之方剂,以治胃内积水、胃机能衰弱及胃扩张之症,而误称噎膈,致引起后人于治疗上发生种种之错误,特举数例,以伸辨胃反噎膈之不可混入一门。以作此论之补笔(设想亦甚周到,诵穆)。

《三因方》五噎散,治五种噎,饮食不下,胸背痛,呕哕不彻,攻刺疼痛,涎与泪俱出。人参、茯苓、制厚朴、枳壳(麸炒)、桂心、炙草、白术、诃子(炮去核)、白姜(炒)、陈皮、三棱(炮)、神曲(炒)、麦芽(炮)各二两,木香(炒)、槟榔、莪术(炮)各半两,右为末,每服二钱。姜三片,枣一枚,水一盏煎七分,空心温服,盐汤点亦得。沉香散,治五噎五膈。胸中久寒,诸气结聚,呕逆噎塞,饮食不化,结气不消,常服宽气通噎,宽中进食。白术、茯苓各半两,木通、当归、陈皮、青皮、大腹皮、大腹子、芍药、沉香各二两,甘草一两半(炙),白芷、苏叶、枳壳(麸炒)各三两。右为末,每服二钱水一盏。姜三片,枣一枚煎七分空心服。五膈丸治:忧恚思虑膈塞不通,及食冷物即发。其病苦心痛,不得气息,引背痛如刺,心下坚大如粉絮。紧痛则吐,吐即愈。食饮不下者,手足冷,短气。或上气喘急,呕逆悉主之。麦冬(去心)、炙草各五两,人参四两,川椒(炒出汗)、远志肉(炒)、细辛(去苗)、桂心各二两,炮姜二两,制附子一两,右为末。蜜丸弹子大,含化。日三夜二,胸中当热,七日愈。亦可丸如梧子,大米汤下二三十丸。宽膈丸治:气不升降,胸膈结痞。木香、三棱(炮)、青皮各半两,大腹子一分,制半夏三两,右为末。姜汁和为丸,如梧子大。每服三十丸,食后米汤下。上列数方,皆谓能治噎膈。然详参其正文,如:胸背痛呕哕不彻,胸中久寒,诸气结聚,呕逆噎塞。食饮不下,甚者手足冷。短气,或上气喘急呕逆。皆为胃内之病证。而毫无食道部之症状。再考其药品,如:白姜、厚朴、三棱、莪术、木香、桂心、诃子、槟榔、白术、陈皮、青皮、沉香、白芷、川椒、细辛、炮姜、附子、半夏、神曲、麦芽等之配合。均为温燥辛香、行气和中之剂。

其所谓能治五噎五膈者。决非食道部所发生之噎膈症也，是以中医之病名错杂混乱，广泛博大，不足法也。贵乎辨其方药，察其证象，对证投剂，始克中的。若斤斤乎病名，拘泥于汤丸，必为前人颠倒，是故根据西医病理，按其症状而重订病名，实为改进中医之急务也。

噎膈为食道病，如食道扩张狭窄、食道憩室、食道癌等，大抵为实质上之疾病。古人论此罕得真相，惟逊清杨照藜之说颇有可采。

杨云：噎膈一证，叶天士则以为阴液下竭，阳气上结，食管窄隘使然。其说原本《内经》，最为有据，予乡有治此者，于赤日中缚病人于柱，以物撬其口，抑其舌，即见喉间有物如赘瘤然。正阻食管，以利刃锄而去之，出血甚多。病者亦困顿累日始愈。又有一无赖垂老患此，人皆幸其必死，其人恨极，以紫藤鞭柄探入喉，以求速死。呕血数升，所患竟愈。此二人虽不可为法，然食管中的系有形之物，阻阨其间，而非无故窄隘也明矣。

语见《古今医案按选·噎膈门》，所引叶天士食管窄隘之说，与新说不谋而合。所述无赖一案，为食道癌之类。又谓喉头有物如赘瘤，则噎膈中尚有喉头肿瘤之病也。（民国期刊《苏州国医杂志》第 12 期）

第二节　现代医家临证经验

一、史兰陵

食管癌一病，若侵及邻近各器官，可具有各种症状之表现：上端则噎，下端食入即吐为膈。其在胃腑则朝食暮吐等各种不同之症状。同时也认识到，噎膈反胃一旦发现，则大病已成，非同一般，难以治疗。

噎膈一证多从忧愁思虑，积劳郁结，酒色过度而成。忧思则气结，气结则施化不行；酒色过度则伤阴，阴伤则精血枯槁，气不行则膈噎病于上，精血枯竭则燥结病于下。盖忧为肺志，肾家之水赖肺以输，脾家之精赖肺以布，因忧气结不能循职，则津液结涩。气道不宣，食入因遂窒塞。今上为噎膈不入，下为燥结不行，岂运化失职，血脉不通之为病乎。以年龄论，则少壮少见，而衰老损耗者居多，其为阴虚之病无疑。故舍根本而图捷径，安望其有成功。

我结合临床所见进行归纳整理，以气、血、痰、火四型多见。治疗大法当以脾肾为主。治本，控制肿瘤发展，最后能达到破坏或消除肿瘤之目的是根本治疗方法。开关，开关问题极为重要，突然堵阻不通，滴水不入时，应缓解和急救，服用二红液配用针灸、输液，几小时或一两日即可缓解恢复。扶正，按年龄、体质多系老年、久病体弱，均属劳伤证候，属于三阳郁结者，首先扶养脾胃，养血润燥兼清中上二焦；另一方面，又属于中医外科范畴，需清火解毒，清热利湿。在药物选择上以金银花、连翘、当归、白芍、生地、寸冬、石斛、藕汁、梨汁、萝卜汁、甘蔗汁、芦汁、竹茹、杷叶、石菖蒲、竹沥、韭汁、牡蛎、蛤粉、青黛，多饮牛羊乳等最为适宜，清养启膈汤、启膈饮，用于管腔涩滞气机不畅；滋阴救焚汤用于久郁化热耗阴，一派枯竭时；参赭培气汤对气郁肝亢、胸闷气逆、体虚湿盛者，均有相当效果。

气虚功能减退，频吐黏涎者，酌加补养心脾、舒气利膈之品，宜重用半夏以降胃气，茯苓、陈皮以行痰浊，多用生姜汁以开关。壮脾土以生元气，如归脾去术，养心去桂，或猪脂丸亦可。气滞成膈者，胸背痛甚，游走不定，应先理气机，温中燥上，加杭芍、柴胡、鳖甲、郁金等疏利肝郁；阿胶、当归、甘草柔润风木枯燥；大便秘结者，重用肉苁蓉、知母生津润肠而不伤阳气。

火郁之象，应以疏木清风为主，重点在风木，选用九香虫、丁香皮、郁金、檀香、石打穿等；误服辛热而致呕吐噎甚者，加当归、石斛、益智仁补脾以抑阴火；有内火内隔饮食不得入者，四君子加芩连(酒炒)，清火养胃；好饮热酒胸膈灼痛，此污血在胃，用《局方》七气汤(参、草、夏、桂、姜)，《千金》加吴茱萸名奔气汤，治七情相干阴阳不得升降；气道壅塞攻冲作痛，即七气汤去参加官桂、香附、青皮、陈皮、桔梗、莪术、藿香、益智仁、大枣、干漆、炒桃仁。

血瘀之象，胸背疼痛，痛有定处，固定不移，须通调血络，生血润肠，滋养肝肾为主，重点在肾水。三者不可偏废，各有侧重。选用归尾、延胡索、鸡血藤膏。李士材治血膈(嗜酒成膈)，用云岐人参散(人参 30 g，元寸、冰片各1.5 g)或香炒宽膈丸亦妙。(《癌症中医治验》)

二、钱伯文

1. **治疗食管、胃肿瘤病例的初步体会**　第一，辨证论治：根据疾病发展过程中出现的一系列症状，分析它们的矛盾特性，判断其某种性质的证候，从而掌握疾病的本质,确定治疗方法。如同为噎膈证,也要审证求因,辨证论治。在治疗过程中,如发病原因主要是属于气滞方面引起的,当以理气的方法进行治疗;发病原因主要是属于血瘀方面引起的,当以活血化瘀的方法进行治疗;属于痰浊方面引起的,当以化痰之法治疗;属于郁火引起的,当以清火、泻火之法治疗;气虚的,应以补气为先,血虚的,应以滋养为主;火衰的,宜扶阳;虚寒的,宜温中;胸膈痰涎壅塞的,当以化痰为主;大便干燥闭结的,当以滋润为主。治疗其他疾病是这样,在治疗食管、胃肿瘤过程中也是这样。如酒热伤胃,气机不降而为噎膈者,应用调和肝胃之法治之;胃阳虚,及忧郁痰阻而为噎膈者,应用"辛热开浊"和"利痰清膈"之法治之;肝阴虚,而胃液枯槁,及烦劳阳亢,肺胃津液枯燥而为噎膈者,应用"酸甘济阴"及"润燥""清燥"等法治之。

第二,扶正祛邪:肿瘤疾病是一种全身性疾病的局部表现,因此对肿瘤治疗在辨证论治的基础上,必须注意掌握扶正祛邪、攻补兼施的治疗原则,既要注意患者的整体情况,又要注意肿瘤患者的局部肿块。采用攻法,攻其存在的积块而祛除病邪;采用补法,调补气血,增强整体抗御疾病的能力。在治疗过程中,往往是一面攻其积块(肿瘤),一面扶助正气,是说对肿瘤的治疗既要照顾患者的整体,同时也不能放弃局部的肿瘤,以达到尽可能保全自己,有效地消灭敌人的目的。究竟是以扶正为主,或以祛邪为主,或以祛邪与扶正并重呢? 这要根据肿瘤大小,病程长短,体质的强弱等具体情况才能决定,如果邪盛正虚(中期肿瘤)邪实为主,则应着重祛邪再酌加扶正的药物;如疾病迁延日久(晚期肿瘤),正气大虚,则应着重扶正,酌加祛邪药物。此外,还可根据病情采取先攻后补,或先补后攻,或清温并用,消补兼施等治疗法则。至于攻多补少,补多攻少,也应该具体问题具体分析,具体解决。

2. **药物的归经和引经**　药物对促进机体恢复正气,驱除病邪,起重要的作用。前人在临床实践中,根据药物作用于机体所发生的反应,总结为药物的归经和引经的理论。所谓归经,就是说明某药物对某些脏腑经络的病变起着主要的作用,所谓引经也就是说明某一味药物在治疗上对某脏某腑起着显著的作用,同时能引导其他药物对某脏某腑也发生直接的作用。总之,药物的归经和引经,是前人总结出来的一种用药规律。

从临床实践,我体会这一套用药规律也能适用于治疗肿瘤方面的疾病。

个人认为肿瘤的发病因素与肝经有密切的关系。肝有升发疏泄的作用,以主管全身气机的舒畅条达,若肝失条达,疏泄失常,气机不畅,可引起多种病证,首先是影响到胃部。如肝气郁结可引起胸胁胀痛等症,肝又有主管筋脉的活动,支配全身肌肉关节的运动。此外,肝性刚强,易怒,怒则生火,火能生痰,痰因火煎胶结不开,就会阻塞经络,而渐成肿核。所以肝气郁结,气机不利与痞块、肿核等形成有一定的关系。从西医学说,也就是如同精神因素、神经因素的作用等有关。因此在使用中草药治疗食管、胃肿瘤病中,应该选择一些疏泄气机的药物,同时又适当地选择一些引入肝经或归肝经的药物。(钱伯文,从中医学的噎膈、反胃探讨食道、胃肿瘤的防治,《上海中医药杂志》)

三、谢海洲

本病主要表现为吞咽困难,饮食难下,或食入则吐。若表现气滞为主者,可选旋覆花汤、左金丸、金铃子散和旋覆代赭汤等加减;对噎膈痞满轻者,可选启膈散[《医学心悟》方:沙参、丹参、茯苓、川贝母、荷蒂、郁金、砂壳、杵头糠(我用生麦芽或橘叶代)];若大便燥结,可选通幽汤(生地、熟地、桃仁、红花、当归、升麻、炙甘草),用于噎塞便秘。另外,食管癌患者往往由于饮食难下或食入即吐,日久每易出现气阴两虚或脾胃虚弱之证,可酌加西洋参、太子参、天麦冬、南北沙参、黄精、党参、黄芪、冬虫夏草等,并选配甘松、凌霄花、绿萼梅、八月札、娑罗子等甘润理气活血之品,使补而不滞,又可止痛;若湿浊内盛,舌苔厚腻,还可配以薏苡仁或紫金锭等药;在清热解毒方面,还常用牛黄、麝香、硇砂、蟾皮等药,或加服西黄丸,加味犀黄胶囊等药,效果往往较好。(《谢海洲论医集》)

四、孙秉严

食管癌因肿瘤渐次发展而致食管狭窄。症见咽下困难,吐逆等,然胃功能多如常,故患者常感饥饿烦渴,终因毒素致病情恶化与咽下困难,营养衰退,患者形销骨立而死亡。若能使肿瘤组织脱落或消散,则食管狭窄症状即可减退或消失,仍能使患者恢复健康。

食管癌的治疗,我们采用内服药,如严灵丹与化瘤丹等。此丹的功能是芳香开窍,辛散温通,化瘀解毒,使已凝结的病块疏散消化。若用药迟缓可使其逗留不除而造成癌症重症,流传他处或全身,以致难治。药物应采用具有特异之性者。

《局方发挥》说:"痰挟瘀血,遂成窠囊,非寻常草木可疗。"即说应采用急击、速攻的战术,用烈性药物把凝结的癌毒火速排出体外而愈,否则癌毒蔓延会造成转移和复发等后患。我治疗食管癌一般只用严灵丹和化瘤丹,但在不同的情况下亦配用针灸和汤药,如参赭培气汤、血府逐瘀汤、无名汤、噎膈汤等。

食管癌按临床上出现的症状可以分为 3 个时期。

第一期症状:初期的症状较轻,其主要的症状就是吃食噎塞,但未至完全不下,其津液的损伤及气血的耗散都较为轻微。

第二期症状:中期的症状较初期略重,有 3 个特点:① 吐多纳少,使身体逐渐缺乏营养。② 时常吐黏沫,体内津液损伤。③ 久病以致卧床,使体内阴阳气血日渐耗竭。

第三期症状:病到末期,其症状的表现更加严重和复杂,也有三大伤:① 营养的损伤,应当补充的营养,不但没有得到补充,反而引起呕吐,此时吐多纳少极为明显。② 津液的损伤,黏沫在昼夜不停地吐出。③ 三大损伤使体内气血自耗,久病体自虚弱,气血损耗,大便少屎干燥,肉脱形销骨立。(《孙秉严 40 年治癌经验集》)

五、李修五

(临证心法)李修五出身于中医世家,临证 50 年,擅治肿瘤,尤以消化道肿瘤见长。

(1)析因论证,层次井然:李修五认为,食管癌属中医学噎膈范畴,其发病主要有两大因素:① 情志不畅。忧思伤脾则气结,致津液不得输布,遂聚而成痰,痰气交阻食管,于是渐生噎膈;郁怒伤肝,肝郁则血行不畅,久之积而成瘀,痰瘀互结,阻塞胃口,则食不下。② 酒食所伤。进食粗、热、快,特别是长期饮用烈酒,结而为块,妨碍饮食下行,故表现为进行性咽下困难。本病病理变化的主要因素是痰、气、瘀,发病规律往往从实证到虚证。一般说来,早期多为肝气郁结,或痰瘀气滞;中期多气滞血瘀;晚期则正气衰败。

(2)擅用大方,扶正祛邪:李修五认为,就诊于中医的患者多已属中晚期,病必兼瘀血、顽痰及气逆为患,错综复杂,故轻淡之剂多难奏效,也不宜固守一方一药。治疗时,在辨证的基础上,根据患者体质、病期、病程,扶正、消痰、化瘀、解毒、抗癌等多药并用而有所偏重,且剂量也大于常量,以期使病势得以扭转,患者生命得以延长,又可使药力持久。

(3)汤散并进,精研服法:为加强抗癌效果,李修五常嘱患者配服经验方——虎七散。虎七散由壁虎、三七两味配制而成,取壁虎70条焙干研面,加三七粉50g拌匀,空腹每次服3～4g,每日2次,黄酒或温开水送下,以解毒抗癌。常用汤剂基本方组成:党参15g,茯苓15g,黄芪15g,夏枯草20g,姜竹茹10g,姜半夏12g,旋覆花12g,白花蛇舌草30g,代赭石30g,丹参30g,半边莲30g,露蜂房9g,炙甘草6g。食管癌重在降逆润燥,可选加公丁香、川贝母、山豆根、石斛、威灵仙、玉竹、太子参、刀豆子等;软坚散结者,可酌加牡蛎、海藻、山慈姑、莪术、三棱、鳖甲、石见穿、徐长卿等;清热解毒者,加蜀羊泉、七叶一枝花、铁树叶等;化瘀止痛者,加当归、赤芍、延胡索、香附、郁金、丹参等;痰湿者,加南星、青礞石、生薏苡仁、藿香、佩兰、车前子、荷梗等。水煎服,每日1剂,每日2次,每次150mL。加减:瘀毒阻滞明显者,蜈蚣30g,全蝎30g,䗪虫30g,白花蛇舌草30g,木香30g,鸡内金30g,三七15g。共研为细末,每日2次,每次3g,配合使用。食管梗阻,咽食不下者,配服开道散,以硼砂60g,火硝30g,硇砂6g,沉香、冰片各9g,礞石15g,共研细粉,每次1g,含服,徐徐咽下,每小时1次,待黏沫吐尽,能进流质饮食后,改为每3h1次,连用2日后停用。

中医治癌贵乎辨证施治,不可妄用清热解毒、破坚攻伐之品,只因癌症求诊于中医者,多属不适其他治法,病多至后期。临证所见,可概括为正虚、血瘀、毒聚三类,多为正虚邪实之证,要紧紧抓住扶正调理为主,化瘀抗癌为辅的治疗大法。故立旋覆代赭汤进退,组成基本方以扶正祛邪,降逆化痰,化瘀散结解毒。用于食管癌者,偏于降逆润燥,并可根据患者的体质、年龄等原因,结合临床不同证型,分别选加软坚散结、清热解毒、化瘀止痛、化痰除湿之品;同时服用虎七散,功在解毒抗癌。总之,治疗消化道癌症,立足于扶正祛邪,着眼于调理脾胃,守方达变,方能为癌症患者减轻症状和延长寿命。

在服药方法上,也颇讲究。散剂主张空腹徐徐咽下,使其除发挥全身药效外,还可附着于患部直接发挥作用。汤剂以大药锅冷水浸泡 1 h 以上,1 煎之后,立即滤渣,加水煎以 2 煎,两次滤液混匀,为 1 日量,于三餐后 2 h 及睡前共 4 次服用,这样不致影响进食而成噎膈。(《肿瘤中医名家临证心法·食管癌临证心法》)

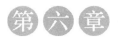

历 代 医 案

第一节 古 代 医 案

一、《儒门事亲·火形》案

遂平李官人妻,病咽中如物塞,食不下,中满,他医治之不效。戴人诊其脉曰,此痰膈也。《内经》曰,三阳结为膈。王启玄又曰:格阳云阳盛之极,故食格拒而不入。先以通经散,越其一半,后以舟车丸下之,凡三次,食已下,又以瓜蒂散再越之,健啖如昔日矣。

二、《医宗必读·反胃噎塞》案

案 1 工右太学方春和,年近六旬,多欲善怒,患噎三月,日进粉饮一钟,腐浆半钟,且吐其半,六脉细,此虚寒之候也。用理中汤加人乳、姜汁、白蜜、半夏,一剂便减,十剂日进糜粥,更以十全大补加竹沥姜汁四十帖,诸证皆愈。

案 2 南郡徐奉诚,膈不通,渣质之物不能下咽,惟用人乳醇酒数杯,吐沫不已,求治于余。余曰,口吐白沫,法在不治,脉犹未败,姑冀万一。用人参、黄芪、当归、白术、陈皮、桃仁、牛乳、白蜜、姜汁。连进十剂,白沫渐少,倍用参、术,三月全安。

案 3 嘉定钱远之,二十五岁,以鼓盆之戚,悲哀过度,不能食饭。又十余日,粥也不能食,随食随吐,二便闭涩,自必死。求余诊,余曰:脉按有力,非死证也。以酒蒸大黄加桃仁、当归、砂仁、陈皮蜜丸与服。凡五服而下燥屎,干血甚多,病若失,数日之间,能食倍常。

凡反证得药而愈者,切不可便与粥饭,惟以人参五钱,陈皮二钱,老黄米一两,作汤细啜,旬日之后,方可食粥,仓廪未固,不宜便进米谷,常致不救。

三、《医学正传·噎膈》案

案 1 苏溪金贤九里,年五十三,夏秋间得噎证,胃脘痛,食不下,或食下良久复出，大便燥结，人黑瘦殊甚，求予治。诊其脉，右手关前弦滑而洪，关后略沉小，左三部俱沉弦，尺带芤。予曰：此中气不足，木来侮土，上焦湿热郁结成痰，下焦血少，故大便燥结。阴火上冲吸门，故食不下。用四物以生血，用四君子以补气，用二陈以祛痰，三合成剂，加姜炒黄连、炒枳实、栝蒌仁，少加砂仁。又间服润肠丸，或服丹溪坠痰丸。半年，服前药百余帖，病全安。

案2 梅林骆氏妇，予妻婶也，年四十九，身材略瘦小，勤于女工，得膈噎证半年矣，饮食绝不进，而大便结燥不行者十数日，小腹隐隐然疼痛，求予治。诊之，六脉皆沉伏。予以生桃仁七个令细嚼，杵生韭汁一盏送下。片时许，病者云：胸中略见宽舒。以四物汤六钱，加栝蒌仁一钱，桃仁泥半钱，酒蒸大黄一钱，酒红花一分，煎成正药一盏，取新温羊乳汁一盏，合而服之。半日后，下宿粪若干。明日腹中痛渐止，渐可进稀粥而少安。后以四物汤出入加减，合羊乳汁，服五六十帖而安。

四、《名医类案·噎膈》案

案1 丹溪治一少年，食后必吐出数口，却不尽出，膈上时作声，面色如平人，病不在脾胃，而在膈间。其得病之由，乃因大怒未止，辄食面，故有此症。想其怒甚，则死血菀于上，积在膈间，碍气升降，津液因聚，为痰为饮，与血相搏而动，故作声也。用二陈加香韭汁、萝卜子，二日，以瓜蒂散、败酱吐之。再一日，又吐，痰中见血一盏。次日复吐，见血一盅而愈。

案2 一人年逾六十，形色紫，平素过劳好饮，病膈，食至膈不下，则就化为浓痰吐出，食肉过宿吐出，尚不化也。初卧则气壅不安，稍久则定。医用五膈宽中散、下沉透膈汤，或用四物加寒凉之剂，或用二陈加耗散之剂，罔效。汪诊之，脉皆浮洪弦虚，曰：此大虚证也。医见此脉，以为热症而用凉药，则愈助其阴而伤其阳，若以为痰为气，而用二陈香燥之剂，则益耗其气而伤其胃，是以病益甚也。况此病得之酒与劳，酒性酷烈，耗血耗气，莫此为甚，又加以劳伤其胃，且年逾六十，血气已衰，脉见浮洪弦虚，非吉兆也。宜以人参三钱，白术、归身、麦冬各一钱，白芍八分，黄连三分，干姜四分，黄芩五分，陈皮七分，香附六分，煎服五贴，脉敛而膈颇宽，饮食亦进矣。

案3 江应宿治一老妇近七旬，患噎膈，胃脘干燥，属血虚有热。投五汁汤，二十余日而愈。其方芦根汁、藕汁、甘蔗汁、牛羊乳、生姜汁少许，余各半盏,重汤煮温,不拘时,徐徐服。

五、《医方考·噎膈门》案

一人年过五十,得噎症。胃脘作痛,食不下或食下良久复出,大便结燥,人黑瘦甚。诊其脉,右关弦滑而洪,关后略沉小,三部俱沉弦带芤。此中气不足,木来侮土,上焦湿热,郁结成痰。下焦血少,故大便燥结阴火上冲吸门,故食不下,用四物汤以生血,四君子汤以补气,二陈汤以祛痰,三合成剂,加姜炒黄连,麦炒枳实,栝蒌仁,少加砂仁,又闻服润肠丸百余剂全安。

六、《张氏医通·诸呕逆门》案

案1 石顽又治沈锡蕃,平昔大便燥结,近患噎膈,不能安谷者月余。虽素禀丰腴,近来面色皎白,大非往昔。时方谷雨,正此证危殆之际,始求治于石顽。诊得六脉沉涩,按久则衰,幸举指即应,为疏六君子汤,下一味狗宝作散调服。甫十剂而呕止食进,再十剂而谷肉渐安,更十剂起居如故。惟是大便尚觉艰难,乃以六味丸去泽泻,加归、芍、首乌作汤,服至月余,便溺自如。秋深更服八味丸三月而康。大抵噎膈之人,体肥痰逆者可治,枯瘦津衰者多不可治。

同时有同道王公峻患此,禀气病气,与沈相类,误信方士,专力委之而致不起。顾人月亦患此证,自谓脉急不当用参,日服仙人对坐草而毙。

案2 郭孝闻八月间噎食艰进,六脉弦劲搏指,延至来春三月告殂。然瘦人间有可疗者,昔秦伯源噎膈呕逆,而形神枯槁,神志郁抑,且不能胜汤药之费。予门人邹恒友,令其用啄木鸟入麝熬膏,时嗅其气以通其结,内服逍遥散加香砂以散其郁,不数剂所患顿除。厥后海货行陈君用噎膈,亦用此法而愈。两君至今色力尚强。

七、《吴鞠通医案·噎》案

癸亥十月十三日,李,五十四岁。大凡噎症,由于半百之年,阴衰阳结。古来纷纷议论,各疏所长,俱未定宗。大抵偏于阳结而阴衰者,宜通阳气,如旋覆代赭汤、进退黄连汤之类;偏于阴衰而阳结者,重在阴衰,断不可见一毫香燥,如丹溪之论是也。又有食膈宜下,痰膈宜导,血膈宜通络,气膈宜宣肝,呕吐太过而伤胃液者宜牛嗔草复其液;老僧寡妇,强制太过,精气结而成骨,横处幽门，宜鹅血以化之；厨役受秽浊之气伤肺，酒肉胜食气而伤胃，宜化清气，不可胜数。

按此症脉沉数有力而渴，面色苍而兼红，甫过五旬，须发皆白，其为平日用心太过，重伤其阴，而又伏火无疑。议且用玉女煎法。

煅石膏八钱，麦冬六钱（不去心），牛膝三钱，旋覆花三钱（新绛纱包），白粳米一撮，知母二钱，炙甘草三钱，大熟地六钱，每日早服牛乳一茶碗。

八、《印机草》案

郑先生夫人，病噎塞半载，前医专主阴虚，百剂不效。诊其脉右寸关浮而数。余曰此肺胃郁热，津液内枯之症也。用药之法，辛苦以解其郁，甘寒以滋其燥，则症自愈矣。时有议者曰：津液不足，何补阴半载，而迄无成功也？余曰津液枯阴虚，其致病不同，其治法迥异；阳虚者，凉寒可抑其火，甘温可除其热，今肺胃之症，久郁成火，火动津伤，以寒凉胜之，则愈郁矣！以热药投之，则愈炽矣！惟甘寒滋达之中，兼行解散，斯枯萎得雨露之濡，而郁结无敛滞之虞。时用栝蒌实五钱，滋其内燥；紫菀三钱，解其气郁；枳壳、桔梗各一钱，除其热痰；芦根汁、蔗浆、梨汁各一杯，扶其正气，甘寒以滋燥火。半月后，噎塞减半，后加人参、生首乌扶其正气；生地汁、芦根汁生津滋燥益阴；茯苓甘淡以利窍而生津，石斛、甘草以清胃热而益胃气；牛膝导火下行。如是调理一月而愈。

九、《宋元明清名医类案续编·曹仁伯医案》案

嗜酒中虚，湿热生痰，痰阻膈闻，食不下舒，时欲上泛。年已甲外，营血内枯，气火交结，与痰相并，欲其不成膈也难矣。七圣散加归身、白芍、薤白、代赭石、藕汁、红花。

原注：嗜酒者必多湿热，需用竹茹、连、蔻，又易挟瘀，掺入藕汁、红花、薤白，辛而兼滑，又是一格。绝去湿热刚燥之品。先生曰：惟善用温药者，不轻用温药，信然。

十、《临症医案笔记》案

范氏年近七旬，呕吐多痰，食不得入，日进粉饮腐浆数钟，且吐其半。脉

弱沉细,系中气虚寒,气郁生痰,痰气阻滞胃脘,妨碍道路,故饮食难进,噎塞所由成也。用理中汤加半夏、姜汁、蜂蜜,遂服四剂甚效,十帖得食糜粥,更以十全大补汤加姜汁、白蜜,服药一月乃安。

十一、《古今医案按·噎膈》案

案1 丹溪治一少年,食后必吐出数口,却不尽出,膈上时作声,面色如平人。病不在脾胃,而在膈间。其得病之由,乃因大怒未止,辄食面,故有此证。想其怒甚,则死血菀于上,积在膈间,碍气升降,津液因聚,为痰为饮,与血相搏而动,故作声也。用二陈加韭汁、萝卜子。二日以瓜蒂散吐之,再一日又吐之,痰中见血一盏;次日复吐之,见血一盅而愈。

案2 又一人,不能顿食,喜频食。一日,忽咽膈壅塞,大便燥结,脉涩,似真脏脉。喜其形瘦而色紫黑,病见乎冬,有生意。以四物汤加白术、陈皮浓煎,入桃仁十二粒研,再沸饮之。更多食诸般血,以助药力。四十余帖而便润,七十帖而食进,百帖而安。

(震按)丹溪治噎膈反胃数条,皆以瘀血治而效。如一人因跌仆后,中脘即痛而起;一人食入必屈曲下膈,梗涩微痛,由腊月常饮点剁酒而起,其脉皆涩,皆以韭汁冷饮得愈。然系噎膈之渐,未成真病也。又如一人,勤劳且有艾妻,且喜酒,病反胃半年,脉涩不匀,重取大而无力,用新温牛乳细饮之,日夜八九盏,以滋精血。佐甘蔗汁,以解酒毒而安。一人多服金石房中药,病噎膈,得吐则快,脉涩,重取弦大,用竹沥御米煮为粥,频频少与之,遂不吐。继以米粥入竹沥,又继以四物加陈皮,月余而安。此皆病重药轻,不知何以奏捷如此?及考汪石山治噎膈案,一日面青性急,肝木盛也;脉缓而弱,脾土虚也,用异功加神曲,少佐黄连一日脉皆浮洪弦虚,得之酒与劳,年逾六十,大虚证也,用人参三钱,白术、归身、麦冬各一钱,陈皮七分,香附六分,黄芩五分,白芍八分,干姜四分,黄连三分,煎服五帖,而脉敛膈宽,饮食能进,方为堂堂之阵,正正之旗,后当仰则于此。

案3 王中阳治一村夫,因食新笋羹,咽纳间,忽一噎,延及一年,百药不效。王以荜茇、麦芽、青皮、人参、苦梗、柴胡、白蔻、木香、良姜、半夏曲为末。每一钱,水煎热服。次日病家来报曰:病人近日,自己津唾亦咽不下,昨药幸纳之,胸中沸然作声,觉有生意。王遂令其以米作粉,煮粥入药,再煎匀啜之,一吸而尽。连服数日,得回生,因名其方曰还魂散。

震按:风、劳、鼓、膈四大恶病,而噎膈尤恶,十有九死。此云村夫食笋成噎,想不过阻其气道耳,亦必无一年之久,若一年则胃气垂绝矣。此微之人参,岂敌青皮、麦芽、木香、桔梗、柴胡、姜、芨等之辛燥攻散耶?至如华元化以蒜酢吐蟠胸之蛇,绛州僧以蓝靛化破喉之鱼,南唐烈祖食饴而噎,吴廷绍之用楮实,《外台》王焘幼年反胃,卫士之用驴溺,凡属医书,无不详载,然求其验者殊少。要知返魂散及此种单方,非以治七情酒色之噎膈也。若忧郁愤懑,或纵酒肆欲而成者,惟人参为主,合对证之药投之,十中犹救一二。余皆宛转就死,无法可施也。孙兆用附子一个,剜中,纳丁香四十九粒,浸以生姜自然汁,煮干末服,想治阴寒之膈。嵩崖用黄连浓煎,递入金银、田螺、萝菔、韭、梨、柏叶四汁,再加竹沥、童便,人、羊、牛三乳熬膏,想治热燥之膈。方可并驱,效难操券也。张鸡峰谓须内观静养,丹溪王案详载坐功、运气二说,有至理存焉,犹恐迫不及待耳。

案4 又治江右太学方春和。年近五旬,多欲善怒,患噎三月,日进粉饮一盏,腐浆半盏,且吐其半,六脉细软。此虚寒之候也,用理中汤加人乳、姜汁、白蜜、半夏。一剂便减,十剂而日进糜粥。更以十全大补加竹沥、姜汁,四十帖,诸证皆愈。

案5 虞天民治一人,年五十余,夏秋间得噎膈,胃脘痛,食不下,或食下良久复出,大便燥结,人黑瘦甚,右手关前弦滑而洪,关后略沉小,左三部俱沉弦,尺带芤。此中气不足,木来侮土,上焦湿热,郁结成痰,下焦血少,故大便燥结;阴火上冲吸门,故食不下。用四物以生血,四君以补气,二陈以祛痰,三合成剂。加姜炒黄连、枳实、瓜蒌仁,少加砂仁,又间服润肠丸,或服丹溪坠痰丸。半年服煎药百余帖,而痊愈。震按:此与石山用人参三钱之案,大同小异。

十二、《叶天士医案大全·噎膈》案

案1 程。舌黄微渴,痰多咳逆,食下欲噎,病在肺胃。高年,姑以轻剂清降。鲜枇杷叶、杏仁、郁金、瓜蒌皮、山栀、淡香豉。

案2 沈。格拒食物,涎沫逆气,自左上升,此老年悒郁所致。必使腑通浊泄,仅可延年。议两通阳明、厥阴之法。半夏、苦杏仁、茯苓、橘红、竹沥、姜汁。

十三、《珍本医书集成·黄瞻翁医案》案

泰州周汉极,去年正月,因急躁伤气,以致饮食噎塞,起初入口则有之,继食亦能下,近日则只能食粥,干物不能矣,然初入口,即薄粥亦呕。从前之痰尚稠,近则皆涎沫矣。诊脉六部俱弱,而两关兼涩,是中宫之瘀滞使然。治法以和气化瘀为主。得食即吐知为火,停久而来却是寒。久病胃虚因不纳,或缘气逆与停痰,食填胃口多生呕,新谷如何得下关。欲辨热寒虚实候,大微迟数脉中参,今两寸关涩而弱,乃胃虚而有瘀故,治法不敢急攻,徐则可知。初诊,四物加延胡索、香附、郁金、白蔻仁、广皮、枇杷叶。

复诊 得食仍呕,而两乳旁胀且痛,乃瘀滞豁而未行之故,大便燥结,药加五灵脂、生蒲黄、桃仁。

又诊 涩脉少退,瘀滞稍行,胸膈之胀达,小便酱色,紫黑之物尚未下净,药加苏梗、枳实。

又诊 右涩脉全退,大解已见黑色,初食上焦仍胀,吐一口则愈,胃冷,身亦恶寒,不知饥饿,药减生地、赤芍,加砂仁、炮姜。

又诊 六脉虚而迟,凡饮食入胃,必胀而吐,吐出之物极冷,小腹亦胀。据此乃属虚寒,前方服之,瘀虽下而未尽,今天气寒背心怕冷而胀,暂用理中汤加桂,理中汤去甘草,加红花、千年健、川椒。

第二节　近现代医案

一、谢星焕案

吴发明,得噎食病,咽喉阻塞,胸膈窄紧,每饭必呕痰水,带食而出,呕尽方安,遍尝诸药,竟无一效,粒米未入者月余。审其形气色脉,知为痰火素盛,加以七情郁结,扰动五志之阳,纠合而成斯疾。疏与四七汤,合四磨饮而安。盖察其形瘦性躁,色赤脉滑,且舌旁虽红,而白苔涎沫,如粉堆积其中也。次年复发,自以前方再服,不应。余以四七汤除半夏,加石斛、桑叶、丹皮、蒌皮,数剂复安。盖察其脉虽滑而带数,且唇燥舌赤,故取轻清之味,以散上焦火郁也。越年又发,又将旧方服之,病益加甚。余于五磨饮中用槟榔、乌药,加白

芍,七气汤中用厚朴、苏梗,加入旋覆花、郁金、橘红、淡豉、山栀治之,二剂而安。盖察其脉来浮滑,加以嘈杂胸痞,知其胃之上脘,必有陈腐之气与火交结也。后因七情不戒,饮食不节,药饵不当,调理不善,逾年仍发,自与知医者相商,谓余之治,无非此意,遂将连年诸方加减凑合服之,愈服愈殆。余又用苏子、芥子、莱菔子、巨胜子、火麻仁,擂浆取汁,合四磨饮,服之顿安。盖察其脉转涩,而舌心燥粉堆积,加以气壅便秘也。吴问曰:世云古方难以治今病,谓今病必须今方,今以今方今病,且本症本人,而取效不再者,其故何哉?余曰:本症虽同,兼症则异,此正谓景因时变,情随物迁耳。夫药犹兵也,方犹阵也,务在识机观变,因地制宜,相时取用,乘势而举,方乃有功。若不识地势,不知时宜,敢任战伐之权哉?吴恍然曰:若是,真所谓胶柱不可鼓瑟,按图不可索骥矣。因请立案,以为检方治病之鉴。

四七汤,《局方》亦名七气汤,以四味治七情也。人参、官桂、半夏、甘草、姜。

七气汤,《三因》亦名四七汤。半夏、厚朴、茯苓、苏叶、姜、枣。

四磨汤,一方人参易枳壳,一方去人参加枳实、木香,白酒磨服,名五磨饮子,治暴怒卒死,名曰气厥。

人参、槟榔、沉香、乌药等分,浓磨煎三四沸温服。(《得心集医案·冲逆门·噎膈呕呃气急冲咽》)

二、费绳甫案

广西巡抚张丹叔,胸腹作痛,饮食不进,将成噎膈,延余诊之。脉来两关沉弦,此气液皆虚,肝阳挟痰阻胃,气失降令。方用:

吉林参须五分,北沙参四钱,白芍钱半,牡蛎四钱,酒炒黄连二分,吴茱萸一分,陈皮一钱,制半夏一钱半,麦冬二钱,炒竹茹二钱。

连进十剂,胸腹作痛已止,饮食渐进。照方去人参须、黄连、吴萸,加吉林参八分,川楝肉一钱半,冬瓜子四钱,接服十剂。纳谷渐旺,每日能食干饭一盏,火腿、烧鸡、虾饼、鱼片,皆能多吃而有味,大约收功在指顾间耳。乃偶因动怒,兼食荤油太多,夜间呕吐所出,皆是未化之物,脘痛又作,饮食顿减,从此变端百出,以致不起,甚可惜也。(《孟河费氏医案》)

三、张聿青案

郭(左)。肠红痔坠日久,营液大亏。食入于胃,辄哽阻作痛。脉两关弦滑。此胃阴枯槁。噎膈重证,何易言治。

金石斛,北沙参,杭白芍,生甘草,焦秫米,白蒺藜,半夏曲,活水芦根。

师云、另取小锅煮饭,饭初收水,以青皮蔗切片铺于米上,饭成,去蔗食饭(清儒附志)。

二诊 脉滑而弦,舌心作痛,食入胃中,仍觉哽痛。胃阴枯槁,未可泛视,再拟《金匮》大半夏汤法。

台参须七分(另煎冲),制半夏三钱,白蜜二钱(同煎),与参汤冲和服。

此方服七剂。煎成以滚水炖,缓缓咽下。汤尽再煎二次,煎蜜用一钱五分。

三诊 脉左大于右,阴伤不复之证。食入哽阻,胃阴尤为枯槁,未可泛视。前拟《金匮》大半夏汤法,当无不合,即其意而扩充之。

台参须、制半夏(与白蜜同煎与参汤和服),左金丸(四分煎汤送下)。

四诊 食入哽痛渐定,脉弦稍平,而肠红连日不止。肝火内燃,胃阴枯槁,肝胆内藏相火,肾开窍于二阴,铜山西鸣,洛钟东应矣。

台参须一钱,制半夏二钱,白蜜三钱(同上法),细生地四钱,龟甲心五钱,地榆炭三钱,炒槐花三钱,泽泻一钱五分,丹皮炭二钱,左金丸四分。(《张聿青医案·噎膈》)

四、张锡纯案

天津盛某,年五旬,得噎膈证。

病因:处境恒多不顺,且又秉性偏急,易动肝火,遂得斯证。

证候:得病之初期,觉饮食有不顺时,后则常常如此,始延医为调治,服药半年,更医十余人皆无效验。转觉病势增剧,自以为病在不治,已停药不服矣。适其友人何某劝其求愚为之延医,其六脉细微无力,强食饼干少许,必嚼成稀糜方能下咽,咽时偶觉龃龉即作呕吐,带出痰涎若干。惟饮粳米所煮稠汤尚无阻碍,其大便燥结如羊矢,不易下行。

诊断:杨素圃谓"此病与失血异证同源,血之来也暴,将胃壁之膜冲开则为吐血；其来也缓，不能冲开胃膜，遂瘀于上脘之处，致食管窄隘即成噎膈"。至西人则名为胃癌，所谓癌者，如山石之有岩，其形凸出也。此与杨氏之说正相符合，其为瘀血致病无疑也。其脉象甚弱者，为其进食甚少，气血两亏也。至其便结如羊矢，亦因其饮食甚少，兼胃气虚弱，不输送下行之故也。此宜化其瘀血兼引其血下行，而更辅以培养气血之品。

处方：生赭石一两（轧细），野台参五钱，生怀山药六钱，天花粉六钱，天冬四钱，桃仁三钱（去皮捣），红花二钱，土鳖虫五枚（捣碎），广三七二钱（捣细）。

药共九味，将前八味煎汤一大盅，送服三七末一半，至煎渣再服时，再送服其余一半。

方解：方中之义，桃仁、红花、土鳖虫、三七诸药，所以消其瘀血。重用生赭石至一两，所以引其血下行也。用台参、山药者，所以培养胃中之气化，不使因服开破之药而有伤损也。用天冬、天花粉者，恐其胃液枯槁，所瘀之血将益干结，故借其凉润之力以滋胃液，且即以防台参之因补生热也。

效果：将药服至两剂后，即可进食，服至五剂，大便如常。因将赭石改用八钱，又服数剂，饮食加多，仍觉胃口似有阻碍不能脱然。俾将三七加倍为四钱，仍分两次服下，连进四剂，自大便泻下脓血若干，病遂全愈。

帮助：按噎膈之证，有因痰饮而成者，其胃口之间生有痰囊（即喻氏《寓意草》中所谓窠囊），本方去土鳖虫、三七，加清半夏四钱，数剂可愈。有因胃上脘枯槁萎缩致成噎膈者，本方去土鳖虫、三七，将赭石改为八钱，再加当归、龙眼肉、枸杞子各五钱，多服可愈。有因胃上脘生瘤赘以致成噎膈者（"论胃病噎膈治法及反胃治法"中曾详论），然此证甚少，较他种噎膈亦甚难治，盖瘤赘之生，恒有在胃之下脘成反胃者，至生于胃之上脘成噎膈者，则百中无一二也。（《医学衷中参西录·医案》）

五、林妙彦案

噎膈。丙辰仲春之月，有族父执杉者，贩鱼为生。时年七十有八，体质尚壮，惟常面赤，口渴咽干。一日吃饭忽噎，继则胸痛畏食，如是旬余，更加粒粥不下。偶吞一粒，则食管疼痛，有如刀劈草勒，便涩溺清，唇红舌燥，且加渴饮，脉大无力，似洪非洪。余思脉洪面赤，肺受火刑，口渴咽燥，水谷不荣。粒食则痛，食管枯涸。食下如刀劈者，胃口有肿也。乃拟加味甘桔汤治之。

肿瘤

方用粉甘草三钱,桔梗一钱半,北沙参三钱,生地二钱,银花五钱,麦门冬三钱(去心),天门冬三钱。清水浓煎,徐咽,一日一剂,连服三剂。津生咽润,颇能食些稀粥,但畏干饭。乃仿陈修园例,再用白水牛喉一具,焙干研末助之。日用末一钱,以前方送下,又三服。再用金银花一斤煮膏,膏成,停前方,只以银花膏和水牛喉末,上下午,米饮各调服一次。未及半料,已能进食干饭,鼓哺如初。余恐药退病来,另用洋参一钱、寸冬二钱,开水炖汤,和雌圭液,时常辅助。健康五年,寿之八十三。鲁戈难挽,懒食,旬余而卒,亦无他患。余深恨药能治病,而不能续命者,盖其中有数存焉。(林妙彦,噎膈与反胃治验记,民国期刊《医界春秋》第 100 期)

六、贾堃案

王某,男,74 岁,陕西省华县人。

初诊(1976 年 8 月 21 日) 患者于 8 个月前,吃东西时咽喉发噎,继之吞咽困难,有时在吞咽时并且有疼痛,经某医院按咽喉炎治疗无效。于 8 月 20 日到省医院检查(距门齿 20 cm 处食管右后壁,有菜花样肿物,取活体组织检查为"鳞状细胞癌Ⅱ级")。未作治疗。检查:形瘦面黄,唇燥。舌苔白,尖边红,脉弦细数。处方:

(1) 平消丹 600 g,每次 3 g,每日 3 次。

(2) 露蜂房 9 g,黄芪 30 g,全蝎 8 g,旋覆花 9 g,代赭石 18 g,清半夏 15 g,党参 15 g,山豆根 9 g,生甘草 8 g,生姜 9 g。

煎服法:一剂药煎两遍,合在一起,分三次服。连服六剂。

二诊(1976 年 8 月 28 日) 证无变化。舌苔、脉象同前。原方加龙葵 15 g。连服五剂。

三诊(1976 年 9 月 4 日) 咽下稍畅,精神、食欲好转。舌红,白苔,脉弦浮。

原方黄芪加至 60 g,平消丹继服。

四诊(1976 年 9 月 11 日) 症状无改变,并于 9 月 6 日在第四军医大学第一附属医院放射治疗,继续服汤药与平消丹。舌苔、脉象同前。原方继服。

五诊(1976 年 9 月 18 日) 精神疲倦,食纳较前减少,其他症状同前。舌苔、脉象无变化。

继服汤药与平消丹。

六诊（1976年9月25日）　精神继有疲倦，食欲不振，吞咽不畅，便秘。舌白苔，舌尖边红紫，脉弦细浮。改方：

黄芪90g，党参30g，露蜂房9g，全蝎9g，旋覆花9g，代赭石18g，清半夏15g，山豆根9g，枳壳12g，生甘草8g，生姜9g。

煎服法：同前。平消丹继服。

七诊（1976年10月6日）　精神好转，咽下较前畅利，大便畅通。舌白苔，脉弦浮。

原方与平消丹继服。

八诊（1976年10月8日）　咽下顺利，食欲与食量均已正常，每日能吃一斤左右。舌白苔，脉弦细。改用下方：黄芪60g，党参15g，露蜂房9g，全蝎9g，枳壳12g，清半夏15g，丹参30g，山豆根9g，生甘草3g，大枣六枚。

煎服法：同前。平消丹继服。

九诊（1977年1月6日）　症状无变化。舌苔、脉象同前。原方继服。平消丹继服。

十诊（1977年3月4日）　身体已恢复，已无症状。平消丹继服。

十一诊（1977年8月26日）　患者于8月24日，在第四军医大学第一附属医院检查，病已消除，一切情况均好，能进普食，无不适感，日食一斤左右。停药。

1978年10月24日随访身体健壮。（《癌瘤中医防治研究》）

七、张梦侬案

陈某，男，43岁。

初诊（1966年10月5日）　主诉：吞咽梗塞感已3个月。现病史：今年7月初，自觉咽中终日有异物梗塞，卧则更甚，但饮食尚能下咽。因无大碍，未予治疗，然病情逐渐加重，入住汉口铁路中心医院。入院后，经过3次钡餐透视拍片等检查，诊断为"食管癌"，病灶在食管下段1/3处，每次检查，均发现有所发展，现在病灶已宽约0.8cm，长约9cm。特邀往会诊。患者自觉咽中有异物梗塞，饮食难下，仅能进少量半流汁，且须缓缓咽下，否则食入即吐。大便干结如羊屎。形体逐渐消瘦，体重明显减轻。检查脉象弦数，两寸俱苋。

舌红,苔少而干。精神颓靡,形容瘦削,面色苍白。

分析:食管下连胃之上口贲门,胃为足阳明经之府,喜润恶燥。本病乃燥化太过,津液被灼,气血耗烁,所以上则咽中梗塞,下则粪如羊矢,肌肉瘦削;甚则使气血痰饮燥结成肿块,堵塞食管,致饮食不能吞咽而吐出。

中医诊断:噎膈。治法:宜于生津润燥、滋阴益胃方中佐以软坚散结、消肿败毒之品。方药:

(1)汤方:南沙参、明玉竹各 15 g,杭寸冬、旋覆花(布包)各 10 g,怀山药 25 g,白茅根 60 g,白花蛇舌草、蜂蜜各 120 g。

上药加水 5 磅,慢火熬至 1.5 磅,去渣,后加蜂蜜于药汁中熬和,每日 1 剂,分 4 次服。

(2)单方:① 白鹅血热服。一人将白鹅两翅及两腿紧握,另一人将鹅颈宰断后即令患者口含鹅颈,饮其热血,五七日一次。如无白鹅,白鸭亦可,功用相同(临床经验证明,虽感饮食吞咽作吐的患者,饮白鹅热血多不作吐)。② 另将白鹅(或白鸭)尾部毛拔下烧成炭,研极细末,分 3 次,调米汤或稀饭服完。鹅(鸭)肉可煨汤食。

忌各种鸡肉,鹁鸽肉,猪头、猪蹄、牛、羊、狗肉,鲤鱼,黄颡鱼,鲇鱼,虾,蟹及辣椒、芫荽、葱、蒜、韭、薤、姜、花椒、胡椒等调料,忌一切发疮动火之物,特别是酒类,更应禁绝房事。

二诊(1966 年 11 月 10 日) 服上方 30 剂,白鹅血 2 次,白鸭血 3 次,咽中梗塞感已减大半,食欲增进,大便正常,精神色脉好转。前日经铁路中心医院钡餐透视复查,病灶完全消失;昨日又经武汉医学院第二附属医院钡餐透视检查证实,病灶消失。惟咽中尚有不适感,照原方加竹茹 15 g,嘱续服 1 个月,继续观察。

三诊(1966 年 12 月 28 日) 再服上方 30 剂,于本月 20 日又经汉口铁路中心医院放射科检查,报告:"食管上中段正常,下段见扩张良好,但有时有一定性缩窄,照片见下段黏膜仍清晰,胃呈瀑布状,本身无器质性病变,十二指肠未见异常,贲门部现无肿瘤存在,同意前次报告。"诊见脉象弦缓,按之反涩,咽中仍觉不适,但嗳饱则宽,睡眠欠佳,纳食不旺,多食则气胀不舒,此属气津回复,肿瘤虽消,而中焦气滞。前方暂停,拟和胃降逆,利气消胀法。处方:

醋炒柴胡、制香附、半夏、炙甘草各 6 g,姜制竹茹、旋覆花(布包)、陈皮、厚朴花、白茯苓、全紫苏、炒二芽各 10 g,代赭石末 15 g。

3 剂。

四诊(1967 年 1 月 18 日) 纳食正常,睡眠亦佳,大便时干,喉中作燥,但不咳嗽,胸腹不胀,舌色无异,脉弦缓和。治宜甘平苦辛轻剂,益胃润肺以善后。处方:

当归、甘草、寸冬、甜杏仁、竹茹、陈皮各 10 g,玉竹 15 g,南沙参、怀山药、白茅根各 25 g。

10 剂。

患者经治 3 月余,病已痊愈。随后走访,七年以来,体质健康如昔,劳动能负重,患者曾传抄此药方和单方给其他癌症患者,照法服用,亦有疗效。

(《中国百年百名中医临床家丛书·张梦侬》)

第二篇

胃癌

胃癌（gastric carcinoma，GC）是指原发于胃的上皮源性恶性肿瘤，其发生是一个多步骤、多因素参与的递进过程，涉及环境、饮食、幽门螺杆菌感染、遗传等因素。IARC 发布的 2020 年全球癌症统计报告显示，2020 年胃癌全球发病人数 109 万，我国发病人数 48 万，位于肺癌和结直肠癌之后，位居第三[①]。我国早期胃癌占比很低，仅约 20％，大多数发现时已是进展期，总体 5 年生存率不足 50％。近年来随着胃镜检查的普及，早期胃癌比例逐年增高[②]。

西医对胃癌的治疗强调以外科手术为主的综合治疗，部分早期胃癌可内镜下切除，进展期胃癌需切除足够的胃并进行淋巴结清扫术。近年来，胃癌的外科治疗手段不断发展，目前主要有内镜下黏膜剥离术（ESD）、腹腔镜手术、机器人手术、D2 根治术、扩大根治术等。外科手术是目前唯一能治愈胃癌的方法。化学治疗则适用于不可切除或术后复发的患者，也可用于胃癌根治术后的辅助治疗，术前新辅助治疗或转化治疗。胃癌对化疗中度敏感，对于不可切除性、复发性或姑息手术后等晚期胃癌患者，化疗可减缓肿瘤的发展，改善症状，提高生活质量。胃癌对放疗有一定敏感性，同步放化疗可用于新辅助治疗方案，对于晚期肿瘤、高龄、心肺功能差或不适宜手术的患者，可考虑姑息放疗。靶向治疗如曲妥珠单抗（抗 HER2 抗体）、雷莫芦单抗、阿帕替尼等，在晚期胃癌的治疗有一定的效果[③]。临床实践及研究已证实，应用中医药联合治疗胃癌，能减轻放化疗副反应、降低术后并发症、提高患者生活质量，部分中药还能对胃癌转移、复发起到一定的抑制作用。中医药治疗作

① Sung H，Ferlay J，Siegel RL，et al. Global cancer statistics 2020：Globocan estimates of incidence and mortality worldwide for 36 cancers in 185 countries[J]. CA Cancer J Clin，2021，71(3)：209-249.

② 中国临床肿瘤学会指南工作委员会. 中国临床肿瘤学会(CSCO)胃癌诊疗指南 2021 版[M]. 北京：人民卫生出版社，2021.

③ 许斌. 外科学[M]. 2 版. 上海：上海科学技术出版社，2020.

为胃癌综合治疗方法的一种,已愈发显现出其治疗优势①。

中医古籍对"噎膈""伏梁""痞气""胃反""反胃""翻胃""癥瘕""积聚"的症状描述与胃癌有相似之处。有关症状最早记载于《内经》,如《素问·腹中论》记载伏梁的临床表现为"少腹盛,上下左右皆有根"。《灵枢》云:"心脉……微缓为伏梁,在心下,上下行,时唾血。"《素问·通评虚实论》云:"隔塞闭绝,上下不通。"至宋代《严氏济生方》对"伏梁"和"痞气"的症状有了详细的描述,云:"伏梁之状,起于脐上,其大如臂,上至心下,犹梁之横架于胸膈者,是为心积,诊其脉沉而芤,其色赤,其病腹热面赤,咽干心烦,甚则吐血,令人食少,肌瘦。""痞气之状,留在胃脘,大如覆杯,痞塞不通,是为脾积,诊其脉浮大而长,其色黄,其病饥则减,饱则见,腹满呕泄,足肿肉削,久不愈,令人四肢不收。"与胃癌表现的胃脘部肿块、进食梗阻、呕血、消瘦相吻合。胃反,又称"反胃""翻胃",《金匮要略》云:"朝食暮吐,暮食朝吐,宿谷不化,名曰胃反。脉紧而涩,其病难治。"这与胃癌幽门梗阻症状相似,并指出其病预后不良。

至于其病因病机,《内经》指出造成胃脘痛的原因有受寒、肝气不舒及内热等,《素问·举痛论》曰:"寒气客于肠胃之间,膜原之下,血不得散,小络急引,故痛。"《素问·六元正纪大论》云:"木郁之发……故民病胃脘当心而痛。"《诸病源候论·脾胃病诸候》云:"荣卫俱虚,其血气不足,停水积饮在胃脘则脏冷,脏冷则脾不磨,脾不磨则宿谷不化,其气逆而成胃反也。"认为气血不足是胃反的根本原因。朱丹溪详细论述了反胃的病因病机,认为此病由外感、饮食、情志、药邪等病邪积久导致血液俱耗,胃脘干槁所致,其在《局方发挥》云:"夫气之初病也,其端甚微。或因饮食不谨;或外冒风雨;或内感七情;或食味过厚,偏助阳气,积成膈热;或资禀充实,表密无汗;或性急易怒,火炎上以致津液不行,清浊相干……良工未遇,缪药又行,痰挟瘀血遂成窠囊,此为痞、为痛、呕吐、为噎膈反胃之次第也……积而久也,血液俱耗,胃脘干槁。"后世医家多遵此说。至明代,张景岳提出反胃与命门火衰有关,谓:"若寒在下焦,则朝食暮吐,或暮食朝吐,乃以食入幽门,丙火不能传化,故久而复出,此命门之阳虚也。"叶天士从其说,云:"夫反胃乃胃中无阳,不能容受食物,命门

① 董智平,张静喆.中医治疗胃癌研究进展[J].中国中西医结合外科杂志,2019,25(2):206-209.

火衰,不能熏蒸脾土,以致饮食入胃,不能运化,而为朝食暮吐,暮食朝吐。"近现代著名医家张锡纯认为:"盖此证无论何因,其贲门积有瘀血者十之七八。"强调了瘀血与胃癌的发病密切相关。总之本病病位在胃,但与肝、脾、肾等脏关系密切,初期痰气交阻、痰湿凝结,以标实为主;久病则本虚标实,本虚以胃气胃阴亏虚、脾胃虚寒和气血两虚为主,标实则以痰瘀互结多见,且胃癌寒热错杂患者亦不少见。

治疗方面,甘肃武威出土的《武威汉代医简》载有"治伏梁方",主治脘腹痞满肿块等症,可能是治疗胃部肿瘤最古老的方剂之一。张仲景《伤寒论》中载有"心下痞硬,噫气不除"的旋覆代赭汤,《金匮要略·呕吐哕下利病脉证治》中治疗胃反呕吐的大半夏汤,对治疗胃癌有一定的参考意义。刘完素认为反胃"治法当以毒药,通其闭塞,温其寒气。大便渐通,复以中焦药和之,不令大便秘结而自愈也"。朱丹溪将翻胃辨证为"血虚、气虚、有热、有痰",治疗翻胃主张气虚、血虚、有痰,分别以四君子汤、四物汤、二陈汤为基础进行加减,并强调"切不可用香燥之药,若服之必死,宜薄滋味"。张介宾谓其新病、久病治之有异,"故凡治此者,必宜以扶助正气,健脾养胃为主。但新病者,胃气犹未尽坏,若果饮食未消,则当兼去其滞,若有逆气未调,则当兼解其郁。若病稍久,或气体禀弱之辈,则当专用温补,不可标本杂进,妄行峻利开导、消食化痰等剂,以致重伤胃气,必致不起也"。《古今医鉴》云:"治当养血生津,消痰降火,润燥补脾,抑肝开郁,庶使病邪易伏,胃气开通。虽然亦在病者之调摄耳。吾观张鸡峰曰:噎是神思间病,惟内观以自养,此言深中病情。"强调了调摄情志对于疾病康复的重要性。张锡纯认为"痰涎壅滞,瘀血内结"为胃癌的病结所在,"其瘀之重者,非当时兼用治瘀血之药不能愈。其瘀之轻者,但用开胃降逆之药,瘀血亦可些些消散,故病亦可愈,而究之瘀血之根蒂未净,是以有再发之阨也"。强调了活血化瘀在治疗胃癌中的重要作用,并拟参赭培气汤和变质化瘀丸作为治疗胃癌的基本方剂。

综上所述,中医认为胃癌由脾胃虚弱、正气不足,加之外感邪毒、饮食失节、情志不畅、药邪等因素积久致使津血俱耗、胃脘干槁、痰凝血瘀所致,治疗应根据病情健脾补气、疏肝解郁、养血生津、化痰燥湿、活血化瘀等相结合。根据胃癌的临床表现,后续章节中摘录了"伏梁""痞气""胃反""反胃""翻胃"的相关论述,以期为胃癌的中医临床治疗提供参考。

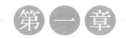

经典医论

第一节　病 因 病 机

一、脾胃虚弱

荣卫俱虚，其血气不足，停水积饮在胃脘则脏冷，脏冷则脾不磨，脾不磨则宿谷不化，其气逆而成胃反也。则朝食暮吐，暮食朝吐，心下牢，大如杯，往往寒热，甚者食已即吐。（《诸病源候论·脾胃病诸候》）

凡浩饮过食生果冷水，或饮食失度，脾胃有湿热之伤，渐渐运化失职，此为翻胃之所自来也。其始则皆湿热郁滞，或吐或利，以致血液干枯，则大便秘涩。甚则闭结不通，必反上行。脾困既久，变而虚寒者有矣。（《古今医统大全·翻胃门》）

二、热结津亏

夫气之初病也，其端甚微。或因些少饮食不谨；或外冒风雨；或内感七情；或食味过厚，偏助阳气，积成膈热；或资禀充实，表密无汗；或性急易怒，火炎上以致津液不行，清浊相干。气之为病，或痞或痛，不思食，或噫腐气，或吞酸，或嘈杂，或膨满。不求原本，便认为寒，遽以辛香燥热之剂投之。数帖时暂得快，以为神方。厚味仍前不节，七情反复相仍，旧病被劫暂开，浊液易于攒聚，或半月，或一月，前证复作。如此延蔓，自气成积，自积成痰，此为痰、为饮、为吞酸之由也。

良工未遇，谬药又行，痰挟瘀血遂成窠囊，此为痞、为痛、为呕吐、为噎膈反胃之次第也。饮食汤液，滞泥不行，渗道塞涩，大便或秘或溏，下失传化，中焦愈停。医者不察，犹执为冷，翻思前药随手得快。至此宾主皆恨药欠燥热，颙伺久服，可以温脾壮胃，消积行气，以冀一旦豁然之效。不思胃为水谷之海，多血多气，清和则能受；脾为消化之气，清和则能运。今反得香热之偏助，气血沸腾，其始也，胃液凝聚，无所容受；其久也，脾气耗散，传化渐迟。其有胃热易饥,急于得食,脾伤不磨,郁积成痛。医者犹曰:虚而积寒,非寻常草木可疗。径以乌、附助佐丹剂,专意服饵。积而久也,血液俱耗,胃脘干槁。其槁在上,近咽之下,水饮可行,食物难入,间或可入,亦不多,名之曰噎。其槁在下,与胃为近,食虽可入,难尽入胃,良久复出,名之曰膈,亦曰反胃,大便秘少,若羊矢然。名虽不同,病出一体。(《局方发挥》)

三阳热结,谓胃、小肠、大肠三腑热结不散,灼伤津液也。胃之上口为贲门,小肠之上口为幽门,大肠之下口为魄门。三腑津液既伤,三门自然干枯,而水谷出入之道不得流通矣。贲门干枯,则纳入水谷之道路狭隘,故食不能下,为噎塞也。幽门干枯,则放出腐化之道路狭隘,故食入反出为翻胃也。二证留连日久,则大肠传导之路狭隘,故魄门自应燥涩难行也。胸痛如刺,胃脘伤也。便如羊粪,津液枯也。吐沫呕血,血液不行,皆死证也。(《医宗金鉴·噎膈翻胃总括》)

三、命门火衰

反胃一证,本属火虚,盖食入于胃,使果胃暖脾强,则食无不化,何至复出?今诸家之论,有谓其有痰者,有谓其有热者,不知痰饮之留,正因胃虚而完谷复出,岂犹有热?观王太仆曰:内格呕逆,食不得入,是有火也;病呕而吐,食入反出,是无火也。此一言者,诚尽之矣。然无火之由,则犹有上中下三焦之辨,又当察也。若寒在上焦,则多为恶心,或泛泛欲吐者,此胃脘之阳虚也;若寒在中焦,则食入不化,每食至中脘,或少顷,或半日复出者,此胃中之阳虚也;若寒在下焦,则朝食暮吐,或暮食朝吐,乃以食入幽门,丙火不能传化,故久而复出,此命门之阳虚也。故凡治此者,使不知病本所在,混行猜摸而妄祈奏效,所以难也。(《景岳全书·明集·反胃》)

夫反胃乃胃中无阳,不能容受食物;命门火衰,不能熏蒸脾土,以致饮入胃,不能运化,而为朝食暮吐,暮食朝吐。(《临证指南医案·噎膈反胃》)

肾又主二便,三阳热结,前后亦必闭涩。下既不通,必反于上,所以或久或暂,复吐原物。虽属胃病,实由命门火衰,肾经虚寒之病,而水不能灌溉而然也。(《罗氏会约医镜·论反胃噎膈》)

四、综合论述

谨按:反胃之证其始也,或由饮食不节,痰饮停滞,或因七情过用,脾胃内虚而作。古方不察病因,悉指为寒,用香燥大热之药治之。夫此药止能逐寒邪行滞气,其于饮食痰积岂能祛逐。七情之火反有所炽,脾胃之阴反有所耗,是以药助病邪,日以深痼。(《玉机微义·反胃门》)

治胃气先逆,饮食过伤,忧思蓄怒,宿食痼癖,积聚冷痰,动扰脾胃,不能消磨谷食,致成斯疾。女人得之,皆由血气虚损,男子得之,多因下元虚惫。有食罢即吐,有朝食暮吐,暮食朝吐,所吐酸臭可畏,或吐黄水。凡有斯疾,乃是脾败,惟当速疗,迟则发烦渴,大便秘,水饮不得入口,而不旋踵毙矣。(《奇效良方·翻胃门》)

第二节　临床表现

一、临床症状

胃病者,腹膜胀,胃脘当心而痛。(《灵枢·邪气脏腑病形》)

人之善病肠中积聚者……如此则肠胃恶,恶则邪气留止,积聚乃伤。(《灵枢·五变》)

心之积名曰伏梁,起脐上,大如臂,上至心下。久不愈,令人病烦心。(《难经·第五十六难》)

趺阳脉浮而涩,浮则为虚,涩则伤脾,脾伤则不磨,朝食暮吐,暮食朝吐,宿谷不化,名曰胃反。脉紧而涩,其病难治。(《金匮要略·呕吐哕下利病脉证治》)

诊得脾积,脉浮大而长,饥则减,饱则见,膜起与谷争减,心下累累如桃李,起见于外,腹满呕泄,肠鸣,四肢重,足胫肿,厥不能卧,是主肌肉损,其色黄。(《脉经·平五脏积聚脉证》)

寸紧尺涩,其人胸满,不能食而吐,吐止者为下之,故不能食,设言未止者,此为胃反,故尺为之微涩也。(《脉经·平呕吐哕下利脉证》)

心脉微缓,即知心下热聚,以为伏梁之病,大如人臂,从脐上至于心,伏在心下,下至于脐,如彼桥梁,故曰伏梁。其气上下行来,冲心有伤,故时唾血。(《黄帝内经太素·诊候之二》)

伏梁之状,起于脐上,其大如臂,上至心下,犹梁之横架于胸膈者,是为心

积,诊其脉沉而芤,其色赤,其病腹热面赤,咽干心烦,甚则吐血,令人食少,肌瘦。(《严氏济生方·积聚论治》)

痞气之状,留在胃脘,覆大如杯,痞塞不通,是为脾积,诊其脉浮大而长,其色黄,其病饥则减,饱则见,腹满呕泄,足肿肉削,久不愈,令人四肢不收。(《严氏济生方·积聚论治》)

二、脉诊

紧而滑者,吐逆。小弱而涩,胃反。(《脉经·平杂病脉第二》)

寸口脉微而数,微则无气,无气则荣虚,荣虚则血不足,血不足则胸中冷。(《脉经·平呕吐哕下利脉证第十四》)

其脉紧而弦。紧则为寒,弦则为虚。虚寒相搏,故食已即吐,名为胃反。(《诸病源候论·脾胃病诸候》)

右手关上脉洪,胃中积热,主翻胃大吐逆,口干。洪而紧,为胀。(《察病指南·辨七表八里九道七死脉》)

反胃噎膈,寸紧尺涩,紧芤或弦虚寒之厄,关沉有痰,浮涩脾积,浮弱虚气,涩小血弱,若涩而沉,七情所搏。(《万病回春·翻胃》)

趺阳脉浮而涩,虚而微,弦而迟,小而滑者,均为反胃。右尺濡弱者,亦成反胃。(《证治汇补·胸膈门》)

脉弦者为中虚,浮大者为阴虚,属肾水大亏,有阳无阴也。数而无力,或涩小,为血虚。沉缓无力,或大而弱,为气虚。紧而滑者吐逆,弱小而涩者反胃。弦滑为痰,寸紧尺涩,胸满而吐,革则吐逆。(《罗氏会约医镜·论反胃噎膈》)

三、预后

其脉浮缓者生,沉涩者逆。(《奇效良方·翻胃门》)

反胃之脉,沉细散乱,不成条道,沉浮则有,中按则无,必死不治。更参面色,不欲黄白,亦不欲纯白,皆恶候也。(《证治准绳·诸呕逆门》)

此症年老及血气枯槁者难治,惟痰火久郁,胃脘壅塞者,可渐次调治。(《文堂集验方·脾胃》)

浮缓而滑,沉缓而长,皆可治;脉弦涩短小,为难治。(《医学从众录·膈

《症反胃》)

紧而滑者吐逆,小弱而涩者反胃。噎膈反胃,脉浮缓者生,沉涩者死。沉涩而小,为血不足;大而弱,为气不足。(《类证治裁·噎膈反胃》)

第三节　辨　证　论　治

翻胃大约有四:血虚、气虚、有热、有痰兼病,必用童便、韭汁、竹沥、牛羊乳、生姜汁。

气虚,入四君子汤,右手脉无力。血虚,入四物汤加童便,左手脉无力。切不可用香燥之药,若服之必死,宜薄滋味。治反胃,用黄连三钱,生姜汁浸,炒山楂肉二钱,保和丸二钱,同为末,糊丸如麻子大,胭脂为衣,人参汤入竹沥再煎一沸,下六十丸。有痰,二陈汤为主,寸关脉沉或伏而大。有气结,宜开滞导气之药,寸关脉沉而涩。有内虚阴火上炎而反胃者,作阴火治之。

年少者,四物汤清胃脘,血燥不润便故涩,《格致余论》甚详;年老虽不治,亦用参术,关防气虚胃虚。

气虚者,四君子汤加芦根、童便,或参苓白术散,或韭汁、牛羊乳,或入驳驴尿。又有积血停于内而致,当消息逐之。大便涩者难治,常令食兔肉则便利。

翻胃即膈噎,膈噎乃翻胃之渐,《发挥》备言:年高者不治。粪如羊屎者,断不可治,大肠无血故也。(《丹溪心法·翻胃三十二》)

翻胃之病,所以重于呕吐者,呕吐食入即吐,翻胃则或一日半日,食复翻上,不化如故。腹中非不欲食,不肯留,胃气不温,不能消食,食既不消。不为糟粕而入大肠,必随气逆上,从口而出。故翻胃人,胸膈多为冷气所痞,二陈汤加丁香十粒,枳壳半钱;或治中汤加枳壳、砂仁各半钱,半夏一钱,入米与生姜同煎。

若胃寒甚,服药而翻者,宜附子粳米汤加丁香十粒、砂仁半钱,大便秘者,更加枳壳半钱。

若胸膈痞甚而翻,宜谷神嘉禾散加生附一钱,或丁沉透膈汤、五膈宽中散

第
一
章

经
典
医
论

加生附一钱，仍以来复丹升降其阴阳，通其隧道，半硫丸亦可通之。隧道久不通，名结肠翻胃，半硫丸尤宜。百药无效，势危笃者，宜桂香清金散以坠之。一法用胡椒一味，醋浸之，晒干，醋浸不计遍数，愈多愈好，碾末，醋糊为丸，淡醋汤下十丸，加至三四十丸。（《秘传证治要诀及类方·诸嗽门》）

治反胃之法，当辨其新久及所致之因，或以酷饮无度，伤于酒湿；或以纵食生冷，败其真阳；或因七情忧郁，竭其中气，总之，无非内伤之甚，致损胃气而然。故凡治此者，必宜以扶助正气健脾养胃为主。但新病者，胃气犹未尽坏，若果饮食未消，则当兼去其滞，若有逆气未调，则当兼解其郁。若病稍久，或气体禀弱之辈，则当专用温补，不可标本杂进，妄行峻利开导、消食化痰等剂，以致重伤胃气，必致不起也。

虚在上焦，微寒呕恶者，惟姜汤为最佳，或橘皮汤亦可。若气虚为寒所侵而恶心呕食者，宜黄芽丸或橘皮干姜汤之类主之。若寒痰胜者，宜小半夏汤或大半夏汤之类主之。

虚在中焦而食入反出者，宜五君子煎、理中汤、温胃饮、圣术煎之类主之。若胃虚甚者，宜四味回阳饮或黄芽丸主之。若兼寒痰者，宜六君子汤或理中化痰丸之类主之。或水泛为痰者，宜金水六君煎主之。若胃不甚寒而微虚兼滞者，宜五味异功散主之。

虚在下焦而朝食暮吐，或食入久而反出者，其责在阴，非补命门以扶脾土之母则火无以化，土无以生，亦犹釜底无薪，不能腐熟水谷，终无济也。宜六味回阳饮，或人参附子理阴煎，或右归饮之类主之。此屡用之妙法，不可忽也。

反胃初起而气体强壮者，乃可先从清理，如二陈汤、橘皮半夏汤之类皆可清痰顺气，平胃散、不换金正气散、五苓散之类皆可去湿去滞，半夏干姜散、仲景吴茱萸汤、橘皮汤之类皆可去寒。然此惟真有邪滞，乃可用之，若病稍久而胃气涉虚者，则非所宜。

反胃证，多有大便闭结者，此其上出，固因下之不通也，然下之不通，又何非上气之不化乎？盖脾胃气虚，然后治节不行，而无以生血，血涸于下，所以结闭不行，此真阴枯槁证也。必使血气渐充，脏腑渐润，方是救本之治，若徒为目前计，而推之逐之，则虽见暂通，而真阴愈竭矣。故治此之法，但见其阳虚兼寒者，宜以补阳为主，而大加当归、肉苁蓉、韭汁、姜汁之属；阴虚兼热者，宜以补阴为主，而加乳汁、童便、酥油、蜂蜜、豕膏、诸血之属。然此等证治，取效最难，万毋欲速，非加以旬月功夫，安心调理，不能愈也。其有粪如羊矢，或年高病此者，尤为难治。

反胃由于酒湿伤脾者，宜葛花解醒汤主之。若湿多成热而见胃火上冲者，宜黄芩汤或半夏泻心汤之类主之。（《景岳全书·明集·反胃》）

虚：虚而不能荣润大肠，故便难。盖幽门不通，上冲吸门，食不能纳，年老者难治，年少者犹可保全，四物汤加桃仁、红花、麻仁、枳壳，结甚者，暂加熟大黄以导其滞，量人虚实用之。中年人，四物汤加童便、韭汁、牛羊乳、竹沥姜汁。气虚者，参苓白术散。气虚有火兼痰者，七圣汤。阴虚火上冲者，四物汤加知母、黄柏、姜汁、竹沥。若饮食少思，大便不实，胸膈痞闷，吞酸嗳腐，食不化而反出，是为脾胃虚寒，即王太仆所谓：食入反出，是无火也，用六君子汤加炮干姜、白豆蔻、黄连、制吴茱萸，如不应，用八味丸补命门火以生脾土。

实：胃中有火，不能停食者，即王太仆所谓：食不得入，是有火也，二陈汤加竹沥、姜汁、炒黄连、山栀。便结者，四物汤加桃仁、红花、枳实、黄芩。痰阻者，二陈加枳壳、瓜蒌仁、竹沥、姜汁，或用化痰丸。气逆者，脉浮而洪，食已暴吐，气上冲胸发痛，用木香调气散。气滞者，脉沉而伏，二陈汤加木香、砂仁、青皮、枳壳。食与气相假成积者，其脉浮而匿，其症或先痛而后吐，或先吐而后痛，治法当以小毒药去其积，槟榔、木香行其气。下焦有寒者，其脉沉而迟，其症朝食暮吐，暮食朝吐，小便清，大便闭而不通，治法当以通其闭塞，温其寒气。大便渐通，复以中焦药和之，不令大便秘结而自愈也。（《明医指掌·翻胃证五》）

翻胃病，多是损伤胃气，不能纳谷，故食入即吐。有思虑顿食，并浩饮伤脾，不司运化，故朝食暮吐，暮食朝吐，皆原物之完出，故有脾胃二经分治。此又不可不察也。夫脾胃之气不充，则阴阳失其升降，所以浊气在上则生膜胀，而邪气逆上则呕而吐，是为反胃。故调气养胃，则阴升阳降；传化合时，则无反胃之患。致于朝食暮吐，暮食朝吐，此又以健脾消导兼治之也。反胃之病，治法不外于斯矣。

夫翻胃病，其始皆成于湿热，既久，或吐下相延，浸成虚寒者，理固所有也。食毕即吐，脉洪大或数，此为热也，宜清胃。《金匮》甘草汤、荆黄汤之类，

082

肿
瘤

朝食暮吐,暮食朝吐,脉迟而沉或涩而微,此为中寒,宜养胃汤、安脾散之类。或胃中饮食不消导,惟宜辛热,遂不察其热候,概以热助热,而卒莫之能救,岂非药之误耶!(《古今医统大全·翻胃门》)

反胃症初起之时,未尝非胃病也,当时以逍遥散加黄连一钱,立止也。无如世医不知治法,乃用香砂、厚朴、枳壳、砂仁之类,纷纷投之。不应,又改用大黄、巴豆之类下之。又不应,乃改用黄连、黄柏、黄芩、栀子、知母大寒之品以凉之。又不应,乃改用桂枝、白果、肉桂、附子、干姜、吴茱萸之类以热之。又不应,乃始用柴胡、荆芥、桔梗、防风、苏子之类以散之,遂成噎膈之证矣。吾今悯之,乃传一方,用熟地一两,山茱萸四两,麦冬三钱,北五味一钱,元参一钱,当归三钱,白芥子一钱,牛膝二钱,水煎服。此方之妙,全在不治翻胃,正所以治翻胃也。盖人之反胃,乃是肾中阴水竭也。肾水不足,则大肠细小,水不足以润之,故肠细而干涸。肠既细小,则饮食入胃不能下行,必反而上吐。治之之法,不可治上,而宜治下。方中用熟地、山萸之类,纯是补肾中之水也。肾水足,而大肠有水相资,则大肠仍复宽转,可以容物。水路既宽,则舟楫无碍,大舸小舶,可以顺行,又何惧区区小舟不可以转运粮食哉。此肾虚而水不足以润大肠者,宜如是治法。若肾中寒凉而虚者,又不如是治也。盖翻胃之名虽同,翻胃之实各异。肾中无水而翻胃者,食下喉即吐;肾中无火而翻胃者,食久而始吐也,譬如今日食之,明日始尽将今日之物吐出者是也。方用熟地一两,附子一钱,肉桂一钱,山茱萸四钱,麦冬五钱,北五味一钱,茯苓二钱,山药二钱,丹皮一钱,泽泻一钱,牛膝一钱,水煎服。此方八味丸汤也,妙在用附子、肉桂于补肾水之中,使之水中补火。补火者,补命门之火也。盖脾胃之气必得命门之火始生。譬如釜下无火,何以煮爨,未免水冷金寒,结成冰冻,必得一阳初复之气,始解阳和。人身脾胃亦然。然而寒凉之病,止该腹痛心疼,今反无此证,乃上越而吐者何也?盖脾胃有出路,则寒邪之气不留于中,今日日上吐,将胃口咽门已成大道熟径,往来无所阻滞,则径情趋奔,其势甚便,又何必积蓄于中州,盘踞于心腹,颠寒作热,以苦楚此脾胃哉?此翻胃下寒,心腹之所以不痛也。此又不治反胃,而所以治反胃也,此变法治病之端也。(《石室秘录·射集·变治法》)

反胃症,朝食暮吐,暮食朝吐,初患者尚可治。王太仆云:食不得入,是有火也;食入反出,是无火也。遵赵氏法,以六味丸治膈症,是壮水之主,以制阳光；以八味丸治反胃，是益火之原，以消阴翳。而自愚论之，食入反出，脾失其消谷之能，胃失其容受之能，宜理中汤温脾，加麦芽以畅达一阳之气。与参术消补同行，土木不害，而脾得尽其所能。或吴茱萸汤温胃，藉吴萸以镇纳厥阴之逆气，合参枣甘温相济，震坤合德，而胃得尽其所能，而犹恐中土大寒，温补太缓，以干姜、吴萸、附子、荜拨、蜜丸，俾火化之速，复恐燥热上僭，伤上焦细缊之气，以沙参、白术、茯苓、麦芽、五谷虫、甘草、白蔻仁为末，厚裹于外，又以朱砂六一散为衣，使温和之药，在外先行于土，而辛热之药，由中焦以直达命门，熟腐水谷，续以八味丸收其全功。若病势之甚，第以八味丸缓服，未免迂阔矣。(《医学从众录·膈症反胃》)

斯时方欲健脾理痰，恐燥剂有妨于津液。方欲养血生津，恐润剂有碍于中州。若泥于舒郁快膈，则辛香助火，散气耗血，胃中之汁速干，去死不远矣。夫噎塞由于津液干槁，故莫如养血，养血又莫如滋阴，六味丸是也。反胃由于胃脘虚寒，故莫如辛温，辛温则不如补火，八味丸是也。但此方惟于病初起时丸药可下，急为救本可也。若丸不能下，或下而复反，此时改用汤剂，有所不可。盖欲入下补肾，不如先滞中州湿脾，又不如用后桂附散，或可挽回。大凡人得此病者，治之宜早，以真火有根，培之则活。若热汤入，而水与痰即刻逆上，吐出水冷者，是火绝矣，虽用桂附，亦何益哉！王太仆云：食不得入，是有火也。予谓是无水也，以津液干竭故耳。至于所言：食入反出，是无火也，此说中肯，但脉大有力，当作热治。脉小无力，当作寒医。以脉合症，审其阴阳，火盛者，当以养血为急，勿用凉药。脾伤阴盛者，宜以温补为重，勿用燥剂。变动因心，不可偏执也。(《罗氏会约医镜·论反胃噎膈》)

治宜开胃顺气以调上，培脾扶土以和中，壮火回阳以温下。其他如化痰抑肝镇坠诸药，酌而用之。

主以二陈汤加藿香、蔻仁、木香、砂仁、香附、苏梗。消食，加神曲、麦芽；助脾，加人参、白术；抑肝，加沉香、白芍；温中，加炮姜、益智；壮火，加肉桂、丁香，甚用附子理中汤，或八味丸；反胃，用伏龙肝水煎药以补土，糯米汁以泽脾，代赭以镇逆，乌铭(沉香)以抑肝。若服药初愈者，切不便与粥，复伤胃家。惟以人参五钱，陈皮一钱，老黄米一两，作汤细啜。旬日之后，方可食粥，否则仓廪未固，卒至不救。(《证治汇补·胸膈门》)

夫胃既槁矣，而复以燥药投之，不愈益其燥乎？是以大、小半夏二汤，在噎膈门为禁剂。予尝用启膈散开关,更佐以四君子汤调理脾胃。挟郁者,则用逍遥散主之,虽然药逍遥而人不逍遥,亦无益也。张鸡峰云:此症乃神思间病,法当内观静养。斯言深中病情。然其间有挟虫、挟血、挟痰与食而为患者,皆当按法兼治,不可忽也。(《医学心悟·噎膈》)

噎膈之证,方书有谓贲门枯干者,有谓冲气上冲者,有谓痰瘀者,有谓血瘀者。愚向谓此证系中气衰弱,不能撑悬贲门,以致贲门缩如藕孔(贲门与大小肠一气贯通,视其大便若羊矢,其贲门、大、小肠皆缩小可知),痰涎遂易于壅滞,因痰涎壅滞冲气更易于上冲,所以不能受食。向曾拟参赭培气汤一方,仿仲景旋覆代赭石汤之义,重用赭石至八钱,以开胃镇冲,即以下通大便(此证大便多艰),而即用人参以驾驭之,俾气化旺而流通,自能撑悬贲门使之宽展,又佐以半夏、知母、当归、天冬诸药,以降胃、利痰、润燥、生津,用之屡见效验。遂将其方载于《衷中参西录》中,并详载用其方加减治愈之医案数则,以为一己之创获也。迨用其方既久,效者与不效者参半,又有初用其方治愈,及病又反复再服其方不效者。再三踌躇,不得其解,亦以为千古难治之证,原不能必其全愈也。后治一叟,年近七旬,住院月余,已能饮食,而终觉不脱然。迨其回家年余,仍以旧证病故,濒危时吐出脓血若干,乃恍悟从前之不能脱然者,系贲门有瘀血肿胀也,当时若方中加破血之药,或能全愈。盖愚于瘀血致噎之证,素日未有经验,遂至忽不留心。今既自咎从前之疏忽,遂于此证细加研究,而于瘀血致噎之理,尤精采前哲及时贤之说以发明之,庶再遇此证,务拔除其病根,不使愈后再复发也。

今拟定治噎膈之法:无论其病因何如,先服参赭培气汤两三剂,必然能进饮食。若以后愈服愈见效,七八剂后,可于原方中加桃仁、红花各数钱,以服至全愈为度。若初服见效,继服则不能递次见效者,可于原方中加三棱二钱,䗪虫钱半;再于汤药之外,每日口含化服变质化瘀丸三丸或四丸,久久当有效验。若其瘀血已成溃疡,而脓未尽出者,又宜投以山甲、皂刺、乳香、没药、天花粉、连翘诸药,以消散之。

又此证之脉若见滑象者,但服参赭培气汤必愈。而服过五六剂后,可用药汤送服三七细末一钱,煎渣服时亦如此。迨愈后自无再发之虞矣。

总论破瘀血之药,当以水蛭为最。然此物忌炙,必须生用之方有效。乃医者畏其猛烈,炙者犹不敢用,则生者无论矣。不知水蛭性原和平,而具有善化瘀血之良能,拙著《药物学讲义》中论之甚详。若服以上诸药而病不愈者,想系瘀血凝结甚固,当于服汤药、丸药之外,每用生水蛭细末五分,水送服,日两次。若不能服药末者,可将汤药中䗪虫减去,加生水蛭二钱。[《医学衷中参西录·论胃病噎膈(即胃癌)治法及反胃治法》]

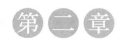

特 色 方 剂

第一节　经　典　名　方

1. **防葵散**《太平圣惠方·治心积气诸方》

【**组成**】防葵一两,京三棱(炮裂)一两,桂心一两,赤芍药一两,鳖甲(涂醋炙令黄,去裙襕)一两半,当归一两,诃黎勒皮一两,川大黄(锉碎,微炒)一两,枳壳(麸炒微黄,去瓤)三分。

【**主治**】伏梁,气在脐上心下,结固如梁之状,胸膈不利,食饮减少。

【**用法**】上件药,捣筛为散。每服三钱,以水一中盏,入生姜半分,煎至六分,去滓,食前稍热服。

2. **鳖甲散**《太平圣惠方·治心积气诸方》

【**组成**】鳖甲(涂醋炙令黄,去裙襕)一两半,吴茱萸(汤浸七遍,焙干,微炒)半两,郁李仁(汤浸,去皮,微炒)一两,京三棱(炮锉)一两,枳实(麸炒微黄)三分,柴胡(去苗)三分,川芎三分,槟榔一两。

【**主治**】伏梁气,横在心下,坚硬妨闷,不能食。

【**用法**】上件药,捣筛为散。每服四钱,水一中盏,入生姜半分,煎至六分,去滓,食前稍热服。

3. **半夏散**《太平圣惠方·治心积气诸方》

【**组成**】半夏(汤洗七遍,去滑)一两半,川大黄(锉碎,微炒)一两,桂心一两,前胡(去芦头)一两,京三棱(炮锉)一两,当归(锉,微炒)一两,青橘皮(汤浸去白瓤,焙)一两,鳖甲(涂醋炙令黄,去裙襕)一两半,槟榔一两,诃黎勒皮一两,木香一两。

【**主治**】伏梁气,心下硬急满闷,不能食,胸背疼痛。

【**用法**】上件药,捣筛为散。每服三钱,以水一中盏,入生姜半分,煎至六分,去滓,不计时候稍热服。

4. 川乌头圆《太平圣惠方·治心积气诸方》

【组成】川乌头（炮裂，去皮、脐）半两，芫花（醋拌，炒令干）半两，京三棱（锉，醋拌炒）半两，桂心半两，鳖甲（涂醋，炙令黄，去裙襕）一两，防葵半两，干漆（捣碎，炒，令烟出）半两，硇砂（不夹石者，细研）一两半，川大黄（锉碎，微炒）一两，木香一两。

【主治】伏梁气，结固在心下，横大如臂，饮食渐少，肢体消瘦。

【用法】上件药，捣细罗为末，先以米醋三升，熬令稍稠，入少面作糊，和溶，捣三二百杵，为圆如绿豆大。每服空心，以温酒下七圆，渐加至十圆，以取下积滞为度，隔两日再服。

5. 干漆圆《太平圣惠方·治心积气诸方》

【组成】干漆（捣碎，炒令烟出）一两，川乌头（去皮、脐，锉碎，盐拌，炒令黄）半两，芫花（醋拌，炒令黄）一两，桃仁（汤浸，去皮、尖、双仁，麸炒微黄）半两，雄黄（细研）一分，鳖甲（涂醋，炙令黄，去裙襕）一两，木香半两，硇砂（不夹石者，细研）一两，麝香（细研）一分。

【主治】伏梁气，横在心下，坚牢不散，胸中连背多疼。

【用法】上件药，捣细罗为末，入研了药令匀，以醋煮面糊为丸，如绿豆大。每服食前，以温酒下十圆。

6. 硇砂煎圆《太平圣惠方·治心积气诸方》

【组成】硇砂（不夹石者，细研，以酒、醋各半升熬如膏）二两，干漆（捣碎，炒令烟出）一两，桂心一两，汉椒（去目及闭口者，微炒去汗）一两，干姜（炮裂，锉）半两，附子（炮裂，去皮、脐）一两，槟榔一两，川大黄（锉碎，微炒）二两。

【主治】伏梁气，久积在心下，横大如臂，发歇疼痛，胸下拘急，腹胁满闷。

【用法】上件药，捣细罗为末。入硇砂煎中，更入蒸饼少许，和溶为丸，如梧桐子大。每日空心，以温酒下十五圆至二十圆。

7. 大黄煎圆《太平圣惠方·治心积气诸方》

【组成】川大黄（锉碎，微炒，别捣罗为末，以酒、醋各一升，熬如膏）三两，京三棱（锉碎，醋拌，炒令干）一两，木香一两，桃仁（汤浸，去皮、尖、双仁，麸炒微黄）一两，诃黎勒皮一两，桂心一两，青橘皮（汤浸，去白瓤，焙）一两，槟榔一两。

【主治】伏梁气,心胸妨实,背膊烦疼,不能食,四肢无力。

【用法】上件药,捣细罗为末,入大黄煎中,更入蒸饼少许,和溶为丸,如梧桐子大。每日空心,以温酒下十五圆至二十圆。

8. 诃黎勒散《太平圣惠方·治脾积气诸方》

【组成】诃黎勒皮一两,鳖甲(涂醋炙令黄,去裙襕)一两半,白术一两,人参(去芦头)三分,桂心三分,防葵三分,川大黄(锉碎,微炒)三分,郁李仁(汤浸,去皮微炒)三分,甘草(炙微赤,锉)半两。

【主治】痞气,结聚在胃管,心腹妨实,不能饮食。

【用法】上件药,捣筛为散。每服三钱,水一中盏,入生姜半分,煎至六分,去滓,食前稍热服。

9. 槟榔散《太平圣惠方·治脾积气诸方》

【组成】槟榔一两,牵牛子一两,木香半两,白术三分,陈橘皮(汤浸去白瓤,焙)半两,高良姜半两,诃黎勒皮三分,枳实(麸炒微黄)半两,甘草(炙微赤,锉)半两。

【主治】痞气,心腹胀硬,食饮不下。

【用法】上件药,捣筛为散。每服三钱,以水一中盏,煎至六分,去滓,食前稍热服。

10. 鳖甲散《太平圣惠方·治脾积气诸方》

【组成】鳖甲(涂醋炙令黄,去裙襕)一两半,川大黄(锉碎,微炒)一两半,木香一两,郁李仁(汤浸去皮,微炒)一两,京三棱(炮裂)一两,当归一两,槟榔一两,草豆蔻(去壳)三分,枳壳(麸炒微黄,去瓤)三分。

【主治】痞气,结聚在胃管,盘牢不动,食饮渐少,四肢无力。

【用法】上件药,捣筛为散。每服三钱,水一中盏,入生姜半分,煎至六分,去滓。食前稍热服。

11. 三棱圆《太平圣惠方·治脾积气诸方》

【组成】京三棱(锉碎,醋拌,炒令干)二两,诃黎勒皮一两,川大黄(锉碎,微炒)二两,鳖甲(涂醋炙令黄,去裙襕)一两半,木香一两,干漆(捣碎,炒令烟出)一两,桃仁(汤浸,去皮、尖、双仁,麸炒微黄)一两,槟榔一两,川乌头(去皮、脐,锉碎,盐捣炒令黄)一两。

【主治】痞气在胃管,状如覆杯,心腹胀满,不能饮食,肌体渐瘦。

【用法】上件药,捣细罗为末,取米醋三升,熬成膏,入少蒸饼和溶为圆,如梧桐子大。每日空心,温酒下二十圆。

12. 厚朴圆 (《太平圣惠方·治脾积气诸方》)

【组成】厚朴(去粗皮,涂生姜汁,炙令香熟)一两半,木香一两,青橘皮(汤浸去白瓤,焙)一两,川大黄(锉碎,醋拌炒令干)一两半,硫黄(细研,水飞过)一两,槟榔一两半。

【主治】痞气积年不差,结聚在于胃管,大如覆杯,心腹胀痛,食少无力。

【用法】上件药,捣细罗为末,入研了硫黄令匀,以酒煮面糊,和圆如梧桐子大。每服食前,以生姜汤下十圆。

13. 硫黄圆 (《太平圣惠方·治脾积气诸方》)

【组成】硫黄(细研,水飞过)二两,木香(为末)一两半,川大黄(锉碎,微炒为末)二两,桃仁(汤浸,去皮、尖、双仁,别研)四十九枚。

【主治】痞气结固不散,心腹冷疼,食少体瘦。

【用法】上件药四味,先取大黄末,用酒滤湿,内新竹筒子内,闭口,入炊饭甑中,蒸令饭熟为度,取出与桃仁同研极烂,入硫黄、木香末研匀,入少许面糊和为圆,如梧桐子大。每日空腹,以酒下一十圆。

14. 鳖甲圆 (《太平圣惠方·治脾积气诸方》)

【组成】鳖甲(去裙襕,以米醋一小盏,化硇砂一两,用涂炙鳖甲,令醋尽为度)三两,附子(炮裂,去皮、脐)一两,京三棱(微煨,锉)一两,干漆(捣碎,炒令烟出)一两,木香一两,川大黄(锉碎,醋拌,炒,令干)二两,吴茱萸(汤浸七遍,焙干,微炒)半两。

【主治】痞气当胃管,结聚如杯,积久不散,腹胁疼痛,体瘦成劳,不能饮食。

【用法】上件药,捣细罗为末,以醋煮面糊和溶,捣三二百杵,圆如梧桐子大。每日空心,温酒下二十圆。

15. 白豆蔻散 (《太平圣惠方·治反胃呕哕诸方》)

【组成】白豆蔻(去皮)半两,枇杷叶(拭去毛,炙微黄)一分,诃黎勒皮三分,前胡(去芦头)一两,人参(去芦头)三分,槟榔一两,陈橘皮(汤浸,去白瓤,焙)三分,白术三分。

【主治】反胃胸膈不利,食即呕吐。

【用法】上件药,捣筛为散。每服三钱,以水一中盏,入生姜半分,煎至六分,去滓,不计时候温服。

16. **茱萸丸**(《苏沈良方·茱萸丸》)

【组成】吴茱萸(瓦上焙出油)三分,胡椒、人参、当归各五钱,甘草(一半生,一半纸裹五七重,酸浸令透,火内慢煨干,再浸,如此七遍)半两,半夏(用姜四两研汁,入砂罐子内。用姜汁、井水煮,候破,看存二分白心。取半夏研为膏子)一两,白矾(炒干,存性,一分)半两。

【主治】膈气翻胃。

【用法】上为末,半夏膏丸(如稍硬,添姜汁),丸如梧桐子大。每服七丸,桑柳条各三十茎,上等银器内煎汤吞下,日三服。忌诸毒物,惟可食油猪胰脾软饭,此孙生自叙如此。

17. **生姜散**(《圣济总录·胃病门·胃反》)

【组成】生姜(切,炒)三两,蓬莪术(锉,炒)一两,陈橘皮(汤浸去白,炒)、甘草(锉,炒)各二两。

【主治】胃反吐逆不止,心膈不利,饮食减少。

【用法】上四味,捣罗为散,每服一钱匕,入盐少许,沸汤点服。

18. **安脾散**(《是斋百一选方·翻胃》)

【组成】高良姜(以百年壁上土三二合敲碎,用水二碗煮干,薄切成片)一两,南木香、草果(面裹煨,去壳)、胡椒、白茯苓、白术、丁香(怀干)、人参(去芦)、陈橘皮(汤浸,去穰)各半两,甘草(炙)一两半。

【主治】翻胃吐食,及吃食咽酸,日吐黄水,曾经诸方不差者,服之神效。

【用法】上同为细末,每服二大钱,空心食前米饮入盐点服,盐酒亦得。

19. **玉浮圆**(《严氏济生方·呕吐论治》)

【组成】人参,白僵蚕(炒去丝),白术,干姜(炮),丁香,肉豆蔻(面裹煨),橘红,白豆蔻仁,麦蘖(炒),附子(炮,去皮、脐),木香(不见火),南星(炮),槟榔,半夏(汤泡七次),甘草(炙)。

【主治】男子、妇人脾胃虚弱,一切呕吐,及久新翻胃,不问得病之由,皆可服之,真良方也。

【用法】上等分,为细末,每服二钱,入生面一钱和匀,生姜自然汁搜和,圆如梧桐子大,入百沸汤煮令浮,亟和圆药用淡姜汤吞下,不拘时候。病甚者,不过三服。恶热药者,去附子;大便秘者,去肉豆蔻。

20. **伏梁圆**《三因极一病证方论·五积证治》

【组成】茯苓,厚朴(姜汁制、炒),人参,枳壳(麸炒,去瓤),白术,半夏(汤洗七次),三棱(慢火煨熟,乘热温锉)。

【主治】心之积,起于脐上,上至心,大如臂,久久不已,病烦心,身体髀股皆肿,环脐而痛,其脉沉而芤。

【用法】上等分,为末,煮糊丸,梧子大。米饮下二十圆,食前,日二服;作散,酒调服,绝胜。

21. **痞气圆**《三因极一病证方论·五积证治》

【组成】大乌头(炮,去皮、尖)一分,附子(炮,去皮、脐)半两,赤石脂(煅,醋淬)、川椒(炒,出汗)、干姜(炮)各二两,桂心半两。

【主治】脾之积,在胃脘,覆大如盘,久久不愈,病四肢不收,黄瘅,饮食不为肌肤,心痛彻背,背痛彻心,脉浮大而长。

【用法】上为末,蜜丸,如梧子大,朱砂为衣。每服五七圆,渐至十圆。

22. **厚朴丸**《素问病机气宜保命集·吐论第十七》

【组成】厚朴二两半,黄连二两半,紫菀(去苗、土)、吴茱萸(汤洗七次)、菖蒲、柴胡(去苗)、桔梗、皂角(去皮、弦子,炙)、茯苓(去皮)、官桂(刮)、干姜(炮)各二两,人参二两,川乌头(炮裂,去皮、脐)二两半,蜀椒(去目、闭口者,微炒出汗)二两。

【主治】反胃吐逆,饮食噎塞,气上冲心,腹中诸疾。

【用法】上为细末,入巴豆霜一两和均,炼蜜和为丸剂,旋丸,桐子大,每服三丸,渐次加至以利为度,生姜汤下,食后临卧服。

23. **盐滚圆**《世医得效方·翻胃》

【组成】丁香、木香、肉豆蔻、缩砂、青皮、陈皮、胡椒、荜茇、沉香各半两。

【主治】翻胃膈气。

【用法】上为末,以大蒜瓣子不拘多少,每瓣作二瓣,入去壳巴豆一粒,

肿瘤

用饼药调面裹蒜片,慢火煨熟,去巴豆及面,只将蒜研成膏,将前项药末一半搜和为圆如梧子大,每服三十圆,于盐内滚过,萝卜汤调前药末二钱吞下,神效。

24. 枣肉平胃散《丹溪心法·翻胃三十二》

【组成】 厚朴(姜制)、陈皮(去白)各三斤二两,甘草(炙)、红枣、生姜各二斤,苍术(泔浸一宿,炒)五斤。

【主治】 翻胃。

【用法】 上到拌匀,以水浸过面上半寸许,煮干焙燥为末,每服二钱,盐汤空心点服。

25. 九仙饼《古今医统大全·经验秘方》

【组成】 人参、南木香、南星(姜汁洗十次)各二钱,甘草一钱,半夏(生姜汁洗七次)五钱,枳壳(去壳,麸炒)、白矾(明净者,枯)、豆豉(焙过)各一两,厚朴(姜汁浸,炒,干者)五钱。

【主治】 反胃。

【用法】 上为细末,后夜间晴时露过。以人参、厚朴煎汤,糊作饼子,如平钱大,慢火焙干,每服一饼,用姜一大块,切作片,夹饼子,药用纸裹浸温,慢火熟煨,连姜及饼子嚼碎,以真料平胃散调汤吞下。切忌诸般生冷,仍令病者宽心开怀,服药调理,方可见效。

26. 变质化瘀丸[《医学衷中参西录·论胃病噎膈(即胃癌)治法及反胃治法》]

【组成】 旱三七(细末)一两,桃仁(炒熟细末)一两,硼砂(细末)六钱,粉甘草(细末)四钱,西药沃剥十瓦,百布圣二十瓦。

【主治】 噎膈反胃。

【用法】 上药六味调和,炼蜜为丸,二钱重。服时含化,细细咽津。

第二节　单验方

1. 小木香散《博济方·翻胃》

【组成】 胡椒二十一粒,木香一小块,糯米一撮。

【主治】开胃和气,治反胃病,全不下食。

【用法】上三味同炒至米熟为度,杵末,分二服,每服水一盏,煎至六分,温服。

2. **硇附饼子**（《杨氏家藏方·脾胃方》）

【组成】附子(重七钱者,剜脐下一窍,入研细硇砂一分在内,填满,将附子碎末塞口,用生面作饼裹之。如有剩者,附子末更以一饼裹之,慢火煨令面焦黄为度,去面不用,只用硇砂、附子为末)一枚,木香三钱,丁香(二味同为末)三钱。

【主治】翻胃吐食,十膈五噎,呕逆不止,心腹疼痛,粥药不下。

【用法】上件一处拌匀,面糊为圆,每一两作二十丸,捏作饼子。每服一饼,用生姜一块,如大拇指大,切作两破,置药在内,温纸裹煨令香熟,和姜细嚼,米饮送下,不拘时候。

3. **二气散**（《杨氏家藏方·脾胃方》）

【组成】山栀子(炒)、干姜(炮)各一两。

【主治】阴阳痞结,咽膈噎塞,状若梅核,妨碍饮食,久而不愈,即成翻胃。

【用法】上件为粗末。每服二钱,水一盏,同煎至五分去滓,食后热服。

4. **入药灵砂**（《严氏济生方·呕吐翻胃噎膈门》）

【组成】灵砂末一两,丁香末、木香末、胡椒末各半钱。

【主治】翻胃呕吐,食饮不下。

【用法】上件和匀,煮枣圈肉杵和为丸,如绿豆大,每服五十粒,生姜米饮送下,不拘时候。

5. **丁附散**（《严氏济生方·呕吐翻胃噎膈门》）

【组成】大附子一只。

【主治】翻胃吐逆,粥药不下。

【用法】上坐于砖上,四面着火,渐渐逼热,淬入生姜自然汁中浸一霎时,再用火逼,再淬,约尽姜汁半碗为度。削去皮,焙干为末,入丁香末二钱和匀,每服二钱,水一盏,粟米少许,煎至七分,滤去粟米,带温服之,不拘时候,不过三服。

6. 太仓丸（《严氏济生方·呕吐翻胃噎膈门》）

【组成】陈仓米（用黄土炒米熟，去土不用）一升，白豆蔻二两，丁香一两，缩砂仁二两。

【主治】脾胃虚弱，不进饮食，翻胃不食，亦宜服之。

【用法】上为细末，用生姜自然汁泛丸，如梧桐子大，每服百丸，食后用淡姜汤送下。

7. 牛脑丸（《本草纲目·兽部·牛》）

【组成】黄犍牛脑子（去皮、筋，擂烂）一个，皮硝末一斤，蒸饼（晒研）六个。

【主治】男妇脾积痞病，大有神效。

【用法】和匀，糊丸梧子大。每服二十丸，空心好酒下，日三服。百日有验。

8. 蚯蚓泥（《本草纲目·土部·蚯蚓》）

【组成】地龙粪一两，木香三钱，大黄七钱。

【主治】反胃转食。

【用法】为末，每服五钱，无根水调服。忌煎煿酒醋椒姜热物，一二服其效如神（邵真人经验方）。

9. 治翻胃神效方（《回生集·内症门》）

【组成】枳壳两半个，阿魏六七分，杏仁（去皮、尖）十余粒。

【主治】翻胃。

【用法】极大枳壳半个（去内瓢），将真阿魏六七分，杏仁（去皮、尖）十余粒，共捣烂入枳壳内，将两半壳合口，外用绵纸裹好，线扎紧，入滚水内大火煮半日，取起去壳内药，将壳焙干为末，烧酒送下。重者不过二次即愈，初起者神效，久难见功。

10. 六丁圆（《是斋百一选方·翻胃》）

【组成】五灵脂五钱重，生辰砂一钱重，母丁香（不见火）一两。

【主治】翻胃。

【用法】上捣罗为细末，入黄狗胆、粽子尖为丸，如鸡头大，姜汤米饮下，每服一圆。三十年病三两圆止。

第三节 当代医方

1. **蛋楞丸**（《癌瘤中医防治研究·胃癌》）⋯⋯⋯⋯⋯⋯⋯⋯⋯⋯⋯⋯⋯⋯⋯⋯⋯⋯

【组成】白术 60 g，鸡蛋壳（焙）120 g，枯白矾 30 g，炒谷芽 60 g，索罗子 90 g，代赭石 90 g，瓦楞子 60 g。

【主治】胃癌。

【用法】共研为细粉，水泛为丸。每次服 3～6 g，每日 3 次。黄芪煎水送下，或开水送下。

【方论】本方用鸡蛋壳、瓦楞子、索罗子，软坚止痛，补益安中；白术、炒谷芽，开胃健脾；枯白矾、代赭石，消炎镇冲。综合起来，有开胃健脾，补益安中，化瘀软坚，降逆镇冲之效。

2. **七豆散**（《癌瘤中医防治研究·胃癌》）⋯⋯⋯⋯⋯⋯⋯⋯⋯⋯⋯⋯⋯⋯⋯⋯⋯⋯

【组成】干漆（炒）30 g，仙鹤草 30 g，枯白矾 15 g，炒谷芽 30 g，鸡内金 30 g，藏青果 15 g，露蜂房 30 g，全蝎 30 g，蛇蜕 30 g，山豆根 60 g。

【主治】胃癌。

【用法】共为细粉。每次服 3 g，每日 3 次。黄芪煎水送下，或温开水送下。

【方论】本方用干漆、藏青果、枯白矾，攻坚破积，消炎润膈；鸡内金、炒谷芽、仙鹤草，开胃健脾，强心滋养，助消化；露蜂房、蛇蜕、全蝎、山豆根，清热解毒，软坚化瘀。各药综合，有清热解毒，活血化瘀，开胃健脾，滋养润膈，降逆助消化之效。

3. **蜂宝散**（《癌瘤中医防治研究·胃癌》）⋯⋯⋯⋯⋯⋯⋯⋯⋯⋯⋯⋯⋯⋯⋯⋯⋯⋯

【组成】射干 24 g，狗宝（或马宝）9 g，藏青果 15 g，山豆根 30 g，建神曲 45 g，蜂房 9 g，蛇蜕 9 g，全蝎 9 g。

【主治】胃癌。

【用法】共为细粉。每次服 1.5～3 g，每日 3 次。黄芪煎水送下，或温开水送下。

【方论】此散以射干、山豆根、藏青果、狗宝，消炎止痛，清热利膈，镇冲降逆;建神曲,健脾,助消化;露蜂房、全蝎、蛇蜕,解毒软坚,活血化瘀。诸药综合,有降逆镇冲,宽膈健脾,帮助消化,清热解毒,消炎止痛,活血化瘀之功。

4. 芪酥丸(《癌瘤中医防治研究·胃癌》)

【组成】明雄黄 6 g,明白矾 6 g,山慈姑 9 g,制马前子 8 g,蟾酥 1.5 g,朱砂 3 g,麝香 1.5 g,黄芪(熬膏干燥)120 g。

【主治】胃癌。

【用法】上药除蟾酥外,各研为细粉后,合在一起研匀,再用牛奶浸蟾酥,加猪胆汁为丸,每丸约 0.09 g,烘干。每次服 1~2 丸,每日 3 次。温开水送下。

【方论】本方以明雄黄、山慈姑、明白矾,解毒消炎,化瘀软坚;制马前子、蟾酥、朱砂、麝香,开窍醒脑,止痛息风,养心强壮,安神镇静;黄芪,补气托里以扶正。上药相并,有活血化瘀,开窍醒脑,安神镇静,强心补气,托里扶正,补虚止疼,消坚除积等效。

5. 苡莪汤(《中医癌瘤学·常见、多发癌瘤的辨证论治》)

【组成】黄芪 60 g,苍术 12 g,代赭石 30 g,茯苓 60 g,瓦楞子 30 g,薏苡仁 30 g,索罗子 15 g,清半夏 15 g,蓬莪术 15 g,生甘草 6 g,干姜 30 g,料姜石 60 g。

【主治】胃癌脾胃虚寒,症见胃脘隐痛,食后胀满,胀痛喜按,得温痛减,嗳气呃逆,朝食暮吐,或暮食朝吐,口泛清水,疲倦无力,四肢不温,面色萎黄,呕吐,水肿,大便稀溏。舌暗,苔白,脉沉细。

【用法】1 剂药煎 2 遍,合在一起,分 2 次服,或徐徐服下。

【方论】本方以苍术、薏苡仁、生甘草、干姜温阳和胃,健脾止呕;黄芪补气扶正;代赭石、瓦楞子、料姜石降逆镇冲,消胀抑呃,软坚散结;茯苓、清半夏利水渗湿;索罗子、蓬莪术活血化瘀,理气止痛。

6. 化癥回生丹[《肿瘤(古今名医临证实录丛书)·胃癌》]

【组成】人参 180 g,安南桂 60 g,两头尖 60 g,麝香 60 g,片姜黄 60 g,公丁香 90 g,川椒炭 60 g,虻虫 60 g,京三棱 60 g,蒲黄炭 30 g,藏红花 60 g,苏木 90 g,桃仁 90 g,苏子霜 60 g,五灵脂 60 g,降真香 60 g,干漆 60 g,当归尾 120 g,没药 60 g,白芍 120 g,杏仁 90 g,香附米 60 g,吴茱萸 60 g,延胡索 60 g,水蛭 60 g,阿魏 60 g,小茴炭 90 g,川芎 60 g,乳香 60 g,良姜 60 g,艾炭 60 g,益

母膏 240 g,熟地 120 g,鳖甲胶 500 g,大黄 240 g。

【主治】胃癌初起。

【用法】为细末,以高米醋 750 g 熬浓,晒干研末,再加醋熬,如是 3 次,晒干研末,可按比例自配为常服方。

【加减】根据胃的有无缺酸分别选加不同的药味,酸多者,可用制酸药乌贝散;胃酸缺少者,可用乌梅、五味子、生山楂、山茱萸等药;疼痛者,可选一粒止痛丹;平时,可常服香砂六君子类方药,以和胃扶正。

7. 胃癌汤《孙秉严 40 年治癌经验集》..

【组成】黄药子 30 g,川断 15 g,沙苑子 15 g,莪术 15 g,桃仁 15 g,海藻 15 g,牡蛎 15 g,海螵蛸 10～15 g,蛤粉 10 g,党参 10～15 g,黄芪 20～30 g,牵牛子 30 g,槟榔 30 g,川大黄 10 g,元明粉(冲)10 g,陈皮 10 g,半夏 15 g,大枣 5 个,生姜 5 片。

【主治】消化道恶性肿瘤,尤其胃癌。

【加减】证属寒者,加干姜 15～30 g,肉桂 15～30 g,附子 15～30 g,乌药 10～15 g;中阳虚甚,加良姜、荜茇、佛手;酸多者,加吴茱萸 6～10 g,黄连 3～6 g,海螵蛸 10～15 g,紫蔻 10～15 g,莱菔子 15～30 g;口腔糜烂不愈,加干姜 10～30 g,川连 10～15 g;证属热者,加焦栀子 10～15 g,蒲公英 15～30 g,或生石膏 30～60 g,知母 15～30 g,山药 15 g。

【方论】本方主药为黄药子、川断、沙苑子。黄药子性味苦平,入手少阴、足厥阴肝经,用于祛邪,其破郁积、癌毒,且对正气损伤不大,所以是治疗恶性肿瘤的常用药,尤多用于消化道恶性肿瘤。川断、沙苑子是肝、肾二经药,有强壮作用,一般多归于补益药类,但它们还有破瘀消肿毒的作用,此二味药对消化道肿瘤确有攻击作用,又可减轻由于祛邪力量太大而引起的诸种不适。辅药有 2 组:莪术、桃仁主要活血;海藻、牡蛎、海螵蛸、蛤粉软坚散结、消痰核积聚。佐药有 3 组:党参、黄芪扶正气,其剂量视病情需要定;牵牛子、槟榔、川大黄、元明粉攻下逐邪,四味药可同时用,也可选用;陈皮、半夏理气和胃;生姜、大枣为使药。

8. 抑癌散《中国百年百名中医临床家丛书·潘澄濂》..

【组成】麝香 0.9 g,蟾酥 0.1 g,蜈蚣 18 g,露蜂房 36 g,蛇蜕 36 g,血余炭

10 g。

【主治】胃癌。

【用法】共研细末,以蜜为丸,如绿豆大小,每次吞服 0.1 g,每日 3 次。2 周为 1 个疗程。

9. 孙氏和中抑癌汤《医道中和:国医大师孙光荣临证心法要诀》)

【组成】太子参 15 g,生北芪 15 g,紫丹参 10 g,海螵蛸 12 g,西砂仁 4 g,广橘络 6 g,白花蛇舌草 12 g,半枝莲 12 g,猫爪草 12 g,延胡索 10 g,川郁金 10 g,鸡内金 5 g。

【主治】胃癌。

【加减】吞咽困难:真沉香、木蝴蝶、漂射干;不思饮食:谷麦芽、路路通、大红枣(有糖尿病史者慎用);噎膈难受:鹅管石、刀豆壳、降真香;痞格闷胀:隔山消、制川朴、大腹皮。

第四节　中成药

1. 平消胶囊《中国药典》2020 版)

【处方】郁金 54 g,仙鹤草 54 g,五灵脂 45 g,白矾 54 g,硝石 54 g,干漆(制)18 g,麸炒枳壳 90 g,马钱子粉 36 g。

【功效与主治】活血化瘀,散结消肿,解毒止痛。对毒瘀内结所致的肿瘤患者具有缓解症状,缩小瘤体,提高机体免疫力,延长患者生存时间的作用。

【用法与用量】口服。每次 4～8 粒,每日 3 次。

2. 金蒲胶囊《中国药典》2020 版)

【处方】人工牛黄 0.6 g,金银花 38 g,蜈蚣 1 g,炮山甲 18 g,蟾酥 2.5 g,蒲公英 56 g,半枝莲 8 g,山慈菇 18 g,莪术 18 g,白花蛇舌草 38 g,苦参 48 g,龙葵 30 g,珍珠 0.3 g,大黄 18 g,黄药子 6 g,乳香(制)3 g,没药(制)3 g,醋延胡索 28 g,红花 4 g,姜半夏 38 g,党参 54 g,黄芪 66 g,刺五加 56 g,砂仁 12 g。

【功效与主治】清热解毒,消肿止痛,益气化痰。用于晚期胃癌、食管癌患者痰湿瘀阻及气滞血瘀证。

【用法与用量】饭后用温开水送服。每次 3 粒,每日 3 次,或遵医嘱。42 日为 1 个疗程。

3．**西黄丸**(《中国药典》2020 版) ·······

【处方】牛黄或体外培育牛黄 15 g,麝香或人工麝香 15 g,醋乳香 550 g,醋没药 550 g。

【功效与主治】清热解毒,消肿散结。用于热毒壅结所致的痈疽疔毒、瘰疬、流注、癌肿。

【用法与用量】口服。每次 3 g,每日 2 次。

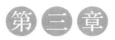

第三章

外 治 法

反胃，食即吐出，上气，灸两乳下各一寸，以瘥为度。

又，灸脐上一寸，灸二十壮。

又，灸内踝下三趾稍斜向前有穴，三壮。（《备急千金要方·胃腑方·反胃》）

凡食饮不化，入腹还出，先取下管，后取三里泻之。章门主食饮不化，入腹还出。中庭、中府主膈寒食不下，呕吐还出。又主呕逆吐食不得出。

中庭疗胸胁支满，心下满。食不下呕逆，吐食还出。三里疗胃气不足、反胃。胃俞，疗吐食。意舍疗吐食不留住。

吐逆食不住，胃管百壮。吐呕逆不得下食，今日食，明日吐，灸膈俞百壮。

点水分、气海，并夹脐边两穴。他归，只灸水分、气海即愈。神效。（《针灸资生经·反胃》）

服药未应者，宜灸中脘、足三里二穴。中脘一穴在脐上四寸；足三里一穴，在膝下三寸，各灸七壮或九壮，其效尤著焉。（《严氏济生方·呕吐翻胃噎膈门》）

神灸翻胃法：以男左女右手拿棍一条，伸手挂棍在地与肩一般高，肩上有窝名肩井穴，灸三炷即效。（《万病回春·翻胃》）

治翻胃神效：膏肓（二穴，令病人两手交在两膊上，则胛骨开，以手揣摩第四椎骨下，两旁各开二寸，四肋三间之中，按之酸痛是穴，灸时手搭两膊上不可放下，灸至百壮为佳），膻中（一穴，在膺部中，行两乳中同陷中，仰卧取之，灸七壮，禁针），三里（二穴，在膝下三寸，骱外廉两筋间，灸七壮）。（《万病回春·翻胃》）

心积，名伏梁，起脐上，上至心下。

神门，后溪，巨阙，足三里。

脾积，名痞气，横在脐上二寸。

脾俞,胃俞,肾俞,通谷,章门(二七壮),足三里(上俱七壮)。(《类经图翼·针灸要览·积聚痞块》)

翻胃:脾俞,胃俞,膻中,乳根,上脘(二七壮),中脘(二七壮),下脘(二七壮),水分,天枢(三七壮),大陵,足三里。(《类经图翼·诸咳喘呕哕气逆》)

中满不快,翻胃吐食:中脘、太白、中魁。(《针灸大成·八脉图并治症穴》)

翻胃:先取下脘,后取三里(泻),胃俞、膈俞(百壮),中脘、脾俞。(《针灸大成·心脾胃门》)

翻胃吐食:中脘、脾俞、中魁、三里。[《针灸大成·治症总要(杨氏)》]

用一两二钱重大附子一个,米泔水浸三宿,将附子钻眼四十九个,以白丁香四十九枚放在附子眼内,用湿纸先裹,却以黄泥固济半指厚,火烧红为度,待冷,去泥出火毒,为末。每服一钱,空心桂皮汤下;如不通,用葱、蜜捣烂,贴于脐上。(《卫生易简方·反胃》)

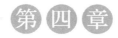

食 疗 药 膳

1. 生姜粥（《圣济总录·食治门·食治反胃呕吐》）

【组成】生姜（去皮，细切，研）一两，枇杷叶（拭去毛，炙，为末）七片。

【主治】反胃呕吐不下食。

【用法】上二味，以水二升，煎至一升，去滓，用白粳米一合煮粥，更入盐、酱汁、五味等，空心温食之。

2. 人参粥（《圣济总录·食治门·食治反胃呕吐》）

【组成】人参（为末）半两，生姜（取汁）半两。

【主治】反胃吐酸水。

【用法】上二味，以水二升，煮取一升，入粟米一合，煮为稀粥，觉饥即食之。

3. 拨粥方（《圣济总录·食治门·食治反胃呕吐》）

【组成】生姜（研取汁）二两，白面四两。

【主治】反胃羸弱，身不能动，气乏醋心。

【用法】上二味，以姜汁和面作拨粥，煮食之。

4. 羊肉生方（《圣济总录·食治门·食治反胃呕吐》）

【组成】羊肉（去脂膜，切作片）五两，大蒜（去皮，细研）一颗。

【主治】反胃，朝食夜吐，夜食朝吐，诸药不差。

【用法】上二味，先将蒜入盐醋调和，蘸羊生肉，空腹任意食之。

5. 薄荷馎饦（《圣济总录·食治门·食治反胃呕吐》）

【组成】紫薄荷（新者，捣取汁）一握，面四两。

【主治】反胃朝食暮吐。

【用法】上二味，和作馎饦煮熟，空腹食之。

6. 粳米粥（《圣济总录·食治门·食治反胃呕吐》）

【组成】粳米（淘）一合，薤白（细切）七茎，豉二十五粒，枳壳（去瓤，麸炒，为末）一分，生姜汁半合，大枣（擘破）二枚，陈橘皮（去白，焙干，为末）一分。

【主治】反胃羸瘦，四肢痿弱。

【用法】上七味，除薤白、米外，以水三盏，先煎诸药至两盏，去滓，下薤、米再煮，以熟为度，空腹任意食之。

7. **食羊肚方**《圣济总录·食治门·食治反胃呕吐》

【组成】羊肚（净洗）一枚，陈橘皮（汤浸，去白，切）二两，豉半升，葱白（切）十茎，盐少许。

【主治】反胃。

【用法】上五味，将四味贮入羊肚内，以绳系头，煮熟，去药滓，将羊肚细切，任意食之。

8. **猪肚羹**《圣济总录·食治门·食治反胃呕吐》

【组成】猪肚（净洗，去脂膜）一枚，人参一两，陈橘皮（去白，细切）三分，生姜（去皮，细切）一两，芦根（细切）半两。

【主治】呕吐。

【用法】上五味，先以水一斗，煮芦根至七升，去滓，次用人参等三味，贮在猪肚中，以线缝合，再用芦根汁煮令烂熟，去却药滓，将猪肚细切作羹，任意食之，余汁勿弃，作三五次饮尽。

9. **豆蔻面方**《圣济总录·食治门·食治反胃呕吐》

【组成】草豆蔻（去皮）二枚，高良姜半两，生姜（汁），白羊肉（作臛）四两。

【主治】脾胃气弱，食即呕逆。

【用法】上四味，以前二味粗捣筛，以水一升，煎至半升，去滓，入生姜汁、拌面四两为拨刀，熟煮，以羊肉臛空腹食之。

10. **鲫鱼散**《普济本事方·反胃呕吐霍乱》

【组成】大鲫鱼一个。

【主治】翻胃。

【用法】大鲫鱼一个，去肠留胆，纳绿矾末，填满缝口，以炭火炙令黄干，为末，每服一钱，陈米饮调下，日三服。

11. 正胃散《是斋百一选方·翻胃》 ·····························

【组成】白水牛喉(去两头节并筋膜、脂肉,节节取下,如阿胶片,黑牛不可用,须就宰牛,人买下修事了,临病时旋炙修合)一条。

【主治】翻胃呕逆,药食俱不下,结肠三五日至七八日,大便不通,如此者必死之疾。全州大智禅师进方云:臣得自异人传授,十痊八九。

【用法】上喉节用好米腊一大盏浸,频翻令匀,微火炙干,再蘸再炙,醋尽为度,存性,不得见太阳火,为细末,每服一钱,食前用陈米调下,轻者一服见效。

12. 治翻胃大效散(罗太丞方)《是斋百一选方·翻胃》 ·················

【组成】田螺壳,黄蚬壳(二件不以多少,久在泥土中,多年陈者尤佳,各处烧成白灰)。

【主治】翻胃。

【用法】上每剂用白梅肉四两,田螺壳灰二两,黄蚬壳灰一两,同搜拌令匀,作团,用砂合子盛,盖了泥固缝,发顶火煅,令焦黑存性,取出碾细,每服二钱,用人参、缩砂汤调下,陈米饮亦得。如无合子,只用建盏两只相合,依前法烧,食前服。凡人觉心腹疼痛,即翻胃先兆,此药亦能治之。

13. 薤白粥《世医得效方·大方脉杂医科·翻胃》 ··················

【组成】人参(细切,以水一大升,煎取三合)一两,鸡子(去黄)三个,薤白二茎,熟稀粟米粥。

【主治】翻胃,无问久远冷热。

【用法】上以鸡子白及薤白、粟等三味,熟调搅,然后暖人参汤相和,更调搅,顿服之,不限早晚。服无忌,当时便定,准前服,万不失一。如思食,即与粟米粥饮,渐渐加粳米和之。

14. 门冬粥《遵生八笺·饮馔服食笺上卷·粥糜类》

【组成】麦门冬(生者洗净,绞汁)一盏,白米二合,薏苡仁一合,生地黄(绞汁)二合,生姜汁半盏。

【主治】翻胃呕逆。

【用法】先将苡仁、白米煮熟,后下三味汁,煮成稀粥。

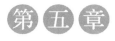

近现代医家临证经验

一、钱伯文

（一）调理气机

1. 积聚之成乃气滞之故　钱伯文明确指出：气机失调是诱发胃癌的一个重要因素，其中主要是肝气郁结。从大量的临床资料分析，患者在发病前（即癌前期）常有长期的郁闷忧愁，或蒙受打击而不得解脱等肝气郁结的现象。历代医家也有相同的观点，如张鸡峰云："（膈噎）神思间病是也。"巢元方云："此由忧恚所致……使噎。"张从正在解释积聚的成因时，也认为："忧思郁怒，气机不和，日久聚成积。"据此，钱伯文进一步解释说，长期的情志抑郁不舒，肝气郁滞，导致了脾胃气机不畅，由气滞进而导致血瘀、痰凝等一系列病理变化，致使肿瘤形成。

钱伯文又指出，气机失调亦是胃癌发病过程中的病理变化。从其临床表现看，脾胃气滞的现象可出现于胃癌的早、中、晚各期。如早期脘腹胀满等气滞之象往往先于其他症状而出现；中期出现嗳气、恶心呕吐等气逆之象；晚期则诸症加剧，常见胸脘胀闷疼痛，进食困难，甚至食入即吐等。这些临床表现都可反映出气机失调是胃癌的重要病理变化。

2. 理气乃治本之法　古代医家对用理气法治疗噎膈、反胃等症是有所认识的。如宋代严用和论治噎膈"化痰下气……噎膈之疾无由作矣"。清代徐春甫论治反胃宜"调气养胃……则无反胃之患"。清代董西园论治积聚也说："气滞而积聚则块硬而现形，若气通行，则散而无迹。"然而他们对于理气的具体用法并未阐述，有的医家则认为理气仅是改善症状的治标之法而已。如朱丹溪觉得理气药仅能取"暂时得快"之效，并非治本之计；徐彦纯亦认为理气的"辛香之药尽是治标"。

然而，钱伯文力排众议，把理气作为胃癌的治本之法。他指出，中医治病之所以能通过"辨证求因""审因论治"，说明"证"的表现正是"因"的实质反映。理气法既能改善气滞之证,足以证明是一种病因疗法。况且理气法对于协调气机的平衡,促使血瘀、痰凝的逆转都能发挥作用,可以控制胃癌的形成和发展,临床上不乏使用该法治疗后肿块缩小,乃至消失的例证。足见调理气机对胃癌的治疗具有十分重要的意义。

此外,西医学有观点认为:癌变的原因是致癌因素引起细胞基因的调控失常,癌症能否逆转也取决于调控能否恢复正常。已有研究表明:中医学的"气"与"气机",与人体正常的基因调控有共同的物质基础和生理功能。这为用理气法治疗胃癌,能使失常的调控恢复正常,从而使癌变逆转,提供了有力的依据。

3. **理气不避香燥** 理气药大多辛香而温燥,难免有耗气、伤津、助火之弊,况且胃癌在临床上除见气滞之象外,尚常兼见气虚、津伤、血瘀、火热之象,故古代医家多竭力反对用这类香燥理气之品。如朱丹溪告诫道:"若服之必死。"方贤认为治翻胃用香燥"如抱薪救火"。刘宗厚甚至说:"咽嗌闭塞……有服耗气药过多……而致者。"更有张鸡峰等因畏用香燥之品,而放弃药物治疗,仅仅采用"内观自养"法来治此险恶痼疾。

钱伯文指出,尽管从理论上讲,前人之说不无道理,但实际上理气药使气机恢复正常,从而促进了正气的生成和邪气的祛除,而收正气复、津液生、瘀血去、火热退之效,何来"服之必死"之恶果?如枸橘李,世人多因其破气辛燥而畏用,钱伯文则根据病情,放手用至 24 g,每每获取良效,且未见任何副作用。临床实践表明,只要辨证准确,配伍恰当,即使较长时间服用理气药,也不会产生耗气、伤津、助火等副作用。钱伯文告诫后学者要重视理气药的应用:"切不可因噎废食,而贻误病机!"

(二)消坚散结

1. **坚者必削之** 目前中医临床治疗胃癌,一般多在"噎膈""反胃"之症中寻找理论依据和治疗方法,往往忽视了胃癌与积聚的密切关系。钱伯文则明确指出,胃癌实际上也是中医病症"积聚"之一,从而将消坚散结法作为胃癌的一个重要治则。他认为,肿块(积聚)是胃癌的主要表现,只有尽力设法缩小或消除肿块,才能有效地控制病情,防止发展,以臻痊愈。他十分赞同清代程钟龄所说"脏腑、筋络、肌肉之间,本无此物而忽有之,必为消散,乃得其平"的观点,对胃癌的整个治疗过程都贯彻"坚者削之"的原则。他说胃癌到了中、晚期,肿块已十分明显时,应用消坚散结,这是大家都已知道的治法,但往往忽视在胃癌早期应用。虽然早期肿块仅能借助西医学检查得以诊断,然而必须承认积聚已成,应果断地应用消法,以达及早消除之目的。

至于一般认为,消坚散结必用克伐之品,难免伤正,恐病未去而正已亏的观点,钱伯文则认为治胃癌不用消坚非其治也,不能因噎废食。

2. **消坚散结之活用** 钱伯文认为,消坚散结乃为治疗原则,有其丰富的内涵,应灵活地针对病因,采用各种相适应之消坚散结法,如祛瘀消坚、化痰消坚、清热解毒消坚,以及攻毒消坚等。虽为消坚,又不是一概地滥用有毒之品,如斑蝥、马钱子等,而习用天龙、露蜂房等药性较缓者。同时十分注意患者的体质情况,讲究应用的时机、药物的用量,乃至与其他治法的配合应用等,故而经常收其功,而未见其害。

(三) 扶助正气

1. **扶正对治疗胃癌的作用** 钱伯文治疗胃癌又十分重视患者的正气,强调扶正药物的应用。他认为:扶正有利于消坚。他指出,正气是机体对病邪的抵抗力和自然修复力,正气的恢复有助于肿块的控制、缩小或消除。他十分赞赏李时珍"养正破坚积"的提法。近年来有人认为正气包括了人体的免疫功能,而后者防止肿瘤生长的机制已得到公认,因此养正破积与现代的免疫疗法,具有某种共同的理论基础。

扶正有利于患者接受各种治疗。钱伯文认为,在胃癌尚未被真正攻克之前,采用多种疗法是理智做法,而各种疗法均有其利弊,中医扶正治疗能增强患者体质,升高白细胞、减轻其他治疗的不良反应等,从而使患者获得了接受手术、放疗、化疗的机会,并能较顺利地完成全部疗程。有利于改善患者体质,促进康复,延长生存期。

2. **扶正着重脾胃** 钱伯文认为,胃癌中、晚期的虚弱,主要是脾的运化失司这一局部的病理变化及于全身所致。如窦材在《扁鹊心书》中说:"翻胃,乃脾气太虚不能健运也。"因此,他赞同程文囿的观点:"必以扶助正气,健脾养胃为主……方是救本之治。"

（四）擅用枳、术

枳实为行气药，白术为益气药，两者配伍，由于药物用量的不同，组成了功用迥异的枳术汤与枳术丸。枳术汤出自《金匮要略》，枳实用量二倍于白术，主治气滞水停之"心下坚，大如盘，边如旋盘"之水饮证，法在以消为主，消中寓补。枳术丸出自《脾胃论》，白术用量二倍于枳壳，主治脾虚食滞之纳差、腹胀证，功在以补为主，补中寓消。

故张璐说："二方各有深意，不可移异。"钱伯文熟谙其理，师古而不泥古，灵活运用二方于胃癌的治疗配伍中，并根据胃癌的病机特点及枳壳与枳实功用的差异，以枳壳易枳实，临证获得了良好效果。现将钱伯文经验，介绍如下。

1. **脾虚气弱，健脾益气，重白术而轻枳壳，使气旺而不壅滞** 临证所见，胃癌患者属脾虚气弱者占较大比例。此类证候，法当补益，可遣党参、白术、茯苓、黄芪、薏苡仁、扁豆、山药、炙甘草之类施治，这是通常的用药方法。但钱伯文认为，虚证治虚，仅为大法，乃在示人以规矩，不应拘泥。灵活变通，知常达变，才是获效的关键。钱伯文体会到，胃癌病机复杂多变，邪气的影响及脾胃功能的障碍，往往使患者虚无纯虚，因虚致"实"。治疗宜扶正、泻实两相兼顾。例如，脾虚气弱之胃癌患者，除见面色苍白无华、少言懒动、食少纳差、泄泻、脉虚弱等纯虚征象外，还常有胃脘胀满、食入胀甚，或肠鸣作响、嗳气、矢气多等"实象"。对此情况，则不宜专用益气健脾之品。钱伯文强调，此胀之"实象"虽本质上是因气虚无力以运所致，但若徒以补气，往往随脾气的恢复而患者腹胀尤甚，这是气骤生而滞于中、不得运行的表现，反给患者带来不利影响。

针对上述现象，钱伯文临证每于健脾益气时，以白术等配少量枳壳疏导气机，所谓补中寓通，动静结合，这就消除了虚胀，避免了"呆补"的不良作用，从而促进了胃癌患者脾胃虚弱、胃肠功能紊乱的恢复。益气健脾之用白术、枳壳配伍，实为枳术丸之含义。此时，钱伯文白术用量一般为 15 g，若患者无舌燥、口干，则用至 24 g；而枳壳充其量不过 6 g。通观整个方剂，则补消之功彰然。

关于脾虚之虚胀，亦有配木香、砂仁、陈皮之求效者。钱伯文以为，此用于一般的中虚证或可,但对于肿瘤患者,则嫌力强,有耗正气之虞。即使虚胀较甚,亦不可妄执,可选佛手、八月札等药性平缓之品以助枳壳之功。

2. 脾胃气滞,宽中理气,重枳壳而轻白术,使畅而不耗气 中焦气机不行,脾胃气滞,亦是胃癌患者常见的证型。脾主健运,主化物,主升;胃主受纳,主腐熟,主降。脾胃功能的正常发挥,有赖两者的协调统一。若受肿瘤、邪毒等损伤,脾不运化升清,胃不腐纳降浊,气机运行逆乱,壅塞于中,则形成脾胃气滞证,表现为脘腹满闷、胀痛、气窜不定,或胀痛连及两胁、胸膈,纳呆食少,食入后胸脘堵塞感,或恶心、呕吐、嗳气、呃逆等。

气滞在中焦,则宜宽中理气。对此,钱伯文用药亦善在配伍中加入枳壳、白术,且常以枳壳为主组方。钱伯文认为,枳壳功专入中焦,善宽中理气、消胀除满,是治疗各种原因所致之气滞作胀之要药。因其性和缓,不偏寒热,祛邪而不伤正,故凡实胀、虚胀皆为不可缺少之品。又因中焦为气机运转之枢纽,调中焦则脾升、胃降,气机畅达,故无问胀之在上、在中、在下,亦皆相宜。钱伯文用药,如胀在胸膈,以枳壳配瓜蒌皮;胀在胃脘,配佛手、香橼、八月札;胀在两胁,配合欢皮、香附、柴胡;胀在小腹,配大腹皮、炒莱菔子;食后胀甚或胀由食滞者,配焦楂曲、鸡内金、炒麦芽;胀由痰阻者,配制半夏、陈皮、茯苓;胀由肿瘤进展所致者,配莪术、昆布、海藻、天龙;胀而兼痛者,配广木香、延胡索、川楝子;胀而呕恶者,配姜半夏、陈皮、代赭石;胀而泻泄者,配煨木香、白扁豆;胀甚不解者,配厚朴等。

钱伯文强调,理气药多耗气、散气,用之权衡失当,易生弊端,故临证还应少佐益气健脾之品以调和之。白术为益气佳品,善固中土而又具走散之性,得诸辛香之品,散中有守,守而不碍散,理气不虑伤气,从而更有助于提高治疗效果。

鉴于此,对脾胃气滞之证,钱伯文组方,每以枳壳为主,并根据患者的病情特点及病变部位,辅以相应的理气或其他药物,最终佐少量白术而求全功。钱伯文枳壳用量为 15~24 g,白术为 6 g 左右。

3. 湿浊中阻,祛湿运脾,枳壳、白术并重,使湿化而中健 湿浊内阻之证,一在苦温燥湿,一在运脾化湿,同时前人还强调,气能化湿,气化则湿化。白术禀甘、苦、温之性,归经脾胃,善燥湿并健脾助运;枳壳辛散理气,调气机而助三焦气化功能。故钱伯文认为,两者配伍,相辅相成,相得益彰,是祛湿之良好药对,对胃癌症见湿阻、脾困者,具有重要作用。

湿浊内阻之证,临床所见有二:其一属外湿内侵,即先有湿浊困遏,而后中焦壅滞,脾失健运,此谓外湿困脾;其二属湿由内生,即先有脾失健运,脾不化湿而后湿浊滞留,此谓脾虚湿阻。属外湿困脾者常有四肢困重酸痛、精神萎靡不振、头重或头晕、头痛、腹胀食少或大便泻泄等以外湿留滞为主的症状;属脾虚湿阻者多呈脘腹胀满或痞闷、身倦无力、肢体重着、面色晦黑、食少纳呆、恶油腻、口淡无味或口中黏腻、恶心呕吐、泄泻或水样便,一日数行等脾不化湿为主的表现。钱伯文辨治,则以枳壳、白术相结合,再酌加相应药物以奏效。例如,对于前者配藿香、佩兰、苍术、土茯苓、砂仁、厚朴,或再少佐桂枝以通阳气;对于后者,配薏苡仁、党参、茯苓、苍术、厚朴、佛手、大腹皮、陈皮、制半夏等。至若病情发展,外湿、内湿区别已不明显,湿阻、脾困并重,钱伯文用药则多为白术、枳壳、厚朴、苍术、生熟苡仁、制半夏、白扁豆、炒莱菔子、佛手、大腹皮、陈皮、茯苓、藿香、佩兰等。湿浊中阻,钱伯文一般用枳壳、白术各15～24 g。

4. 胃津不足,益胃生津,枳壳、白术皆轻,使纳开而食化　胃癌见胃津不足者,治宜益胃生津,而用沙参麦冬汤、养胃汤等。但钱伯文除此之外,还时常配以少量枳壳、白术以理气健脾,其用意颇深,盖脾胃为气血生化之源,主化万物,津液亦来源于水谷精微。若胃津亏虚,胃气受伤,势必损及脾胃生化功能,致使脾胃无力腐化水谷精微以生阴津。以枳壳、白术调中气,既可改善食欲、促进胃纳,又能助化源,使胃津滋生,含从本求治之义,此其一;其二,滋阴生津之品多阴柔黏腻,易致脾胃功能呆滞,借枳壳、白术之功,可使补而不滞,滋而不腻,则寓动静相合之理。

胃津不足,主要见症有口干、口渴、唇燥、便秘、胃脘虚痞、食少、舌苔薄或少苔、无苔、脉细等。宜益胃生津,钱伯文习用南北沙参、天花粉、石斛、玉竹、太子参、芦根、麦冬、生地等甘寒之品治疗,通常还配伍酸味之白芍入上述诸药中以酸甘化阴。如此,再兼之枳壳、白术,则相合之方配伍精当,理法明确,用药独到,相辅相成,验之临床,确有理想效果。

胃阴津不足而用枳壳、白术,是否有伤阴之虑? 钱伯文认为关键在于处理好枳、术用量。在大宗滋阴生津之品中配少量枳、术,无须嫌其伤阴,仍是利多弊少。至于病情出现转化,阴津不足而又有虚火之象,如虚热、五心烦热、盗汗等,则枳、术已非所宜,此时可易之为焦楂曲、炒谷麦芽等。山楂善消食除腻化滞,其酸味合诸甘寒之品亦能养阴;炒谷麦芽助纳化而益气,两者可作为胃癌阴虚变证的另一种用药方法。(《重订古今名医临证金鉴·肿瘤卷·钱伯文》)

二、史兰陵

古代无胃癌一词,很早有反胃、胃翻、岩、巖嵒等病名的记载。在症状、病程和预后的描述上都与恶性肿瘤接近。中医治疗胃癌就是本着噎膈、反胃的治则并参照外科的论治进行辨证施治的。

明确阴阳,辨证施治:症现阳虚、面白、发冷,舌质淡、便稀,应扶脾土以通阳,益命门以蒸化,佐以辛热泄浊;阴虚血燥者,应养胃阴以承阳,兼以辛滑通瘀,甘润清养,大忌辛燥耗液,刚热劫阴;气虚血亏者,应以益气养血为主;格拒不通,包块堵塞者,应适当给予化瘀通降,保持胃肠道通畅。总之莫忘久病多虚,始终兼顾正气,注意扶正托毒。

肝脾郁结,血燥血瘀:面色潮红或晦暗,舌暗紫,苔黄厚腻或白腻,抑或绛赤无津。脉细数或弦数,便秘干黑等,为肝脾瘀结之象,多属血燥血瘀。治应两通厥阴阳明之法,疏其肝气之郁结,佐以扶正益胃阴之剂。方用:当归、白芍各 12 g,香附、橘红、半夏、云茯苓、竹茹、生枇杷叶、鲜石斛、郁金各 10 g。便秘者加大黄 6 g(后入,可暂用破结,中病则已,不可久服),其他如两头尖30 g(用植物不用公鼠粪,此药消腹内部肿块),三棱、莪术各 9 g,延胡索、丹参各 10 g,体质尚健者具可参入;如病期较晚应以扶正为主,扶脾养胃,以虫类药物缓治,如八珍汤加蜈蚣、䗪虫、地龙、生水蛭、虻虫各 9 g,交替使用,采取三补一攻、五补一攻,掌握病机,灵活运用。

脾阳不振,寒湿停蓄:面色萎黄,神倦无力,消化迟钝,呕吐黏涎无酸苦臭味,或朝食暮吐,食少便溏,舌淡,脉迟弦紧,属脾阳不振,寒湿停蓄。治应扶脾土以振中阳,兼以辛热化浊,通补胃腑。方用理中汤、吴茱萸汤、补中益气汤、胃苓汤加减施用。下湿上燥者,可酌用理连汤;湿重者加猪苓、泽泻;寒甚者加附子 3 g,桂心 6 g;其他加砂仁 6 g,生半夏、丁香各 9 g,益智仁 10 g,都可选用;俟其阳气来复,再继以益阴养血之品,如人参 1.5 g,山药 18 g,莲子10 g,乌梅 6 g,大枣 4 枚,糯米 15 g,甘草 3 g,当归、杭芍各 10 g。

末期阳虚涎泛,大量伤液,亦可造成阴阳两虚,治应阴阳并调。方用八味地黄汤(丸)、八珍汤加减施用。正气不支时可给人参粉冲服。呕吐不食,脘膈闭塞,大便不通者可配合输液等支持疗法。必要时可外科造瘘或行改道术。

胃阴亏损:面色苍黄,咽干,大便干黑,胃脘隐痛如割,绵绵不休,舌绛无苔,脉数急或细数无力,为胃阴亏损之象。治应以甘酸化阴,兼以辛滑通瘀。方用:沙参 30 g,丹参 15 g,麦冬、乌梅、枇杷叶各 9 g,石斛、竹茹、瓜蒌皮、陈皮各 10 g,甘草 3 g。其他如竹沥水 20 mL,知母、杏仁各 9 g,酸枣仁 15 g,木瓜、柿霜各 60 g,都可参照选用。气逆者,可少加半夏以佐之;胸闷食少者,少入白檀香或盔沉香粉 3 g,冲服。

胃癌一症,就治疗中的注意问题,结合笔者的临床体会作以简要归纳:胃酸缺乏为本病之特点,故宜扶正益阴,此与肝胃气痛,治则少有不同;包块赘生"其证多实",久病多虚"其体为虚",单纯滋补则益其胀,单纯攻坚则速其死。古人云:"大积、大聚攻其半而已,不必尽消。"故施治之法多攻补兼施;胃为多血多气之腑,胃内黏膜破损易于出血,尤其癌肿浸润,血管破裂时能大量出血,更须注意防治。腐蚀、破血在所禁忌,须多方促其溃疡愈合。(《癌症中医治验·胃癌》)

三、张镜人

(一)重视癌前病变——慢性萎缩性胃炎

胃炎的种类很多,一般认为与胃癌关系较大的是萎缩性胃炎,目前将萎缩性胃炎作为胃癌癌前病变的一种。在对胃癌患者的胃镜检查和组织病理检查中发现,胃癌往往同时伴有萎缩性胃炎,其发生率为 52%～97%。国内外对慢性萎缩性胃炎的长期随访观察的报道,胃癌的发生率与萎缩性胃炎的病史长短及病变的程度有关,认为萎缩性胃炎的患者胃癌的发生率为 1.5% 左右,尤其是伴肠腺化生或不典型增生者,其癌变率可达 6.25%。但是至今,临床上没有找到特效的治疗药物。而张镜人独创的调气活血法治疗慢性萎缩性胃炎,经病理证实,疗效显著,打破了慢性萎缩性胃炎腺体萎缩不可逆转的观念,为防治胃癌开拓了新的途径。

经过大量的临床病例观察,张镜人摸清了萎缩性胃炎患者临床表现的趋向性规律。认为主要症状的出现率为腹胀 96.2%,脘痛 90.4%,乏力 57.7%,大便溏薄 48.1%,呈现气虚趋向性;脉以细弦和细脉占多数,舌白腻苔和薄黄最常见,瘀血病邪滞留趋向;胃黏膜病理变化的主要特点是黏膜苍白,血管纹显露,腺体萎缩,胃酸缺乏,呈现气阴(血)两虚的趋向性。从这些规律中,张镜人领悟到萎缩性胃炎尽管也以气滞为病机中心,但病机转归上已由气滞热郁日久渐致络损血瘀、中气耗伤、气血俱虚,脾胃不和、气虚血瘀是其病机特点。

张镜人曾采用养阴益胃的叶氏养胃汤,配酸甘化阴的加减思食丸,加入疏肝理气的柴胡、紫苏梗、制香附,活血化瘀的丹参、赤芍、血竭等,创制了治疗胃炎的调气活血安中基本方——萎胃安。而针对萎缩性胃炎这一特殊性,张镜人信守调气活血大法,对"萎胃安"作了调整,制定了更为合适的萎缩性胃炎专方和加减法。此方以太子参 9 g,炒白术 9 g 为君药,补气健脾、燥湿助运;以丹参 9 g,赤白芍各 9 g,为臣药,凉血活血、和营通络,改善胃黏膜血流量;以柴胡 6 g,炒黄芩 9 g 为佐药,一升一降,平调脾胃之气机而助纳运;以白花蛇舌草 30 g,徐长卿 15 g 为使药,清热止痛、兼顾虚实夹杂、瘀热互结之症。随证加减法则:胃脘刺痛加九香虫、刺猬皮;脘胀甚加炒枳壳、佛手;嘈杂易饥加山药、白扁豆;口燥阴虚者加石斛、沙参;纳谷不馨加麦芽、炒楂曲;便溏加防风炭、炮姜炭;胃酸缺乏加乌梅、木瓜;并发溃疡加白及片、凤凰衣;并发胃下垂或胃黏膜脱垂加升麻、生枳壳;胆汁反流加旋覆花、代赭石;伴肠腺化生或不典型增生加白花蛇舌草、蛇果草。

(二)以扶正祛邪为主的术后调理法

对胃癌术后的调治,张镜人更有着丰富的临证经验,提出了扶正祛邪、健脾和中、清化瘀热的基本治法,对增强患者体质,改善症状,提高生存质量,增加放化疗疗效,减轻其毒副反应,防止复发转移,延长生存期有重要作用。主要有以下几个方面。

1. **扶正着重调理脾胃**　手术后的患者癥积已去,脾胃受损。多表现为气血两亏、脾胃不足。临床症状:面色苍白或萎黄、神疲乏力、语低气短、胃纳不馨,舌淡苔薄,脉细弱。加之化疗对脾胃的损伤,因此,在这个阶段,中医临证时,应着重扶助正气,调理脾胃功能。张镜人常用太子参、炒白术、怀山药、白扁豆、制黄精、灵芝草等益气健中、调理脾胃。若兼见嗳气脘胀,加用香附、郁金、佛手、预知子等;兼见少腹胀满加地骷髅;化疗后,患者常出现恶心、呕吐、食欲缺乏等脾失健运、胃失和降的症状,可用姜半夏、陈皮、炒竹茹、旋覆花、代赭石等。李东垣《脾胃论》指出,"内伤脾胃,百病由生"。说明脾胃在机体发病中的重要作用。脾胃为后天之本,气血生化之源。只有脾健胃和,患者才能纳馨寐安,正气得以恢复,抗病能力得以增加,生活质量得以提高。张镜人指出,此时组方应轻灵平和,不用大毒大攻之品,不用苦寒败胃之药,不用滋腻碍胃之剂,千万保护好脾胃功能。现代医学研究亦表明,健脾理气法能增强消化腺体的内外分泌功能,能增强小肠吸收功能,改善营养状况、精神、体力以及增强和提高患者的细胞免疫功能。

2. 祛邪着重清化瘀热 张镜人认为,肿瘤形成为正气亏虚,瘀毒内结引起。手术之后,可见的瘤体已去,但患者体内郁热未清,故应在扶正的同时辅以清化瘀热之剂以祛邪,以防烟火未熄,宿疾复发。常用蜀羊泉、白花蛇舌草、蛇果草等。中医药体外抗癌活性筛选中提示,清热解毒药抗癌活性最强,如白花蛇舌草等有明显的直接或间接抑杀癌细胞的作用,在一定程度上控制肿瘤发展。因此,清热解毒法亦为抗转移治疗的重要方法。

3. 辨证辨病,结合施治 辨证施治是中医治疗的基本理论,同样是胃癌术后,因不同的患者或不同的阶段而表现不同的证型,通过辨证施治可使机体功能得以调整和恢复。张镜人临证时,常在辨证施治基础上,辅以辨病治疗。胃癌术后常加用一些具有抗癌作用的药物,如蜀羊泉、白花蛇舌草、蛇果草、预知子、薏苡仁、灵芝等;兼有白细胞减少者加用猪殃殃;兼有贫血者加用当归身、杭白芍、制黄精、枸杞子、制何首乌;胃镜下见吻合口糜烂加用蝉蜕、蒲公英、芙蓉叶;见息肉增生加用生牡蛎。

4. 长期服药,巩固疗效 肿瘤患者免疫功能低下,免疫活性细胞难以识别、杀灭存在于血循环中具有转移能力的癌细胞,难免导致肿瘤转移,术后复发主要集中在前5年内,故张镜人强调,坚持长期服药,扶助正气,调动宿主自身的抗癌能力,参与肿瘤的调控,度过复发率较高的前5年。体内的免疫功能调节是一个复杂而长期的工作,而且中药起效慢,作用时间长,因此,应该坚持长期服用中药,这样,对增强抗癌能力,巩固疗效,提高全身免疫功能,继续抑制和消灭残余癌细胞起到决定性作用。张镜人不仅注重中医治疗,亦善于运用西医诊断技术,服药期间,询问肿瘤相关指标,定期复查 B 超、CT 等。注意病情的发展变化,随症加减用药。若有复发,可通过中药扶正祛邪,抑制肿瘤细胞增殖,让患者"带瘤生存",与肿瘤细胞和平共处,达到延长生存期的目的。

5. 注意饮食生活调摄　中医学认为,胃为水谷之海,主受纳和腐熟水谷,与脾相合,共同化生气血,以养周身。饮食不慎,则每易损其功能,碍其升降。因此,饮食调理对胃癌术后患者尤为重要。另外,情志失调亦可影响脾胃功能。忧思太过伤脾,脾虚则运化失司;大怒则肝气不舒,横逆犯胃。张镜人在给胃癌术后患者开方用药的同时,还关注并指导患者的生活饮食,鼓励患者树立战胜疾病的信心,消除患者对疾病的恐惧心理,要求患者保持良好心态。提醒患者避免过分疲劳,适量运动,生活起居有规律。嘱咐患者饮食清淡、新鲜、易消化之品,忌辛辣刺激、坚硬粗糙、油腻之品。

在用药方面,张镜人更有其独特的临证经验。

(1) 对于胃癌术后癥积虽去,正气受损、脾胃不足,呈气血两亏、脾胃虚弱之证者,张镜人主张术后宜扶正为主,调理脾胃,善用太子参合炒白术益气健脾。《本草从新》谓太子参"大补元气,其力不下人参"。张镜人认为,太子参味甘性平,入脾经,乃补气药中轻补之品,健脾而不燥热,养胃阴而不滋腻,对脾胃虚弱而不受峻补者,用之较为适合。现代研究发现太子参含氨基酸、多糖、皂苷、黄酮及多种微量元素,对淋巴细胞增殖有明显的刺激作用。白术甘温苦燥,善于补脾气,燥化水湿,与脾喜燥恶湿之性相合,为补脾要药。炮制后的炒白术更补脾气。现代药理研究发现白术能促进网状内皮系统功能,提高淋巴细胞转化率和自然玫瑰花环形成率,促进细胞免疫功能,且明显提高血清 IgG 含量,有抗肿瘤作用。两药相合,相得益彰,益脾气、健脾运。

(2) 胃癌术后常并发贫血,加之化疗对人体的损害,患者常出现头晕乏力、耳鸣眼花、腰酸膝软、消瘦等虚损之症。张镜人常用制黄精配灵芝草补中疗虚。黄精甘平无毒,《名医别录》谓其"主补中益气,除风湿,安五脏,久服轻身延年"。《神仙芝草经》指出黄精能宽中益气,调养五脏,使肌肉充健,骨髓坚硬,力气倍增,面色红润。现代研究发现黄精含烟酸、黏液质、淀粉、糖类和多种氨基酸及蒽醌化合物,能提高淋巴细胞转化率,增强机体免疫功能,促进

DNA、RNA 及蛋白质的合成,加速造血干细胞的增殖,促进造血功能。张镜人认为,本品主入脾经,其味甘甜,既能滋养脾阴,又善补益脾气,故为治疗脾虚之证的良药。本品又入肾经长于滋阴,通过平补肺脾肾而能填精生髓,强壮固本,可治肾虚诸证。灵芝益气补虚,健身增智,扶正固本,延年益寿。实验研究和临床应用证明灵芝对人体免疫系统有双向调节作用,可以增强机体的免疫防御机制,增强免疫监督作用,能抗肿瘤、延缓衰老,有刺激造血系统的作用。两药相配补中益气,强身疗虚。

(3) 对于胃癌术后,脾胃气虚,运化无力者,常有神疲乏力、纳食减少、大便溏薄或泄泻等症。张镜人在临床中常用山药偕白扁豆健脾和中。山药味甘入脾,既补脾气,又益脾阴。脾胃气虚、脾阴不足均可应用。《神农本草经》谓其"主伤中,补虚羸,除寒热邪气,补中,益气力,长肌肉。久服耳目聪明,轻身,不饥,延年"。《本草纲目》概括本品具有"益肾气,健脾胃,止泻痢,化痰涎,润皮毛"的功能。山药水浸液具有促进干扰素生成和增加细胞数的作用,可抑制肿瘤细胞增殖,对突变的细胞有产生抑制的倾向。山药所含营养成分和黏液质淀粉酶有滋补和助消化的作用。白扁豆味甘入脾,既能健脾,又能化湿和中。《名医别录》谓其"主和中下气",《本草从新》谓之具有"补脾除湿、消暑"的作用。两药合用健脾助运、和中止泻。

(4) 胃癌患者手术之后,肿块虽去,余毒未净,宜清热解毒,清除体内热毒,以防死灰复燃。张镜人喜用白花蛇舌草辅以蛇果草清热解毒、消肿散结。白花蛇舌草味苦、甘,性寒。入心、肝、脾经,有清热解毒、利湿消肿、活血止痛及抗癌作用,已广泛应用于治疗各种肿瘤,尤多用于治消化系统肿瘤,如食管癌、胃癌、肝癌、肠癌等。现代药理研究证实其有抗肿瘤作用,体外实验有抑杀肝癌细胞及抗嗜菌体作用,对急性淋巴细胞型、粒细胞型、单核细胞型以及慢性粒细胞型肿瘤细胞有较强的抑制作用。又有增强机体免疫功能,表现为网状细胞增生肥大、胞质丰富、吞噬活跃,淋巴结、肝、脾等组织中嗜银物质呈致密化改变,亦能增强白细胞的吞噬功能。蛇果草也称蛇莓,味甘、苦,性寒,有毒。入肺、胃、肝经。清热解毒,散瘀消肿。可用治多种恶性肿瘤。体外实验研究表明,蛇果草水提取物相当于 5 mg/mL、10 mg/mL、15 mg/mL 时,对细胞生长有较强的抑制效应。15 mg/mL 作用 48 h 可使细胞完全丧失再繁殖能力,对细胞 DNA 的合成亦呈轻度抑制作用。经过 60 种中草药的粗筛,发现蛇果草有较强的抗肿瘤作用。两药相辅清瘀热、解热毒、消肿痛。

（5）胃癌术后患者常出现脘闷嗳气、胸胁胀痛、痛无定处、精神抑郁、情绪不宁、善太息等肝郁气滞之症，张镜人常用制香附配伍广郁金疏肝解郁。《本草求真》谓："香附，辛苦燥，入肝胆二经开郁。"张镜人认为，本品味辛能散、微苦能降、微甘能和、性平不寒，芳香走窜，善疏肝理气解郁，通调三焦气滞，有"气病之总司"之称。研究证实香附有抗癌作用，可能与其能够改善病变部位血液循环、进而抑制病理性细胞增生有关。《本草汇言》谓广郁金"性轻扬，能散郁滞，顺逆气，上达高巅"。《本草备要》概括本品功效为"行气、解郁、泄血、破瘀。凉心热，散肝郁"。与香附同用可加强疏肝气、解郁结、止疼痛之功。现代研究表明，本品的挥发液对癌细胞有抑制作用，可用治多种恶性肿瘤。

（6）部分患者手术后病理提示有淋巴结转移，或是术后随访腹部 CT 提示有淋巴结肿大，张镜人常用薏苡仁助生牡蛎软坚抗癌。薏苡仁甘、淡、微寒，归脾、肺、肾经，有利水渗湿、健脾止泻、祛湿除痹、清热排脓之功效。陶弘景《名医别录》谓其有"主除筋骨中邪气不仁，利肠胃，消水肿，令人能食"之功用。现代药理研究提示，薏苡仁醇或水醇提取物对实验动物一些癌细胞有一定抑制作用，有些成分可使细胞核分裂停止于中期，并有抗感染和增强免疫功能的作用。目前临床多用于治疗消化道肿瘤。牡蛎味咸性寒，有软坚散结化痰之功，凡痰湿留滞、痰火郁结、脏腑失调、痰凝气壅所致之瘰疬、瘿瘤均可选用。《本草纲目》谓牡蛎"化痰软坚，清热除湿，止心脾气痛，痢下赤白浊，消疝瘕积块，瘿疾结核"。现代药理研究表明，牡蛎中所含的多种常量及微量元素，对维护机体的正常功能起重要作用。牡蛎煎液对肿瘤细胞有明显的抑制作用。（《胃癌中医证治·名老中医对胃癌的认识·张镜人》）

四、李修五

李修五认为，胃癌古医籍中虽无明确的记载，但中医学中的"噎膈""胃反""积聚""伏梁""胃脘痛"等症状记载，均有类似于胃癌的临床症状。其病机演变大致可分为三个阶段，早期多由情志不遂、肝气不舒或饮食不节、损伤脾胃，致肝胃不和，脾胃气滞。这一阶段病情较轻，易为人们忽视。继则肝郁气滞，脾胃受伤，运化失常，痰浊内生，血滞成瘀，痰瘀互结，日渐成积。积聚既成，迁延失治，可严重制约脾胃功能，则正气更虚，邪气日盛，绝人后天之本,累及他脏,全身失养而亡。早期胃癌如能确诊,实属根治之最佳时期,但此时中医诊治,多因无症状而无证可辨,或因症状轻微而单纯辨为一般胃部疾患,投药过轻而贻误治疗。而西医一般检查可以早期发现,所以对胃癌的诊断,李修五强调,应借助现代医学之优势,坚持现代医学早发现、早治疗的原则,在明确疾病的基础上,辨证施治,选方用药。辨证与辨病,两者不可偏废,取辨病诊断之清晰,辨证治疗之疗效,两者有机结合,以求取得良效。

李修五认为,传统上对胃癌分肝胃不和、胃热伤阴、瘀毒内阻、痰湿凝结、脾胃虚寒、气血双亏六型,分型选方论治的方法较为机械、繁琐,所以根据自己多年临床经验,并依据胃以通降为顺的生理特征以及胃癌患者多为正虚兼痰、瘀、毒而虚实夹杂的病机特点,治疗上喜用自拟验方虎七散合旋覆代赭汤为基本方,辨证加减治疗胃癌患者,收效较为满意。其中旋覆代赭汤补虚降逆,化痰安胃,调节气机之升降;虎七散软坚散结,活血祛瘀而消积,方药配伍严谨,补而不滞,伐不伤正,以冀达瘤消正复之效。方药组成及用法:虎七散由壁虎、三七粉 2 味配制而成。取壁虎 70 条焙干研面,加三七粉 50 g,拌匀,空腹每次服 3～4 g,每日 2 次,黄酒或温开水送服。汤剂基本组成为:党参 20 g,茯苓 30 g,黄芪 30 g,夏枯草 20 g,姜竹茹 20 g,姜半夏 20 g,旋覆花 30 g(包),白花蛇舌草 60 g,代赭石 30 g,丹参 30 g,半枝莲 30 g,露蜂房 12 g,炙甘草 6 g。加减法:消食导滞,选加山楂曲、谷麦芽、鸡内金、枳壳等;软坚散结酌加牡蛎、山慈菇、莪术、三棱、石见穿、徐长卿等;清热解毒加蜀羊泉、重楼、预知子、菝葜、铁树叶等;化瘀止痛加全蝎、当归、延胡索、香附、水蛭等;痰湿者加薏苡仁、胆南星、青礞石、威灵仙等;阴虚者加韭汁、石斛、生地汁、梨汁等;脾虚寒者加干姜、吴茱萸、附子、小茴香等。每日 1 剂,冷水先泡 1 h,水煎取 3 次,每次水开后煎 30 min,三药汁混匀分 4 次服,即白天三餐后 2 h 服及睡前服,这样药效可以持续,又不影响进食,有利于药物充分吸收,从而达到满意的疗效。(《胃癌中医证治·其余医家的胃癌治疗特色·李修五》)

五、孙秉严

胃癌表现之临床证候,以脾肾阳虚之寒瘀毒结症最多见,因此在治疗上,升脾阳以疏肝气,温胃降胃以利胆气是关键之处。攻下法当是祛邪最有力的方法。

成药处方(选用)：

化毒片：每日 5 片。

化结丸：每日 1 剂。

和胃丸：6 g，分 2 次服。

青龙衣液：每日 2～3 支，口服。

汤药处方：

黄药子 30 g，川断 15 g，沙苑子 15 g，莪术 15 g，桃仁 15 g，海藻 15 g，牡蛎 15 g，海螵蛸 10～15 g，蛤粉 10 g，党参 10～15 g，黄芪 20～30 g，牵牛子 30 g，槟榔 30 g，川大黄 10 g，玄明粉(冲)10 g，陈皮 10 g，半夏 15 g，大枣 5 个，生姜 5 片。

本方主药为黄药子、川断、沙苑子。黄药子性味苦平，入手少阴、足厥阴经，《开宝本草》载："主诸恶肿疮瘘、喉痹、蛇犬咬毒。"《本草纲目》亦说："凉血降火，消瘿解毒。"可见主要用于祛邪，其能破郁积、癌毒，且对正气损伤不大，所以是治疗恶性肿瘤的常用药，尤多用于消化道恶性肿瘤。川断、沙苑子是肝、肾二经药，有强壮作用，一般多归于补益药类，但它们还有破瘀消肿毒的作用。如《医林纂要》载，沙苑子可"坚肾水泻邪湿，去癥瘕痔漏"；《日华子本草》载，川断"补五劳七伤、破癥结瘀血、消肿毒、肠风、痔漏"等。经反复使用体会到，此二味药对消化道肿瘤确有攻击作用，又可减轻由于祛邪力量太大而引起的诸种不适。辅药有 2 组：莪术、桃仁主要活血；海藻、牡蛎、海螵蛸、蛤粉软坚散结、消痰核积聚。佐药有 3 组：党参、黄芪扶正气，其剂量视病情需要定；牵牛子、槟榔、川大黄、玄明粉攻下逐邪，四味药可同时用，也可选用；陈皮、半夏理气和胃。生姜、大枣为使药。

证属寒者，加干姜 15～30 g，肉桂 15～30 g，附子 15～30 g，乌药 10～15 g。中阳虚甚，加良姜、荜茇、佛手。

酸多者，加吴茱萸 6～10 g，黄连 3～6 g，海螵蛸 15 g，紫豆蔻 10～15 g，莱菔子 15～30 g。

口腔糜烂不愈者，加干姜 10～30 g，川连 10～15 g。

证属热者，加焦栀子 10～15 g，蒲公英 15～30 g 或生石膏 30～60 g，知母 15～30 g，山药 15 g。(《重订古今名医临证金鉴·肿瘤卷·孙秉严》)

肿
瘤

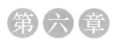

历 代 医 案

第一节 古 代 医 案

一、《医学纲目·脾胃部》案

案 1 杭州一男子,四十余岁,患反胃两月矣。口干而不喜饮食,有时而吐,或吐则食物裹涎沫而出,吐后胸膈方快。其脉俱涩,重则弦大。盖其壮年多服金石房中之药所致。时正秋初尚热,遂令其多作竹沥煮罂粟米为粥,代粥饭与之,每啜一二口而止,却带温频频与之,自此不吐。至旬日稍凉,以流水作稀粥,入少竹沥与之,时间以四物汤加陈皮,益其血,月余而安。

案 2 台州一木匠,年二十七,勤于工作而性巧慧。有一艾妻,且喜酒。病反胃者半载,其面白,其脉涩而不匀,重取则大而弱,大便八九日方通一次,粪皆燥结如羊屎,甚羸乏无力。予谓精血耗竭也。先与甘蔗汁煎六君子汤加附子、大黄与之。伺大便稍润,令谢去工作,卧于牛家,取新温牛乳细饮之,每顿尽一杯,一昼夜可五六次,以渐而至七八次,其余菜果粥饭皆不入口。半月而大便润,月余而安。然或口干,盖酒毒未解,间饮甘蔗汁少许,近两月而安矣(六君子汤谓人参、茯苓、白术、枳壳、陈皮、半夏各等分,姜、枣煎也)。

二、《续名医类案·反胃》案

案 1 汪石山治李一之,年近四十,病反食,与近邻二人脉病颇同。汪曰:二人者皆急于名利,唯一之心宽可治。遂以八珍汤减地黄,加藿香为末,用蜜韭汁调服而愈。其二人,逾年果殁。

案 2 薛立斋治一妇人患反胃,胸胁胀闷,或小便不利,或时作痛,小便涩滞。曰:此肝火血虚也,当清肝火,生肝血,养脾土,生肺金。以薛言为迂,别服利气化痰等剂,前证益剧,虚证蜂起。乃用加味逍遥散、加味归脾汤,一服寻愈。

案3 一妇人患反胃,吐痰甚多,手足常冷,饮食少思。曰:此肝脾郁怒,兼命门火衰。不信,另服化痰利气之剂,胸腹愈胀。又服峻利疏导之剂,薛曰:非其治也,必变脾虚发肿之证。急服《金匮》加减肾气丸,庶有可救。仍不信,反服沉香化气等丸,果发肿而故。

案4 薛立斋治一妇人患反胃,胸膈痞闷,得去后或泄气稍宽。此属脾气郁结而虚弱也,当调补为善。不信,乃别用二陈、枳实、黄连之类,不应。又用香燥破气(时师类多出此),前证益甚,形气愈虚。用归脾汤治半载而痊。

案5 张三锡曰:治反胃,用新水一大碗,留半碗,将半碗水内细细浇香油,铺满水面,然后将益元散一帖,轻轻铺满香油面上,须臾,自然沉水底,此即阴阳升降之道也(方即灵活可法,用治实症当有效)。但香油却最易引吐,用者审之。用匙扰匀服,却将所留水半碗荡药碗,漱口令净。吐既止,却进丹溪凉膈散,通其二便。未效再进一帖益元及凉膈即效也。此方极验。

案6 张路玉治汤伯乾子,年及三旬,患呕吐经年,每食后半日许吐出原物,全不秽腐,大便二三日一行,仍不燥结,渴不喜饮,小便时白时黄。屡用六君子、附子理中、六味丸,皆罔效,日濒于危。诊之,两尺弦细而沉,两寸皆涩而大,此肾脏真阳大亏,不能温养脾土之故,遂以崔氏八味丸与之。或谓附子已服过二枚,六味亦曾服过,恐八味未能奏效也。张曰:不然。此证本属肾虚,反以姜、附、白术伐其肾水,转耗真阴。至于六味,虽曰补肾,而阴药性滞,无阳则阴无以生,必于水中补火,斯为合法。服之不终剂而愈。

三、《临证指南医案·噎膈反胃》案

案1 毕(五四)。夏间诊视,曾说难愈之疴,然此病乃积劳伤阳,年岁未老,精神已竭,古称噎膈反胃,都因阴枯而阳结也。秋分后复诊,两脉生气日索,交早咽燥,昼日溺少。五液告涸,难任刚燥阳药,是病谅非医药能愈。

大半夏汤加黄连、姜汁。

案2 苏(五四)。向来翻胃,原可撑持。秋季骤加惊忧,厥阳陡升莫制,遂废食不便,消渴不已。如心热,呕吐涎沫,五味中喜食酸甘,肝阴胃汁,枯槁殆尽,难任燥药通关,胃属阳土,宜凉宜润;肝为刚脏,宜柔宜和,酸甘两济其阴。

乌梅肉,人参,鲜生地,阿胶,麦冬汁,生白芍。

案 3 顾(四十)。脉濡缓无力,中年胸胁时痛,继以早食晚吐,此属反胃。乃胃中无阳,浊阴腐壅,议仿仲景阳明辛热宣通例。

吴萸,半夏,荜拨,淡干姜,茯苓。

又辛热开浊,吐减。行走劳力,即吐痰水食物,阳气伤也,用吴萸理中汤。

案 4 尤。脉缓,右关弦,知饥恶食,食入即吐,肢浮,便溏溺少,不渴饮。此胃阳衰微,开合之机已废,老年噎膈反胃,乃大症也。

人参,茯苓,淡附子,淡干姜,炒粳米,姜汁。

又:通胃阳法服。腑病原无所补,只以老年积劳伤阳之质,所服之剂,开肺即是泄气。芩、连苦寒劫阳,姜汁与干姜、附子并用,三焦之阳皆通耳。若枳、朴仍是泄气,与前义悖矣。

人参,茯苓,淡附子,淡干姜。

案 5 刘(五四)。脉左小弦,右濡涩,五旬又四,阴阳日衰,劳烦奔走,阳愈伤,致清气欲结,食入脘痛,痰涎涌逆,皆噎膈反胃见症。其饮酒愈甚,由正气先馁,非酒能致病。

川连,枳实汁,茯苓,半夏,广皮白,黑山栀,姜汁,竹沥。

案 6 李。两关脉缓涩,食入气阻,吐涎稍通。前已吐过瘀浊胶黏。此皆久积劳倦,阳气不主旋运,为噎膈反胃之症。此病最多反复,必须身心安逸,方可却病,徒药无益耳。

半夏,姜汁,桃仁,韭白汁,香豉,瓜蒌皮,郁金。

案 7 某。胃痛得瘀血去而减,两三年宿病复起,食进痞闷,怕其清阳结而成膈。大意益气佐通,仍兼血络为治。

人参,半夏,茯苓,新会皮,木香,生益智,当归,桃仁。

水法丸,服三钱。

四、《洄溪医案·翻胃》案

嘉兴朱亭立,曾任广信太守,向病呕吐,时发时愈,是时吐不止,粒米不下者三日,医以膈证回绝,其友人来邀诊。余曰:此翻胃证,非膈证也。膈乃胃腑干枯,翻胃乃痰火上逆,轻重悬殊,以半夏泻心汤加减治之,渐能进食,寻复旧,从此遂成知己。每因饮食无节,时时小发,且不善饭,如是数年,非余方不服,甚相安也。后余便道过其家,谓余曰:我遇武林名医,谓我体虚,非参附不可。今服其方,觉强旺加餐。余谓此乃助火以腐食,元气必耗,将有热毒之害。亭立笑而腹非之,似有恨不早遇此医之意。不两月遣人连夜来迎,即登舟,抵暮入其寝室。见床前血汗满地,骇问故,亭立已不能言,惟垂泪引过,作泣别之态而已。盖血涌斗余,无药可施矣,天明而逝。十年幸活,殒于一朝,天下之服热剂而隐受其害者,何可胜数也。

五、《吴鞠通医案·积聚》案

乙酉五月廿一日,王氏,四十岁。

六脉弦紧,心下伏梁,非易化之症,一生忧泣,肝之郁也可知;又当燥金太乙天符之年,金来克木,痛愈甚矣。与温络法,其吐血亦络中寒也。

降香末三钱,半夏三钱,小枳实三钱,川椒炭二钱,广皮二钱,归横须三钱,公丁香八分。

煮三杯,分三次服,四帖。

二十五日:诸症皆效,自觉气上阻咽。加旋覆花(包)五钱。

二十九日:效不更方,再服。

六月初六日:加淡吴茱萸三钱。

六、《类证治裁·噎膈反胃》案

某。长夏吐食,症属胃翻,服四君异功加炮姜、桂、附,不应。予谓五脏以守为补,六腑以通为补,此不易之经训。四君异功本脾药,非胃药,胃腑宣通则和,一与守中,必致壅逆,白术、炮姜皆守剂,且阳土喜柔凉,忌刚燥劫液,久吐则胃阴伤,须辛通使胃气下行则效。韭子(炒研)、杏仁、豆蔻衣、半夏、砂仁、太子参、姜汁粉、栝蒌仁。服颇适,戒毋谷食,暂用面食,盖谷性阴而滞,面性阳而通,加意调养可瘥。

七、《王旭高临证医案·噎膈反胃门》案

案 1 金。脐以上有块一条,直攻心下作痛,痛连两胁,此属伏梁,为心之积,乃气血寒痰凝聚而成。背脊热而眩悸,营气内亏也。法当和营化积。

当归,半夏,瓦楞子,香附,丹参,茯苓,陈皮,木香,延胡索,川楝子,砂仁。

渊按：眩悸亦寒痰为患，未必即是营虚，否则背脊之热何来。

又：投化积和营，伏梁之攻痛稍缓，背脊之热亦减，仍从前制。

前方去茯苓、瓦楞子、木香，加茯神、玫瑰花。

案2 陈。病起逢食则呃，食入则胀。今脐上至心下一条胀痛，坐久则知饥，行动则饱胀，此属伏梁。胃为心之子，故胃亦病也。仿东垣五积治例。

川连，吴茱萸，干姜，陈皮，香附，半夏，茯苓，丁香，延胡索，五灵脂。

渊按：所谓食呃也，病在肠胃。

案3 马。心之积，名曰伏梁。得之忧思而气结也。居于心下胃脘之间，其形竖直而长。痛发则呕吐酸水，兼夹肝气、痰饮为患也。开发心阳以化浊阴之凝结，兼平肝气而化胃之痰饮。

桂枝，石菖蒲，延胡索，半夏，川连，吴黄（炒），茯苓，川楝子，陈皮，蔻仁，郁金，瓦楞子。

案4 朱。久有伏梁痞痛呕酸之患，是气血寒痰凝结也。自遭惊恐奔波，遂至脘腹气撑，旁攻胁肋，上至咽嗌，血随气而上溢，甚至盈碗盈盆。两载以来，屡发屡止，血虽时止，而气之撑胀终未全平。近来发作，不吐酸水而但吐血，想久伏之寒，化而为热矣。立方当从气血凝积二字推求，备候商用。

郁金，香附（醋炒），丹参，茯苓，炒黑丹皮，苏梗，延胡索（醋炒），韭菜根汁（一酒杯，冲），童便（冲），鲜藕。

另：用云南黑白棋子二枚，研细末。用白蜜调，徐徐咽下。

渊按：血从惊恐而来，所谓惊则气乱，恐则气下。气乱血逆，必然之理，棋子治何病未详。

又：肝郁化火，胃寒化热，气满于腹，上攻脘胁，则血亦上出。前方疏理气血之壅，病情稍效。今以化肝煎加减。盖肝胃之气，必以下降为顺，而瘀凝之血，亦以下行为安。气降而血不复升，是知气降而火降，瘀化而血安，必相须为用也。

郁金，三棱（醋炒），延胡索，川贝，青皮，桃仁，泽泻，焦山栀，茯苓，苏梗，丝瓜络，鲜藕，鲜苎麻（连根叶）。

案5 孔。先曾呕血，胃中空虚，寒饮停留，阳气不通，水谷不化，食入呕吐酸水，谷食随之而出。脉细肢寒，阳微已甚。证成翻胃，虑延脾败难治。

熟附子，干姜，丁香，橘饼，苁蓉干，九香虫，二陈汤（其中甘草炙黑）。

渊按：噎膈反胃，从呕血而起者甚多。盖血虽阴物，多呕则胃阳伤而不复，不能运水谷而化精微，失其顺下之职，始则病反胃，久则肠液枯槁而为膈证矣。

案6 严。噎膈、反胃，胃脘之病也。上焦主纳，中焦司运，能纳而不能运，故复吐出。朝食暮吐，责其下焦无阳。拟化上焦之痰，运中焦之气，益下焦之火，俾得三焦各司其权，而水谷熟腐，自无反出之虑。然不易矣。

旋覆花，代赭石，熟附子，茯苓，枳壳，沉香，半夏，新会皮，益智仁，淡苁蓉，地栗，陈鸡冠，海蜇。

仁渊曰：噎膈证，昔张鸡峰谓神思间病，而有不尽然者。过于谋虑忧思，脾阴伤而肝火起，固有是证。

第二节　近现代医案

一、徐召南案

一妇年二十一，体瘦面黄，胸前似觉冰冷，肠中辘辘，数步外闻其声，食入数分钟，先吐清水，所食之物亦随之而出，如是者已历年余，曾用乌梅丸、当归四逆、大半夏汤之类，均属罔效。余视其舌质淡红水渗，苔色滑白，诊其脉右关空虚，尺部似有似无，左部微甚，此相火式微，脾阳剥弱。凡人饮食入胃，虽有胃中之酸素，及脾中之甜肉汁濡化，然非下焦之相火，不足以蒸腐之，是故相火壮旺，游行三焦，寄于肝胆。胆中之汁，经火而变为苦（《洪范》曰：炎上作苦），注之于胃，消化食物，西人所谓苦胆汁者。王冰曰：食久反出，是无火也。无火者，盖指相火而言也，是以火弱不能生土，土虚不能运化精微，所食之水谷，悉变而为饮。土寒水泛，故胸冷肠鸣，反胃所出来也，以苓桂术甘汤、真武汤、理中汤涤饮散为剂。服四剂，吐已胸温，肠鸣瘥半，又二剂肠鸣止，作为丸剂以善其后。（徐召南，痰饮反胃之治疗，民国期刊《医学杂志·纂述门》，第十三期）

二、舒啸案

何达尉君，现年二十五岁。于二十岁时经商远地，恒跋涉征途，多饮茶水冷物。途患翻胃病,每逢饭后少顷,则下之物由胃部倒逆,须经吐出始快。遍服中西药物无效,为之灸膻中、中脘、下脘、气海四穴数次。并嘱其减食汤水,数日见效,半月痊愈。(舒啸,多年翻胃病之灸法治验,民国期刊《医界春秋·处方与方剂》第八十八期)

三、周小农案

案1 方名:狗宝散。

主治病名:反胃膈气。

适应:胃中生阻隔,他药不应者,得此如汤沃雪。

证候:饮食不纳,且有膈噎之状。

药品用量:狗宝一分(生研),白开水送服。

加减方法:如挟痰加好雄黄少许,挟暑加辰砂末少许。

配合制剂:狗宝生研极细。

用法:未进食前,开水服。

效果说明:蒋声扬妻,向有胃病,曾服攻水,壬戌六十八岁,夏病疟,不时举发,胃病吐食,朱医治以大半夏汤各减,多进面食复吐,药复乱发无序。至菊秋,已弥留矣。延诊,脉虚弦无神,神情虚乏,余拟苓桂术甘加常山、半夏、泽泻,狗宝末一分调服,进药后,疟止不吐。他向上海购狗宝三十余元,辅以麦精百勿圣竟愈。

又钱光斗室人,向有胃病,怀孕三月,痎疟三候,汤水不进,垂危。余有清暑化湿方,并研狗宝一分,雄精辰砂各五厘,三进吐寒退,足月乃生一男。

副作用:无。

禁忌:油腻、猪肉、糯米、蜜饯糖果、生冷酒醋。

案2 方名:虎肚沉香散。

主治病名:反胃挟气。

适应:胃虚气逆,不能纳食,得此健胃纳气,其应如飧。

证候:饮食即吐,气往上冲。

药品用量:真虎肚一钱半,上沉香五分,研细如霜。用法用生姜汤冲,轻者分三次,食前服。加减方法:如兼胃气不降者,加煅赭石一钱,研极细和入。

配合制剂：虎肚，生者勿洗存滓，新瓦筒煅存性，沉香磋细磨为末，勿近火。

用法：于未服药之先，常服灶心土汤代茶，俟服药后二钟久不吐，各进焙焦面包，或鸡汁牛肉汤等物。

效果说明：周昆裕之母，年近五旬，生冷伤中，气恼动肝，饮食入口，即吐酸水，病一年半，吐物秽水之桶，已坏其底两只，棉惙床席，备后事矣。周源治之，用上验药，兼桂苓术甘汤去甘草加鹿角、附子、泽泻，健胃行水，温固肾阳而愈。

副作用：尚未引起他恙。

禁忌：水果、糯米、甜品、猪肉、粥饮、酒醋及杂进西药水鸦片等。（周小农，反胃验方两条，民国期刊《杏林医学月报·验方》第六十七期）

四、顾增祥案

友人有患胃病者，其初受寒则痛，痛久而吐，吐出谷食，继以清水，盈盈而有余，每发必三四日始愈。所吐在七八盆以上，显属水饮所聚，胃部膨胀，附桂、干姜之温，服必有效，屡愈屡发，如是者四五年。忽在仲秋足肿，肿延及腹，余则枯瘦，遂粒米不能入，脾胃气绝，死于孟冬，此为慢性反胃之一证，急性者不过数月而已，既濒于危，必有胃败征象，是故腹大足肿，为末候也。至于治法《金匮》以小半夏汤为初步，茯苓泽泻汤（桂、姜、术、草、苓、泽）、四逆汤为后尘。久虚者加人参，法固可取，但有空热者，宜兼连茹；有血虚者，宜兼四物；劳伤及酒家，宜兼行瘀。更有虎肚一味，治反胃有特长，温而不燥，较姜、附为柔和，无论新久，均可尽用。盖刚燥之品，暂则有效，久则无功，中阳不振者，固难治。阴尽而矢如羊粪者亦至危也。（顾增祥，反胃论，民国期刊《中医世界》第九卷第一号）

五、周禹锡案

病者：蓝家常，年三十八岁，学多无恒业。

病名：胃癌（《圣济总录》名胃疽，似觉西名较妥故从癌）。

原因：读书未成，学艺不就，去而从军，性傲不肯服从，长官虽知其才而不肯重用。神经抑郁，致患脘痛膜胀，加以军营中饮食，生冷在所不忌，病因由此而伏。

症状：胃脘间时常发疼，按之坚硬如卵，胸闷呕吐，食则益甚。时吐紫黄黏腻之物，其气腥臭，时发寒热，二便不利，且杂黑血。

诊断：脉象弦滑，舌苔白腻，脉舌因证相参，断为肝气郁滞、痰瘀凝结，而成胃癌之候。盖肝气内郁则神经郁结，肝脏之疏泄无权，消化机能亦因之阻滞，故饮食减少而二便不利，神经郁结则津血不能畅流，津结成痰，血凝成瘀，痰瘀交结，遂成胃癌。加以饮食生冷不慎，亦系成癌之一大原因。积聚日久，血管胀破，故吐紫下黑而腥臭也。

治疗：仿王氏法。用桂心刺激神经中枢而流通津血为君，半夏、橘皮、茯苓以化凝聚之痰，旋覆、猩绛、三七以消郁积之瘀，香附、郁金以解神经之郁，瓦楞、银花以消胃中之癌，枳壳助消化，赭石镇亢逆，芥炭入末梢血管神经以散寒热，合而成方，为新发明之胃癌特效剂。

处方：桂心钱半，半夏二钱，橘皮三钱，云苓四钱，旋覆三钱，猩绛六钱，香附三钱，郁金三钱，银花六钱，瓦楞一两（生研细），赭石四钱（生研细），枳壳三钱，荆芥炭钱半，生三七末三钱，分六次药汁送下。

效果：照方日服一剂，接服七剂，诸恙皆减，去桂心、芥炭，加象贝六钱，花粉四钱，又服十余剂，竟获痊愈。（周禹锡，胃病医案二则：胃癌案，民国期刊《医界春秋》第一百期）

六、裘沛然案

柳某，男，76岁。

初诊（1984年5月15日） 主诉：中上腹胀痛半年余。现病史：去年中秋之后，自觉胃纳不馨，中上腹隐隐作痛，自服胃药未缓解，赴外院检查，作胃钡剂造影及胃镜检查，诊断为"胃癌"，建议手术治疗，患者认为年已古稀，何必再尝开刀之苦，转而求治于裘沛然。来诊时形体消瘦，面色暗滞，精神委顿，胸闷胀满，中上腹时有隐痛，嗳气频作，口渴喜饮，腹部胀满，胃纳不佳，大便量少较软。舌苔薄腻，舌质略暗，脉弦细。

辨治：脾虚失运，湿浊内停，又兼本元亏损。治法：健脾化湿为先，佐以补益。

处方：生黄芪30 g，延胡索15 g，潞党参15 g，生薏苡仁30 g，生白术15 g，左牡蛎 30 g(先煎)，白茯苓 9 g，木茴香各 9 g，炙甘草 9 g，枸杞子 12 g，白花蛇舌草 10 g，大生地 20 g，缩砂仁 3 g(后下)，半枝莲 24 g。

7 剂。

服上药 7 剂后，自觉胃脘隐痛明显改善，嗳气亦少，胃纳有增，精神亦振，患者自感中药能解决他的病痛，愿意继续服用中药，裘沛然嘱其续服上药 3 个月，3 个月后复诊，面色暗滞已褪，脸有光泽，精神颇佳，言语响亮，中上腹隐痛消除已近 2 个月，胃纳颇佳，自言病已痊愈，可以停药，裘沛然认为临床症状虽已缓解，但胃癌恶病不能轻视，当以提高自身免疫为佳，建议在上药的基础上加巴戟天、淡苁蓉、大麦冬，此方可长期服用，但无需天天服，可每周 2 剂或每周 1 剂，患者遵照医嘱，坚持服药，现已 10 年，仍健康，安度晚年。
(《国医大师裘沛然治疗疑难危急重症经验集·胃脘痛》)

七、钱伯文案

傅某，女，64 岁。

患者因胃脘隐痛，胃纳减退 1 年，伴大量呕血 1 次及黑粪多次，于 1964 年 11 月来我院诊治。当年 10 月曾在某医院做胃肠钡餐检查，诊断为胃小弯癌性溃疡。嘱住院施行手术，因患者对手术有顾虑，来我院要求服中药。当诊治时，患者极度消瘦，中上腹可扪及碗口大小隆起的肿块，质坚硬，不易移动。舌质紫暗，苔黄腻，脉细弦。根据辨证为忧郁气结，气机不畅，气滞血瘀。治以理气活血，消肿软坚的法则。基本方：枸橘、橘叶、枳壳、陈皮、八月札、香橼、丁香、佛手、玫瑰花、槟榔、丹参、赤芍、牡蛎、天龙、木香、香附、生熟薏苡仁、合欢皮、川楝子、茯苓等。酌情加减应用药物：白术、党参、露蜂房、全蝎、象牙屑、瓜蒌皮、当归、生黄芪、土茯苓、菝葜、石见穿、石打穿、白花蛇舌草、墨旱莲等。酌情加用成药：云南白药以及人参鳖甲煎丸等。

连续服汤药 1 年左右，即将处方改做成为丸药，每日 3 次，每次 6 g。服药 3 年余(未用任何西药)。服药后，大便色泽由黑色逐渐转为黄色，中上腹肿块逐渐缩小，以致消失。服药期间，曾多次去某医院做胃肠钡餐复查，结果发现胃小弯病变明显好转，最后一次见胃部已无异常。

嗣后，健康情况一直良好，未再服药。1977 年 5 月随访，身体健康，锁骨上淋巴结未及，腹部平坦柔软，无痞块扪及，无压痛，肝脾均正常。在家做家

务劳动。(《肿瘤·胃癌·钱伯文》)

八、贾堃案

刘某,男,59 岁,湖北人,住上海警备区。

初诊(1961 年 1 月 6 日)　主诉:慢性上腹疼已 20 余年,1943 年起疼痛加剧,每年发作数次,每次发作 4 周左右。多由饮食不当,受寒及过劳引起,疼痛与饥饱无关,有时常在夜间疼醒,发作剧烈时伴有呕吐,吐后方觉舒适,少量进食可止疼。1948 年常服氢氧化铝。1951 年发现幽门部有结瘢性溃疡。1954 年起疼痛加重,1955 年 5 月因慢性阑尾炎手术探查,发现幽门部胃小弯处有浸润。肝在肋下可摸到,边缘钝质硬。1959 年 5 月 9 日至 6 月,住上海华东医院检查,诊断为"慢性胃炎""胃黏膜脱垂""结肠过敏""慢性支气管炎""肺气肿""高血压"等病。1960 年 4 月 18 日,诊断为"胃窦炎""胃癌""肝肿大""囊肿(肝脏内)""高血压"等病。1961 年 1 月前,上腹疼痛,有节律性,一般多在上午 10 时,下午 3 时,晚上 9 时左右。疼痛的部位,在下胸及上胸部。疼剧时,需要别人捶背。性质为胀疼,伴有胀气,有时呕吐,吐出物是清水或食物,吐后疼减。因此,在疼时必须大量饮水,引起呕吐而缓解。过去曾有黑粪史,慢性咳嗽已十余年,冬季发作。1960 年 10 月,上腹部连疼 1 周余,常在饥饿时发作,伴有胀气、发闷、出冷汗等。经北京某中医师诊治后稍好,但仍发作。检查:近来各症均较严重。舌淡青紫色,舌苔白腻,脉弦沉、尺小。手心里压疼。治疗:宜和胃降逆,疏肝理气,健脾化瘀,止痛软坚。

(1)平消丹,每次 3 g,每日 3 次。温开水送下。

(2)薤白 15 g,清半夏 15 g,瓜蒌皮 15 g,龟甲 15 g,炒谷芽 30 g,郁金 15 g,杭白芍 15 g,鳖甲 15 g,瓦楞子 15 g,大枣六枚,炒枳壳 12 g,丹参 30 g,橘核 30 g,土白术 12 g,川楝子 18 g。

煎用法:一剂药煎两遍,合在一起,分二次服。

二诊(1961 年 1 月 8 日)　疼闷均减轻,嗳气仍有发作,舌脉同上。原方继服。

三诊(1961 年 1 月 10 日)　疼减,嗳气亦减,冷汗已除。舌质绛紫,舌苔白厚,脉弦缓。原方减橘核,加沉香 3 g、山豆根 9 g。煎用法:同上。

四诊(1961 年 1 月 12 日)　各症均减轻。原方加橘核 30 g。煎用法:

同上。

五诊（1961 年 1 月 15 日） 已可下床散步，但疼闷有时仍发作。舌、脉如前。原方加甘松 6 g。煎用法：同上。

六诊（1961 年 1 月 18 日） 各症均已消失，饮食增加。舌白苔，脉缓。原方去甘松、沉香，继服。

七诊（1961 年 1 月 23 日） 精神好转，饮食增加。舌、脉同上。原方继服。

八诊（1961 年 3 月 5 日） 行动如常人，饮食增加，精神好。舌白苔，脉缓和。原方减瓜蒌、薤白、半夏。煎用法：同上。

九诊（1961 年 3 月 10 日） 已无症状。原方继服。

十诊（1961 年 7 月 12 日） 5 月底起两个月来，继续肝痛，胃胀呃逆，食欲不振，由右胸直至下腹，阵阵发作，每日最少 1 次。舌质青紫，白腻苔，脉弦沉。改用下方：

薤白 15 g，瓜蒌皮 15 g，法半夏 15 g，炒谷芽 30 g，广郁金 15 g，杭白芍 15 g，龟甲 15 g，鳖甲 15 g，瓦楞子 18 g，川楝子 18 g，广橘核 30 g，丹参 30 g，大枣十枚，炒枳壳 15 g，土白术 12 g。

煎用法：同前。

十一诊（1961 年 7 月 13 日） 昨日下午五点多开始疼痛、呕吐，精神难支持，七点半服药后好转，十点多服二次药后疼止。脉稍缓和。上方减丹参，继服。

十二诊（1961 年 7 月 14 日） 昨日下午 7 点多，疼痛似有发作情况，服药后，自感平和。舌苔厚腻，脉较前缓和。原方加丹参，继服。

十三诊（1961 年 7 月 18 日） 各症均消失。舌苔白腻，脉缓和。原方继服。

十四诊（1961 年 7 月 19 日） 精神好转，食欲增加。舌白苔，脉缓和。① 平消丹继服。② 芪酥丸，每次服 2 丸，每日 2 次。开水送下。③ 汤药原方，每隔 1 日服 1 剂。

1962 年症状消除，包块消失，停药。1974 年杨老在青岛休养时，询访其 1973 年，因高血压、肺气肿离休，住南京休养。（《癌瘤中医防治研究·胃癌》）

九、李修五案

海某,男,54岁。

初诊(1984年11月) 患者胃脘隐痛,纳食呆滞,泛清水,大便呈黑色有数年之久。伴下肢乏力,疲倦,迭进附子理中汤、黄芪建中汤和西药均无效。经省某医院胃镜检查,诊断为"胃癌"。只因患者身体虚弱,不宜手术,嘱其调养月余,再作安排。据家属代诉:患者以往有胃溃疡史。来诊时,面色㿠白,时有呕吐,呻吟,苔白厚,脉细小。近来汤水不进,呃声频频,吐白黏条痰,便坚色黑。此系中气不足,胃失和降。法以降逆和胃,佐以补气、解毒、化瘀。忌烟酒辛辣、油煎硬物。处方:

虎七粉每次4g,每日2次冲服。

配服汤药:党参15g,旋覆花10g(包煎),半夏10g,炙甘草10g,代赭石30g(先煎),黄芪30g,煅瓦楞子30g,丹参30g,焦山楂30g,白花蛇舌草30g,山慈姑30g,姜汁、韭菜汁各一匙。

二诊 服上方12剂后,饮食已进,精神大振而呃声已除,面稍红,苔白厚已消退,脉起有力,患者不愿再行手术而要求续服中药。

去半夏加仙鹤草30g,50剂。后按上方略加出入服药300余剂,虎七粉2kg左右,去医院行第二次胃镜检查,病灶消失。(《当代名医临证精华·肿瘤专辑·李修五》)

十、张镜人案

赵某,女,55岁。

初诊(1972年1月18日) 主诉:胃癌,胃痛,纳差,时见黑便。病史:1970年11月16日因持续胃痛伴频繁呕吐2日,赴某医院急诊,拟诊"溃疡病合并幽门梗阻,胃癌待排"收住入院。经CT检查确诊"胃癌合并幽门梗阻",转外科手术。术中见肿瘤已无法切除,术后右上腹持续疼痛,并经常出现黑便。近来病情加重,胃脘疼痛,引及胁肋,纳呆寐差。面色苍白,形瘦神萎,行走需人扶持,中上腹有压痛。舌苔花剥,脉细弦。辨证:胃部癥积,虽作手术姑息,但瘤体未除,气阴匮乏,脉络瘀滞。诊断:胃癌(癥积、胃脘痛)。治法:益阴和胃,清热消积。处方:

北沙参9g,川石斛12g,孩儿参9g,炒山药9g,旋覆花9g(包),橘叶9g,广郁金9g,川楝子9g,炙延胡索9g,白英15g,龙葵15g,蛇果草15g,夜交藤30g,生牡蛎30g(先煎),香谷芽12g。

32剂。

二诊(1972年2月23日) 进服上方药30余剂,精神稍振,脘痛转轻已能独自行走,惟心悸寐差,脉细,舌苔花剥,药证尚合,再宗原旨,佐以养心定悸。处方:

北沙参15g,川石斛12g,孩儿参9g,炒山药9g,旋覆花9g(包),橘叶9g,川楝子9g,炙延胡索9g,蛇果草15g,夜交藤30g,淮小麦15g,生牡蛎30g(先煎),茶树根15g,白花蛇舌草30g,香谷芽12g。

30剂。

三诊(1972年11月23日) 服中药历时10个月,寐食均佳,脘痛大减。脉细、苔薄,病情已有起色,效不更法。处方:

孩儿参12g,川石斛12g,炒山药9g,生薏苡仁30g,炒川断15g,女贞子9g,炙远志4.5g,茶树根15g,淮小麦30g,香谷芽12g,铁树叶15g,火鱼草15g,白英15g,白花蛇舌草30g,龙葵15g,桑寄生15g。

随访:患者坚持服药2年,气阴得复,诸症均平,形体渐丰,乃间断服药调治,十余年多次随访病情稳定。(《中国百年百名中医临床家丛书·张镜人·肿瘤门》)

十一、李济仁、张舜华案

许某,男,40岁,工人。

初诊(1992年10月) 患者于1992年9月因幽门梗阻症到本市某医院门诊就诊,行胃肠钡剂摄片示:胃窦部充盈缺损。诊断:胃窦癌。遂住该院外科,行剖腹探查及病理活检示:胃窦部癌块如鸭蛋大,与胰腺粘连,腹腔大网膜及胃小弯淋巴结有如蚕豆及花生米或黄豆等不同大小的转移癌。取大弯淋巴结活检,病理证实为转移性腺癌,未能切除,仅作胃肠吻合术。术后精神不振,神疲乏力,面色萎黄,形体消瘦,脘腹作胀,只能进流质饮食,二便尚可。舌质淡红,苔薄白,脉细弱。此乃癌毒犯胃,脾胃不和,正气大亏。治以健脾益气,理气和胃,兼攻癌毒之法。

肿
瘤

方一：黄芪 25 g，潞党参 15 g，茯苓 15 g，白术 15 g，阿胶 10 g(烊冲)，绞股蓝 20 g，广木香 9 g，南沙参 10 g，神曲 15 g，陈皮 15 g，鸡内金 10 g，白花蛇舌草 20 g，龙葵 20 g，石见穿 20 g。

水煎服，每日 1 剂。

方二：菝葜(根部)2 500 g，洗净切碎，加水 12.5 L，文火浓煎，去渣。得液 4 升，加肥猪肉 250 g(切碎)再浓煎，得药液 2 500 mL，每日服 125～250 mL，服完复煎。

服方一 3 周后，诸恙好转，脘腹作胀明显减轻，已能进半流质饮食。改服方二，3 个月后，体力增强，体重增加，肤色转红润，精神好转，能操劳家务。服药半年后症状消失，体力、精神恢复如前，能参加正常工作。此后间歇服药有 5 年，临床症状消失。

2000 年 3 月复查钡剂摄片示：原胃窦部充盈缺损症消失。触胃脘柔软，腹部无肿物，全身未见异常体征，直肠指诊阴性。治后现已存活 10 年。[《中国百年百名中医临床家丛书·李济仁、张舜华》]

第三篇

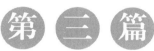

大肠癌

大肠癌是临床常见的恶性肿瘤之一,严重威胁着人类的生命与健康。世界卫生组织国际癌症研究机构(IARC)发布的 2020 年全球癌症统计报告显示,2020 年全球结直肠癌新发病例达 193 万,死亡病例达 93 万,分别占癌症发病和死亡总数的 10.0% 和 9.4%,居全球发病谱第三位和死因谱第二位;其标化发病率和病死率分别为 19.5/10 万和 9.0/10 万,0～74 岁累积发病和死亡风险分别为 2.25% 和 0.94%。结直肠癌的男性标化发病率(23.4/10 万)和病死率(11.0/10 万)均远高于女性(分别为 16.2/10 万和 7.2/10 万)。在我国,随着经济的迅速发展、人们生活习惯、饮食结构的转变和人口老龄化的加剧,结直肠癌在我国的发病率显著上升。2020 年,我国结直肠癌新发病例达 55.5 万例,占癌症发病总数的 12.2%,位于肺癌之后居第二位;死亡 28.6 万例,占癌症死亡总数的 9.5%,居第五位[1][2]。

　　大肠癌的临床表现主要有便血、排便习惯改变、粪便形状异常、腹痛以及乏力、贫血等。便血是所有大肠癌最常见的临床症状之一,往往是直肠癌的首发症状。排便习惯改变包括了排便时间、排便次数,以及便秘或不明原因的腹泻。粪便形状异常是由于肿瘤组织突出在肠腔内,挤压粪便,导致圆柱形粪便出现压痕或者变细,同时伴随便秘或肛门疼痛。部分大肠癌患者以腹部隐痛为首发或突出的症状,并伴有腹胀。升结肠部位肿瘤引起的出血不易被发现,由于长期的便血和粪便中的毒素吸收入血,患者表现出不同程度的贫血、乏力等全身症状。

　　目前大肠癌临床常用的治疗方法主要有手术切除、放疗、化疗、靶向治疗及免疫治疗等。此外,大约 50% 的大肠癌患者术后 2 年会出现复发或转移,其中局部复发转移占 20%～30%,50%～80% 的患者则会发生

　　① Sung H, Ferlay J, Siegel RL, et al. Global cancer statistics 2020: Globocan estimates of incidence and mortality worldwide for 36 cancers in 185 countries [J]. CA Cancer J Clin, 2021,71(3): 209 - 249.

　　② 刘宗超,李哲轩,张阳,等. 2020 全球癌症统计报告解读[J].肿瘤综合治疗电子杂志, 2021,7(2): 1 - 14.

远处转移[①]。进展期大肠癌治疗效果较差,故早期发现、早期诊断、早期治疗是提高大肠癌疗效的关键。在大肠癌的内科治疗方面,术前化疗(新辅助化疗)主要适用于局部晚期大肠癌或局部进展期大肠癌,通常与放疗联合应用于大肠癌(T_3、T_4 或 $n \geqslant 1$),可以提高手术切除率,预防术后复发与转移,提高患者生存率;术后辅助化疗是大肠癌综合治疗的重要组成部分,旨在消灭根治术后的残余病灶;转化治疗主要针对晚期大肠癌肝转移且评估为潜在可切除的患者,通过术前化疗和(或)靶向治疗,转化为可切除病灶,术前转化治疗能够明显提高 R_0 切除率;对于确诊时已出现远处转移或者术后复发转移的大肠癌,通过姑息治疗可延长生存期,提高生活质量;对 dMMR/MSI－H 的晚期大肠癌患者,可选择免疫治疗。

中医学在大肠癌的防治方面有着丰富的经验和独特的优势,其可从术后康复、减轻放化疗和免疫治疗的毒副反应、协同增效、改善患者体力状态、调节患者情志状态以及预防术后复发转移等多方面进行干预,乃至贯穿大肠癌治疗的全过程[②]。

中医古籍虽无"大肠癌"之病名,但根据其临床表现和病证特点,可将其归属于"便血""肠风""脏毒""肠癖""锁肛痔""肛漏""癥瘕""积聚""肠覃"等疾病范畴。中医学理论认为,大肠癌的主要病因病机为饮食不节、嗜食肥甘厚腻,或喜怒不节、情志失调、房劳太过,导致机体阴阳失和、脏腑功能失调,湿热蕴毒,壅塞肠腔,气血瘀阻,酿生癌毒,结为癌瘤。大肠癌的辨证论治,当辨明寒、热、虚、实,证属湿热者,治以清热利湿、化瘀解毒为主;证属虚寒者,治以温中健脾、补肾解毒为主。对于大肠癌的辨病论治,当着力于虚、瘀、毒三方面,同时紧密结合肿瘤分期、患者体质,选用或合用健脾补肾、活血化瘀、解毒散结等治疗方药。对于大肠癌的对症治疗,除根据主要症状进行针对性的选方用药之外,还需要区分手术、放疗、化疗等不同的治疗方式,比如大肠癌术后以主要以健脾补气为主,化疗患者以健脾和胃、补肾养血为主,放疗患

① 中国医师协会外科医师分会、中华医学会外科分会胃肠外科学组、中华医学会外科分会结直肠外科学组,等.中国结直肠癌肝转移诊断和综合治疗指南(2020 版)[J].临床肝胆病杂志,2021,37(3):543－553.

② 陈小朝、杨向东、谭天颖.中医药治疗结直肠癌转移的研究概况[J].现代临床医学,2021,47(6):465－467.

者以养阴清热为主。

中医学对大肠癌的观察认识和治疗实践最早可追溯到《内经》时期。如《灵枢·刺节真邪》言:"······有所结,气归之,卫气留之,不得反,津液久留,合而为肠瘤。"《灵枢·五变》曰:"人之善病肠中积聚者,何以候之? 少俞答曰:皮肤薄而不泽,肉不坚而淖泽。如此则肠胃恶,恶则邪气留止,积聚乃伤。脾胃之间,寒温不次,邪气稍至,蓄积留止,大聚乃起。"《灵枢·水胀》曰:"肠覃如何? 岐伯曰:寒气客于肠外,与卫气相持,气不得荣,固有所系,癖而内著,恶气乃生,息肉乃生。"《灵枢·百病始生》载:"虚邪之中人也······留而不去,传舍于肠胃之外,募原之间,留著于脉,稽留而不去,息而成积。"《素问·阴阳别论》:"结阴者,便血一升。"

汉张仲景在《金匮要略》中提出远血、近血之分,并制定了便血的临床分型与治疗方药,如《惊悸吐衄下血胸满瘀血病脉证治》篇中云:"下血,先便后血,此远血也,黄土汤主之。下血,先血后便,此近血也,赤小豆当归散主之。"

隋巢元方在《诸病源候论·癥瘕病诸候》中对癥瘕病的病因病机进行了论述:"癥者,由寒温失节,致腑脏之气虚弱,而食饮不消,聚结在内,渐染生长。块瘕盘牢不移动者,是症也,言其形状,可征验也。"唐代孙思邈在《千金翼方》中记了芜青酒可治疗癥瘕、霍乱等病,并在《千金要方》中列出数首治疗女性腹部癥块的汤方。唐王焘则在《外台秘要》中设列"疗癥"专篇,如《疗癥方三首》《暴癥方六首》等,并在其他篇章分别论述了治疗积聚、癖结的具体方药,为临床遣方用药提供了依据。

迨至宋代,开始对肠风、脏毒的病证特点和病因病机进行详细论述,并经后世医家不断发微和完善。宋许叔微在《普济本事方·肠风泻血痔漏脏毒》中言:"如下清血色鲜者,肠风也;血浊而色黯者,脏毒也。"宋陈言在《三因极一病证方论·辨肠风论》中载:"肠风脏毒,自属滞下门,脏毒,即是脏中积毒。"金窦汉卿在《疮疡经验全书·脏毒症篇》云:"脏毒者,其大肠尽处是脏头,一曰肛门,又曰屎孔内是也。毒者其势凶恶也······肛门肿痛,大便坚硬则殊痛。其旁生小者如贯珠,大者如李核,煎寒作热,疼痛难安,势盛肿胀,翻行虚浮。"

明清时期防治大肠癌的理论和实践已经比较成熟。明陈实功《外科正宗·脏毒论第二十九》:"蕴毒结于脏腑,火热流注肛门,结而为肿,其患痛连小腹,肛门坠重,二便乖违,或泻或秘,肛门内蚀,串烂经络,污水流通大孔,无奈饮食不餐,作渴之甚,凡犯此未得见其有生。"清吴谦等在《医宗金鉴·外科心法要诀》中载:"脏毒毒注在肛门,内外虚实各有因,醇酒厚味兼辛苦,外属阳分内属阴。此病有内外阴阳之别,发于外者,由醇酒厚味,勤劳辛苦,蕴冷于肛门,两旁肿突,形如桃李,大便秘结,小水短赤,患者肛门重坚紧闭,下气不通,刺痛如锥……发于内者,兼阴虚湿热下注肛门,内结蕴肿,刺痛如锥……大便虚闭。"由此观之,肠风、脏毒之病位在肛门或结直肠中,具有便血,肛门肿痛,痛连小腹,二便乖违,或泄或秘,病势凶恶,治疗棘手以及预后不良等临床特点,与大肠癌所表现出的便血、排便习惯改变、粪便形状异常、腹痛等临床表现相符。此外,清祁坤在《外科大成·二十四痔》中所描述的"锁肛痔"(肛门内外如竹节锁紧,形如海蜇,里急后重,便粪细而带扁,时流臭水,此无治法)以及清沈金鳌在《杂病源流犀烛·前阴后阴病源流》中论述的"肛内痈"(生肛门口……初起亦可消散,若既溃破,恐腐烂难堪,必致损命也)也具有与大肠癌相似的临床表现。

综上所述,中医学对大肠癌相关病证的认识大致可分为三个阶段:秦汉时期为第一阶段,主要从便血、积聚、肠蕈、肠瘤进行论述;隋唐时期为第二阶段,主要从癥瘕、肠癖进行论述;宋及以后为第三阶段,主要从肠风、脏毒、锁肛痔、肛内痈等方面进行论述。通过分析历代医家对大肠癌相关病症特点的论述,我们发现中医学对大肠癌的认识经历了由模糊至具体、由症状至体征、由病因病机至治则治法方药的逐渐深入的认识过程。此外,值得一提的是,大肠癌是否属于"肠覃"范畴,目前学术界尚有争议,现择其主要学术观点归纳为三:一是将大肠癌归属于"肠覃"范畴;二是将"肠覃"作为子宫肌瘤、卵巢囊肿以及卵巢癌等妇科疾病的中医病名;三是认为"肠覃"属于现代医学中的腹腔内软组织肉瘤和(或)肠外结缔组织中的其他良性肿瘤。为保证文献研究的完整性和全景性,在后续章节的撰写中,我们择要纳入"肠覃"的主要内容供大家参阅,以期对大肠癌临床疗效的提高和科学研究的深入推进有所裨益。

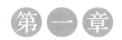

经 典 医 论

第一节 病 因 病 机

一、饮食起居失调

因而饱食,筋脉横解,肠澼为痔。(《素问·生气通天论》)

脏毒者……饮食不节,阴阳不调,脏腑不和,或房劳太过,或饮酕醄之酒或食五辛炙煿等味,蓄毒在内,流积为痈。(《疮疡经验全书·脏毒》)

纵食膏粱,或兼补术,蕴毒结于脏腑,火热流注肛门,结而为肿。(《外科正宗·脏毒论》)

(脏毒)发于外者,由醇酒厚味,勤劳辛苦,蕴注于肛门。(《医宗金鉴·外科心法要诀》)

痔、肠风、脏毒,一体病也……常人酒色饮食不节,脏腑下血,是谓风毒。若释子辈患此,多应饱食久坐,体气不舒而得之,乃脾毒也。(《医说·肠风痔疾》)

夫肠风脏毒下血者,皆由饱食过度,房室劳损,坐卧当风,恣餐生冷,或啖炙煿,或饮酒过度。(《严氏济生方·五痔肠风脏毒门》)

二、感受外邪

肠覃何如?岐伯曰:寒气客于肠外,与卫气相搏,气不得荣,固有所系,癖而内著,恶气乃起,息肉乃生。(《灵枢·水胀》)

肠覃者,寒气客于肠外,与卫气相搏,正气不得营,因有所系,瘕而内著,恶气乃起,息肉乃生。(《针灸甲乙经·水肤胀鼓胀肠覃石瘕》)

夫肠风脏毒下血者……或营卫气虚,风邪冷气,进袭脏腑,因热乘之,使血性流散,积热壅遏,血渗肠间,故大便下血。血清而色鲜者,肠风也;浊而色黯者,脏毒也。(《严氏济生方·五痔肠风脏毒门》)

夫肠者,大肠也。覃者,延也。大肠以传导为事,乃肺之腑也。肺主卫,卫为气,得热则泄,得冷则凝,今寒客于大肠,故卫气不荣,有所系止而结瘕,在内贴着。其延久不已,是名肠覃也。气散则清,气聚则浊,结为瘕聚。(《卫生宝鉴·肠覃石瘕论治并方》)

肠覃者,因经行之时,寒风自肛门而入,客于大肠,以致经血凝涩,月信虽行而血却少,其腹渐大如孕子形,按之则坚,推之则移,为胎漏状。(《万氏女科·调经章》)

肠覃可按血自通,肠覃,乃寒气客于大肠,与胃相搏。大肠为肺传送,肺主气,气得热则行,得冷则凝,凝则清气散,而浊气结而为瘕。(《医学入门·妇人门》)

三、湿热下注

热与湿合,为脏毒便血,其血色晦而浊,肛门肿痛,先血后粪,从大肠而来,乃为近血,故名脏毒。(《形园医书大方脉·杂病心法集解》)

脏毒……乃湿热相火内灼肺经而成……又有生平性情暴急,纵食膏粱;或兼补术,蕴毒结于脏腑,火热流注肛门,结而为肿。(《外科真诠·脏毒》)

肛门痈,俗名盘肛痈,生肛口,凡乃蕴积热毒于大肠之间,或多食煎煿毒物,或湿热流注日深,皆致此症。(《杂病源流犀烛·前阴后阴病源流》)

(脏毒)……发于内者,兼阴虚湿热,下注肛门。(《医宗金鉴·外科心法要诀》)

四、情志失调

隔塞闭绝,上下不通,则暴忧之病也。(《素问·通评虚实论》)

脏毒者……皆喜怒不测,饮食不节,阴阳不调,脏腑不和,或房劳太过,或饮酽酹之酒,或食五辛炙煿等味,蓄毒在内,流积为痈。(《疮疡经验全书·脏毒》)

又有生平情性暴急……蕴毒结于脏腑,火热灌注肛门,结而为肿。其患痛连小腹,肛门坠重,二便乖违,或泻或秘,肛门内蚀,串烂经络,污水流通大孔,无奈饮食不餐,作渴之甚,犯此未有见其生者。(《外科正宗·脏毒论》)

脏毒……又有生平性情暴急,纵食膏粱;或兼补术,蕴毒结于脏腑,火热

流注肛门,结而为肿。(《外科真诠·脏毒》)

五、正气亏虚

邪之所凑,其气必虚。(《素问·评热病论》)

风雨寒热,不得虚,邪不能独伤人……此必因虚邪之风,与其身形,两虚相得,乃客其形。是故虚邪之中人也,留而不去,传舍于肠胃之外,募原之间,留着于脉,稽留而不去,息而成积。(《灵枢·百病始生》)

虚劳之人,阴阳伤损,血气凝涩,不能宣通经络,故积聚于内也。(《诸病源候论·虚劳病诸候》)

肠胃不虚,邪气无从而入。人惟坐卧风湿,醉饱房劳,生冷停寒,酒面积热,以致荣血失道,渗入大肠,此肠风、脏毒之所由作也。(《丹溪心法·肠风脏毒二十五》)

凡脾肾不足及虚弱失调之人多有积聚之病。(《景岳全书·积聚》)

积之成也,正气不足,而后邪气踞之。(《医宗必读·积聚篇》)

至于脏毒者,因肠风日久,气血两虚,虚陷之气日甚……若其病久远,气血愈亏,则脾胃之元气谅必先亏,不能统运周身血脉,使之流行无碍,亦随陷于大肠,而成结阴便血之证。(《疡科心得集·辨肠风脏毒论》)

第二节 临 床 表 现

一、临床症状

肠覃何如……其始生也,大如鸡卵,稍以益大,至其成如怀子之状,久者离岁,按之则坚,推之则移,月事以时下,此其候也。(《灵枢·水胀》)

夫肠风脏毒下血者……血清而色鲜者,肠风也;浊而色黯者,脏毒也;肛门射如血线者,虫蛀也。(《严氏济生方·肠风脏毒论治》)

挟热下血,清而色鲜,腹中有痛;挟冷下血,浊以色黯,腹中略痛。清则为肠风,浊则为脏毒。有先便而后血者,其来也远;有先血而后便者,其来也近。(《丹溪心法·肠风脏毒二十五》)

夫脏毒者……发于外者,多实多热,脉数有力,肛门突肿,大便秘结,肚腹不宽,小水不利,甚者肛门肉泛如箍,孔头紧闭……发于内者,属阴虚湿热渗入肛门,内脏结肿,刺痛如锤,小便淋沥,大便虚秘,咳嗽生痰。(《外科正宗·脏毒论》)

发于外者,由醇酒厚味、勤劳辛苦,蕴注于肛门,两旁肿突,形如桃李,大便秘结,小水短赤,甚者肛门重坠紧闭,下气不通,刺痛如锥……发于内者,兼阴虚湿热,下注肛门,内结壅肿,刺痛如锥,大便虚闭,小水淋漓,寒热往来,遇夜尤甚。(《外科心法要诀·臀部》)

锁肛痔,肛门内外如竹节锁紧,形如海蜇,里急后重……时流臭水,此无治法。(《外科大成·脏毒》)

发于外者,多实多热,脉数有力,肛门突肿,大便秘结,肚腹不宽,小水不利,甚则肛门肉泛如箍,孔头紧闭……发于内者,属阴虚,湿热渗入肛门,内脏结肿,刺痛如锥,小便淋漓,大便虚秘,咳嗽生痰。(《疡医大全·后阴部》)

二、脉诊

人病有沉滞、久积聚可切脉而知之耶?然:诊在右胁有积气,得肺脉结脉,结甚则积甚,结微则气微……假令脉结伏者内无积聚,脉浮结者外无痼疾。有积聚脉不结伏,有痼疾脉不浮结,为脉不应病,病不应脉,是为死病也。(《难经·十八难》)

诸积大法,脉来细而附骨者,乃积也。寸口,积在胸中;微出寸口,积在喉中;关上,积在脐傍;上关上,积在心下;微下关,积在少腹;尺中,积在气冲。脉出左,积在左;脉出右,积在右;脉两出,积在中央,各以其部处之。(《金匮要略·五脏风寒积聚病脉证并治》)

寸口脉沉而横者,胁下及腹中有横积痛,其脉弦,腹中急痛,腰背痛相引,腹中有寒,疝瘕。脉弦紧而微细,癥也。夫寒痹、癥瘕、积聚之脉,皆弦紧。(《脉经·平五脏积聚脉证》)

夫肠风脏毒下血者……下血之脉,脉多洪大而芤。盖弦者,劳也;芤者,下血也。(《严氏济生方·五痔肠风脏毒门》)

夫脏毒者……发于外者,多实多热,脉数有力……发于内者,属阴虚湿热渗入肛门,内脏结肿,刺痛如钟,小便淋沥,大便虚秘,咳嗽生痰,脉数虚细,寒热往来,遇夜尤甚,此为内发,属阴难治。(《外科正宗·脏毒论》)

三、预后

痔、肠风、脏毒，一体病也。极难得药，亦缘所以致疾不同，虽良药若非对病，固难一概取效。（《医说·肠风痔疾》）

《内经》曰：肠澼便血何如？答曰：澼者，肠间积水也。身热则死，寒则生。热为血气败，故死；寒为荣气在，则生。七日而死者，死于火之成数也。（《儒门事亲·脏毒下血十六》）

夫肠风脏毒下血者，皆由饱食过度，房室劳损，坐卧当风，恣餐生冷，或啖炙煿，或饮酒过度，或营卫气虚，风邪冷气，进袭脏腑，因热乘之，使血性流散，积热壅遏，血渗肠间，故大便下血……治法合宜，无不效者矣。（《严氏济生方·五痔肠风脏毒门》）

谷道生疽曰脏毒，最痛……若不谨守，恐生漏毒，亦有丧生者。黑者难治。（《外科启玄·脏毒痔疮漏疮》）

夫脏毒者……其病有内外之别，虚实之殊。发于外者……属阳易治。发于内者……属阴难治。犯此未有见其生者。又有虚劳久嗽，痰火结肿，肛门如栗者，破必成漏，沥尽气血必亡。此二症乃内伤之故，非药可疗，不必强治也。（《外科正宗·脏毒论》）

肠风、脏毒之血，自肠脏而来；五痔之血，自肛门蚀孔处出也……凡下血身凉血寒者生，身热血温者死。（《冯氏锦囊秘录·方脉肠风脏毒合参》）

第三节　辨　证　论　治

夫脏毒下血，可用调胃承气汤加当归；泻讫，次用芍药柏皮丸、黄连解毒汤、五苓、益元各方，调停下五七钱服之。（《儒门事亲·脏毒下血十六》）

血清而色鲜者为肠风，浊而黯者为脏毒。或在粪前，或在粪后，并宜米饮汤调枳壳散，下酒煮黄连丸，或枳壳散，或乌梅丸。此乃因登圊粪中有血，却与泻血不同。或用小乌沉汤和黑神散，米饮调下。粪前后有血皆可用，色瘀尤甚捷。

脏毒者，蕴积毒气，久而始见。肠风者，邪气外入，随感随见。此《三因方》五痔、脏毒、肠风,辨之甚详。脏毒、肠风之血,出于肠脏间;五痔之血,出于粪门蚀孔处,治各不同。无择翁乌连汤,治脉痔外无形。而所下血一线如箭,或点滴下不能已。此由脉窍中来也,其方已录《千里镜》。

血色清鲜者,以瓦松烧灰研细,米饮调服。宜减桂五苓饮,加茅花半钱,吞荆梅花丸,仍以侧柏叶同姜烂捣,冷水解下,侵些米饮佳。

如血色淡浊者,胃风汤,吞蒜连丸,或乌荆丸,或棕灰散。仍以米饮调香附末,或三灰散。

或久而不已,面色萎黄,渐成虚惫,下元衰弱者,宜黄芪四君子汤。下断红丸,或十全大补汤,或黄芪饮。诸般肠风脏毒,并宜生银杏四十九个,去壳膜,烂研,入百药煎末,丸如弹子大。每两三丸,空心细嚼,米饮下。(《秘传证治要诀及类方•大小腑门》)

肠胃不虚,邪气无从而入。人惟坐卧风湿,醉饱房劳,生冷停寒,酒面积热,以致荣血失道,渗入大肠,此肠风、脏毒之所由作也。挟热下血,清而色鲜,腹中有痛;挟冷下血,浊以色黯,腹中略痛。清则为肠风,浊则为脏毒……治法大要,先当解散肠胃风邪,热则用败毒散,冷者与不换金正气散,加川芎、当归,后随其冷热而治之。芎归汤一剂,又调血之上品,热者加茯苓、槐花,冷者加茯苓、木香,此则自根自本之论也。虽然精气、血气生于谷气,靖为大肠下血,大抵以胃药收功,以四君子汤、参苓白术散、枳壳散、小乌沉汤和之。胃气一回,血自循于经络矣。肠风者,邪气外入,随感随见;脏毒者,蕴积毒久而始见。《三因方》五痔、肠风、脏毒,辨之甚详。前二证皆以四物汤加刺猬皮。(《丹溪心法•肠风脏毒》)

夫脏毒者……其病有内外之别,虚实之殊。发于外者……宜四顺清凉饮、内消沃雪汤,通利大小二便;痛甚者珍珠散、人中白散搽之;脓胀痛者针之。发于内者……宜四物汤加黄柏、知母、天花粉、甘草,兼以六味地黄丸调治,候内脏脓出则安。(《外科正宗•下部痈毒门》)

寒食积毒于肠,日久始发,曰脏毒。积热者,三黄丸;协湿,地榆丸;协寒,败毒散。次以芎归汤随其寒热而调之。热加茯苓、槐花;寒加木香、茯苓。收功,四物汤加参、芪、槐角。(《明医指掌•肠风脏毒证十三》)

脏毒者,乃肛门肿痛也。而有内外虚实之殊,因厚味勤劳而得者,则脉数而有力,肛门边突肿,形如李核,大便利,小水赤,甚者肉泛如箍,坚痛如锥,此为外发，易治，初宜贵金丸、卫生散、一煎散之类下之，外用金黄散，以清凉膏调敷。已成，胀痛者针之。如攻利不应者托之，外用神灯照照之，磨蟾酥锭涂之。其坚硬渐腐，俟有脓时，用珍珠散倍冰片，以猪脊髓调敷。因阴虚湿热下注者，则脉数细而虚，肛门内结肿，刺痛如锥，大便虚闭，小便淋涩，寒热痰嗽，遇夜尤甚，此为内发，难医。治宜四物汤加知母、黄柏、天花粉、甘草，兼六味地黄丸调之，五灰散托之，俟脓出，方安。（《外科大成·脏毒》）

丹溪曰：肠风独在胃与大肠出，兼风者宜苍术、秦艽、芍药、香附之类。肠风者，邪气外入，随感随见，所以色清；脏毒者，蕴积毒久而始见，所以色浊。治肠风以散风行湿，治脏毒以清热凉血。又要看其虚实新久，新者实者降之泻之，虚者久者升之补之。血之在身，有阴有阳，阳者顺气而行，循流脉中，调和五脏，洒陈六腑，谓之营血；阴者居于络脉，专守脏腑，滋养神气，濡润筋骨。若感内外之邪而受伤，则或循经之阳血，至其伤处，为邪气所沮，漏泄经外，或居络之阴血，因留着之邪，溃裂而出，则皆渗入肠胃而泄矣。世俗率以肠风名之，不知风乃六淫之一耳。若肠胃受火热二淫，与寒燥湿怫郁其气，及饮食劳力，伤其阴络之血者，亦可谓之肠风乎？《针经》曰：阳络伤则血外溢而吐衄，阴络伤则血内溢而便溺，是也。不可纯用寒凉药，必加辛散为佐，久之不愈，宜理胃气，兼升举药，盖精气、血气皆生于谷气，大便下血，多以胃药收功，徒用苦寒而不理脾胃，是绝气危生之下工也。（《冯氏锦囊秘录·方脉肠风脏毒合参》）

大便下血，血色鲜者，谓之肠风；血色污黯，谓之脏毒。皆湿热而成。

治法：槐花散、地榆散，虚者补中益气汤加川芎、地榆、槐花。（《外科证治秘要·肠风、脏毒》）

治积聚者，当按初、中、末之三法焉。邪气初客，积聚未坚，宜直消之，而后和之。若积聚日久，邪盛正虚，法从中治，须以补泻兼相为用。若块消及半，便从末治，即住攻击之药，但和中养胃，导达经脉，俾荣卫流通，而块自消矣。更有虚人患积者，必先补其虚，理其脾，增其饮食，然后用药攻其积，斯为善治，此先补后攻之法也。初治，太元神功散主之；中治，和中丸主之；末治，理中汤主之。予尝以此三法，互相为用，往往有功。（《医学心悟·积聚》）

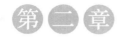

特色方剂

第一节 经典名方

1. **鳖甲煎丸**《金匮要略·疟病脉证并治》

【组成】鳖甲十二分(炙),乌扇三分(烧),黄芩三分,柴胡六分,鼠妇三分(熬),干姜三分,大黄三分,芍药五分,桂枝三分,葶苈一分(熬),石韦三分(去毛),厚朴三分,牡丹五分(去心),瞿麦二分,紫葳三分,半夏一分,人参一分,䗪虫五分(熬),阿胶三分(炙),蜂窠四分(炙),赤硝十二分,蜣螂六分(熬),桃仁二分。

【主治】病疟,以月一日发,当以十五日愈;设不差,当月尽解;如其不差,当如何?师曰:此结为癥瘕,名曰疟母,急治之,宜鳖甲煎丸。

【用法】上二十三味,为末,取煅灶下灰一斗,清酒一斛五斗,浸灰,候酒尽一半,着鳖甲于中,煮令泛烂如胶漆,绞取汁,内诸药,煎为丸,如梧子大,空心服七丸,日三服。

2. **大黄䗪虫丸**《金匮要略·血痹虚劳病脉证并治》

【组成】大黄十分(蒸),黄芩二两,甘草三两,桃仁一升,杏仁一升,芍药四两,干地黄十两,干漆一两,虻虫一升,水蛭百枚,蛴螬一升,䗪虫半升。

【主治】五劳虚极羸瘦,腹满不能饮食,食伤、忧伤、饮伤、房室伤、饥伤、劳伤、经络荣卫气伤,内有干血,肌肤甲错,两目黯黑,缓中补虚,大黄䗪虫丸主之。

【用法】上十二味,末之,炼蜜和丸小豆大,酒饮服五丸,日三服。

3. **硝石大黄丸**《备急千金要方·妇人方上》

【组成】硝石(六两,朴硝亦得),大黄八两,人参、甘草各二两。

【主治】十二癥瘕,及妇人带下,绝产无子,并欲服寒食散,而腹中有癥瘕实者,当先服大丸下之。

【用法】上四味,末之,以三年苦酒三升,置铜器中,以竹箸柱器中。一升作一刻,凡三升作三刻,以置火上,先纳大黄,常搅不息,使微沸尽一刻,乃纳余药,又尽一刻,有余一刻,极微火使可丸如鸡子中黄。欲合药,当先斋戒一宿,勿令小儿、女人、奴婢等见之。欲下病者,用二丸。若不能服大丸者,可分作小丸,不可过四丸也。欲令大不欲令细,能不分为善,若人羸者可少食,强者不须食,二十日五度服。其和调半日乃下。若妇人服之下者,或如鸡肝,或如米汁正赤黑,或一升或三升。下后慎风冷,作一杯粥食之,然后作羹臛,自养如产妇法,六月则有子。禁生鱼、猪肉、辛菜。若寒食散者自如药法,不与此同日一服。

4. 玉屑丸(《普济本事方·肠风泻血痔漏脏毒》)

【组成】槐根白皮(去粗皮)、苦楝根白皮(去粗皮)各三两,椿根白皮(去粗皮)四两。三味于九月后二月前取软者,日干。天南星、半夏各半两(并生),威灵仙一两(去苗,洗),寒食面三两。

【主治】肠风泻血久不止。

【用法】上为细末,滴水丸如桐子大,干之,每服三十丸,水八分一盏,煎沸,下丸子煮令浮,以匙取,温温送下,不嚼,空心,食前服。

5. 晞露丸(《卫生宝鉴·肠覃论治并方》)

【组成】广术一两(锉),京三棱一两(锉,并酒浸),干漆五钱(洗去腥,炒烟尽),川乌五钱,硇砂四钱,青皮、雄黄(另研)、茴香(盐炒)、穿山甲(炮)各三钱,轻粉一钱(另研),麝香半钱(另研),巴豆三十个(去皮,切开)。

【主治】寒伤于内,气凝不流,结于肠外,久为癥瘕,时作疼痛,腰不得伸。

【用法】上除研药外,将巴豆炒三棱、广术二味深黄色,去巴豆不用,共为末,入研药匀,生姜汁打面糊丸如桐子大,每服二十丸至三十丸,姜汤送下,酒亦得,空心食前。

6. 木香通气散(《卫生宝鉴·妇人门》)

【组成】木香(戎盐炒)、京三棱(炮)各半两,厚朴一两(姜制),枳实(麸炒)、甘草(炙)各三钱,干姜(炮)、蓬术(炮)各二钱。

【主治】寒气结痕,腹大坚满,痛不可忍。

【用法】上八味为末,每服三钱,淡生姜汤调下,食前。

7. **乌喙丸**（《济阴纲目·积聚癥瘕门》）

【组成】乌喙（炮去皮）一钱，半夏（汤洗）四钱，石膏（煅）、藜芦（炒）、牡蒙、茯苓（酒浸）、桂心、干姜（炮）各一钱，巴豆七个（研膏）。

【主治】肠覃，亦治乳余，并男子疝气。

【用法】上为末，炼蜜丸，如绿豆大，每服三五丸，食后酒饮任下。

8. **桂枝桃仁汤**（《万氏女科·调经章》）

【组成】桂枝、槟榔各一钱五分，白芍（酒炒）、生地（酒洗）、枳壳（麸炒）各一钱，桃仁二十五粒，炙草五分。

【主治】肠覃。

【用法】姜枣引，煎熟入桃泥，去渣服。更宜常服四制香附丸。

9. **槐香丸**（《普济方·大肠腑门》）

【组成】槐花半两（炒），黄连半两（净择，炒），木香二两（晒干），白矾半两（火枯微存性，研）。

【主治】脏毒肠风下血。

【用法】上为末，用乌梅十个，酸醋浸一宿，取肉熬成膏，同药捣匀为丸，如干，入少许煮梅醋，和丸如梧桐子大，每服十五丸至二十丸。下血成痢不止，加地榆三寸，捶碎煎汤下，空心，食前。

10. **槐花散**（《外科理例·痔漏一百十》）

【组成】槐花、生地黄（酒拌蒸）、青皮、白术（炒）、荆芥穗各六分，川芎四分，归身（酒拌）、升麻各一钱。

【主治】肠风脏毒下血。

【用法】为末，每服三钱，空心，米饮调下，水煎亦可。

11. **结阴丹**（《丹溪心法附余·肠风脏毒五十一》）

【组成】枳壳去穰（麸炒）、威灵仙、黄芪、陈皮（去白）、椿根白皮、何首乌、荆芥穗各半两。

【主治】肠风下血，脏毒下血，诸大便血疾。

【用法】上为末，酒糊丸如梧子大，每服五七十丸，陈米饮，入醋少许，煎过，要放温，水送下。

12. **黄连除湿汤**《外科正宗·下部痈毒门》

【组成】黄连、黄芩、川芎、当归、防风、苍术、厚朴、枳壳、连翘各一钱,甘草五分,大黄、朴硝各二钱。

【主治】脏毒初起。

【用法】水二钟,煎八分,空心服。

13. **凉血地黄汤**《外科正宗·下部痈毒门》

【组成】川芎、当归、白芍、生地、白术、茯苓各一钱,黄连、地榆、人参、山栀、天花粉、甘草各五分。

【主治】脏毒已成未成,或肿不肿,肛门疼痛,大便坠重,或泄或秘,常时便血,头晕眼花,腰膝无力者。

【用法】水二钟,煎八分,食前服。

14. **内托黄芪散**《外科正宗·下部痈毒门》

【组成】川芎、当归、陈皮、白术、黄芪、白芍、穿山甲、角针各一钱,槟榔三分。

【主治】脏毒已成,红色光亮,已欲作脓,不必内消,宜服此药溃脓。

【用法】水二钟,煎八分,食前服。

15. **地榆丸**《明医指掌·肠风脏毒证十三》

【组成】白术半两,黄柏(炒)二钱,生地黄二钱,白芍药二钱,地榆二钱,黄芩(炒)二钱,香附二钱。

【主治】脏毒挟湿者。

【用法】共末,蒸饼为丸。

16. **阿魏麝香散**《张氏医通》

【组成】阿魏五钱(酒煮),麝香一钱,雄黄三钱,野水红花子四两,神曲(炒)、人参、白术(生)各一两,肉桂五钱。

【主治】肠覃诸积痞块。

【用法】上为散,每服三钱,用乌芋即荸荠三个,去皮捣烂和药,早晚各一服,砂仁汤过口。

17. **一煎散**[外科大成·分治部上(痈疽)]

【组成】当归尾、皂角刺、桃仁泥、穿山甲(炒)、甘草各二钱,黄连一钱五分、枳壳、槟榔、乌药、白芷、天花粉、赤芍、生地各一钱,红花五分,玄明粉、大黄各三钱。

【主治】脏毒初起肿痛,服之立消。

【用法】用水二钟,浸一宿,次早煎一滚,空心服之,俟行三四次,以薄粥补之。

18. 五灰散[《外科大成·分治部上(痈疽)》] ·········

【组成】蜈蚣、穿山甲、生鹿角、血管鹅毛、血余(各煅存性,各研末,各等分和匀)。

【主治】脏毒肿痛,生于肛门内者。

【用法】每服五钱,空心,用黄酒调服。

19. 消毒百应丸(《疡医大全·后阴部》)

【组成】苍术、猪牙皂、槐花或槐角子、金银花、黄柏、当归各四两。

【主治】脏毒痔漏。

【用法】上六味,用河井水各四碗,煎取浓汁,滤清,入锦纹大黄一斤,石捶打碎,浸透取起晒干,又浸又晒,汁尽为度,研细末,用陈荞麦面和杵为丸,如绿豆大。如血多加地榆四两煎汤,寻常用二十丸,沉重用六十四丸,体厚者用八十一丸,白汤送下。

20. 培土化瘕汤[《辨证录·癥瘕门(八则)》] ·········

【组成】白术一两,柴胡一钱,茯苓三钱,山药四钱,神曲二钱,山楂一钱,枳壳五分,两头尖三钱,厚朴一钱,鳖甲一钱五分,白薇一钱,何首乌(生用)二钱,白芍五钱,白芥子二钱。

【主治】癥瘕。

【用法】水煎服。十剂癥瘕消半,再服十剂全消。

【方论】此方用白术以培土,何又用白芍以平肝?盖脾弱由于肝胆之相制,用白芍以平肝胆,正所以培脾胃之土也。肝既不克脾胃之土,则土气升腾,无物不化,况益之消瘕破癥之味,何块之不除哉?且方中柴胡一味,已抒肝胆之气,胆气扬而肝气快,总有惊骇,不知消归何处,宁患癥瘕之固结哉。此症亦可用消瘕汤治之。

第二节　单　验　方

1. **大蟾蜍汤**《肘后备急方·治心腹寒冷食饮积聚结癖方》

【组成】大蟾蜍，芒硝。

【主治】腹中冷癖，水谷癥结，心下停痰，两胁痞满，按之鸣转，逆害饮食。

【用法】取大蟾蜍一枚，去皮及腹中物，支解之，芒硝大人一升，中人七合，瘦弱人五合，以水六升，煮取四升，一服一升。一服后，未得下，更一升，得下则九日十日一作。

2. **神明度命丸**《备急千金要方·坚癥积聚》

【组成】大黄、芍药各二两。

【主治】久患腹内积聚，大小便不通，气上抢心，腹中胀满，逆害饮食，服之甚良方。

【用法】上二味，末之，蜜丸，服如梧子四丸，日三，不知，可加至六七丸，以知为度。

3. **牛膝酒方**《备急千金要方·坚癥积聚》

【组成】牛膝。

【主治】卒暴癥，腹中有物坚如石，痛如斫刺，昼夜啼呼，不治，百日必死。

【用法】牛膝二斤，㕮咀，曝之令干，以酒一斗浸之，密塞器口，煎取半，服半升，一服便吐去宿食，神效。

4. **葶苈大黄泽漆丸**《备急千金要方·坚癥积聚》

【组成】葶苈子、大黄各二两，泽漆四两。

【主治】癥坚，心下有物大如杯，不得食，食则腹满，心腹绞痛。

【用法】上三味，末之，别研葶苈为膏，下二味捣五百杵，入蜜，更捣千杵，服如梧子五丸，不知加之，日三服。

5. **虎杖根方**《医心方·积聚并水肿部》

【组成】虎杖根。

【主治】久寒积聚。

【用法】虎杖根一升许,捣之,以酒渍,日三,饮一升。

6. 大黄木香鳖甲丸(《太平圣惠方·治积聚心腹胀满诸方》) ··············

【组成】川大黄四两(锉碎,与鳖甲同煮,焙干),木香二两,鳖甲四两(以米醋二升与大黄同煮,令醋尽,炙令黄)。

【主治】肥气积聚不散。

【用法】上件药,捣细罗为末,以酒煮面糊和丸如梧桐子大,每日空心,生姜汤下二十丸。

7. 木香丸(《太平圣惠方·治积聚心腹胀满诸方》) ··············

【组成】木香一两,青橘皮二两(汤浸,去白瓤,焙),芫花三两。

【主治】积聚,心腹胀满,或时疼痛。

【用法】上件药,先捣罗木香、青橘皮为末,后别捣罗芫花为末,以醋三升,煎成膏,入前药末和丸如梧桐子大,每服,以热酒下七丸。

8. 狼毒丸(《太平圣惠方·治积聚心腹胀满诸方》) ··············

【组成】狼毒四两(锉碎,醋拌,炒干),附子三两(炮裂,去皮脐),防葵三两。

【主治】积聚,心腹胀如鼓者。

【用法】上件药,捣罗为末,炼蜜和,捣三二百杵,丸如梧桐子大,每于食前,以粥饮下五丸,以利为度。

9. 吴茱萸巴豆丸(《太平圣惠方·治积聚心腹胀满诸方》) ··············

【组成】吴茱萸二两(汤浸七遍,碎干,微炒),巴豆半两(去皮、心,研如膏,纸裹,压去油)。

【主治】积聚,气滞恶阻。

【用法】上件药,先捣罗茱萸为末,以酽醋一大碗,浸茱萸末一宿,至来日,于银锅内熬,候茱萸似膏,即入巴豆膏更熬,候可丸,即丸如绿豆大,空心,以温酒下三丸。如气散,恶物下,即住服。

10. 乌犀丸(《博济方·大便证》) ··············

【组成】用淡豆豉、大蒜(去皮、苗),等分。

【主治】脏毒,下血不止。

【用法】一处杵令和匀,可丸,即丸如梧桐子大,每服盐汤下三十四丸,久患痢亦宜服之。

11. **枳壳方**《圣济总录·积聚门》

【组成】枳壳(去瓤,麸炒令黑)、无纹炭各一两。

【主治】肠风脏毒下血。

【用法】上二味捣为细散,每服一钱匕,用荆芥米饮调下。

12. **香梅丸**《严氏济生方·肠风脏毒论治》

【组成】乌梅(同核烧存性)、香白芷(不见火)、百药煎(烧灰存性)。

【主治】肠风脏毒。

【用法】上等分为末,米糊为丸,如梧桐子大,每服七十丸,空心,用米饮送下。

13. **邹明父运盐方**《是斋百一选方·肠风 痔漏 脱肛》

【组成】大蒜一枚,带壳巴豆一粒,九节黄连。

【主治】脏毒下血,久远不差者。

【用法】用大蒜一枚,上面切开作盖子,每一瓣中插带壳巴豆一粒,却盖了,将湿纸三两重裹,文武灰火中煨令香熟,去巴豆不用,将蒜烂研,和九节黄连细末得所为丸,如梧桐子大,每服二十圆,米饮吞下,空心服。

【附方】又方,乌梅肉、生干地黄等分,炼蜜圆如梧桐子大,每服五七圆,米饮下,不拘时候。

又方,用茶篛蒻叶烧成黑灰,研罗极细,入麝香少许,空心糯米饮调下。

又方,五倍子不以多少,以鲫鱼一枚,约重四五两者,去肠胃、鳞腮,以药置鱼腹中,入藏瓶,以火煅,微欲烟尽,取出为细末,温酒调下。

又方,黄连、木香等分,为细末,腊茶同调下。

14. **荆芥散**《是斋百一选方·肠风 痔漏 脱肛》

【组成】荆芥穗,缩砂仁。

【主治】肠风下血。

【用法】上等分为细末,每服三大钱,用糯米饮调下,不拘时候,日进三服。

15. 地榆散《是斋百一选方·肠风 痔漏 脱肛》

【组成】地榆（洗，焙干，锉），卷柏（不去根，净洗）。

【主治】下血，远年不差。

【用法】上等分，每用一两，水一碗，以砂瓶子煮数十沸，通口服，不拘时候。

16. 葛丞相方《是斋百一选方·肠风 痔漏 脱肛》

【组成】橡斗子，白梅肉。

【主治】肠风。

【用法】橡斗子不以多少，用白梅肉以蜜拌和，填在橡斗子内，候满，两个相合，铁线扎定，烈火煅存性，为细末，米饮调下。

17. 香连散《普济方·大肠腑门 脏毒下血》

【组成】黄连、木香各等分。

【主治】脏毒下血。久远不瘥者。

【用法】上为末，腊茶同调下。

18. 槐花散《普济方·大肠腑门 脏毒下血》

【组成】槐花半两（炒，半两生）、山栀子一两（去皮炒）。

【主治】脏毒，酒病便血。

【用法】上为末，每服二钱新汲水调下，食前服。

19. 卷柏散《外科理例·卷七 附方》

【组成】卷柏（生石上，高四五寸，根黄如丝，上有黄点，焙干）、黄芪（盐水浸炒）各等分。

【主治】脏毒便血。

【用法】上为细末，每服五钱，空心，米饮调下。

20. 乌荆丸《丹溪心法附余·肠风脏毒》

【组成】川乌（炮，去皮脐）一两，荆芥穗二两。

【主治】诸风缓纵，言语謇涩，遍身顽麻，皮肤瘙痒。妇人血风，头疼眩晕。如肠风脏毒下血不止，服之尤效。

【用法】上为末，醋煮面糊丸，如梧子大，每服二十丸，温酒、热水任下。

21. 香梅丸《《丹溪心法附余·肠风脏毒》》

【组成】乌梅(同核烧存性)、香白芷(不见火,百药煎烧存性)各等分。

【主治】肠风脏毒下血。

【用法】上为末,米糊丸如梧子大,每服七十丸,空心,米饮下。

22. 干柿散《《古今医鉴》卷八》

【组成】干柿。

【主治】肠风脏毒,肠覃。

【用法】上为末。每服三钱,米饮调下。

第三节 当 代 医 方

1. 槐花地榆汤(周岱翰经验方)《《肿瘤特色方药》》

【组成】苦参 15 g,肿节风 15 g,生薏苡仁 20 g,槐花 10 g,地榆 10 g,败酱草 15 g,金银花 15 g,木棉花 10 g,白花蛇舌草 15 g,茵陈 15 g,厚朴 10 g,黄连 5 g。

【功效与主治】清肠泄热,祛湿止痢。主治大肠癌。

【加减】配合鸦胆子、七叶一枝花煎水灌肠。

【用法】水煎服。

2. 芪精败酱汤(孙桂芝经验方)《《肿瘤特色方药》》

【组成】黄芪 30 g,黄精 15 g,枸杞子 15 g,鸡血藤 15 g,槐花 15 g,败酱草 15 g,马齿苋 15 g,仙鹤草 15 g,白英 15 g。

【功效与主治】益气活血,补肾解毒。用于Ⅲ期大肠癌手术。

【加减】脾肾两虚者,加党参、白术、菟丝子、女贞子;脾胃不和者,加党参、白术、陈皮、茯苓、法半夏;心脾两虚者,加党参、白术、炒酸枣仁、当归;大便秘结者,加火麻仁、冬瓜仁、番泻叶;大便溏薄者,加焦薏苡仁、儿茶;大便黏液或便血者,加地榆、石榴皮、槐花、马齿苋;腹痛腹胀者,加延胡索、香附、乌药、川楝子;解毒加白花蛇舌草、半枝莲、藤梨根。

【用法】水煎服。

3. 清肠消肿汤(刘嘉湘,中医中药治疗大肠癌50例疗效观察,《中医杂志》) ‥‥‥‥‥

【组成】八月札、广木香、红藤各 15 g,白花蛇舌草、菝葜、野葡萄藤、薏苡仁、瓜蒌仁、白毛藤、贯仲炭、半枝莲各 30 g,苦参、丹参、凤尾草各 15 g,䗪虫、乌梅各 9 g,壁虎 4.5 g(研粉分 3 次吞服)。

【功效与主治】清热化湿,活血化瘀,解毒散结。主治大肠癌。

【用法】水煎。每日 1 剂,分 2 次口服,并将本方煎剂的 1/3(约 200 mL)保留灌肠,每日 1～2 次。

4. 大肠癌代表方(瞿范,中药治疗大肠癌70例小结,《浙江中医学院学报》) ‥‥‥‥‥

【组成】苦参,草河车,白头翁,白槿花,无花果,薏苡仁,红藤,半枝莲,白花蛇舌草。

【功效与主治】清热利湿,解毒消肿祛瘀。主治大肠癌。

【用法】水煎。每日 1 剂,分 2 次服。

第四节　中　成　药

一、平消胶囊

【处方】郁金 54 g,五灵脂 45 g,干漆(制)18 g,麸炒枳壳 90 g,白矾 54 g,硝石 54 g,马钱子粉 36 g,仙鹤草 54 g。

【功效与主治】活血化瘀,散结消肿,解毒止痛。对毒瘀内结所致的肿瘤患者具有缓解症状、缩小瘤体、提高机体免疫力、延长患者生存时间的作用。

【用法用量】口服,每次 4～8 粒,每日 3 次。孕妇禁用,不宜久服。

二、胃肠复元膏

【处方】麸炒枳壳 100 g,太子参 100 g,大黄 150 g,蒲公英 300 g,炒莱菔子 200 g,木香 100 g,赤芍 150 g,紫苏梗 100 g,黄芪 150 g,桃仁 150 g。

【功效与主治】益气活血,理气通下。主治胃肠术后腹胀、胃肠活动减弱,症见体乏气短、脘腹胀满、大便不下;亦可用于老年性便秘及虚性便秘。

【用法用量】口服,腹部手术前 1～3 日,每次 15～30 g,每日 2 次或遵医

第二章

特色方剂

嘱;术中胃肠吻合完成前,经导管注入远端肠管 40~60 g(用水稀释 2~3 倍)或遵医嘱;术后 6~8 h,口服,每次 20~30 g,每日 2 次或遵医嘱;老年性便秘次 10~20 g,每日 2 次或遵医嘱。

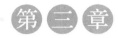

外治法

第一节 针 灸

癥瘕积聚灸方。癥瘕,灸内踝后宛宛中随年壮,又灸气海百壮。久冷,及妇人癥瘕,肠鸣泄利,绕脐绞痛,灸天枢百壮,三报之,万勿针。穴在挟脐两边各二寸。积聚坚满,灸脾募百壮,穴在章门季肋端。心下坚,积聚冷胀,灸上脘百壮,三报之。穴在巨阙下一寸许。积聚坚大如盘,冷胀,灸胃脘二百壮,三报之,穴在巨阙下二寸。(《备急千金要方·坚癥积聚》)

积聚针灸方:

冲门主腹中积聚疼痛(《千》)。

膈俞、阴谷(见腹痛)主积聚。

上管主心下坚,积聚冷胀。

悬枢主腹中积上下行。

商曲主腹中积聚。

太阴郄主腹满积聚。

膀胱俞主坚结积聚。

积聚坚满灸脾募百壮,穴在章门季肋端。

心下坚,积聚冷胀,灸上管百壮,三报之。

积聚坚大如盘,冷胀,灸胃管二百壮,三报之。

冲门(见腹满)、府舍(见痹疼),治腹满积聚《铜》。

膈俞、阴谷(见腹痛),主积聚(《千》)。

悬枢治积聚上下行,水谷不化,下利,腹中留积(《铜》)。明下云:积气上下行(解溪同),腹中尽痛。

脾俞治积聚(见疟癖)。

商曲治腹中积聚(《千》)同,肠中切痛,不嗜食。

四满治脐下积聚,疝瘕,肠澼切痛,振寒,大腹有水。

通谷治结积留饮(见痰)。

章门疗积聚气(《明》)。

中极疗冷气积聚,时上冲心,饥不能食(《下》)。

脾俞治积聚(《铜》见腹胀)。

中管主积聚(《千》见腹胀)。

积聚灸肺俞或三焦俞(见腹胀)。

脾俞疗黄疸、积聚(见黄疸)。

脏腑积聚灸三焦俞。

心腹积聚灸肝俞(并见腹胀)。

期门主喘逆,卧不安席,咳,胁下积聚(《下》)。(《针灸资生经·积聚》)

脏毒及肠风下血不止。令患者平立,量脊骨前与脐平处,是穴于脊椎上灸七壮。如年深者,更于椎上两旁各开寸,各灸七壮,除根。(《外科大成·下部后》)

第二节　外　　敷

熨腹方。治卒暴癥方。取商陆根捣碎,蒸之,以新布籍腹上,以新药铺着布上,以衣物覆其上,冷复易之,数日用之,旦夕勿息。(《备急千金要方·坚癥积聚》)

蒜桂外敷方。蒜十片(取五月五日户上者,去皮),桂一尺二寸,灶中黄土(如鸡子大)一枚。

上三味合捣,以淳苦酒和,涂布上以掩病处,不过三日消。凡蒜亦佳。《肘后方》不用桂。(《备急千金要方·坚癥积聚》)

三圣膏膏药。贴积聚,五脏之积为积,六腑之聚为聚。积有定位,聚无常处;积如杯覆有定处,聚亦如杯覆而无定处也。诸痞胸膈闷而不痛。《医级》。

石灰十两(炒红,醋熬成膏),官桂五钱,锦纹大黄二两。

共末搅匀,磁瓶收藏,以柿漆纸小布摊贴。(《疑难急症简方·积聚痞块》)

化铁膏。治积块久不愈者。

肥皂、姜各四两，葱、独蒜各半斤（各捣烂），皮硝半斤（化水），大黄末四两。

先将肥皂熬膏，入硝水再熬，次入葱、蒜、姜，熬至三炷香，滤去渣，后入大黄，搅匀成膏，另以醋炒麦粉黑，再入醋，同前药再熬成膏，用纸布摊贴积块上，神效。（《疑难急症简方·积聚痞块》）

化坚膏。归尾四钱，鳖甲八钱，巴豆四钱（研），黄连四钱，三棱四钱，莪术四钱，山甲一两二钱，筋余（即人爪甲）一钱。

以上八味，用芝麻油一斤，净丹八两，熬膏。

硼砂四钱，硇砂四钱，阿魏六钱（炒，研），麝香二钱，人参四钱，三七四钱，山羊血四钱，肉桂四钱。

以上八味，研细入膏，火化搅匀。稍冷倾入水盆，浸二三日，罐收，狗皮摊。皮硝水，热洗皮肤令透，拭干，生姜切搽数十次，贴膏。一切癖块积聚，轻者一帖，重者两帖，全消。渐贴渐小，膏渐离皮，未消之处，则膏粘不脱。忌一切发病诸物，惟猪、犬、鸭、凫、有鳞河鱼、菘、韭、米面不忌，其余海味，鸡、羊、黄瓜，凡有宿根之物，皆忌。若无鳞鱼、天鹅肉、母猪、荞麦、马齿苋，则忌之终身，犯之病根立发。若癖块重发，则不可拔矣。（《医学摘粹·实证类·积聚》）

第三节　熏　　洗

洗药方。治番花痔用荆芥、防风、朴硝煎汤洗之，次用木鳖子、五倍子研细调敷。如肛门肿热，再以朴硝末水调，淋之良。（《证治准绳·杂病》）

熏洗方。洗脏毒痔疮。

五倍子、当归、黄柏、槐花、木鳖子各一两，瓦松十根，红花五钱。

煎汤熏洗。（《疡医大全·脏毒门主论》）

第四节　导　　引

《养生方·导引法》云：向晨，去枕，正偃卧，伸臂胫，瞑目闭口无息，极张腹、两足再息。顷间吸腹仰两足，倍拳，欲自微息定，复为之。春三、夏五、秋七、冬九，荡涤五脏，津润六腑，所病皆愈。腹有疾积聚者，张吸其腹，热乃止。癥瘕散破即愈矣。（《诸病源候论·瘕病诸候》）

一法：以左足践右足上，除心下积聚。

一法：端坐生腰，回目仰头，徐以口纳气，因而咽之，三十过而止。开目、除心下积聚。

一法：左胁侧卧，伸臂直脚，以口纳气，鼻吐之，周而复始。除积聚、心下不快。

一法：以左手按右胁，举右手，极势。除积及老血。

一法：闭口微息，坐向王气，张鼻取气，逼置脐下，小口微出，十二通，以除结聚。低头不息，十二通，以消饮食。令身轻强，行之冬月，令人不寒。

一法：端坐生腰，直上展两臂，仰两手掌，以鼻纳气闭之，自极七息，名曰蜀王台。除胁下积聚。

一法：向晨，去枕正偃卧，伸臂胫，瞑目，闭口不息，极，张腹、两足，再息，顷间吸腹，仰两足，倍拳，欲自微息，息定复为。春三、夏五、秋七、冬九，荡涤五脏，津润六腑，所病皆愈。复有积聚者，张吸其腹，热乃止，癥瘕散破即愈矣。（《养生导引秘籍·积聚门》）

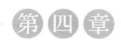

食 疗 药 膳

蝟 （一）蝟肉：可食，以五味汁淹、炙，食之良。不得食其骨也。其骨能瘦人，使人缩小也。〔嘉·证〕（二）谨按：主下焦弱，理胃气。令人能食。〔嘉·证〕（三）其皮可烧灰，和酒服。及炙令黄，煮汁饮之，主胃逆。细剉，炒令黑，入丸中治肠风、鼠奶痔，效。〔嘉·证〕（四）（其脂）：主肠风、痔瘘。可煮五金八石。与桔梗、麦门冬反恶。〔嘉·证〕（《食医心鉴》）

鲎 （一）微毒。治痔，杀虫。多食发嗽并疮癣。〔嘉补〕（二）壳：入香，发众香气。〔嘉补〕（三）尾：烧焦，治肠风泻血，并崩中带下及产后痢。〔嘉补〕（四）脂：烧，集鼠。〔嘉补〕（《食医心鉴》）

胡荽 （一）利五藏，补筋脉。主消谷能食。若食多，则令人多忘。〔心·证〕（二）又，食着诸毒肉，吐、下血不止，顿疣黄者：取净胡荽子一升，煮使腹破，取汁停冷，服半升，一日一夜二服即让。〔证〕（三）又，狐臭䶄齿病人不可食，疾更加。久冷人食之，脚弱。患气，弥不得食。〔证〕（四）又，不得与斜蒿同食。食之令人汗臭，难差。〔证〕（五）不得久食，此是薰菜，损人精神。〔证〕（六）秋冬捣子，醋煮熨肠头出，甚效。〔证〕（七）可和生菜食，治肠风。热饼裹食甚良。〔证〕（八）利五藏不足，不可多食，损神。（《食医心鉴》）

野猪臛 治久痔（野鸡病），下血不止，肛门肿满。野猪肉〔二斤，细切〕。右件煮令烂熟，入五味，空心食之。（《饮膳正要·食疗诸病》）

獭肝羹 治久痔下血不止。獭肝〔一付〕。右件煮熟，入五味，空腹食之。（《饮膳正要·食疗诸病》）

鲫鱼羹 治久痔肠风，大便常有血。大鲫鱼〔一头，新鲜煮，洗净切作片〕，小椒〔二钱，为末〕，草果〔一钱，为末〕。右件用葱三茎，煮熟，入五味，空腹食之。（《饮膳正要·食疗诸病》）

猪肠 甘寒。润肠，止小便数，去下焦风热，疗痢、痔、便血、脱肛……肠风脏毒、血痢不已、脱肛出血，并以猪大肠入槐花末令满，缚定，以醋煮烂，捣丸梧子大，每二十丸，米饮下。（《随息居饮食谱·猪肠》）

芦菔(俗名萝卜) 生者辛甘凉(有去皮即不辛者,有皮味亦不辛,生啖胜于梨者特少耳),润肺化痰,祛风涤热……反胃噎食、沙石诸淋、噤口痢疾、肠风下血,蜜炙芦菔,细嚼,任意食之。(《随息居饮食谱·芦菔》)

木耳 甘平。补气,耐饥,活血。治跌扑伤,凡崩淋、血痢、痔患、肠风,常食可疗。色白者胜。煮宜极烂,荤素皆佳。(《随息居饮食谱·木耳》)

茄(一名落苏) 甘凉。活血,止痛,消痈,杀虫,已疟,故一名草鳖甲。消肿,宽肠。治传尸劳、瘕疝诸病……肠风下血,经霜茄子连蒂烧存性,研,每日空心酒服二钱匕。(《随息居饮食谱·茄》)

干柿 甘平。健脾补胃,润肺涩肠,止血,充饥,杀疳,疗痔,治反胃,已肠风。老稚咸宜,果中圣品。以北产无核者胜。(《随息居饮食谱·柿》)

银杏(一名白果) 生,苦平涩。消毒,杀虫,涤垢,化痰……小便频数、肠风下血、赤白带下,并以白果煨熟,去火气,细嚼,米饮下。(《随息居饮食谱·银杏》)

狸肉 甘平。补中益气。治诸疰,去游风,疗温鬼毒气,皮中如针刺,愈肠风下及血痔瘘如神。(《随息居饮食谱·狸肉》)

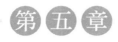

第五章

近现代医家临证经验

第一节 近代医家临证经验

一、费绳甫

积聚、癥瘕 心之积为伏梁，肺之积为息贲，肝之积为肥气，脾之积为痞气，肾之积为奔豚。《难经》已详论之。五脏之积，半虚半实，最难图治。惟奔豚上窜，可用桂枝加桂以伐肾邪，仲景立法最为精当。六腑为聚，聚散无定，气痛也，理气即可消散。有物可征谓之癥，气血凝结而成。瘕者假也，气聚则凝，气散则平，无形气病与六腑之聚无异，所以治法相同也。

腹内结块，按之不移，渐长渐大，此癥块也，气血凝结而成。治宜理气行血。

全当归二钱，大丹参二钱，净红花五分，桃仁泥一钱，延胡索一钱，广木香五分，炙鳖甲四钱，白蒺藜三钱，泽兰叶三钱，细青皮一钱，降香五分。

腹内结块，时有时无，聚散无定，此瘕也，无形气痛。治宜和营理气。

香附米一钱半，全当归二钱，细青皮一钱，台乌药一钱半，陈广皮一钱，制半夏一钱半，大砂仁一钱，广木香五分，佛手五分。

向来阴虚火旺，腹有瘕气，聚散无定。治宜养阴清火，调和气机。

南沙参四钱，川石斛三钱，生白芍一钱半，牡丹皮二钱，天花粉三钱，左牡蛎四钱，女贞子三钱，金香附一钱，大麦冬三钱，陈香橼皮一钱。（《孟河四家医案医话集·费绳甫医案医话》）

二、陈莲舫

肠风 便燥带血，属肠风为多，久则损及肝脾，形黄腹痛，脉沉弦。拟以和养。

元生地，地榆炭，东白芍，炒扁柏，炒杜仲，黑料豆，川石斛，荆芥炭，焦红曲，新会皮，白茯苓，炙甘草，焦荷蒂，红枣。

早有瘀血,脏热移腑,传为肠风,血下如注,大便艰涩。由阴伤气,渐至纳少神疲,气逆肢倦,脉弦滑。虚多邪少,和养主之。

珠儿参,黑地榆,制女贞,东白芍,广陈皮,川石斛,黑稆豆,乌芝麻,炒侧柏,生、熟谷芽,白茯苓,炙甘草,红枣。

痔血受伤,营虚热炽,阳明传送无权,大便坚结,数天一行,行而不畅,脉来弦大,舌苔光红。拟以清养。

珠儿参,旱莲草,生当归,黑地榆,瓜蒌仁,火麻仁,黑料豆,东白芍,炒丹参,制女贞,京元参,新会皮,松子肉。

复诊 阳明郁热,痔血频仍,大便每每艰行,脉弦。虚多邪少,再从清养。

西洋参,黑料豆,旱莲草,东白芍,生当归,乌芝麻,川石斛,黑地榆,新会皮,炒丹参,柏子仁,制女贞,松子肉。

肝脾久伤,便血无度,形黄纳少,肢面俱为浮肿,脉弦。治宜疏和。

淡吴萸,炒红曲,炮姜炭,黑地榆,焦楂炭,东白芍,炒香附,炒杜仲,炒川断,广陈皮,煨木香,黑车前,西砂仁,焦荷蒂。

便血绵延,脱肛腹痛,脉息濡细。拟疏和法。

制香附,东白芍,生于术,煨木香,炒扁柏,炒红曲,西党参,新会皮,炒丹参,炮姜炭,黑地榆,焦楂炭,西砂仁,焦荷蒂。

肝脾内伤,便溏带血,腹膨作胀,脉来沉细。拟疏和法。

淡吴萸,九香虫,川楝子,炒红曲,黑地榆,炒白芍,炒香附,焦楂炭,炮姜炭,大腹皮,煨木香,广陈皮,西砂仁。

劳倦伤中,能食无力,血从便出,脉濡细。治宜清养。

生白术,炒红曲,焦楂炭,炮姜炭,吴茱萸,炒党参,炒香附,煨木香,黑地榆,东白芍,炒川断,新会皮,西砂仁。

便血无度,形黄肢倦,脉见濡细。当温煦肝脾。

淡吴萸,炒香附,炒白芍,焦楂炭,炒杜仲,炮姜炭,黑地榆,生白术,炒川断,新会皮,煨木香,炒红曲,荷叶,红枣。

复诊 肝脾内伤,便血减而未和,腰酸肢软。再从和养。

生白术,炮姜炭,炒木香,炒红曲,炒香附,炒党参,紫官桂,黑地榆,新会皮,炒白芍,炒杜仲,炒川断,焦荷蒂,西砂仁。(《陈莲舫医案集》)

第二节　现代医家临证经验

一、周仲瑛

1. 病因病机　大肠癌的发病与体质、饮食、情志等关系密切,加之饮食不节,或恣食肥甘厚腻,或正气不足,或忧思抑郁,以致脾虚、气滞、血瘀、痰凝、热毒等证候要素的出现,诸邪久聚,相互交结于肠道而生肿瘤。癌毒一旦蕴结,则阻隔经络气血正常运行,掠夺水谷精微正常滋养,导致五脏六腑失去气血津液濡润,正气亏虚,更无力制约癌毒,而癌毒愈益耗伤正气,如此恶性循环,癌毒与日俱增,机体愈益虚弱,毒猖正损。

2. 临证思维　大肠癌属多因素复合致病的复杂疾病,希冀从某一点入手,以常法处方,难免顾此失彼或者病重药轻,而致疗效不佳。目前在没有完全彻底有效地根治癌毒的药物的情况下,宜针对大肠癌发生发展的基本病机,集数法于一方,融攻补于一体,即用复法大方来治疗癌肿。

复法大方,是周教授长期临床精髓的体现,专指针对某些难病顽疾的多重复杂病机,组合运用数种治法,处方药味数目超过常规的一种特别的治疗用药方法,其所包含的治法在 3～4 种以上,处方药味数目在 15 味以上,常多达 20～30 种。复法大方属七方之一,其学术思想实源于《内经》,《素问·至真要大论》论述组方原则时提出"奇之不去则偶之,是谓重方",即在奇方(小方)治疗不效时,就当用偶方(大方)。治疗恶性肿瘤的复法大方其内容包括了针对恶性肿瘤病理因素、病理机制的一系列基本方法。周教授以复法大方图之,融益气养阴、化痰散结、活血化瘀、解毒抗癌等治法于一方,最多时用药至 30 味,药后患者病情得以稳定,虽然最终癌肿不免复发,但能带瘤生存,状况良好。同时,复法大方注重不同治法的协同作用,升降结合,补泻兼施,寒热并用,敛散相伍,阴阳互求,气血互调,表里相合,增效减毒,取得了较好的延年减症的治疗效果。正如《素问·宜法方宜论》所说:"杂合以治,各得其所宜,故治所以异,而病皆愈者,得病之情,知治之大体也。"

3. 治法治则　根据大肠癌的病机而确立的治则为扶正祛邪,解毒抗癌。盖因"邪之所凑,其气必虚",故在临床实践中,扶正、祛邪必须贯穿始终,为不可或缺的基本治则,但具体到不同的患者,主次轻重则有所不同。病之初起或手术之前,邪盛正不虚,故以抗癌解毒配合化痰软坚、逐瘀散结等治法为主;中期或者手术、化疗之后,兼有脏腑功能失调,可适当伍入调理脏腑功能之品,顺理气机;晚期患者,正虚明显,出现不同的并发症,此时则需补益气血、滋阴温阳,兼顾抗癌解毒、软坚化痰、散瘀消肿等辨证处理。尤当注意的是,"六腑以通为用",遣方用药当始终注意行气通腑,如枳实、瓜蒌仁、木香、槟榔、莱菔子、大腹皮等可穿插运用,以防邪恋不去。

(1)抗癌解毒法:大肠癌的发生与邪毒内侵密切相关,癌毒是大肠癌的主要病理因素,故而抗癌解毒法的运用穿插于大肠癌治疗的全过程,尤其是在肿瘤未能手术或肿瘤复发的患者,周教授常以白花蛇舌草、山慈菇、制南星、土茯苓、龙葵、漏芦、半枝莲、藤梨根、白毛夏枯草等运用于大肠癌的治疗。

(2)清肠利湿法:大肠癌的主要病机是湿毒内蓄,蓄久化热,湿热毒邪流注肠道,导致局部气血运行不畅,湿毒瘀滞凝结而成癌肿。故周教授在治疗时注重使用清肠利湿解毒药,如红藤、败酱草、凤尾草、椿根皮、马齿苋、石上柏等;因湿毒瘀滞常致腑气不利,所以在清肠化湿时常配合行气通腑之品以加强疗效。

(3)软坚散结法:大肠癌患者,脏腑气机失阻,津液代谢失常,故而极易于体内化为痰湿,痰湿日久凝结成块,形成肿瘤,故周教授常选莪术、夏枯草、浙贝母、八月札、制大黄、炮穿山甲、海藻、路路通等运用于软坚散结法。

(4)搜剔解毒法:有些肿瘤患者在常规抗癌解毒法的运用中,不能有效地抑制肿瘤的增殖,这时候,需要在清热解毒的基础上用虫类药搜剔解毒,周教授常选九香虫、制僵蚕、蜈蚣、露蜂房等运用于搜剔解毒法。

(5)活血化瘀法:活血化瘀法是中医治疗癥积的传统治法,不仅用之破瘀消癥,还冀通过活血化瘀,疏通经络,祛瘀生新,达到止痛、消肿、恢复气血正常运行的目的。周教授常用桃仁、红花、丹参、赤芍、三棱、莪术、鬼箭羽、穿山甲、蟅虫、蒲黄等。

(6)益气养血法:大肠癌患者,脾失健运,气血生化功能受阻,时常表现出气血亏虚的证候,而气血亏虚,更易加重脾运不健,故周教授选太子参、黄芪、党参、熟地、当归等平补之剂用于益气养血法。

(7)健脾助运法:在益气养血法的基础上,周教授常选用茯苓、半夏、生薏苡仁、白术、砂仁、紫苏梗等健脾助运之剂以增强气机的调畅,因大肠癌常常邪毒耗气伤津,阻碍经络调达,这些药可以缓解肿瘤所致的疼痛闷胀、纳呆食少等不适症状。

(8)温肝补肾法:大肠归属下焦,大肠癌患者多气滞血瘀,故需要在健脾助运法中加以温肝补肾法,可以很好地提高疗效,周教授常选肉桂、细辛、淫羊藿、肉苁蓉、枸杞子等用于温肝补肾。

(9)滋阴生津法:大肠癌患者,常因手术、放化疗及疾病本身的发展和恶化,耗竭人体的气血津液,故而周教授认为,滋阴生津是确保阴阳平衡时非常关键的要点,他常选用石斛、麦冬、沙参、生地等滋阴生津。(《大肠癌中医证治》)

二、刘嘉湘

1. 扶正培本治其本　刘氏认为,肿瘤的形成大抵由于患者正气亏损、邪毒侵袭,导致气滞、痰凝、湿聚等病理变化所致,正如《医宗必读》所言:"积之成者,正气不足,而后邪气踞之。"就大肠癌的形成过程,刘氏认为,大多由于患者脾气不足,运化不能,湿浊内蕴;或由肾气亏损,气化失司,湿浊内聚。湿邪蕴结体内,日久郁而化热,湿热蕴结下注,浸淫肠道,导致气血运行不畅,湿热瘀滞凝结而成肿瘤。脾气亏虚,肾阳亏损是其发病之根本,由虚而致实。所以,临证遣方必先治其本。常选四君子汤、参苓白术散等,药如党参、黄芪、白术、扁豆、怀山药、薏苡仁之辈。肾阳不足而致病者,常用补骨脂、菟丝子、益智仁、熟附块等温肾助阳之类,脾肾阳气恢复,邪毒、湿热、瘀结将渐而祛除。脾属土恶湿为后天之本,肾属水恶燥为先天之本,脾土得肾中阳气温煦,则生化不竭,肾水为脾土所制约,则源泉不尽。故刘氏在健脾益气的同时,常加入温肾助阳的补骨脂、淫羊藿等,而在补肾之际常配伍黄芪、白术、茯苓等健脾化湿之品,健脾益肾相辅相成,而取脾肾之气皆复之效。在临证治疗中,刘氏并不拘泥于健脾补肾法,对晚期大肠癌,由于湿热瘀毒伤津耗液而出现的口干、消瘦、低热、尿赤、盗汗、脉细涩、舌暗红等阴虚之症,审时度势而予养阴清热、凉血化瘀之法,喜用生地、麦冬、石斛、赤芍、白芍、鳖甲、山茱萸、女贞子之类,使阴津恢复,生命延长。

2. 清肠消肿治其标　刘氏认为肿瘤的发生,其本固然在于正气,然肿瘤形成必有邪毒蕴结、气滞血瘀、痰湿凝聚等一系列病理变化，即标实的面，就大肠癌而言，邪毒湿热、气血瘀滞是其病机变化中邪实的一面。在治疗过程中，仅予扶正培本实难奏效，而非用攻法不可。刘氏因此自拟"清肠消肿汤"解毒祛湿，导滞化瘀，方中用大血藤、白花蛇舌草、菝葜、野葡萄藤、苦参、白毛藤、瓜蒌仁理气、利湿、导滞；天龙、丹参、䗪虫活血祛瘀散结。诸药合用，使湿毒清解，瘀结消除。

3. **审因论治，巧用下、举、敛三法**　泄泻是大肠癌常见的症状，临床上大肠癌患者泄泻常伴脓血、里急后重、腹胀、腹痛等湿毒蕴结之症，或伴大便黏冻、纳呆、神疲、腰酸、腹部隐痛、畏寒等症。对于前者，刘氏认为，由湿毒蕴结所致，根据"六腑以通为用"的理论，治疗常用"下"法，方药中配伍以生大黄、枳实、瓜蒌仁等，以荡涤湿热毒邪，清除宿滞瘀血。对于后者，刘氏认为，由脾肾阳虚、中气下陷、寒湿内蕴所致，临证治疗往往采用"举"法，即选用益气升阳、温肾固脱之品，如黄芪、党参、白术、桔梗、升麻、补骨脂、益智仁、菟丝子、煨肉豆蔻等，使脾肾阳气得复，寒湿祛除，诸症得解，同时常配以涩肠止泻的药物，如乌梅、诃子、赤石脂、禹余粮等，以达到收涩敛肠之功效。这种活用"举与敛"相结合的方法，应用于脾肾阳虚而有泄泻的大肠癌患者，常可达到良好的效果。（《肿瘤病名家经验集》）

三、孙光荣

1. **癌之生，正气先虚，当用参芪以扶正**　孙光荣认为，任何癌症之发生，均系人体正气先虚，脏腑阴阳失调，六淫、七情等诱发所致。直肠癌亦不例外，其病位虽局限于直肠，但仍属全身性疾病，直肠癌变乃局部之表现，应将治疗全身与局部、治本与治标密切结合起来，故扶正为先，固本为要。而年老体弱、不适于手术及化疗者，尤应以扶正为主。孙光荣善用参芪为君以补中益气，尤喜用西洋参，因其具益气、养阴双重功能，切合癌症患者气阴两虚之机，佐以女贞子、墨旱莲、天花粉等以滋肾养阴，制鳖甲等以软坚，山药、生薏苡仁、焦三仙等以健脾益气开胃。通过补气血、滋肝肾、健脾胃，从整体上调整脏腑功能，改善机体内平衡，生发正气，增强并调动自身免疫功能，以清除及中和病理产物，控制癌瘤发展。

2. **癌之变，邪气常盛，喜用草药以驱邪**　孙光荣认为，癌症之发展与转移，总离不开邪气猖獗，所谓"积之成者正气不足，而后邪气踞之"，直肠癌亦是如此。患者虽有一派正气虚弱之证候，但凡大便脓血、腹痛腹胀等症，多为湿热蕴结、气滞不畅所致，当以清热化湿、解毒驱邪为治。若一味以温补固涩，或以滋腻养阴，则可致闭门留寇，阻抑气机，邪不得泄。孙光荣临床善于随证选用菝葜、白花蛇舌草、半枝莲、蒲公英、嫩龙葵、土贝母、隔山消等清热解毒、软坚散结之草药，为扶正益气诸品之辅药，攻补兼施，故每获良效。

3. **血之下，肠络必损，善用炭药以止血**　孙光荣认为，直肠癌患者以黏液脓血便为其典型症状，多为邪毒滞留，久聚成块，阻塞肠道，化热伤及血络，热毒炽盛，肉腐络损所致。故在攻补兼施之基础上，佐以化瘀止血。孙光荣善用槐花炭、蒲黄炭、地榆炭等炭药化瘀止血，或配大蓟、仙鹤草以清热凉血止血，往往药下血止，效如桴鼓。

4. **治之要，内外兼施，巧用动物药以抑癌**　孙光荣认为，癌症之治疗，若局限于内治，则内服之药难达病所，奏效缓慢。孙光荣临床主张内外兼施，采用适当外治法，使药物直接作用于病变处，以提高临床疗效。孙光荣常巧用动物药蛞蝓液保留灌肠以治疗直肠癌患者，其具体方法是：每日取鲜蛞蝓10条，捣碎，用纱布裹密，绞取液汁，用消毒后50 mL注射器（不用针头）吸取蛞蝓液20～30 mL后，以石蜡油涂于注射器外，缓缓推入直肠，至痛点为止，注后，用药棉塞住肛门，保留1～2 h。该法配合前述攻补兼施的内服中药，内外合治，临床起效极快，且疗效巩固。（《大肠癌中医证治》）

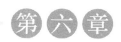

历 代 医 案

第一节 古 代 医 案

一、《医说·肠风痔疾·脏毒下血》案

洛阳一女子,年四十六七,耽饮无度,多食鱼蟹,摄理之方蔑如也。后以饮啖过常,蓄毒在脏,日夜二三十度,大便与脓血杂下,大肠连肛门痛不堪任。医以止血痢药不效,又以肠风药则益甚。盖肠风则有血而无脓,凡如此已半年余。气血渐弱,食渐减,肌肉渐瘦,稍服热药则腹愈痛,血愈下。服稍凉药则泄注,气羸,粥愈减。服温平药则病不知将期岁,医告术穷,垂命待尽。或有人教服人参散,病家亦不敢主张,漫与服之。才一服知,二服减,三服脓血皆定,自此不十服,其疾遂愈。后问其方云:治大肠风虚,饮酒过度,挟热下痢脓血,疼痛多日不差。樗根白皮、人参各一两为末,二钱匕,空心温酒调下,饮酒以温米饮代,忌油腻、湿面、青菜、果子、甜物、鸡、鱼、蒜等。

二、《外科正宗·脏毒治验》案

案1 一男子夏月好饮火酒,热毒入肛门结肿坚硬,形色紫黑,坚硬痛极。用攻利、解毒药俱不应,以神灯照法照之,早晚二次,其疼方减。以蟾酥锭磨浓涂之,坚硬渐腐为脓,仍服内消沃雪汤,二剂便通,疼苦减其大半。又以四物汤加黄柏、知母、厚朴、苍术,外以珍珠散加冰片,猪髓调,搽,月余而平。

案2 一监生素性急暴,每纵膏粱,因积毒流于大肠,内如针刺,外肛不肿,常欲后重,便则秘结,诊之脉空数而无力,此真气不足,邪火有余,内脏亏损症也。后必难痊,辞不可治。后请别医,用药月余,肛门内腐,败水无禁,复请视之。予曰:决不可疗也。脉来虚数,邪胜正也;手掌不泽,脾气败也;至夜发热,阴虚火旺;败水无禁,幽门已坏;面若涂脂,元气走散;鼻如烟煤,肺气将绝;口干舌燥,肾水已竭;犯此岂有不死之理。患者不服,强用解毒滋阴药饵,不效而死。

三、《孙文垣医案·三吴治验》案

案 1 新市陈鹿塘先生,原有肠风脏毒之症,大便燥结,数日不能一行,痛苦殊甚。此胃寒肠热之症,其脉两寸皆数,两关皆弦而无力,两尺洪滑而左尤甚。诊毕,渠告予曰:病数年,百医不效,望生难矣。闻公治多奇中,冀一奇而生之,实再造之恩也。予怜其苦,而俯想久之。因思李东垣有云:大肠喜清而恶热,脾胃喜温而恶寒,以胃属土,而大肠属金也。今治肠胃相兼之疾,必寒非凄凄,热非灼灼始可。乃详酌一方,专以肠风脏毒之药为君主,外以养血之剂裹之,使不伤胃气。盖药先入胃,而后传入大肠,入胃时裹药未化,及入大肠则裹药化,而君药始见,庶几两不相妨,亦假道灭虢之策也。因以大黄酒浸九蒸九晒者二两、槐花三两、木耳二两、郁李仁、皂角子、象牙屑、条芩各一两、血余灰、升麻、荆芥穗各五钱为末,炼蜜为丸,赤豆大,外以四物汤加蒲黄各一两为衣,米汤送下,空心及下午各服二钱。服此果然血止,而大便不燥,饮食日加。鹿塘大喜曰:古称用药如用兵,奇正相生,鲜有不克敌者,其公之谓乎。

案 2 王祖泉,大便里急后重,腹痛,日夜下紫黑稠黏三四十度。市中凡有名者,雷同痢治,自秋历冬,三越月不瘳。形色瘦瘁,匙箸厌举,即勉强仅一盏而止,眼阉懒开,悉以为不治弃去。访余脉之,六部濡弱,观其所下之色甚晦,如芋苗汁之状。予曰:观此色,非痢,乃脏毒下血症。《医说》中人参樗皮散,正此对腔剂也。即制与之,其夜果减半,终剂全愈。方以人参、樗根白皮各二两,为末,每空心米饮调服二钱,忌肉汁,生菜、鱼腥。

四、《景岳全书·外科钤下·痔漏》案

案 1 男子,脏毒下血,服寒凉败毒药,不惟不能止,且饮食日减,肢体愈倦,脉数而涩。先以补中益气汤,数剂少止。更以六君子汤加升麻、炮姜,四剂而止。乃去炮姜,加芎、归,月余脾胃亦愈。尝治积热成风下血者。先以败毒散散之。胃寒气弱者,用四君子汤,或参苓白术散补之,并效。

案 2 一男子,脏毒下血,脾气素弱,用六君子汤加芎归、枳壳、地榆、槐

花,治之而愈。后因谋事血复下,诸药不应。余意,思虑伤脾所致,遂投以归脾汤,四剂而痊。大抵此证所致之由不一,当究其因而治之。丹溪云芎归汤一剂,乃调血之上品。热加赤茯苓、槐花,冷加白茯苓、木香,此则自根自本之论也。虽然血气出于谷气,故大肠下血,以胃药收功,宜四君子汤,或参苓白术散,以枳壳散、小乌沉汤和之,胃气一回,血自循经络矣。凡肠风者,邪气外入,随感随见。脏毒者,蕴积毒久而始见。又云,人惟坐卧风湿,醉饱房劳,生冷停寒,酒面积热,以致营血失道,渗入大肠,此肠风脏毒之所由作也。挟热下血者,清而色鲜;挟冷下血者,浊而色黯。清则为肠风,浊者为脏毒。先便而后血者,其来远。先血而后便者,其来近。治法大要先当解散脾胃风邪,热则败毒散,冷则不换金正气散加川芎、当归,后随其冷热治之。

五、《吴鞠通医案·积聚》案

案1 甲子二月十三日,张,二十七岁。脐右有积气,以故右脉沉伏弦细,阳微之极,浊阴太甚克之也。溯其初,原从左胁注痛而起,其为肝着之咳无疑。此症不必治咳,但宣通肝之阴络,久病在络故也。使浊阴得有出路,病可自已,所谓治病必求其本者是也,如不识纲领,而妄冀速愈,必致剥削阳气殆尽而亡。

旋覆花(新绛纱包)三钱,乌药三钱,川楝子二钱,桂枝尖三钱,青皮一钱,小茴香三钱,降香末二钱,归须三钱,苏子霜三钱,桃仁泥三钱,广皮一钱。

煮三杯,分三次服。

十九日,服通络药,已见小效,脉气大为回转,但右胁着席则咳甚,胁下有支饮故也。议于前方内去桃仁、川楝子、小茴香,加生香附三钱,半夏六钱,杏仁三钱,肉桂八分,再服四帖。

二十三日,先痛后便而见血,议通阴络法。

降香末三钱,半夏五钱,归横须二钱,小茴香三钱,香附二钱,苏子霜三钱,藏红花一钱,桃仁二钱,广皮炭一钱,广木香一钱,丹皮三钱,两头尖三钱。

案2 张,二十八岁。脐左癥瘕,面黄,肢倦,食少,不能作文,看书亦不能久,宛如虚损,与:

化癥回生丹

缓通阴络法,每日空心服一丸,亦有早晚服一丸。时服之二年有余,计服化癥回生丹六百丸之多,癥始化净,气体复原,看书作文,始举进士。

案3 乙酉四月二十八日。叶,四十五岁。无论癥瘕,虽有气血之分,然皆系阴病结于阴部,岂有用阴药之理? 惟日已久沉寒痼冷疾,非巴豆不能除根。用:

天台乌药散

六月初九日,业已见效,未能除根,照常服前药,早晚各五分,癥瘕痛发时服二钱,舌苔厚白,面色淡黄而暗,左脉沉细阳微,再与汤药行湿通阳。

云茯苓块五钱,益智仁钱半,草薢四钱,白蔻仁(连皮)一钱,生苡仁五钱,半夏五钱,广陈皮二钱,桂枝二钱,白通草一钱。

服至舌苔退为度。

案4 乙酉年五月初一日。甘,二十九岁。十年瘕气,六脉弦细而紧。

淡吴萸三钱,乌药三钱,川椒炭五钱,归须二钱,良姜二钱,小茴香(炒黑)五钱。

煮三杯,分三次服。已服五帖。

初九日,病减者减其制,每日服半帖。

案5 乙酉五月二十四日。余氏,三十岁。瘕结脐左,经来必痛,六脉沉细,阳微。

吴茱萸三钱,川楝子三钱,公丁香一钱,良姜二钱,全当归三钱,降香末三钱,小茴香三钱,艾炭三钱。

煮三杯,分三次服,服七帖后,接服丸药。

六月初二日,业已见效,每日服半帖,再服十天。

二十日,每行经前三日,腹微痛时,空心服化癥回生丹一丸,服至经尽后,腹中丝毫不痛为止。下月经行,腹痛发时,再如此服法。癥瘕痛亦服回生,空心服一丸,化净为度。

六、《王旭高医案·积聚》案

案1 孔。病由肝气横逆,营血不调,腹中结瘕,脘胁攻痛,渐至食减肉热,咳嗽痰多。当脐动跳,心悸少寐,口干胸燥,而显虚劳血痹之象,极难医治,姑仿仲景法。

党参,茯苓,枣仁,乳香,没药,桃仁,当归,川贝,香附,白蜜,地鳖虫

（酒炙）。

二诊 前方养营化痰，下得血块两枚，腹满稍软，内热咳嗽未减。今且和营启胃，退热止咳，再望转机。

西党参，茯苓，丹参，广皮，血余炭，川贝母，杏仁，当归，阿胶，地鳖虫。

三诊 气滞气瘀，腹满有块攻痛，内热已减，咳嗽未平。拟两和气血方法。

党参，香附，郁金，茯苓，山楂肉，延胡索，当归，杏仁，阿胶，桃仁，沉香，血余炭。

四诊 咳嗽不止、腹仍满痛，肝肺同病，久延不已，终成劳损。

桃杏仁，车前子，川贝，当归，丹皮，阿胶，蒲黄（炒），旋覆花，苏子，茯苓，新绛。

案 2 冯。脉右关滑动，舌苔黄白而腻，是痰积在中焦也。左关弦搏，肝木气旺，故左胁斜至脐下有梗一条，按之觉硬，乃肝气入络所结。尺寸脉俱微缓。泄痢一载，气血两亏。补之无益，攻之不可，而病根终莫能拔。根者何？痰积、湿热、肝气也。夫湿热、痰积，须借元气以运行。洁古所谓养正积自除，脾胃健则湿热自化，原指久病而言。此病不谓不久，然则攻、消、克、伐何敢妄施。兹择性味不猛而能通能化者用之。

人参，茯苓，于术，青、陈皮，炙甘草，泽泻，枳壳，神曲，茅术，当归（土炒），黄芪，白芍（吴萸三分煎汁、炒），防风根。

又丸方：

制半夏三两，分六份：一份木香二钱煎汁，拌炒；一份白芥子二钱煎汁，拌炒；一份乌药三钱煎汁，拌炒；一份金铃子三钱煎汁，拌炒；一份猪苓二钱煎汁，拌炒；一份醋拌，炒。炒毕去诸药，仅以半夏为末，入雄精三钱研末，麝香一分，独头蒜三个，打烂，用醋一茶杯，打和为丸。每晨服一钱五分，开水送。

案 3 丁。血虚木横，两胁气撑痛，腹中有块，心荡而寒热。病根日久，损及奇经。《经》云：冲脉为病，逆气里急；任脉为病，男疝女瘕。阳维为病苦寒热，阴维为病苦心痛。合而参之，谓非奇经之病乎？调之不易。

黄芪，党参，茯神，白薇，枸杞子，沙苑子，白芍，当归，陈皮，香附，紫石英。

二诊 和营卫而调摄奇经,病势皆减,惟腹中之块未平,仍从前法增损。

前方去枸杞子,加砂仁、冬术。

案4 范。素有肝胃气痛,兼挟寒积。脘腹胀满,痛及于腰,咳不可忍。舌苔白腻,渴不欲饮。大便似利不利。脉沉弦而紧。恐属脏结,颇为险候。非温不能通其阳,非下不能破其结,仿许学士温脾法。

制附子,干姜,肉桂,川朴(姜汁炒),生大黄,枳实。

二诊 脘腹胀满,上至心下,下连少腹,中横一纹,如亚腰葫芦之状。中宫痞塞,阴阳结绝,上下不通,势濒于危。勉进附子泻心一法,温阳以泄浊阴,冀其大便得通。否则恐喘汗厥脱,难以挽回。

制附子,川连(姜汁炒),川朴(姜汁炒),生大黄(酒浸)。

长流水煎,再服备急丸七粒,砂仁汤送下。

三诊 两投温下,大便仍然不通。胸腹高突,汤水下咽辄肚,肢渐冷,脉渐细,鼻煽额汗厥脱可忧。按结胸、脏结之分,在乎有寒热、无寒热为别。下之不通,胀满急甚,乃太阴脾脏受戕,清阳失于转运,崔行功有枳实理中一法,取其转运中阳,通便在是,挽回厥脱,亦在是。惟高明裁酌之。此证死。

七、《临证指南医案·癥瘕》案

某(五十)。数年左胁聚瘕,发作必呕吐涎沫,酸苦浊水,瘟不成寐,便闭忽泻,始于悒郁,病由肝失畅达,木必传土,胃气受侮,病久入络,气血兼有,缓图为宜,急攻必变胀病。

生牡蛎,川楝子肉,延胡,桃仁,半夏,茯苓,橘红,白芥子,川连,吴萸。

香附汁、姜汁法丸。

八、《贯唯集·癥瘕》案

案1 蔡,右。刻诊脉象细涩带弦,舌苔微白,恶心,呕吐浊水,昼夜无休,左腹结瘕,攻撑作痛,病经三旬外,饮食不思。此厥阴之脉为沉寒浊阴固结也。据症合脉,殊为险恶,姑拟一方,以冀轻减为幸。

旋覆花,代赭石,淡干姜,吴萸,川连,白芍,枳实汁,瓦楞子,木蝴蝶,延胡,川椒(焙),半夏,茯苓,炙草,陈皮,煨姜(癥瘕)。

案2 刘,右。肝邪与伏邪并发,寒热微作,胸痞,肢肿,不时咳呕痰浊,腹中结瘕上撑,脉细,舌苔白,势非轻渺。

桂木,茯苓,白术,炙草,三棱,大腹绒,厚朴,苡米,木瓜,延胡,莪术,青、陈皮,郁金,瓦楞子,姜渣(瘕癥)。

案3 张,左。寒与气搏,积于下焦,以致左少腹结有瘕聚,近复气上冲痛,恶心作呕,曾服辛热温通之属,未得效验。刻诊脉细涩而数,乃寒邪化热之征。拟用平木顺气,择其芳香流利之品,先乃调治,俟其稍退,再商他法。

瓜蒌仁(炒,打)五钱,薤白头一钱半,枳壳一钱,小青皮一钱半,桃仁三钱,延胡醋(炒)一钱半,紫石英(先煎)三钱,炙甘草五分,白茯苓一钱半,半夏曲一钱半,川郁金一钱半,川楝子(炒,打)二钱,鸡槟榔一钱半,瓦楞子(煅)二钱,归身酒钱半,两头尖(绢包)二十一粒,竹二青(盐水炒)一钱半。(瘕癥)

九、《续名医类案·肠风脏毒》案

张子和曰:一男子脏毒下血,当六月热不可堪,自分必死,忽思蜜水,猛舍性命饮一大盏,痛止血住。

汝南节度副使完颜君宝,病脏毒,下瘀血发渴,寒热往来,延及六载,日渐瘦弱无力,面黄如染。张诊其两手脉沉而身凉。《内经》寒以为荣气在故生,可治。先以七宣丸下五七行,次以黄连解毒汤加当归、赤芍、地榆散,同煎服之,一月而愈。

十、《陈莘田外科方案·脏毒》案

案1 翟左。仲夜(夏)以来,时令暑热,熏蒸太过,首先犯肺,脏不容邪还之于腑,始因少腹胀热,继而积痢,红紫兼有,肛内气坠作痒,舌苔糙黄,脉来左弦,右濡数。怕成脏毒,治以疏通。

广藿梗,广陈皮,赤芍,枳壳,瓜蒌,赤苓,紫厚朴,甘草梢,桔梗,制军,泽泻,楂炭。

二诊 前方去藿梗、瓜蒌、制军、楂炭,加甜冬术、淡芩、归尾、防风根。

案2 孙左。阴虚湿热下注,结为脏毒,脓从内出,余肿余坚不化,大便作痛,其邪留恋极易淹缠成漏。拟清化法。

细生地,天花粉,丹皮,茯苓,槐花米,当归,川黄柏,知母,赤芍,甘草节。

第二节 近现代医案

一、费伯雄案

案1 某。瘰瘕已久。急宜消散和荣。

全当归二钱,大丹参二钱,金香附二钱,红花八分,乌药一钱,陈橘核一钱,延胡索一钱半,金铃子二钱,枳壳一钱,木香五分,砂仁(研)一钱,陈皮一钱,川椒目(开口的)二十粒,降香五分。

二诊 瘰块松软。尚宜前法加减。

消瘰阿魏膏贴患处。

当归二钱,香附二钱,枳实一钱,真福曲三钱,橘核二钱,小茴香二钱,乌药一钱,陈皮一钱,木香五分,佛手五分,降香五分,砂仁(研)一钱。

案2 某。诊得脉来沉细,左关尺带涩。盖沉属气滞,细属阳虚,涩乃留瘀。所得见症,腹满块叠不平,皆缘湿痰交阻,营卫乖违,询及辰下经停不至。治之当以攻补兼施,邪去而正不伤,方能有治病情,存方候政。

潞党参,茯苓,旋覆花,木香,炮姜,当归,延胡索,小茴香,橘红,鸡内金,玫瑰花,厚朴,血琥珀。

又丸方:

生大黄三钱,桃仁二钱,䗪虫十四个,乌贼骨、茜草根各一钱半,三棱(醋炒)一钱,桂心四分。

上药共研末,为丸如绿豆大,每服二十四丸,或三十丸,临晚时陈酒送下,服至半月后,大便有黑紫血块,即停此丸,再为换方可也。

案3 某。脾虚力弱,痞块,丸剂。

潞党参四两,云苓二两,炙绵芪二两,归身(酒炒)二两,炙草五钱,煨京三棱五钱,蓬莪术五钱,半夏曲一两,制中朴三钱,枳壳一两,陈皮一两,炙鳖甲三两,醋炒青皮一两,红花五钱,上安桂三钱,川雅连二钱,炮姜二钱。

上药如法炮制,籼米粉糊丸如桐子大,每服二三钱,清晨米汤送下。

案4 某。昨投逍遥散加味,少腹瘕聚痛减,左脉不起,右部迟细,肝胆尚未协调。前法加减。

醋柴胡六分,酒当归二钱,丹参二钱,川断三钱,茯神二钱,制香附二钱,酒白芍二钱,延胡索(酒炒)二钱,破故纸二钱,木香一钱,蒲黄(炙),生地三钱,炒牡丹皮二钱,炙草五分,广木香五分,芜蔚子三钱,藕节二枚,川朴一钱。

案 5 某。内肛门湿烂,经治肿硬渐松,寒热亦减。仍宜前法。

当归尾四钱,甘草节一钱,桃仁泥一钱半,赤芍一钱半,炙甲片一钱,陈皮一钱,金银花三钱,独活五分,柴胡一钱,炙乳香、没药各一钱半,黄柏三钱,角针八分,桑枝一两,泽兰一两(煎汤代水),陈酒一两。

案 6 某。通肛毒浸淫痒痛,遍身结核,皆因余毒未除,随气血而行走也。尚宜和营清化之。

忍冬藤,连翘,赤芍,生草,大贝,萆薢,天花粉,薏苡仁,桔梗,栀子,枳壳,桑枝。

痔疮初起,肿胀疼痛。

上绵芪三钱,淡黄芩一钱半,青防风一钱,赤芍一钱半,炙黑草梢一钱,生地三钱,牡丹皮二钱,金银花三钱,苍术一钱,当归尾二钱,刺猬皮一钱,枳壳一钱,炒槐米三钱,泽泻二钱。

单方:夏枯草、玄参、煅牡蛎、苦参等分为丸。

案 7 某。虚人夹湿热,久患脏毒,肛旁有管不合,宜常服丸方。

晒生地一两,晒当归八钱,炒淮药一两半,胡黄连五钱,生甘草八钱,象牙屑八钱,灯心拌琥珀屑六钱,炙刺猬皮一张,上血竭五钱,生薏苡仁一两半,净白占五钱。

依法取末,糯米一合煮饭,和黄牛胆一个糊丸,每早淡盐汤送下三钱。忌姜、椒、葱、蒜、江鲜发物,慎房闱。(《孟河四家医案医话集·费伯雄医案医话》)

二、马培之案

(一) 便血

案 1 常州,蔡右。三十五岁。心主血脉,统于脾,藏于肝。肝脾两亏,虚而生热,阴络伤而血下溢,肠红如注,腹痛便溏,谷少,欠寐头眩,干呛无痰。肺气不肃,肝热上升。拟调脾、肃肺、柔肝,引血归经。

怀山药二钱,北沙参三钱,当归(土炒)一钱五分,炙生地三钱,白芍一钱五分,黑料豆三钱,广皮(盐水炒)六分,茯神二钱,炙草四分,牡丹皮(炒)一钱五分,丹参一钱五分,甜杏仁十粒,于术(土炒)一钱五分。

案2 某。脾统血,肝藏血,大肠本无血。湿热伤阴,阴络伤则血流,或鲜或紫,魄门坠胀,谷食不香,脾肾两亏,中虚气陷,血不循经入络。拟扶土养阴,兼入理气、渗湿之治。

黄柏炭,当归,党参,木香,赤白芍,荷叶炭,黑蒲黄,丹参,山药,炙草,白术炭,红枣。

二诊 肠胃湿热较清,下血较减。年逾五旬,阴气渐衰。宗前法以益肝肾。

生地,怀山药,甘草,炙龟板,茯苓,地榆炭,当归,白芍,阿胶,西洋参,黑料豆,荷叶,红枣。

三诊 肠胃湿热已清,便血大势已减,魄门作痛,少腹板硬,神疲卧汗。脾肾阴伤,二气不和,仍理脾调营,佐之和气。

当归,木香,炙草,冬术,黑料豆,红枣,怀山药,参须,茯苓,牡蛎,荷叶。

案3 某。《经》谓:结阴便血,初结一升,再结二升,三结三升。阴气内结,始因受寒,继之寒化为热,血从便出。夫心主血,脾统之,肝藏之。大肠本无血,心脾亏损,阴络被热熏蒸,乃从大肠而下,数年来不时举发,肢酸足乏,偏于右边胸胁有时作痛,肝循两胁,脾络胸中,心脾既亏,阴不敛阳,不能和气,脉濡虚。右关尺沉而带滑,有痰饮宿疾,饮乃水化,脾肾气衰,水谷之精悉成为饮矣,久之防偏枯之患。拟养心调脾,佐以育肾,多服乃佳。

当归,党参,山药,白芍,仙半夏,于术,阿胶珠,抱茯神,黑料豆,地榆炭,郁金。

二诊 进养心脾之剂,尚属平平。脉象沉细,惟右尺洪而带滑,阴伤湿热蕴于下焦,血得热则动,肠红时见,魄门痒热,心胸亦热。血分远近:近出肠胃,远出肺肝而来。肺与大肠相表里,气不摄阴,肝不能藏,故出血如注。仍从前法进步主之。

白芍(炒),当归,于术,党参,茯苓,合欢皮,阿胶,黄柏,陈皮,炙草丹皮,女贞子,墨旱莲,荷叶,红枣。

案4 杨。脾胃两亏,肝阳太旺,扰动营阴,屡见鼻红,大便下血,脾胃受木克制,易于吐泻。当培土和中。

怀山药,北沙参,枳壳,石斛,陈皮,茯苓,炒丹皮,丹参,牡蛎,炙草。

案5 某。中央属土,土生湿,湿生痰,痰生热,热伤血,火灼金,阳明胃血下注大肠,血在便后,已历多年。所服黑地黄丸、黄土汤都是法程。第湿热盘踞中州,伤阴耗气,血随气行,气赖血辅,必得中州气足,方能煦血归经。

大生地四钱,怀山药三钱,归身二钱,远志一钱,洋参二钱,冬术三钱,炙草五分,白芍二钱,升麻五分,枣仁二钱,桂圆肉五枚,侧柏叶三钱。

案6 某。湿热伤阴,络血下溢,肠红血出如注,足膝酸楚,经脉抽掣,阴虚络中有热。拟养血调脾。

当归,生地,白芍,牡丹皮,续断,黑料豆,地榆,阿胶(黄柏末拌炒),粉甘草,木香,荷叶(炙炭),红枣,怀山药。(《孟河医家医籍经典丛书·马培之医案》)

(二)积聚

案1 某。肝脾两伤,气血凝滞,左胁下有积,经闭腹胀,咳嗽,纳谷不香,脉弱细,颇有脾败之虞。急为养阴、调脾、和胃。

当归,杏仁,参须,川贝母,冬术,枳壳,法半夏,橘红,谷芽,生姜,佩兰叶。

案2 某。脉来沉、细、虚、涩,左关带弦,肝木郁而气血已损。少腹结瘕,脾气陷而肛坠不收,食后有时痞闷,五旬有五,天癸当止,今夏忽来三次,肝脾两伤,冲任之气亦乏。拟用归脾加减,盖癥瘕胀聚,不宜峻攻,以伤真气,所谓扶正而积自除也。

党参,于术,当归,白芍,枣仁,木香,茯神,远志,炙草,煨姜,红枣。

案3 某。胃之容纳,脾之运化,一纳一运,皆赖中气为之斡旋。脾肾素亏,胃阳不能旷达,以致胸痞不饥,嗳气作恶,痰湿因气而滞,脐两旁结硬成痞,胃浊不降,腑气不爽,已延半载。拟宣中化痰,理气降浊。

半夏,旋覆花,乌药,槟榔,枳壳,青皮,干姜,白芥子,茯苓,煅瓦楞子,陈海蜇,荸荠。

案4 某。脾积曰痞气,在右肋下,痰气凝滞,胃脘左旁作痛,食后反饱,脉象左弦右沉。脾阳困顿,肝木克之,形寒怯冷,腰腿酸乏,营血已亏,中阳不能旷达。法当温中理气。

焦白术,干姜,半夏,当归,茯苓,砂仁,参须,木香,神曲,陈皮,鸡内金,小茴香,生姜。

案 5 某。脾之积曰痞气,心下按之如梗,屡经反复,发时饮食不进,大便不解,脉细数无力,由气郁中伤所致。服畅中和气之剂,梗硬虽消,根株未尽。仍以归脾、神香加减为丸,杜其来复之患。

东洋参三两,茯苓三两,冬术三两,煨木香五钱,炙草八钱,枣仁三两,白豆蔻一两,远志一两半,丁香五钱,当归身三两,橘皮一两,水红花子三两。

为末,水泛丸,每早晚服三钱,开水下。

案 6 某。脉象弦小而涩,肝脾不和,气血凝滞,肚腹结瘕,胸胁撑胀,食入不舒,虑延成胀。急为和畅肝脾。

当归,丹参,乌药,厚朴,香附,砂仁,青皮,茯苓,泽泻,枳壳,郁金,生姜。

案 7 某。脉来左部细弦,右部沉涩,荣血不足,肝气不调,气血与汁沫凝结肠外,结为肠覃,状如怀子,幸月事仍以时而来。法宜养荣,兼流气化凝治之。

怀牛膝,丹参,川楝子,桃仁,青皮,上肉桂,当归,乌药,香附,延胡索,瓦楞子,降香片。

案 8 某。肝脾不和,大腹结癖,攻窜作痛,甚至发厥。数年来痛势频作,块以益大,虑散则成胀。拟温通化癖。

延胡索,当归,小茴,肉桂,白芍,楂炭,五灵脂,炙草,乌药,丹参,姜。

案 9 某。当脐疢癖有年,胸胁作痛,口干呕恶,舌腻苔黄,寒化为热,胃气不降,腑气不通。拟用苦降辛之法。

左金丸,干姜,法半夏,陈皮,木香,郁金,竹二青,佛手,枳壳,白蔻仁,茯苓。

案 10 某。胃脘稍舒,精神亦振,惟痞积硬大,不易消除。仍宜运脾化痞法。

党参,法半夏,茯苓,青皮,瓦楞子,焦白术,荆三棱,江枳壳,厚朴,木香,全当归,延胡索,生姜。

案 11 某。寒气凝滞,腹瘕攻痛,春间败血,大便艰难。宜理气调荣。

当归,丹参,白芍,小茴香,炙草,台乌药,党参,淡吴萸,冬术,生姜。(《孟

河医家医籍经典丛书·马培之医案》)

三、陈莲舫案

(一) 肠风

案1 徐,左。幼年间鼻血吐血,阴分早亏,虚热内炽。现在热迫大肠,肠风绵延,血下如射。每便坚涩,肛痔外凸。关系者在梦泄,精血两伤,诸恙从此蜂集,神烦少寐,头眩目花,惊悸不宁,脉见弦大。治以清养。

珠儿参,郁李仁,墨旱莲,甜杏仁,乌芝麻,柏子仁,女贞,槐花炭,川石斛,地榆,玄参(制),莲须,西瓜翠,松子仁,鲜藕肉一两,卷竹心。

案2 左。早有痰血,脏热移腑,传为肠风,血下如注,大便艰涩。由阴伤气,渐至纳少,神疲气逆肢倦。脉见弦滑。虚多邪少,治以和养。

珠儿参,地榆,料豆,生、熟谷芽,乌芝麻,侧柏叶,女贞,茯苓,川斛,白芍,炙甘草,新会,红枣。

案3 左。便燥带血,属肠风为多,久则损及肝脾,形黄腹痛,脉见沉弦。拟以和养。

元生地,地榆,赤曲,茯苓,川斛,荆芥(炒),料豆,炙甘草,白芍,扁柏,杜仲,陈皮,荷蒂,红枣。

案4 沈,左,四十。阳明郁热,肝脾统脏两为失司,以致气陷为肛坠,营虚为肠风。脉息沉弦,舌苔微灰。嗜烟体气阴两伤,调理不可偏阴偏阳,治以和养。

党参,赤曲,扁豆衣,诃子肉(一钱五分),于术,地榆,炒椿皮,炒荆芥,石斛,白芍,丹参,炒扁柏,炒荷蒂,枣。

复:肠风绵延,或轻或重,血下如水,甚则后重,脉见沉弦。阳明郁热,肝脾又失统藏,以致营不为守。再以和养。

于术,丹参,茯苓,椿皮,地榆,赤、白芍各一钱,扁柏,扁豆衣,石斛,陈皮,炒荆芥,赤曲,荷蒂,枣。

(二) 便血

案1 左。痢久渐成便血,便之前后俱溢,昼夜六七行,腹痛里急,脉见沉弦,形黄肢肿,应月枯少。能否得复,治以和养。

珠儿参,木神,椿皮,丹参,脏连丸,龙骨,赤曲,于术,白芍,陈皮,地榆,香附,侧柏,枣。

案2 刘,左。肢腿之病尚不见发,惟湿火内蒸,随气下陷,阴分已伤,脱肛类痔,便艰下血,病滋水交流。阳明湿火触发,肝邪气逆作呕,上焦为患属阳明胃府,下焦为患属阳明大肠,邪热俱在阳明,遂至雷龙失潜。头胀频仍,少寐多梦,纳谷尚少,大便尚涩,所以左脉细弦,右脉弦大不静。属邪正相搏,治宜兼顾。

珠儿参,木神,半夏,白芍,石斛,丹参,新会,地榆,脏连丸,炒槐米,菊花,姜皮,侧柏,竹茹。

案3 左。便血绵延,脱肛腹痛,脉息濡细。治以疏和。

党参,香附,丹参,楂炭,白术,木香,侧柏,炮姜,赤曲,地榆,白芍,陈皮,荷蒂,枣。

(三)脏毒

张,左,三十九。脏毒绵延,内缩不见,脉象浮弦。治以和养。

沙参,生草,龟板,郁李(打),生地,知母(炒),麻仁(打),地榆,胡黄连,黄柏(炒),蒌仁,石斛,忍冬藤。(《陈莲舫医案集》)

四、费绳甫案

(一)便血

案1 南京程姓。脾土不运,积湿生痰,阻气灼荣,流灌失职,便血已两月,面色萎黄,腿足浮肿,神倦力乏,呛咳气急,脉来沉弦。治宜培土生金,化湿消痰。

吉林参须一钱,北沙参四钱,连皮苓四钱,生白术一钱,杭白芍一钱五分,生甘草五钱,阿胶珠一钱五分,薄橘红一钱,甜川贝三钱,冬瓜子四钱,生熟谷芽各四钱,红枣五枚。

后加厚杜仲三钱、生川断二钱,服三剂而愈。

案2 嘉兴陈厚垒之室。病腹疼便血,每日数十行,内热口干,神倦力乏,颇觉难支。予诊脉细缓,脾虚气弱,中无砥柱,肝阳甚炽,耗气灼营。血不藏而下溢,气不摄而横行,有油干灯尽之势。法当益气培脾,养血清肝,方能奏效。

人参一钱,北沙参四钱,茯苓二钱,白术一钱,白芍一钱半,甘草五分,阿胶珠一钱半,川石斛四钱,陈皮一钱,冬瓜子四钱,生谷芽、熟谷芽各四钱,红枣五枚。

连服四剂,其病若失。再进大补气血调养半月,身体已强健胜常。(《孟河四家医案医话集·费绳甫医案医话》)

(二) 积聚、癥瘕

案1 佚名。肝气上升,克脾犯胃,脾失健运之常,胃少冲和之气,湿痰瘀血凝结成痞,胸腹作胀,甚则吐血,便血,脉来沉细而弦,久延成蛊。治宜平肝和胃,消痰祛瘀。

高丽参一钱,紫丹参二钱,全当归二钱,大白芍一钱五分,延胡索一钱,净红花五分,金铃子一钱五分,瓦楞子三钱,上肉桂二分,炮姜炭五分,川厚朴一钱,连皮苓四钱,陈广皮一钱,制半夏一钱五分,冬瓜子四钱,生苡仁三钱。

案2 无锡伍某。荣分受寒,凝结成瘕,胸腹作痛。治宜和荣温通。

全当归二钱,大白芍一钱五分,金香附二钱,茺蔚子二钱,延胡索一钱,金铃子二钱,江枳壳一钱,小茴香一钱,细青皮一钱五分,台乌药一钱,广木香五分,大砂仁一钱,炒橘核三钱,椒目二十四粒,降香五分。

案3 江北杨某。寒入血室,气血凝结成瘕,少腹作痛。治宜和荣温通。

全当归二钱,紫丹参二钱,金香附二钱,上肉桂三分,延胡索一钱,净红花六分,白蒺藜三钱,川郁金二钱,台乌药一钱,细青皮一钱五分,广木香五分,大砂仁一钱,佛手五分,降香五分。

案4 湖北余某。寒热有痞,痞硬腹胀,头痛,两腿足浮肿。治宜固本达邪,和中化浊。

全当归二钱,抚川芎八分,藿香梗一钱,薄荷炭一钱五分,陈广皮一钱,制半夏一钱五分,川厚朴一钱,煨葛根一钱五分,六神曲三钱,江枳实一钱,细青皮一钱五分,大腹皮二钱,冬瓜子三钱,统车前三钱,蔓荆子一钱,佛手五分,鲜姜皮五分。

案 5 溧阳芮某。两天不足,阴寒凝结,癥块腹痛,咳嗽痰多,四肢乏力,治宜和中化痰。

全当归二钱,净红花五分,延胡索一钱,台乌药一钱,陈广皮一钱,制半夏一钱五分,云茯苓二钱,甜冬术一钱五分,白蔻壳一钱五分,广木香五分,江枳壳一钱五分,西秦艽一钱,家苏子一钱五分,大杏仁三钱,橘饼三钱,桑枝一尺。(《孟河四家医案医话集·费绳甫医案医话》)

五、巢崇山案

便血

某。便血不已,由来日久,时发时愈,近日更甚。血去则阴伤,肝火即肆横无制,阳明络脉空虚,胃呆食少,精神疲倦,口味酸苦,脉来虚弦,苔黄。先以和肝,兼理肺脾,以清血热。

扁金斛,野稽豆,炙黑草,姜川连,炒丹皮,白蒺藜,炒白芍,茜草根,蒲黄炭,土炒于术,绿豆衣,茯苓神,川贝母,绿萼梅,藕。

二诊 脾虚不能统血,血热不能归经,便血日久不止,去血多即阴更伤,肝木失养,气火上升,阳明胃失下降,胃呆食少。脉来细弦,苔黄燥,腰部酸楚。宜益气养阴,兼柔肝木。

西洋参,炙生地,茜草根,北沙参,炒牡丹皮,白蒺藜,苋麦冬,炒白芍,野稽豆,宣木瓜,樗根皮(炙黑),野于术(土炒),金石斛,炙黑草,防风根,米,炒红枣。(《孟河医家医籍经典丛书·巢崇山医案》)

六、张锡纯案

(一)大便下血

袁镜如,住天津河东特别二区,年 32 岁,为天津统税局科员,得大便下血证。

病因:先因劳心过度,心中时觉发热。继又因朋友宴会,饮酒过度遂得斯证。

证候:自孟夏下血,历六月不止,每日六七次,腹中觉疼即须如厕。心中时或发热,懒于饮食。其脉浮而不实,有似芤脉,而不若芤脉之硬,两尺沉分尤虚,至数微数。

诊断:此证临便时腹疼者,肠中有溃烂处也;心中时或发热者,阴虚之热上浮也。其脉近芤者,失血过多也。其两尺尤虚者,下血久而阴亏,更兼下焦气化不固摄也。此宜用化腐生肌之药治其肠中溃烂,滋阴固气之药固其下焦气化,则大便下血可愈矣。

处方:生怀山药两半,熟地黄一两,龙眼肉一两,净萸肉六钱,樗白皮五钱,金银花四钱,赤石脂(研细)四钱,甘草二钱,鸦胆子仁(成实者八十粒),生硫黄(细末)八分。

共药十味,将前八味煎汤,送服鸦胆子、硫黄各一半,至煎渣再服时,仍送服其余一半,至于硫黄生用之理,详于三期八卷。

方解:方中鸦胆子、硫黄并用者,因鸦胆子善治下血。而此证之脉两尺过弱,又恐单用之失于寒凉,故少加硫黄辅之。况其肠中脂膜,因下血日久易至腐败酿毒,二药之性皆善消除毒菌也。又,其腹疼下血,已历半载不愈,有似东人志贺洁所谓阿米巴赤痢,硫黄实又为治阿米巴赤痢之要药也。

二诊 前药连服三剂,下血已愈,心中亦不发热,脉不若从前之浮,至数如常。而其大便犹一日溏泻四五次,此宜投以健胃固肠之剂。

处方:炙箭芪三钱,炒白术三钱,生怀山药一两,龙眼肉一两,生麦芽三钱,建神曲三钱,大云苓片二钱。

共煎汤一大盅,温服。

效果:将药连服五剂,大便已不溏泻,日下一次,遂停服汤药。俾用生怀山药细末煮作粥,调以白糖,当点心服之以善其后。

(二) 大便下血

高福亭,年 36 岁,胶济路警察委员,得大便下血证。

病因:冷时出外办公,寝于寒凉屋中,床衾又甚寒凉,遂得斯证。

证候:每日下血数次,或全是血,或兼有大便,或多或少。其下时多在夜间,每觉腹中作疼,即须如厕,夜间恒苦不寐。其脉迟而芤,两尺尤不堪重按。病已二年余,服温补下元药则稍轻,然终不能除根,久之则身体渐觉羸弱。

诊断:此下焦虚寒太甚,其气化不能固摄而血下陷也。视其从前所服诸方,皆系草木之品,其质轻浮,温暖之力究难下达,当以矿质之品温暖兼收涩者投之。

处方：生硫黄（色纯黄者）半斤，赤石脂（纯系粉末者），半斤。

将二味共轧细、过罗，先空心服七八分，日服两次。品验渐渐加多，以服后移时，微觉腹中温暖为度。

效果：后服至每次二钱，腹中始觉温暖，血下亦渐少。服至旬余，身体渐壮，夜睡安然，可无如厕。服至月余，则病根袯除矣。

方解：硫黄之性，温暖下达，诚为温补下焦第一良药，而生用之尤佳。惟其性能润大便（本草谓其能使大便润、小便长，西医以为轻泻药），于大便滑泻者不宜，故辅以赤石脂之黏腻收涩，自有益而无弊矣。（《张锡纯医案》）

七、丁甘仁案

（一）癥瘕案

案1 杜右。腹部结块，按之略痛，或左或右，内热神疲，脉沉弦，苔薄腻。癥病属脏，着而不移；瘕病属腑，移而不着。中阳不足，脾胃素伤，血不养肝，肝气瘀凝，脉证参合，病非轻浅。若仅用攻破，恐中阳不足，脾胃素伤，而致有膨满之患，辗转思维，殊属棘手。姑拟香砂六君加味，扶养脾胃，冀共消散。

炒潞党参三钱，制香附一钱五分，大枣五枚，云茯苓三钱，春砂壳五分，炙甘草八分，炒白术二钱，陈广皮一钱。

二诊 前方服二十剂后，神疲内热均减，瘕块不疼略消，纳谷渐香。中阳有来复之象，脾胃得生化之机。再拟前方进步。

炒潞党参三钱，炙甘草八分，陈广皮一钱，云茯苓三钱，制香附一钱五分，大腹皮三钱，炒白术二钱，春砂壳五分，炒谷芽三钱，大红枣五枚，桂圆肉五粒。

案2 孙右。肝之积，名为肥气。肝气横逆，有升无降，胁部作痛，近之有块，泛泛作恶，头内眩晕，纳谷衰少。多愁善郁，证属七情，非易图治，若能怡情悦性，更以药石扶助，或可消散于无形。

软柴胡五分，金铃子一钱五分，制香附一钱五分，全当归二钱，延胡索五分，春砂壳八分，炒白芍三钱，细青皮八分，广木香五分，失笑散（包煎）一钱五分。

二诊 泛泛作恶略止,胁部气块亦觉略消。头内眩晕,纳谷衰少,肝气横逆,上升则呕恶,下郁则痞块作痛。再与平肝理气,和胃畅中。

金铃子一钱五分,制香附一钱五分,仙半夏一钱五分,延胡索五分,春砂壳五分,陈广皮一钱五分,炒白芍一钱五分,大腹皮三钱,制小朴八分,失笑散(包煎)一钱五分。

案3 姜右。经停四月,忽然崩漏,状如小产,腹内作痛,泛泛呕吐,形瘦骨立,纳谷衰少,脉象弦细而数,苔薄腻而灰。前医疑是妊孕,迭投安胎之剂。参合脉证,肝脾两虚,寒瘀停凝。夫肝藏血,脾统血,藏统失司,气血不能循经而行,偶受寒气,停于腹内,状如怀孕,《经》所谓瘕病是也。症势沉重,非易图治,急与培补气阴,温通寒瘀。

炒潞党二钱,熟附块二钱,单桃仁一钱五分,炙黄芪三钱,炮姜炭一钱,杜红花八分,炒白术二钱,淡吴萸一钱,泽兰一钱五分,大红枣五枚,广木香五分。

此药服三剂,崩漏腹痛均止,仍以前方去淡吴萸、桃仁、红花、泽兰,加杞子、杜仲、川断,共服十剂而愈。

(二)便血案

案1 施左。身热六七日不退,大便脓血,脉郁数,苔黄。伏邪蕴蒸气分,湿郁化热入营,血渗大肠,肠有瘀浊,大便脓血,职是故也。今拟白头翁汤加味,清解伏邪,苦化湿热。

白头翁三钱,炒黄芩一钱五分,地榆炭一钱五分,杜赤豆五钱,北秦皮一钱五分,炒赤芍一钱五分,焦楂炭三钱,淡豆豉三钱,川雅连四分,炒当归二钱,炙甘草五分。

案2 沈左。身热不扬,大便脓血色紫,脉沉苔腻。脾为阴土之脏,统血之经,赖阳气以运行,脾阳不健,瘀浊留恋,血不循经而下溢,《经》所谓阴络伤则血下溢是也。身热不扬,阴盛而格阳于外也,当宜温运脾阳而化瘀浊,以冀火土相生,阳气得以上升,阴血不致下走矣。

肉桂心三分,炒于术一钱五分,焦楂炭三钱,熟附子八分,炮姜炭六分,陈广皮一钱,炒当归二钱,炙甘草五分,大砂仁八分,炒赤芍一钱五分。

案3　丁左。便血色紫,腑行不实,纳谷衰少,此远血也。近血病在腑,远血病在脏,脏者肝与脾也。血生于心,而藏统之职,司于肝脾。肝为刚脏,脾为阴土,肝虚则生热,热迫血以妄行;脾虚则生寒,寒泣血而失道,藏统失职,血不归经,下渗大肠,则为便血。便血之治,寒者温之,热者清之,肝虚者柔润之,脾虚者温运之,一方而擅刚柔温清之长,惟《金匮》黄土汤最为合拍,今宗其法图治。

土炒于术一钱五分,阿胶珠二钱,炒条芩一钱五分,灶心黄土(荷叶包煎)四钱,陈广皮一钱,炙甘草五分,炒白芍一钱五分,抱茯神三钱,炮姜炭(炙)五分,远志一钱。

案4　葛左。肾阴不足,肝火有余,小溲频数,肛门坠胀,内痔便血。拟清养肺肾,取金水相生之义。

细生地三钱,西洋参一钱五分,炒槐花(包)三钱,朱灯心二扎,粉丹皮二钱,大麦冬二钱,京赤芍二钱,脏连丸(包)八分,黑山栀一钱五分,生草梢六分,淡竹茹一钱五分。

案5　王左。内痔便血又发,气虚不能摄血,血渗大肠,兼湿热内蕴所致。拟益气养阴而化湿热。

潞党参一钱五分,全当归二钱,荆芥炭八分,杜赤豆一两,炙黄芪二钱,大白芍一钱五分,侧柏炭一钱五分,清炙草六分,生地炭三钱,槐花炭(包)三钱。

案6　孙右。脾脏受寒,不能摄血,肝虚有热,不能藏血,血渗大肠,肠内有热,经事不调。拟黄土汤两和肝脾而化湿浊。

炮姜炭八分,炒白芍一钱五分,炒于术一钱五分,陈皮一钱,阿胶珠二钱,炙甘草六分,灶心黄土(包煎)四钱。

二诊　肠红大减,未能尽止,经事愆期,胸闷纳少,脾胃薄弱,运化失常。再拟和肝脾,化湿热,佐以调经。

原方加大砂仁八分(研,生熟谷芽)各三钱。

案7　胡先生。风淫于脾,湿热入荣,血渗大肠,便血又发,内热溲赤,纳谷不旺,苔薄腻黄,脉濡滑而数,虑其缠绵增剧。急宜清荣去风,崇土化湿。

炒黑荆芥穗一钱,槐花炭三钱,云苓三钱,生白术一钱五分,生甘草五分,西茵陈二钱,生苡仁四钱,焦谷芽四钱,侧柏炭一钱五分,杜赤豆一两,陈皮一钱,干柿饼三钱,藕节炭二枚。(《孟河四家医案医话集·丁甘仁医案》)

八、汪逢春案

文先生,54 岁。

初诊(6 月 18 日) 冰窖厂。胃呆已久,不能进食,忽下利便血并作,其势甚猛,两脉细弱如丝,病已两年,因过服激刺之味,由胃及肠。姑以升其不足,和其中焦,防增呃逆。

煨葛根七分,赤小豆三钱,全当归三钱,香砂养胃丸五钱,霞天曲(二味同布包)四钱,马齿苋三钱,生、熟麦谷芽各五钱,鲜柠檬皮三钱,生赤芍、熟赤芍各二钱,藕节炭三钱,荷叶炭三钱,绿升麻(川连七分同炒)五分。

二诊(6 月 19 日) 便血不止,左脉弦滑,重按无力,右细弦,胃呆已久伤及大肠,夏至已届,其病可虑。姑以《金匮》法为治。

赤小豆三钱,全当归三钱,料豆衣三钱,淡吴萸(川连七分同炒)钱五,苍术炭三钱,荷叶炭三钱,藕节炭三钱,生、熟麦谷芽各三钱,炮姜炭七分,血余炭三钱,白头翁(水炙)三钱,香砂养胃丸(布包)五钱。

三诊(6 月 22 日) 便血渐止,胃纳不佳,两脉细弱无力。病虽见效,而脾胃早伤,恐非药石能全功也。

赤小豆三钱,全当归三钱,料豆衣三钱,淡吴萸(川连七分同炒)钱五,苍术炭三钱,荷叶炭三钱,藕节炭三钱,炮姜炭七分,血余炭三钱,白头翁(水炙)三钱,生、熟麦谷芽各五钱,香砂养胃丸(布包)五钱,扁豆衣三钱,马齿苋三钱,鲜荷叶(去蒂)一角。

四诊(6 月 25 日) 胃纳渐佳,便血有余不净,两脉细弱无力。禀质虚弱,脾胃重伤,姑再以《金匮》法加味。

赤小豆三钱,全当归三钱,料豆衣三钱,淡吴萸(川连七分同炒)钱五,苍术炭三钱,荷叶炭三钱,藕节炭三钱,炮姜炭七分,白头翁(水炙)三钱,扁豆衣三钱,焦麦、谷芽各五钱,马齿苋三钱,香砂养胃丸(布包)五钱,鸡内金(水炙)三钱。

五诊(6 月 28 日) 便血已无,胃纳甚佳,舌苔白,两脉细弱无力。病已向愈,惟禀质虚弱,宜乎静摄休养,以助药力之不足也。

赤小豆三钱,全当归三钱,料豆衣三钱,淡吴萸(川连七分同炒)钱五,苍术炭三钱,荷叶炭三钱,藕节炭三钱,炮姜炭七分,扁豆衣三钱,鸡内金(水炙)三钱,焦麦、谷芽各五钱,焦白术三钱,香砂六君子丸(布包)五钱。(《汪逢春医案》)

九、祝味菊案

(一) 便血

曹先生,霞飞路16号。

初诊(1月20日) 症状:肌热1周已过,神昏便黑,舌干有糜且现呃逆,脉息虚缓。

病理:寒邪外干,营卫不和,表邪内陷,肠膜出血,高年正气久衰,终属险候。

病名:少阴伤寒(便血)。

治法:当与潜阳强心,和中达表。

处方:灵磁石60 g(先煎),川桂枝6 g,姜半夏18 g,黄附片15 g(先煎),生龙齿30 g(先煎),水炙麻黄3 g,白术15 g,赤石脂24 g,粉葛根9 g,酸枣仁24 g,朱茯神18 g,炮姜炭6 g,大腹皮12 g。

【按】高年久病,正气已衰,寒邪外侵,正气不敌,致外邪内陷,此即祝氏创五段辨证理论中之"太阴少阴为病,正气懦怯,全体或局部之抵抗不足也"。患者神昏,是为阳气衰竭,清窍失养,神无所倚,阳气欲脱之象;阳虚气化不行,津不上承,阻于中焦,湿浊内蕴,故见舌干有糜,气虚摄血无力,故见便血;久病闻呃,是为中气将绝之危兆。治"当首重阳用",遂大剂灵磁石配附子回阳潜阳,即兴奋衰竭之心阳,又镇心以安神;水炙麻黄开发腠理;粉葛根升阳透表,桂枝通阳散寒;白术、姜半夏、大腹皮振奋中阳,宽胸行气,温化痰浊;生龙齿、酸枣仁、朱茯神养心以安神;赤石脂、炮姜炭辛甘温,功在温中回阳,止血固下。诸药合力,冀心强气壮,活跃抗力,正胜邪退矣。

(二) 肠癖,痔漏

姚女士,40岁,白尔路太和里。

初诊 症状:滞下经年不已,成漏症,目花力乏,脉息沉缓。

病理:久痢脾肾俱伤,消化不良,脏器俱失营养。

病名:肠癖,痔漏。

治法:当与温固脾肾为主。

处方：云茯神 18 g,菟丝饼 18 g,肉豆蔻 9 g,酸枣仁 24 g,巴戟天 18 g,诃子肉 12 g,补骨脂 18 g,赤石脂 24 g,炒白术 15 g,炮姜炭 9 g,姜半夏 12 g。

另服卡白松每服 5 日停 1 日。

二诊 症状：前恙较差,脉息虚缓。

治法：再与前法损益。

处方：云茯神 18 g,补骨脂 18 g,赤石脂 24 g,酸枣仁 24 g(打先煎),菟丝饼 18 g,肉豆蔻 9 g,灵磁石 45 g(先煎),淫羊藿 12 g,炒白术 15 g,姜半夏 12 g,诃子肉 12 g,煨益智 12 g,带皮砂仁 9 g。

三诊 症状：便血止,腹膨,纳呆,寒热日作,汗出即罢,脉息虚数。

病理：寒邪外来,营卫不和。

治法：再与标本兼理。

处方：云茯神 18 g,川桂枝 9 g,炒茅术 15 g,酸枣仁 24 g(打,先煎),北柴胡 9 g,赤石脂 24 g,生牡蛎 30 g,姜半夏 18 g,益智仁 12 g,补骨脂 18 g,肉豆蔻 9 g,淡干姜 9,大腹皮 9 g。

四诊 症状：寒热已无,泄泻,腹膨稍差,脉息转缓。

病理：表邪解。

治法：再与益气理脾,兼培心肾。

处方：生西芪 5 g,灵磁石 30 g(先煎),补骨脂 18 g,云茯神 18 g,生白术 15 g,肉豆蔻 12 g,酸枣仁 24 g(打,先煎),姜半夏 15 g,赤石脂 24 g,益智仁 12 g,炮姜 9 g,北柴胡 4.5 g,带皮砂仁 9 g。(《祝味菊医案经验集》)

十、周仲瑛案

案 1 何某,男,60 岁。

初诊(1995 年 6 月 16 日) 西医诊断：乙状结肠癌。就诊 2 年前行乙状结肠癌手术,术后已化疗 10 次。初诊时：血象低下,反复恶心、呕吐、食少厌油,体瘦,口干苦,耳鸣,大便不成形,隐血试验阳性,尿黄,舌苔黄腻,质瘀紫明显,脉细滑数。周教授辨证认为此为肠腑湿热瘀毒互结,使气阴两伤所致。但鉴于患者体质虚弱,先予健脾和胃为宜。处方：

太子参 12 g,白术 10 g,茯苓 10 g,生薏苡仁 15 g,石斛 10 g,鸡内金 10 g,冬瓜子 10 g,砂仁 3 g(后下),焦楂曲各 10 g,陈皮 6 g,竹茹 6 g,黄连 3 g。

水煎服,每日 1 剂。

服药 1 个月后,患者血象明显上升。周教授进一步处方:

生黄芪 15 g,苦参 10 g,败酱草 15 g,红藤 15 g,生薏苡仁 15 g,墓头回 10 g,土茯苓 15 g,白花蛇舌草 20 g,枸杞子 10 g,女贞子 10 g,失笑散 10 g(包煎)。

水煎服,每日 1 剂。

【按】中医认为乙状结肠癌病机属脾肾不足,湿毒瘀滞。病邪有湿热、风寒、血瘀,病位以脾、胃、肠为主。然而,周教授认为此病的根本病因在于肠腑湿热瘀毒互结,损伤脾胃所致。初诊时周教授辨证认为此为肠腑湿热瘀毒互结,使气阴两伤所致。但鉴于患者体质虚弱,先予健脾和胃为宜。方中茯苓、生薏苡仁、黄连既具有抗癌作用,又具有健脾和胃化湿之功。二诊方中苦参、败酱草、红藤等药物均是针对肠痈(治以清热化湿)的专用药物;而生薏苡仁、墓头回、土茯苓、白花蛇舌草、女贞子等除抗癌作用外,还兼有升高机体白细胞,恢复正气之功。

案 2 刘某,男,58 岁。

初诊(2007 年 5 月 25 日) 结肠癌术后,右上腹平脐旁侧隐痛不舒 3 年,腹泻,每日 2 次,形态变细,无明显脓血,口苦。于当地医院查肠镜示:升结肠癌,病理示:结肠腺癌 I 级;胸腹部 CT 无明显异常。苔淡黄腻,质紫,脉细兼滑。周教授认为其病机属肠腑湿毒瘀结,传导失司。处方:

桃仁 10 g,䗪虫 5 g,熟大黄 5 g,九香虫 5 g,失笑散 10 g(包),椿根白皮 15 g,生薏苡仁 20 g,仙鹤草 15 g,独角蜣螂 2 只,莪术 9 g,威灵仙 15 g,炒莱菔子 15 g,白花蛇舌草 20 g,泽漆 15 g,红藤 20 g,败酱草 15 g,土茯苓 20 g,龙葵 20 g,炙刺猬皮 15 g,南方红豆杉 12 g,炒六曲 10 g,炙鸡内金 10 g,生黄芪 15 g。

28 剂。

二诊(2007 年 6 月 22 日) 患者服药后右腹疼痛十减其五,大便细小,矢气增多,食纳增多,苔薄黄腻,质暗紫,脉细滑。

故加炒延胡索 12 g,水红花子 12 g,炙蜈蚣 2 条。40 剂。

三诊(2007 年 8 月 2 日) 患者诉最近疼痛无明显增减,食纳良好,时有腹胀,大便溏,每日 1~2 次,苔黄薄腻,质暗紫,脉细滑。

5 月 25 日方加炒延胡索 15 g,水红花子 12 g,莪术 9 g,冬瓜子 15 g,诃子肉 10 g。50 剂。

四诊（2007 年 11 月 2 日） 患者诉右侧腹痛持续难尽，喜温腹胀，大便不实，每日 2 次，苔黄薄腻，质淡紫有瘀斑，脉细滑。

故 5 月 25 日方去威灵仙，加炒延胡索 15 g、诃子肉 10 g、制附片 9 g、荜澄茄 6 g。50 剂。

【按】 该患者结肠癌术后，右上腹平脐旁侧隐痛不舒，苔淡黄腻，质紫，脉细兼滑，其病机属肠腑湿毒瘀结，传导失司。故周教授治疗上以活血化瘀联合清热解毒为治疗大法。其中，桃仁、䗪虫、独角蜣螂、莪术等活血化瘀，消积退肿，《长沙药解》记载蜣螂善破癥瘕，能开燥结；泽漆利水豁痰；九香虫温通助阳、搜剔解毒；红藤、败酱草、椿根白皮善清肠中湿热；炙刺猬皮、白花蛇舌草、龙葵、南方红豆杉清热利湿及抗癌解毒。《本草经疏》道："猬皮治大肠湿热血热为病，及五痔阴蚀下血，赤白五色血汁不止也。"《救荒本草》谓龙葵具有"拔毒"之功，配合炒六曲、炙鸡金、生黄芪、生薏苡仁健脾消导，攻补兼施，极大地提高患者的生存质量。（《大肠癌中医证治》）

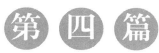

肝癌

肝癌(liver cancer)是全球常见的恶性肿瘤之一,病死率常年居高不下。IARC 发布的 2020 年全球癌症统计报告显示,全球新增肝癌患者 90.6 万,在新增癌症中占 4.7%,居恶性肿瘤第六位;此外,2020 年有 83 万人死于肝癌,在癌症死亡患者中占 8.3%,仅次于肺癌与结直肠癌①。而在我国,2020 年有超过 41 万人新患肝癌,超过 39 万人死于该病,其发病人数与死亡人数约占全球一半,病死率更是位于我国癌症死亡率第二位②。

　　肝癌起病隐匿,发病初期患者既无症状,体格检查亦缺乏肿瘤本身的体征。一旦出现症状而来就诊时,其病程大多已进入中晚期,通常表现为肝区疼痛、肝肿大,伴有乏力、纳差、消瘦、黄疸、腹水等症状。此时,往往伴有血管侵犯和肝外转移,这就导致了肝癌的治疗效果差,生存期短③。因此,肝癌的早预防、早发现、早治疗是尤为重要的。

　　肝癌最常见的病因是肝炎病毒,通常经过急性肝炎—慢性肝炎—肝硬化—肝癌的阶段发生发展④。在我国,自乙型病毒性肝炎疫苗纳入计划免疫接种以来,中国肝癌归因构成比已发生改变。随着生活方式的转变,有近 1/3 的中国人患有非酒精性脂肪肝,饮酒及非酒精性脂肪性肝炎等因素导致的肝癌日益增多⑤。因此,在预防阶段,应做到肝炎疫苗的全面接种以及养成健康合理的生活习惯,比如戒酒、减重减肥、控制饮食、适当运动等。

　　① Sung H, Ferlay J, Siegel RL, et al. Global cancer statistics 2020: Globocan estimates of incidence and mortality worldwide for 36 cancers in 185 countries[J]. CA Cancer J Clin, 2021, 71(3): 209 - 249.

　　② Cao W, Chen HD, Yu YW, et al. Changing profiles of cancer burden worldwide and in China: A secondary analysis of the global cancer statistics 2020[J]. Chin Med J (Engl), 2021, 134(7): 783 - 791.

　　③ Llovet JM, Kelley RK, Villanueva A, et al. Hepatocellular carcinoma[J]. Nat Rev Dis Primers, 2021, 7(1): 6.

　　④ Chang MH, You SL, Chen CJ, et al. Decreased incidence of hepatocellular carcinoma in hepatitis B vaccines: a 20-year follow-up study[J]. J Natl Cancer Inst, 2009, 101(19): 1348 - 1355.

　　⑤ Xiao J, Wang F, Wong NK, et al. Global liver disease burdens and research trends: analysis from a Chinese perspective[J]. J Hepatol, 2019, 71(1): 212 - 221.

目前,现代医学对肝癌的治疗方法主要有肝切除术、肝移植术、局部消融治疗、经动脉化疗栓塞术(transcatheter arterial chemoembolization,TACE)、放射治疗、免疫治疗、靶向治疗等。肝癌外科治疗是肝癌患者获得长期生存的重要手段,但是仅有少数患者确诊时具有手术或肝移植的指征。对于不可切除的肝癌,术前可行 TACE、外放疗等获得降期后再行切除。早期肝癌(barcelona clinic liver cancer,BCLC 0)以手术切除为主,5 年生存率为 70%[1]。然而转移和肝癌复发占 5 年复发的 70%,并且没有任何辅助治疗能够消除这一现象[2]。对于不适合手术切除的早期肝癌(BCLC A),可以考虑肝移植以及局部消融术,5 年生存率为 50%～70%[3]。中期肝癌(BCLC B)的特征是多结节性疾病、肝功能保留、血管侵犯和肝外扩散。目前主张 TACE治疗,这是一种结合栓塞局部输送的肿瘤供血和局部化疗的微创技术,当前中位生存时间为 26 个月[4]。此外,还可以综合运用手术、血管介入、靶向治疗、免疫治疗、射频消融、放射治疗、化疗等手段以控制疾病发展。晚期肝癌(BCLC C)目前以靶向治疗为主,索拉非尼是一种多重酪氨酸激酶抑制剂,能够显著将晚期肝癌患者的生存率从 7.9 个月提高到 10.7 个月[5]。另外有 REFLECT 试验进行了仑伐替尼与索拉非尼头对头比较的随机对照。全球入组 954 例晚期肝细胞癌(HCC)患者,结果:在主要终点方面,仑伐替尼组 mOS 较索拉非尼达到非劣效,并且有延长趋势(13.6 个月比 12.3 个月,$P>$ 0.001)。近年来免疫及免疫联合治疗可提高晚期不可切除肝癌患者的预后。终末期肝癌(BCLC D)患者则应考虑进行营养和心理支持以及适当疼痛管理。已知抗肿瘤治疗(包括肝动脉介入治疗、分子靶向治疗、系统化疗和放疗

① EASL-EORTC clinical practice guidelines: management of hepatocellular carcinoma[J]. J Hepatol, 2012, 56(4): 908 - 943.

② Imamura H, Matsuyama Y, Tanaka E, et al. Risk factors contributing to early and late phase intrahepatic recurrence of hepatocellular carcinoma after hepatectomy[J]. J Hepatol, 2003, 38(2): 200 - 207.

③ Bruix J, Han KH, Gores G, et al. Liver cancer: approaching a personalized care[J]. J Hepatol, 2015, 62(1 Suppl): S144 - S156.

④ Reig M, Forner A, Rimola J, et al. BCLC strategy for prognosis prediction and treatment recommendation Barcelona Clinic Liver Cancer (BCLC) staging system[J]. the 2022 update, J Hepatol, 2021.

⑤ Faivre S, Rimassa L, Finn RS. Molecular therapies for HCC: Looking outside the box [J]. J Hepatol, 2020, 72(2): 342 - 352.

第四篇

肝癌

等），均有激活肝炎病毒的潜在可能。一些晚期 HCC 患者的直接死因可能不是肿瘤本身，而是伴随的基础肝病及并发症。因此，必须高度重视基础肝病，在 HCC 进行诊断、治疗和临床研究时，必须全面考虑、统筹兼顾和全程管理，包括抗病毒治疗、保护肝功能、利胆和防治并发症，以及其他支持对症治疗。综上可知，随着肝癌的进展，患者的五年生存率显著下降，对肝癌的防治，刻不容缓。

当前，肝癌的治疗不再仅着眼于单纯消除瘤体，而是有计划、合理地应用各种综合治疗手段，以期达到最大限度控制肿瘤，提高治愈率，改善患者生活质量，延长患者生存期的目的，这与中医"整体观念""调和阴阳""以人为本""扶正祛邪"等理念相类①。作为多学科协作治疗中的重要一员，中医药在肝癌治疗中发挥了重大优势，可贯穿肝癌治疗的各个阶段，在缓解患者临床症状，减少术后复发和转移，提高患者生存质量、调节机体免疫力、直接杀伤肿瘤细胞等方面发挥着良好的协同作用②。

中医古籍虽无肝癌病名记载，但根据其临床表现可归为"积聚""鼓胀""肥气""胁痛""肝积""石水""肝着""肝水""癥积""黄疸""伏梁"等范畴。《内经》首次提出肥气、伏梁、黄疸、鼓胀、积聚病名。《灵枢·邪气脏腑病形》曰："肝脉急甚者为恶言，微急为肥气，在胁下，若覆杯。"《难经·五十六难》曰："肝之积名曰肥气，在左胁下，如覆杯，有头足。久不愈，令人发咳逆、痎疟，连岁不已。"因肝癌表现为肝肿块，故又属积聚范畴，《奇效良方·积聚门》曰："有言积聚，有言癥瘕，有言痃癖，虽名异而病同。"《太平圣惠方·治虚劳积聚诸方·芫花圆方》记载积聚临床表现为："脐肋有块，形如杯，或如鸡子，透隐皮肤，或经年不消，或疼痛如刺，或坚硬如石。""虚劳积聚坚实，腹如鼓，食即却吐，坐卧不安，喘急。"

鼓胀、肝水、胁痛与肝癌中肝区疼痛、肝肿大、腹水等表现相似，中医古籍中对鼓胀、腹水、胁痛的描述颇多，如《素问·腹中论》曰："有病心腹满，旦食则不能暮食，此为何病？岐伯对曰：名为鼓胀。"《灵枢·水胀》："腹胀身皆

---

① 林小林，唐林，陈宝贵. 原发性肝癌的中医药治疗研究进展[J]. 江西中医药，2021，52 (6)：77-80.

② 王伟芹，高占华，尹常健. 中医药治疗原发性肝癌的方法学研究[J]. 临床肝胆病杂志，2021，37(9)：2009-2015.

大，大与肤胀等也，色苍黄，腹筋起，此其候也。"《金匮要略·水气病脉证并治》："肝水者，其腹大，不能自转侧，胁下腹痛，时时津液微生，小便续通。"《肘后备急方·治卒心腹癥坚方》："暴癥腹中有物如石，痛如刺，昼夜啼呼。"《太平圣惠方·治积聚诸方·桃仁散》："虚劳积聚结块，心腹胁肋刺痛。"《张氏医通·诸气门·鼓胀》："蓄血成胀，腹上青筋见或手足有红缕赤痕，小便利，大便黑。"

《内经》最早对肥气、积聚病因病机进行了论述，主要病因病机为正虚邪实，如《灵枢·百病始生》："卒然外中于寒，若内伤于忧怒，则气上逆，气上逆则六输不通，温气不行，凝气蕴裹而不散，津液涩渗，著而不去，而积皆成矣。"《灵枢·百病始生》："积之始生，得寒乃生，厥乃成积也。"《诸病源候论·虚劳病诸候·虚劳积聚候》亦有本虚的论述："虚劳之人，阴阳伤损，血气凝涩，不能宣通经络，故积聚于内也。""积聚者，由阴阳不和，脏腑虚弱，受于风邪，搏于腑脏之气所为也。"《三因极一病证方论·五积证治》将此病的病因病机分为三类，外因、内因、不内外因："五积者，五脏之所积，皆脏气不平，遇时相逆而成其病。如忧伤肺，肺以所胜传肝，遇长夏脾旺，传克不行，故成肝积，名曰肥气。""忧思聚结，本脏气郁，或实或虚，推其感涉，表里明之，皆内所因；或冒寒暑风湿，随其经络，传至阳明，致胀满者，属外所因；饮食饥饱，生冷甜腻，聚结不散，或作痞块，膨胀满闷，属不内外因。"

宋《扁鹊心书·臌胀》认为鼓胀由脾虚引起："此病之源，与水肿同，皆因脾气虚衰而致，或因他病攻损胃气致难运化，而肿大如鼓也。"元《丹溪心法·痰》认为与痰关系密切："凡人身上中下，有块物者，多属痰症。"明《景岳全书·杂证谟·积聚》认为积聚发病与饮食外邪关系密切："积聚之病，凡饮食、血气、风寒之属皆能致之。""然积以寒留，留久则寒多为热，风以致积，积成则证已非风。"《奇效良方·积聚门》云："气上逆，则六腑不通，但气不行，凝血蕴里不散，津液凝涩不去而成积矣。"以上医家认为此病本虚标实，外邪与本虚等相互作用，导致气血津液凝滞，遂成本病。

清代医家同前，亦认为内因、外因共同致病，如尤怡在《金匮翼·积聚统论》称："积聚之病，非独痰、食、气、血，即风寒外感，亦能成之。然痰、食、气、血，非得风寒，未必成积。风寒之邪，不遇痰、食、气、血，亦未必成积。""凡忧思郁怒，久不得解者，多成此疾。"沈金鳌在《杂病源流犀烛·肿胀源流》认为：

"怒气伤肝,渐蚀其脾,脾虚之极,故阴阳不交,清浊相混,隧道不通。"张璐在《张氏医通·腹满》描述:"嗜酒之人,病腹胀如斗,此得之湿热伤脾。胃虽受谷,脾不输运,故成痞胀。"

现代医家多认为肝癌属于中医积聚、臌胀等范畴,以气血亏虚为本,气血、湿热、瘀毒互结为标,六淫邪气、饮食不节、情志失调则是肝癌的外在致病因素。对于肝癌的治疗,应遵循《内经》"衰其大半而止"的基本原则,处理好"攻"与"补"的关系,恢复肝主疏泄的功能,使气血顺畅,邪有出路。此外,现代中医还将中医治疗与西医治疗手段相结合,在肝癌疾病的不同分期采取不同的治疗手段。在原发性肝癌的中医三级治则的观点中①,肝癌根治切除术后治则为"预防癌邪复发",TACE后治则为"护肝、改善症状和人体环境、抗癌",根治性消融后治则为"预防癌邪复发";姑息减瘤消融后治则为"抗癌、改善人体环境",放疗期间治则为"减轻放疗不良反应、保障放疗顺利进行",放疗后治则转为"护肝护胃、适度抗癌"。其立法和用药主也体现了中医所说的因人制宜与因病制宜,辨病与辨证相互协调。此外,针灸作为我国传统医学的瑰宝,亦是一个很好的选择。

综上所述,中医药作为中国传统医学的精髓所在,一直以来在抗肿瘤领域中发挥着举足轻重的作用,中医药治疗肝癌作为肿瘤多学科协作综合治疗模式中的重要角色,未来与西医治疗相结合将是大势所趋。

---

① 韦翠,余学竟,赖国权. 原发性肝癌的病因病机分析及治疗方法[J]. 世界最新医学信息文摘,2019,19(59):146-147.

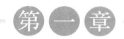

经 典 医 论

第一节 病 因 病 机

一、从外邪论

黄帝曰：积之始生，至其已成奈何？岐伯曰：积之始生，得寒乃生，厥乃成积也。黄帝曰：其成积奈何？岐伯曰：厥气生足悗，悗生胫寒，胫寒则血脉凝涩，血脉凝涩则寒气上入于肠胃，入于肠胃则䐜胀，䐜胀则肠外之汁沫迫聚不得散，日以成积。卒然多食饮则肠满，起居不节，用力过度，则络脉伤，阳络伤则血外溢，血外溢则衄血，阴络伤则血内溢，血内溢则后血。肠胃之络伤则血溢于肠外，肠外有寒，汁沫与血相搏，则并合凝聚不得散，而积成矣。卒然外中于寒，若内伤于忧怒，则气上逆，气上逆则六俞不通，温气不行，凝血蕴里而不散，津液涩渗，著而不去，而积皆成矣。（《灵枢·百病始生》）

四时八风之客于经络之中，为瘤病者也。（《灵枢·九针》）

寒气客于厥阴之脉，厥阴之脉者，络阴器系于肝，寒气客于脉中，则血泣脉急，故胁肋与少腹相引痛矣。厥气客于阴股，寒气上及少腹，血泣在下相引，故腹痛引阴股。寒气客于小肠膜原之间，络血之中，血泣不得注于大经，血气稽留不得行，故宿昔而成积矣。（《素问·举痛论》）

积者阴气，五脏所生，其痛不离其部，故上下有所穷已。聚者阳气，六腑所成，故无根本，上下无所留止，其痛无有常处。此皆由寒气搏于脏腑，与阴阳相击下上，故心腹痛也。（《诸病源候论·积聚病诸候·积聚心腹痛候》）

积聚者，由阴阳不和，腑脏虚弱，受于风邪，搏于腑脏之气所为也。（《诸病源候论·积聚病诸候·积聚候》）

血气虚弱，风邪搏于腑脏，寒多则气涩，气涩则生积聚也。（《诸病源候论·疝病诸候·寒疝积聚候》）

积者其痛不离其部，聚者其痛无有常处。皆由阴阳不和，风冷搏于脏腑而生积聚也。（《太平圣惠方·治妇人积聚诸方》）

论曰：结瘕者，积聚之类也。结伏聚积久不散，谓之结；浮流腹内，按抑有形，谓之瘕。结之证，形体瘦瘁，食不作肌肤，遇阴寒冷湿之气则发而胁块硬，隐隐然痛者是也。瘕之证，腹中气痛，动转横连胁下，有如癖气，遇脾胃有冷，阳气不足而发动者是也。（《圣济总录·积聚门·结瘕》）

因外有寒，血脉凝涩，汁沫与血相搏则气聚而成积矣。（《丹溪手镜·积聚》）

臌胀一症，卫气之逆也。《经》云：厥气在下，营卫留止，寒气逆上，真邪相攻，两气相搏，乃合而为胀。（《奉时旨要·臌胀》）

二、从正虚论

是故虚邪之中人也，始于皮肤，皮肤缓则腠理开，开则邪从毛发入，入则抵深，深则毛发立，毛发立则淅然，故皮肤痛。留而不去，则传舍于络脉，在络之时，痛于肌肉，其痛之时息，大经乃代。留而不去，传舍于经，在经之时，洒淅喜惊。留而不去，传舍于俞，在俞之时，六经不通四肢，则肢节痛，腰脊乃强。留而不去，传舍于伏冲之脉，在伏冲之时，体重身痛。留而不去，传舍于肠胃，在肠胃之时，贲响腹胀，多寒则肠鸣飧泄，食不化，多热则溏出麋。留而不去，传舍于肠胃之外，募原之间，留着于脉，稽留而不去，息而成积。（《灵枢·百病始生》）

积聚者，腑脏之病也。积者，脏病也，阴气所生也；聚者，腑病也，阳气所成也。虚劳之人，阴阳伤损，血气凝涩，不能宣通经络，故积聚于内也。（《诸病源候论·虚劳病诸候·虚劳积聚候》）

此病之源，与水肿同，皆因脾气虚衰而致，或因他病攻损胃气致难运化，而肿大如鼓也。病本易治，皆由方书多用利药，病患又喜于速效，以致轻者变重，重者变危，甚致害人。（《扁鹊心书·臌胀》）

壮人无积，虚人则有之。脾胃怯弱，气血两衰，四时有感，皆能成积。（《活法机要》）

积之成者，正气不足，而后邪气踞之。（《医宗必读·积聚》）

凡脾肾不足及虚弱失调之人，多有积聚之病。（《景岳全书·杂证谟·积聚》）

三、从饮食起居论

积聚癥结者，是五脏六腑之气已积聚于内，重因饮食不节，寒温不调，邪气重沓，牢癥盘结者也。若久即成症。（《诸病源候论·积聚病诸候·积聚癥结候》）

夫积者，阴气也，五脏所生；聚者，阳气也，六腑所成。皆由饮食不节，冷热不调，致五脏之气积，六腑之气聚。（《太平圣惠方·治产后积聚癥块诸方》）

积也聚也，癥也瘕也，痃也癖块也，皆不外乎饮食气血之凝滞。在医者以意推之治之，量其虚实，权其重轻消息之而已矣。（《古今医统大全·积聚门》）

夫积者阴气也，五脏所生；聚者阳气也，六腑所成。然积为阴，阴性沉伏，故痛不离其部；聚为阳，阳性浮动，故痛无常处。皆由饮食不节，起居失宜，产后血气虚弱，风冷所乘，搏于脏腑耳。（《古今图书集成·医部全录》）

四、从情志论

内伤于忧怒，则气上逆，气上逆则六输不通，温气不行，凝血蕴里而不散，津液涩渗，著而不去，而积皆成也。（《灵枢·百病始生》）

积之成也，或因暴怒、喜、悲、思、恐之气。（《儒门事亲·五积六聚治同郁断》）

人之一身，血气周流则平，若冷热不调，喜怒不常，饮食不节，稍有壅聚，则随所发现。（《世医得效方·疮肿科》）

因七情忧思伤心，重寒伤肺，愤怒伤肝，醉以入房，汗出当风伤脾，用力过度入房，汗出入浴伤肾，皆藏气不平，凝血不散，汁沫相搏，蕴结成积。（《丹溪手镜·积聚》）

五、综合论述

积聚癥杂虫，皆由五脏六腑真气失。邪气并而来，其状各异，有害人与不害人之区。其为病，有缓速痛痒之异。盖因内外相感，真邪相犯，气血熏搏，交合而成。积者系于脏，聚者系于腑，癥者系于气，瘕者系于血，蛊者血气食物相感而化之。（《华佗神方·积聚癥杂虫》）

积聚瘤结者,是五脏六腑之气已积聚于内,重因饮食不节,寒温不调,邪气重沓,牢瘤盘结者也。若久即成癥。(《诸病源候论·积聚病诸候·积聚瘤结候》)

癥者,由寒温失节,致腑脏之气虚弱,而食饮不消,聚结在内,渐染生长。块瘕盘牢不移动者,是癥也。言其形状,可征验也。若积引岁月,人即柴瘦,腹转大,遂致死。诊其脉弦而伏,其癥不转动者,必死。(《诸病源候论·癥瘕病诸候·癥候》)

肝之积,名曰肥气。在左胁下,如覆杯,有头足,久不愈,令人发痎疟,连岁月不已。以季夏戊己得之。何以言之?肺病当传肝,肝当传脾,脾季夏适王,王者不受邪,肝复欲还肺,肺不肯受,故留结为积,故知之肥气季夏得之也。(《诸病源候论·积聚病诸候·积聚候》)

积聚者,由寒气在内所生也。血气虚弱,风邪搏于腑脏,寒多则气涩,气涩则生积聚也。积者阴气,五脏所生,始发不离其部,故上下有所穷已。聚者阳气,六腑所生也,故无根本,上下无所留止。但诸脏腑受邪,初未能为积聚,邪气留滞不去,乃成积聚。其为病也,或左右胁下如覆杯,或脐上下如臂,或胃脘间覆大如盘,羸瘦少气,或洒淅寒热,四支不收,饮食不为肌肤,或累累如桃李,或腹满呕泄,寒即痛。故云寒疝积聚也。(《诸病源候论·疝病诸候·寒疝积聚候》)

夫积有五积,聚有六聚。积者,生于五脏之阴气也;聚者,成于六腑之阳气也。此由阴阳不和,脏腑虚弱,风邪抟之,所以为积为聚也。有如忧、思、喜、怒之气,人之所不能无者,过则伤乎五脏,逆于四时,传克不行,乃留结而为五积。故在肝曰肥气,在心曰伏梁,在脾曰痞气,在肺曰息贲,在肾曰奔豚。其名不同,其证亦异。肥气之状,在左胁下,大如覆杯,肥大而似有头足,是为肝积,诊其脉弦而细,其色青,其病两胁下痛,牵引小腹,足寒转筋,男子为积疝,女子为瘕聚。伏梁之状,起于脐下,其大如臂,上至心下,犹梁之横架于胸膈者,是为心积,诊其脉沉而芤,其色赤,其病腹热面赤,咽干心烦,甚则吐血,令人食少,肌瘦。痞气之状,留于胃脘,大如覆杯,痞塞不通,是为脾积,诊其脉浮大而长,其色黄,其病饥则减,饱则见,腹满呕泄,足肿肉削,久不愈,令人四肢不收。息贲之状,在右胁下,大如覆杯,喘息奔溢,是为肺积,诊其脉浮而毛,其色白,其病气逆背痛,少气喜忘,目瞑,肤寒,皮中时痛,或如虱缘,或如针刺。奔豚之状,发于小腹,上至心下,上下无时,有若豚走之状,是为肾积,诊其脉沉而急,其色黑,其病饥则见,饱则减,小腹里急,腰痛口干,目昏骨冷,久不愈,令人骨痿少气。又如六聚之成于六腑则异是矣,何者?六腑属于三阳,太阳利清气,阳明泄浊气,少阳化精气,有如都会之腑,主转输以为常也。夫苟六腑失常,则邪气聚而不散,始发既无根本,上下无所留止,其痛亦无常处,故在上则格,在下则胀,傍攻两胁,如有杯块,易于转动,故非五积之比也。凡诊其脉快而紧者,积聚也;脉浮而牢者,积聚也;脉横者,胁下有积聚也;脉来小沉实者,胃中有积聚也。大抵病各有证,治各有方。如诊心腹积聚,其脉牢强急者生,虚弱急者死。又诸脉实强者生,沉小者死,此又不可不察也。(《严氏济生方·癥瘕积聚门·积聚论治》)

且积之成也,或因暴怒、喜、悲、思、恐之气,或伤酸、苦、甘、辛、咸之食,或停温、凉、热、寒之饮,或受风、暑、燥、寒、火、湿之邪,其初甚微,可呼吸按导方寸大而去之。不幸而遇庸医,强补而留之,留而不去,遂成五积。夫肥气者,不独气有余也,其中亦有血矣,盖肝藏血故也。(《儒门事亲·五积六聚治同郁断》)

又因食、酒、肉、水、涎、血、气入积,皆因偏爱停留不散,日久成积。块在中为痰饮,在右为食积,在左为血积。(《丹溪手镜·积聚》)

夫癥者征也,血食凝阻,有形可征,一定而不移。瘕者假也,脏气结聚,无形成假,推之而可动。昔有七癥八瘕之说,终属强分名目,不若有形无形之辨为明的也。二症病在肝脾,而胃与八脉亦与有责。(《临证指南医案·癥瘕》)

臌胀一名蛊胀,即单腹胀也。《六元正纪论》云:脾乃阴中之太阴,同湿土之化,脾湿则臌满食不化。天为阳为热,主运化也;地为阴为湿,主长养也。无阳则阴不能生化,故云脏寒生满病。《调经篇》云:因饮食劳倦伤脾胃,始受热中,未传寒中,皆由脾胃之气虚弱,不能运化精微,而致水谷聚而成胀满。《经》云:腹满䐜胀支隔胠胁,下厥上冒,过在足太阴阳明,乃寒湿郁遏也。《脉经》云:胃中寒,则胀满。又云:诸胀腹大,皆属于热者,何哉?此乃病机总辨。假令外伤风寒,有余之邪自表转里,寒变为热,而作胃热腹满,仲景以大承气汤治之。亦有膏粱之人,湿热郁于内,而成胀满者,此热胀之谓也。大抵寒胀多而热胀少,治者宜详辨之。(《风痨臌膈四大证治·水肿臌胀》)

第二节　临床表现

一、临床症状

大骨枯槁，大肉陷下，胸中气满，喘息不便，内痛引肩项，身热脱肉破䐃，真藏见，十月之内死。（《素问·玉机真脏论》）

肝脉急甚者为恶言，微急为肥气，在胁下，若覆杯。缓甚为善呕，微缓为水瘕痹也。（《灵枢·邪气脏腑病形》）

病有积、有聚，何以别之？然：积者，阴气也；聚者，阳气也。故阴沉而伏，阳浮而动。气之所积，名曰积；气之所聚，名曰聚。故积者，五脏所生；聚者，六腑所成也。积者，阴气也，其始发有常处，其痛不离其部，上下有所终始，左右有所穷处；聚者，阳气也，其始发无根本，上下无所留止，其痛无常处，谓之聚。故以是别知积聚也。（《难经·五十五难》）

肝之积，名曰肥气，在左胁下，如覆杯，有头足。久不愈，令人发咳逆、痎疟，连岁不已。以季夏戊己日得之。何以言之？肺病传于肝，肝当传脾，脾季夏适王，王者不受邪，肝复欲还肺，肺不肯受，故留结为积，故知肥气以季夏戊己日得之。（《难经·五十六难》）

问曰：病有积，有聚，有䅽气，何谓也？师曰：积者，脏病也，终不移。聚者，腑病也，发作有时，展转痛移，为可治。䅽气者，胁下痛，按之则愈，复发为䅽气。诸积大法，脉来细而附骨者，乃积也。寸口，积在胸中；微出寸口，积在喉中。关上，积在脐旁。上关上，积在心下。微下关，积在少腹。尺中，积在气街。脉出左，积在左，脉出右，积在右；脉两出，积在中央。各以其部处之。（《金匮要略·五脏风寒积聚病脉证治》）

（积聚）其为病也，或左上胁下如覆杯，或脐上下如臂，或胃管间覆大如盘，羸瘦少气，或洒淅寒热，四肢不收，饮食不为肌肤，或累累如桃李，或腹满呕泄，寒则痛，故云寒疝积聚也。其脉驶而紧，积聚浮而牢，积聚牢强急者生，虚弱急者死。（《外台秘要·心痛心腹痛及寒疝·寒疝积聚方》）

更有肝之积，名曰肥气，在左胁下，大如覆杯，其病左胁下痛，连引小腹，足寒转筋。（《严氏济生方·心腹痛门·胁痛评治》）

脐肋有块,形如杯,或如鸡子,透隐皮肤,或经年不消,或疼痛如刺,或坚硬如石。(《太平圣惠方·治虚劳积聚诸方·芫花圆方》)

积者,推之不移,成于五脏,多属血病;聚者,推之则移,成于六腑,多属气病。(《医学心悟·积聚》)

二、脉诊

人病有沉滞久积聚,可切脉而知之耶?然:诊病在右胁有积气,得肺脉结,脉结甚则积甚,结微则气微。诊不得肺脉,而右胁有积气者,何也?然:肺脉虽不见,右手脉当沉伏。其外痼疾同法耶?将异也?然:结者,脉来去时一止,无常数,名曰结也。伏者,脉行筋下也。浮者,脉在肉上行也。左右表里,法皆如此。假令脉结伏者,内无积聚,脉浮结者,外无痼疾;有积聚脉不结伏,有痼疾脉不浮结。为脉不应病,病不应脉,是为死病也。(《难经·十八难》)

诊得肝积,脉弦而细,两胁下痛,邪走心下,足肿寒,胁痛引少腹,男子积疝,女子瘕淋,身无膏泽,喜转筋,爪甲枯黑,春瘥秋剧,其色青。(《脉经·平五脏积聚脉证》)

凡臌胀脉弦紧易治,沉细难痊。(《扁鹊心书·臌胀》)

脉弦而细,两胁下痛,邪走心下,足肿寒重,名肝积。

脉沉而紧,若心下有寒时痛,有积聚。

脉弦,腹中急痛为瘕,脉细微为癥。(《丹溪手镜·积聚》)

三、预后

脉弦而伏者,腹中有症,不可转也。必死不治。(《脉经·平五脏积聚脉证》)

诊其寸口之脉沉而横,胁下有积,腹中有横积聚痛。又,寸口脉细沉滑者,有积聚在胁下,左右皆满,与背相引痛。又云:寸口脉紧而牢者,胁下腹中有横积结,痛而泄利。脉微细者生,浮者死。(《诸病源候论·积聚病诸候·积聚心腹痛候》)

关脉长弦,有积在脐左右上下。又脉癥法:左手脉横癥在左,右手脉横癥在右。脉头大在上,头小在下。又一法,横脉见左积在右,见右积在左。偏得洪实而滑亦为积。弦紧亦为积,为寒痹,为疝痛。内有积不见脉,难治;见一脉相应为易治;诸不相应,为不合治也。左手脉大,右手脉小,上病在左胁,下病在左足。右手脉大,左手脉小,上病在右胁,下病在右足。脉弦而伏者,腹中有癥不可转也,必死不治。(《备急千金要方·平脉·五脏积聚》)

积聚脉牢强者生,虚弱沉者死。(《古今医统大全·积聚门·养正则积自除》)

第三节 辨 证 论 治

岐伯曰:大积大聚,其可犯也,衰其大半而止,过者死。(《素问·六元正纪大论》)

大抵治积,或以所恶者攻之,以所喜者诱之,则易愈。如硇砂、水银治肉积;神曲、麦蘖治酒积;水蛭、虻虫治血积;木香、槟榔治气积;牵牛、甘遂治水积;雄黄、腻粉治涎积;礞石、巴豆治食积,各从其类也。若用群队之药,分其势则难取效。许嗣宗所谓譬犹猎不知兔,广络原野,冀一人获之,术亦疏矣。须是认得分明,是何积聚,然后增加用药。(《普济本事方·积聚凝滞五噎膈气》)

洁古云:养正积自除,辟如满座皆君子,纵有一小人,自无容地而出。令其真气实,胃气强,积自消矣。洁古之言岂欺我哉?《内经》曰:大积大聚,衰其大半而止。满实中有积气,大毒之剂尚不可过,况虚中有积者乎?此乃治积之一端也。邪正虚实,宜详审焉。丹溪云:凡积病不可用下药,徒损真气,病亦不去,当用消积药使之融化,则根除矣。又云:气不能作块成聚,块乃有形之物也,痰与食积、死血而成也。在中为痰饮,在右为食积,在左为死血。大法咸以软之,坚以削之,行气开痰为主,用海石、三棱、蓬术以上俱用醋煮、香附、桃仁、红花、五灵脂之类为丸,石碱白术汤送下。(《仁斋直指方论·积聚癥瘕痞块方论》)

《经》曰臌胀是也。以其补虽坚满,中空无物,有似于鼓。其病胶固,难以治疗。有名曰蛊,若虫侵蚀,有蛊之义。验之治法,理宜补脾,又须养肺金以制木,使脾无贼邪之虑;滋肾水以制火,使肺得清化之令。却盐味以防助邪,断妄想以保母气,无有不安。医不察病起于虚,急于作效,炫能希赏。病者苦于胀急,喜行利药,以求一时之快,不知宽得一日半日,其肿愈甚。病邪甚矣,真气伤矣,去死不远。(《格致余论·臌胀论》)

凡积病不可用下药,徒损真气,病亦不去,当用消积药使之融化,则根除矣。(《丹溪心法·积聚痞块》)

寒者热之,结者散之,客者除之,留者行之,坚者削之,消者摩之,咸以耎之,苦以泻之,全真气而补之,随所利而行之。(《丹溪手镜·积聚》)

初者,病邪初起,正气尚强,邪气尚浅,则任受攻;中者,受病渐久,邪气较深,正气较弱,任受且攻且补;末者,病魔经久,邪气侵凌,正气消残,则任受补。(《医宗必读·积聚》)

积初为寒,宜辛温消导,大七气汤、乌白丸、大、小温中丸、退黄丸、阿魏撞气丸;久则为热,宜辛寒推荡,木香槟榔丸、通玄二八丹、消块丸。通用纂积丹、生漆膏。有虫者,妙应丸。外治三圣膏、三棱煎、神效阿魏散。

阳虚有积易治,惟阴虚难以峻补。痞积又忌滞药,止宜早服滋补药中,加鳖甲、龟板、秋石丹;午服枳术丸、大安丸,或醋鳖丸善消融化为妙。若痞积滞冷贯脐,误为沉寒痼冷,投以姜附热药,初服甚与病情相宜,久则痞积益甚,真气伤而阴血烁矣。俱硫、附固不可服,如知、柏、门冬寒凉伤脾滞气,亦所不宜。古云:衰其大半而止。又云:养正积自除。皆为虚损有积而言也。平补之外,更能断厚味,节色欲,戒暴怒,正思虑,庶乎万全。(《医学入门·积聚》)

凡积聚之治,如《经》之云者,亦既尽矣。然欲总其要,不过四法,曰攻,曰消,曰散,曰补,四者而已。

治积之要,在知攻补之宜,而攻补之宜,当于孰缓孰急中辨之。凡积聚未久而元气未损者,治不宜缓,盖缓之则养成其势,反以难制,此其所急在积,速攻可也。若积聚渐久,元气日虚,此而攻之,则积气本远,攻不易及,胃气切近,先受其伤,愈攻愈虚,则不死于积而死于攻矣。此其所重在命,不在乎病,所当察也。故凡治虚邪者,当从缓治,只宜专培脾胃以固其本,或灸或膏,以疏其经,但使主气日强,经气日通,则积痞自消。斯缓急之机,即万全之策也,不独治积,诸病亦然。(《景岳全书·杂证谟·积聚》)

以积为阴气,聚为阳气,其义即此。凡无形之聚,其散易;有形之积,其破难。临此证者,但当辨其有形无形,在气在血,而治积治聚,自可得其梗概矣。

肿瘤

（《景岳全书·杂证谟·积聚》）

　　治积聚者，当按初、中、末之三法焉。邪气初客，积聚未坚，宜直消之，而后和之。若积聚日久，邪盛正虚，法从中治，须以补泻相兼为用。若块消及半，便从末治，即住攻击之药，但和中养胃，导达经脉，俾营卫流通，而块自消矣。更有虚人患积者，必先补其虚，理其脾，增其饮食，然后用药攻其积，斯为善治，此先补后攻之法也。初治，太无神攻散主之；中治，和中丸主之；末治，理中汤主之。予尝以此三法，互相为用，往往有功。（《医学心悟·积聚》）

　　一两足跗上先肿，渐至腹，按如泥，小便不利。大人谓水肿，谁知土气郁乎。人生脾胃气健则能制水，水自灌注经络，不相碍。惟脾胃虚，则土不能转输水精于上，胃中之水积而不流，侵淫表里皮毛。然脾胃虚由肾虚。土无升腾之气，土乃郁不伸，力不制水，水反来侮，脾胃愈虚。夫肾司开闭，阳太盛则水道大开，阴太盛则水道常闭。阳为肾火，阴为肾寒也。肾寒，脾胃亦寒。水畏热不畏寒，此寒土之所以难制水也。法乌可舍肾火而他求畜水之土？然水势滔天，补火以生土，不如放水以全土。故补肾火可治久病水臌，泄脾肾中之水，实益初起水胀。下身胀，上未胀，正初起，泄水最宜。用泄水至神汤：大麦须、白术二两，茯苓一两，赤小豆三钱。一剂，腹必雷鸣，泄水如注；再剂水尽，不必三剂。牵牛、甘遂之方非不可用，但入脾、胃、肾三经多虚，恐药力过迅，故另立此方，补中泻水，正无伤，水尽去。方中苓、术健脾胃，又通脾胃气，则土郁解。况大麦消无形水，赤小豆消有形湿，合用化水直出膀胱，由尾闾尽泄。（《辨证奇闻·臌胀》）

　　盖坚在于腹中，若徒攻其坚，必致腹中不和，而损伤胃气，法当用和解之中，软以治之，则坚之性可缓，而坚之形可化，坚之气可溃，坚之血可消。否则，有形之物盘踞于中，无形之气必耗于外，日除坚而坚终不得去也。方用白术五两，茯苓三两，神曲二两，地栗粉八两，鳖甲一斤（酢炙），人参五钱，甘草一两，白芍三两，半夏一两，白芥子一两，萝卜子五钱，厚朴五钱，肉桂三钱，附子一钱，各为末，蜜为丸。每日临睡送下五钱，即以美物压之（批）消积化痞至神丹。一料未有不全愈者。此方有神功，妙在用鳖甲为君，则无坚不入。尤妙在用地栗粉，佐鳖甲以攻邪，又不耗散真气。其余各品，俱是健脾理正之药，则脾健而物自化。尤妙用肉桂、附子冲锋突围而进，则鳖甲大军相继而入，勇不可当。（《石室秘录·软治法》）

五积六聚，积属脏而不移，聚属腑而无定。又曰癥瘕，癥者真也，其块不散；瘕者，假也，聚散不常。夫五积虽分属五脏，不过分其部位病形，使学人有所遵循耳。究在脏腑之外，乃寒痰、汁沫、瘀血凝结于膜壑曲折之处，因脏气不能运化，积年累月，受病非一途。先宜观其虚实，即形气实者，亦不可专于攻伐，况夫虚多实少！且痞气、肥气，多于奔豚、伏梁，即今之癖块居脘胁之下，因久疟而生者十七八，又名疟母。由服药不当，或早用堵截，或饮食不节，致湿热痰浊漫无出路，郁于膜原之分，中气不化，日久成积。初宜开化其邪，兼调营卫，中虚者先调其中，湿热化而块自消，中气和而块亦消，养正逐邪，各有分寸。六聚较积轻浅，病在气分，营卫不和，气聚有形，必挟肝邪，疏肝和脾以调气机，自效。积聚之证，大抵寒多热少，虚多实少，桂枝、肉桂、吴茱萸为积聚之要药，能温脾疏肝，使气机通畅故也。盖气温则行，血寒则凝，营运其气，流通其血，为治积第一法。有热再佐连、柏之类，参以活变。若虫积乃由湿热食滞而生，或寒邪郁其湿热，肠胃之气不化，而九虫生焉。《千金方》分属五脏，不过分病形以定治法耳，未免凿空。盖无论何虫，不过伏在肠胃曲折之处。如果伏于五脏，必然五脏被咬，其人尚能生乎！虫积既从湿热食滞而生，固多实证，治无补法。即久虚亦必先去其虫而后调补之，不可泥养正积除之说也。（《王旭高医案·积聚门》）

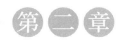

特 色 方 剂

第 一 节 经 典 名 方

1. 土瓜丸《备急千金要方·肝脏·坚癥积聚》

【组成】土瓜根(末)、桔梗(末)各半升,大黄(蒸二升米下,曝干)一斤,杏仁一升。

【主治】诸脏寒气积聚。

【用法】上四味,末之,蜜丸如梧子。空腹饮服三丸,日三,不知加之,以知为度。

2.《范汪》破积丸《外台秘要·积聚方五首》

【组成】大黄一斤,牡蛎三两,凝水石一两,石膏一两,石钟乳一两,理石一两。

【主治】积聚坚癥。

【用法】上六味,捣合下筛,和以蜜,丸如梧子。先食服,酒饮任下三丸,日三。不知稍增,以知为度。

3. 石韦丸《圣济总录·积聚门·肥气》

【组成】石韦(拭去毛,焙)、京三棱(煨,锉)、附子(炮裂,去皮脐)、吴茱萸(水洗七遍,焙干,炒)、陈橘皮(汤浸去白,焙)、蜀椒(去闭口及目,炒出汗)各一两。

【主治】肝积肥气。

【用法】上六味,捣罗为末,炼蜜为丸如梧桐子大,空腹煎荆芥汤下二十丸。

4. 酸枣仁丸《圣济总录·积聚门·肥气》

【组成】酸枣仁(生用)、薏苡仁、紫苏子(炒,研)、木通(剉)、黄芪(剉)、枳壳(去瓤,麸炒)、升麻、大黄(剉,炒)、坐拏草、麦门冬(去心,焙)、木香、赤茯苓

（去黑皮）各一两。

【主治】肝积肥气，久不已，变疟，令人热多寒少，小便赤涩。

【用法】上一十二味，捣罗为末，炼蜜和丸如梧桐子大。每服二十丸，渐加至三十丸，煎麦门冬汤下。

5. **杏仁丸**《圣济总录·水肿门·石水》

【组成】杏仁（汤浸去皮尖，双仁，炒）、苦瓠（取膜，微炒）各一两。

【主治】石水。四肢瘦，腹肿。

【用法】上二味，捣罗为末，煮面糊和丸如小豆大。每服十丸，米饮下，日三服，水出为度。

6. **楮皮汤**《圣济总录·水肿门·石水》

【组成】楮白皮（炙，剉）、桑根白皮（剉）、防己（剉）各一两半，泽漆茎叶（炙，剉）半两，射干、白术、赤茯苓（去黑皮）各一两，大豆（炒）半两。

【主治】石水。四肢细瘦，腹独肿大，状如怀娠，心中妨满，食即气急。

【用法】上八味，粗捣筛。每服五钱匕，水二盏，酒一盏，煎至一盏，去滓，温服，日三夜一。

7. **葶苈丸**《圣济总录·水肿门·石水》

【组成】葶苈（隔纸炒）、桃仁（汤浸去皮尖，双仁，炒）各二两。

【主治】石水。

【用法】上二味，捣罗为末，面糊和丸如小豆大。每服十丸，米饮下，日三夜一，小便利为度。

8. **葶苈煎**《鸡峰普济方·消渴》

【组成】甜葶苈二两，川芒硝一两，椒目二两半，水银（以枣肉少许研尽）一两，防己、海蛤各一两。

【主治】石水。腹坚渐大，四肢肿满。

【用法】上为细末，蜜丸梧桐子大。每服三十丸，米饮下，不以时候。

9. **养气丸**《鸡峰普济方》卷二十

【组成】丁香、胡椒、荜茇、木香、干蝎各半两，萝卜子一两。

【主治】鼓胀。

【用法】上为细末,枣肉和丸,梧桐子大。米饮食前下三十丸。

10. 泽漆汤《三因极一病证方论·水肿证治脉例》

【组成】泽漆(洗去腥)五两,桑白皮(炙)六两,射干(泔浸)、黄芩、茯苓、白术各四两,泽泻、防己各二两。

【主治】石水,四肢瘦,腹肿,不喘,其脉沉。

【用法】上咬咀,每服五钱,水三盏,乌豆一合,煎二盏,内药同煎七分,去滓,空腹温服,日三。

11. 海蛤丸《太平圣惠方·治石水肿诸方》

【组成】海蛤(研细)一两,汉防己半两,桂心半两,木通(锉)一两,牵牛子(微炒)一两,白术半两,甘遂(煨令微黄)半两。

【主治】石水,脐腹妨闷,身体肿满,大小便不利,喘促。

【用法】上件药,捣罗为末,以枣肉和捣三二百杵,丸如梧桐子大。每服,煎香薷汤下二十丸,以利为度,不利再服。

12. 牵牛子丸《太平圣惠方·治石水肿诸方》

【组成】牵牛子一两,陈橘皮(汤浸,去白瓤,焙)三分,京三棱(炮锉)一两,诃黎勒皮一两,吴茱萸(汤浸七遍,焙干,炒)半两,川大黄(锉碎,微炒)二两,鳖甲(涂醋炙令黄,去裙襕)一两,甘遂(煨令微黄)一两。

【主治】石水,腹胀,坐卧不得,小便涩少。

【用法】上件药,捣罗为末,炼蜜和捣三二百杵,丸如梧桐子大。每于食前,以生姜橘皮汤下十丸,以利为度。

13. 甜葶苈丸《太平圣惠方·治石水肿诸方》

【组成】甜葶苈(隔纸炒令紫色)二两,川芒硝三两,椒目(微炒去汗)二合,水银(以少枣肉研,令星尽)一两,汉防己一两,海蛤(细研)一两。

【主治】石水,腹坚渐大,四肢肿满。

【用法】上件药,捣筛为散,研入水银令匀,炼蜜和捣三二百杵,丸如梧桐子大。每服,以粥饮下三十丸,日三四服。

14. 白术散《太平圣惠方·治石水肿诸方》

【组成】白术一两,赤茯苓一两,桑根白皮(锉)一两半,楮白皮(锉)一两半,汉防己一两,泽漆茎叶(锉)二两半,射干一两,槟榔一两。

【主治】石水,四肢瘦细,腹独肿大,状如怀娠,心中妨闷,食即气急。

【用法】上件药,捣筛为散,每服三钱,以水酒各半中盏,煎至六分,去滓,温服,如人行十里再服,以疏利为度。

15. 鳖甲散（《太平圣惠方·治肝积气诸方》）

【组成】鳖甲(涂醋炙令黄,去裙襕)一两半,当归(锉,微炒)一两,京三棱(炮,锉)一两,诃黎勒皮一两,大黄(锉碎,微炒)一两半,枳壳(麸炒微黄,去瓤)半两,吴茱萸(汤浸七遍,焙干,微炒)半两,桃仁(汤浸去皮尖双仁,麸炒微黄)一两。

【主治】肥气在左胁下,按之坚,不能食,脉候弦而紧,肌体萎瘦。

【用法】上件药,捣筛为散。每服三钱,水一中盏,入生姜半分,煎至六分,去滓,食前稍热服。

16. 牵牛煎丸（《太平圣惠方·治肝积气诸方》）

【组成】牵牛子末(以生姜汁半升、酒一升、慢火熬如膏)三两,木香一两,附子(炮裂,去皮、脐)一两,鳖甲(涂醋炙令黄,去裙襕)一两半,槟榔一两,桃仁(汤浸,去皮、尖,双仁,麸炒微黄,研入)一两,吴茱萸(汤浸七遍,焙干,微炒)半两,硇砂(不夹石者,细研入)一两。

【主治】肥气,结聚不散,腹胁胀满,呕逆酸水,饮食减少。

【用法】上件药,捣细罗为末,入牵牛子,煎中和,溶为丸,如梧桐子大。每服食前生姜汤下二十丸。

17. 防葵散（《太平圣惠方·治肝积气诸方》）

【组成】防葵一两,诃黎勒皮三分,白术三分,郁李仁(汤浸去皮,微炒)三分,吴茱萸(汤浸七遍,焙干微炒)半两,桂心三分,枳实(麸炒微黄,去瓤)半两,木香三分,槟榔三分。

【主治】肥气在左胁下,结聚成块,心腹妨食,不欲饮食。

【用法】上件药,捣筛为散,每服三钱,以水一中盏,入生姜半分,煎至六分,去滓,食前稍热服。

18. 三棱丸（《太平圣惠方·治久痃癖诸方》）

【组成】京三棱(微煨,锉)三分,鳖甲(涂醋炙令黄,去裙襕)一两,川大黄

（锉碎，微炒）四两半，木香半两，当归（锉，微炒）三分，白术三分，厚朴（去粗皮，涂生姜汁，炙令香熟）一两，吴茱萸（汤浸一遍，焙干，微炒）半两，诃黎勒（煨用皮）一两，枳壳（麸炒微黄）一两，麦蘖（炒微黄）一两，神曲（锉，微炒）一两，桂心一两，槟榔一两。

【主治】久痃癖气，心腹胀满，时时筑心背痛，宿食不消，呕逆，不思饮食，休息气痢，喘促黄瘦，面目虚肿。

【用法】上件药，捣罗为末，炼蜜和捣五七百杵，丸如梧桐子大。每服不计时候，以粥饮下三十丸。

19. 硇砂煎丸（《太平圣惠方·治肝积气诸方》）

【组成】硇砂（不夹石者，细研，以酒醋各一升熬如膏）二两，干漆（捣碎，炒令烟出）一两，防葵一两，木香一两，川大黄（锉碎，微炒）一两半。

【主治】肥气，经年不散，左胁下状如覆杯，天阴即疼痛。

【用法】上件药，捣细罗为末，入硇砂煎中，入少蒸饼，和溶为丸，如绿豆大。每日空心，温酒下十丸。

20. 木香丸（《太平圣惠方·治肝积气诸方》）

【组成】川大黄（锉碎，与鳖甲同煮，焙干）四两，木香二两，鳖甲（以米醋二升，与大黄同煮，令醋尽，炙微黄）四两。

【主治】肥气积聚不散。

【用法】上件药，捣细罗为末，以酒煮面糊和丸，如梧桐子大。每日空心，生姜汤下二十丸。

21. 鳖甲丸（《太平圣惠方·治肝积气诸方》）

【组成】鳖甲（可重四两，净洗，以醋和黄泥固济背上，可厚三分，令干）一枚，京三棱（炮锉）三两，川大黄（炮锉，微炒）三两，枳壳（麸炒微黄，去瓤）三两，木香一两半，桃仁（汤浸去皮尖双仁，麸炒微黄，研如膏）三两。

【主治】肥气，体瘦无力，少思饮食。

【用法】上件药，除鳖甲外，捣罗为末，后泥一风炉子，上开口，可安得鳖甲，取前药末并桃仁膏，内鳖甲中，用好米醋二升时时旋取入鳖甲内，以慢火熬令稠，取出药，却将鳖甲洗净，去泥焙干，捣罗为末，与前药同和捣为丸，如梧桐子大。每日空心，以温酒下二十丸，晚食前再服。

22. 桑根白皮散（《太平圣惠方·治石水肿诸方》）

【组成】桑根白皮（锉）一两，大腹皮（锉）一两，汉防己一两，泽漆二两，赤茯苓二两，紫苏茎叶一两。

【主治】石水，四肢瘦，腹大，胸中满闷，食即喘急。

【用法】上件药，捣筛为散。每服四钱，以酒一大盏，入炒熟黑豆五十粒，煎至五分，去滓，不计时候温服。

23. 蓬蒌根散（《太平圣惠方·治肝积气诸方》）

【组成】蓬蒌根（锉）二两，牡丹一两，赤芍药一两，桂心三分，京三棱（炮裂）一两，枳壳（麸炒微黄，去瓤）三分，槟榔一两。

【主治】肥气在左胁下，似覆怀，咽酸吐水，面目萎黄，胸膈不利。

【用法】上件药，捣粗罗为散。每服三钱，水一中盏，入生姜半分，煎至六分，去滓，食前稍热服。

24. 大黄丸（《太平圣惠方·治肝积气诸方》）

【组成】川大黄（锉碎，微炒）二两，防葵一两，木香三分，川乌头（炮裂，去皮脐）一两，鳖甲（涂醋炙令黄，去裙襕）一两半，干姜（炮裂，锉）三分。

【主治】肥气结聚，在左胁下，坚牢疼痛，食少体瘦。

【用法】上件药，捣细罗为末，以陈米醋三升，熬令稠，入神曲末半两，煮成糊，溶和诸药末，可丸即丸，如梧桐子大。每服空心，以温酒下二十丸，以微利为度。

25. 和荣顺气汤（《万病回春·鼓胀》）

【组成】当归（酒洗）一钱，川芎六分，白芍（酒浸）、白术（土炒）各一钱，茯苓、乌药、苍术（米泔浸）、陈皮（去白）、枳实（炒）、神曲（炒）、香附（醋炒）、木瓜、牛膝（酒洗）、独活（酒洗）、泽泻、薏苡仁（炒）、木通各一钱，甘草三分。

【主治】鼓胀。脾弱血虚，心腹胀闷，两足虚肿。

【用法】上剉一剂，生姜煎服。

26. 增损肥气丸（《济阳纲目·积聚癖块》）

【组成】当归、苍术各一两半，青皮（炒）一两，三棱、莪术、铁孕粉（与三棱、莪术同入醋，煮一伏时）各三两，蛇含石（醋淬）五钱。

【主治】肝积。

【用法】上为末,醋煮米糊丸,如绿豆大,每服四十丸,当归酒下。

27. 疏肝饮《鲁府禁方·寿集》

【组成】黄连(吴茱萸煎汁拌炒)二钱,当归、柴胡各一钱半,青皮一钱,桃仁(研如泥)一钱,川芎、白芍(酒炒)各十一分,红花五分。

【主治】左胁下痛者,肝积属血,或因怒气所伤,或跌闪所致,或为痛。

【用法】水煎,食远温服。

28. 换金丹《丹台玉案·鼓胀门》

【组成】广木香、青皮(醋炒)、芦荟、肉豆蔻(面包煨)、麦芽(炒)、神曲(炒)、山楂肉、千金子(去壳油)各三两,白术(土炒)、黄连各二两,槟榔一两,沉香七钱。

【主治】一切鼓胀,神效。

【用法】黑鳝七只,洗净,入雄猪肚内,扎口,煮半熟取出,去鳝骨与肠,再同煎极烂,和前药捣为丸,每服五分,白滚汤送下,加至一钱止。如上膈胀,白豆蔻汤送下;下膈胀,砂仁汤下。此丸服后,要合参苓白术散间服。

29. 四炒枳壳丸《万病回春·鼓胀》

【组成】枳壳(米泔浸,去瓤切片,分四处炒之:一份苍术一两同煮干,炒黄色,去苍术;一份萝卜子一两水同煮干,炒黄色,去萝卜子;一份小茴香一两水同煮干,炒黄色,去茴香;一份干漆一两水同煮干,炒黄色,去干漆)四两,香附二两,槟榔一两,玄胡索(微炒)一两,三棱(同莪术法制)二两,莪术(棱、莪二味用童便一盏浸一宿,次日用完巴豆仁去壳三十粒同水煮干,炒黄色,去豆不用)一两。

【主治】气血凝滞,腹内鼓胀积聚。

【用法】上为细末,用苍术、茴香、萝卜子、干漆煮汁,好醋一碗,同面糊为丸,如梧桐子大。每服七十丸,清米汤送下。

30. 芦荟肥儿丸《医宗金鉴·疳证门·肝疳》

【组成】五谷虫(炒)二两,芦荟(生)、胡黄连(炒)、川黄连(姜炒)各一两,银柴胡(炒)一两二钱,扁豆(炒)、山药(炒)各二两,南山楂二两半,虾蟆(煅)四个,肉豆蔻(煨)七钱,槟榔五钱,使君子(炒)二两半,神曲(炒)二两,麦芽(炒)一两六钱,鹤虱(炒)八钱,芜荑(炒)一两,朱砂(飞)二钱,麝香二钱。

【主治】肝疳。

【用法】共研细末,醋糊为丸,如黍米大。每服一钱,米饮下。

31. **增损五积丸**(《杂病源流犀烛·脾》)

【组成】黄连五钱,厚朴五钱,川乌一钱,干姜五分,人参二钱,茯苓钱半,巴霜五分。

【主治】积块,不拘脐上下左右,通用。

【用法】蜜丸,梧子大。初服二丸,渐加,以微溏为度。

32. **芎归芍药汤**(《奇效良方·胁痛门》)

【组成】川芎、当归、芍药、桂枝、防风、枳实、羌活、甘草,以上各一钱六分,干葛四分,麻黄、侧子二分。

【主治】肝积气滞左胁下,遇发作手足头面昏痛。

【用法】上㕮咀,分作二帖。每帖用水二盅,生姜五片,煎至七分,去滓,不拘时候服,有汗避风。

33. **胜金散**(《奇效良方·气门》)

【组成】天台乌药(细锉,酒浸一宿,微炒)、茴香(炒)、青皮(去白)、良姜各一两。

【主治】男子妇人五脏气,一切冷气、血气、肥气、息贲气、痃气、奔脉气、伏梁气疾,抢心切痛不可忍,似板筑定,冷汗喘急,不语欲绝,痛令立止。

【用法】上为细末,每服二钱,空心用温酒调服,妇人用姜煎童子小便调服。

34. **加减分消丸**(《方症会要·肿胀》)

【组成】人参、萝卜子、陈皮、厚朴、猪苓、泽泻各三钱,白术、茯苓、黄连、苍术、半夏、枳实各四钱,姜黄、炙甘草、砂仁、干姜各一钱,黄芩、山楂各五钱。

【主治】中满气胀、鼓胀、水胀。

【用法】水浸,蒸饼,丸,淡姜汤下二钱。

第二节　单验方

1. **莨菪丸**《千金翼方·杂病中·水肿》 ....

【组成】莨菪子一升，羖羊肺一具（青羊亦佳）。

【主治】水气肿，鼓胀，小便不利。

【用法】上二味，汤微炸肺，即薄切之，曝干捣末，以三年大醋浸莨菪子，一伏时出之，熬令变色，熟捣如泥，和肺末蜜和捣作丸，食后一食久，服如梧子四丸，麦门冬饮服之，以喉中干，口黏浪语为候，数日小便大利，即瘥。

2. **万病积聚方**《备急千金要方·肝脏·坚癥积聚》 ....

【组成】蒺藜子。

【主治】积聚。

【用法】七八月收蒺藜子，不限多少，以水煮过熟，取滓，曝令干，捣筛，蜜丸。酒服如梧子七丸，以知为度。其汁煎如饴服之。

3. **腹中积癥方**《备急千金要方·肝脏·坚癥积聚》 ....

【组成】葶苈子一升。

【主治】腹中积癥。

【用法】葶苈子一升，熬，酒五升浸七日。服三合，日三。

4. **癥瘕方**《备急千金要方·肝脏·坚癥积聚》 ....

【组成】槲树白皮。

【主治】癥瘕。

【用法】槲树白皮煎令可丸，服之，取知病动若下减之。

5. **蛇癥方**《备急千金要方·肝脏·坚癥积聚》 ....

【组成】白马尾。

【主治】蛇癥。

【用法】白马尾切，长五分，以酒服方寸匕，大者自出；更服二分者一方寸匕，中者亦出；更服三分者一方寸匕，小者复出。不可顿作一服，杀人。

6. **鳖癥方**《备急千金要方·肝脏·坚癥积聚》）··················

【组成】白马尿一升,鸡子三枚。

【主治】鳖癥,腹坚硬肿起大如盘,睡卧不得。

【用法】白马尿一升,鸡子三枚取白,合煎,取二合,空腹顿服之,不移时当吐病出。

7. **石英酒**《鸡峰普济方·消渴》）

【组成】白石英十两。

【主治】石水。

【用法】上碎如大豆,盛埧瓶中,用好酒一斗三升浸如泥,封口。以马粪、糠秕火烧之,从卯至午后,长令酒小沸,火尽即便添,烧毕,于平处安置。日三度饮之。如不饮酒,亦据器量少饮之。余石英以酒更一度烧煮,依前服。

8. **狼毒丸**《太平圣惠方·治积聚心腹胀满诸方》）·············

【组成】狼毒(锉碎,醋拌,炒干)四两,附子(炮裂,去皮、脐)三两,防葵三两。

【主治】积聚,心腹胀如鼓者。

【用法】上件药,捣罗为末,炼蜜和捣三二百杵,丸如梧桐子大。每于食前,以粥饮下五丸,以利为度。

9. **苦瓠丸**《千金翼方·杂病中·水肿》）

【组成】苦瓠白穣(实捻,如大豆粒)。

【主治】主大水,头面、遍身大肿满。

【用法】上一味,以面裹煮一沸,空腹吞七枚,午后出水一升,三四日水自出不止,大瘦即瘥。三年慎口味。苦瓠须好无黡翳者,不尔有毒,不堪用。

10. **鸡屎醴**《医学正传·肿胀》）···················

【组成】羯鸡屎一升。

【主治】鼓胀、气胀、水胀等证。

【用法】上一味,研细炒焦色,地上出火毒,再研极细,百沸汤三升淋汁,每服一大盏,调木香、槟榔末各一钱,日三服,空腹服,以平为期。

11. 乌牛尿膏（《杂病源流犀烛·积聚癥瘕痃癖痞源流》）

【组成】乌牛尿一升。

【主治】鼓胀。

【用法】微火煎如饴糖，空心服少许，当鸣转病出，隔日更服之。

12. 万安丸（《医方类聚·积聚门》）

【组成】黑牵牛（取一两二钱头末）二两。

【主治】癥瘕积聚。

【用法】上为细末，醋浸宿，蒸饼如糊相似，就药末和丸，如绿豆许，每服七八丸，加减服之，水送下。

第三节　当代医方

1. 护肝抑癌汤（刘应科，孙光荣，肿瘤病症辨治心悟，《湖南中医药大学学报》）

【组成】西洋参12 g，生黄芪12 g，紫丹参10 g，北柴胡12 g，川郁金12 g，佛手片10 g，制鳖甲15 g，菝葜根15 g，山慈菇15 g，白花蛇舌草15 g，半枝莲15 g，鸡骨草15 g，田基黄12 g，车前仁10 g，生甘草5 g。

【功效与主治】益气活血，疏肝解郁。主治肝癌。

【加减】若深度黄疸者，加草河车、绵茵陈、淡黄芩以清肝利胆；若伴有胆疾者，加海金沙、金钱草、蒲公英以清热利胆；若疼痛剧烈者，加鸡屎藤、延胡索、制乳没以理气止痛；若癌块不散者，加净水蛭、䗪虫、上肉桂以活血消癥。

【用法】水煎服。

2. 疏肝化瘀汤（《中国百年百名中医临床家丛书·李玉奇》）

【组成】天花粉15 g，柴胡20 g，王瓜皮50 g，王不留行20 g，常山10 g，土茯苓25 g，当归40 g，鳖甲40 g，牡蛎40 g，大腹皮20 g，红小豆（煮汁去豆，用其水煎药）50 g，漏芦15 g，甘草20 g，沉香15 g。

【功效与主治】疏肝活血，解毒利湿。主治中晚期肝癌。

【用法】水煎服。1个月为1个疗程。

3. **蟾龙散**（《国医大师朱良春治疗疑难危急重症经验集·虫类药临床应用经验》）⋯⋯⋯⋯

【组成】蟾酥 5 g,蜈蚣、儿茶各 25 g,参三七、丹参、白英、龙葵、山豆根各 250 g。

【功效与主治】活血化瘀,散结消癥,清热解毒,镇痛。主治肝癌。

【用法】共研极细末,每服 4 g,每日 3 次。

4. **蜣蛭散**（《国医大师朱良春治疗疑难危急重症经验集·虫类药临床应用经验》）⋯⋯⋯⋯

【组成】蜣螂、全蝎、蜈蚣、水蛭、僵蚕、壁虎、五灵脂各等分。

【功效与主治】解毒消癥,化瘀止痛。主治肝癌。

【用法】研极细末,每服 4 g,每日 2 次。

5. **化瘤丸**（《国医大师朱良春治疗疑难危急重症经验集·临床常用经验方》）⋯⋯⋯⋯

【组成】人参 18 g,桂枝、姜黄各 6 g,丁香 18 g,虻虫 6 g,苏木、桃仁各 18 g,紫苏子、五灵脂、降香各 6 g,当归 12 g,香附 6 g,吴茱萸 2 g,延胡索、水蛭、阿魏、艾叶、川芎各 6 g。

【功效与主治】行气活血,消癥散结,补益扶正。对肝硬化、肝脾大、肝癌均有一定效果。

【用法】上述诸药共为细末,加米醋 250 mL 浓煎,晒干,再加醋熬,如此 3 次,晒干。另用麝香 6 g,大黄、益母草各 24 g,鳖甲 50 g,研细末,与之调匀,无菌环境下装 0.3 g 胶囊。每日服 4 次,每次 5 粒,黄酒一杯为引,温开水送服。

6. **肝癌膏**（《国医大师朱良春治疗疑难危急重症经验集·临床常用经验方》）⋯⋯⋯⋯

【组成】蟾蜍、丹参各 30 g,大黄 60 g,石膏 80 g,明矾、青黛各 40 g,黄丹 30 g,冰片 60 g,马钱子 30 g,黑矾 20 g,全蝎、蜈蚣各 30 g,牵牛子、甘遂各 100 g,水蛭 20 g,乳香 50 g,没药 20 g。

【功效与主治】通经止痛。主治肝癌疼痛者。

【用法】用食醋 1 000 mL 文火熬制 1/4 为度,或将上药研极细末,用醋调匀为厚糊状,涂敷于肝区或疼痛部位,以胶布固定,3 日换 1 次。

第四节 中 成 药

1. **平消胶囊**（《中国药典》2020 版）

【处方】郁金 54 g，五灵脂 45 g，干漆（制）18 g，麸炒枳壳 90 g，白矾 54 g，硝石 54 g，马钱子粉 36 g，仙鹤草 54 g。

【功效与主治】活血化瘀，散结消肿，解毒止痛。对毒瘀内结所致的肿瘤患者具有缓解症状、缩小瘤体、提高机体免疫力、延长患者生存时间的作用。

【用法用量】口服。每次 4～8 粒，每日 3 次。孕妇禁用，不宜久服。

2. **养正消积胶囊**（《中国药典》2020 版）

【处方】黄芪 250 g，女贞子 200 g，人参 65 g，莪术 132 g，灵芝 65 g，绞股蓝 256 g，炒白术 64 g，半枝莲 128 g，白花蛇舌草 128 g，茯苓 65 g，䗪虫 20 g，鸡内金 30 g，蛇莓 128 g，白英 128 g，茵陈（绵茵陈）128 g，徐长卿 128 g。

【功效与主治】健脾益肾，化瘀解毒。不宜手术的脾肾两虚、瘀毒内阻型原发性肝癌辅助治疗，与肝内动脉介入灌注加栓塞化疗合用，有助于提高介入化疗疗效，减轻对白细胞、肝功能、血红蛋白的毒性作用，改善患者生存质量。

【用法用量】口服。每次 4 粒，每日 3 次。

3. **大黄䗪虫丸**（《中国药典》2020 版）

【处方】熟大黄 300 g，䗪虫（炒）30 g，水蛭（制）60 g，虻虫（去翅足，炒）45 g，蛴螬（炒）45 g，干漆（煅）30 g，桃仁 120 g，炒苦杏仁 120 g 克，黄芩 60 g，地黄 300 g，白芍 120 g，甘草 90 g。

【功效与主治】活血破瘀，通经消癥。用于瘀血内停所致的癥瘕、闭经，症见腹部肿块、肌肤甲错、面色黯黑、潮热羸瘦、经闭不行。

【用法用量】口服。水蜜丸每次 3 g，小蜜丸每次 3～6 丸，大蜜丸每次 1～2 丸，每日 1～2 次。孕妇禁用；皮肤过敏者停服。

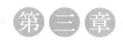

外　治　法

第一节　针　灸

奔豚,卵上入,痛引茎,归来主之。奔豚上下,期门主之。疝瘕,髀中急痛,循胁上下抢心,腹痛积聚,府舍主之。奔豚,腹肿,章门主之。少腹积聚,劳宫主之。(《针灸甲乙经·经络受病入肠胃五脏积发伏梁息贲肥气痞气奔豚》)

胞中有大疝瘕积聚,与阴相引而痛,苦涌泄上下出,补尺泽、太溪,手阳明寸口,皆补之。(《针灸甲乙经·水肤胀鼓胀肠覃石瘕》)

问曰:肤胀鼓胀可刺耶? 对曰:先刺其腹之血络,后调其经,亦刺去其血脉。问曰:有病心腹满,旦食则不能暮食,此为何病? 对曰:此名为鼓胀,治之以鸡矢醴,一剂知,二剂已。问曰:其时有复发者何也? 曰:此食饮不节,故时有病也。虽然,其病且已,因当风,气聚于腹也。风水肤胀,为五十九刺(《灵枢》作五十七刺),取皮肤之血者,尽取之。徒水,先取环谷下三寸,以铍针刺之而藏之,引而纳之,入而复出,以尽其水,必坚束之,束缓则烦闷,束急则安静。间日一刺之,水尽乃止。饮则闭药,方刺之时徒饮之,方饮无食,方食无饮,无食他食百三十五日。(《针灸甲乙经·水肤胀鼓胀肠覃石瘕》)

章门主身润,石水身肿。屋翳主身肿,皮痛不可近衣。中府、间使、合谷,主面腹肿。阴交、石门主水胀,水气行皮中,小腹皮敦敦然,小便黄,气满。关元主小腹满,石水。四满、然谷主大腹石水。关门主身肿身重。天枢、丰隆、厉兑、陷谷、冲阳主面浮肿(又云:丰隆主四肢肿身湿)。天府主身胀逆息不得卧,风汗身肿,喘息多唾。气冲主大气石水。(《备急千金要方·针灸·心腹》)

癥瘕,灸内踝后宛宛中,随年壮,又灸气海百壮。(《备急千金要方·肝脏·坚癥积聚》)

积聚坚满,灸脾募百壮,穴在章门季肋端。(《备急千金要方·肝脏·坚

癥积聚》)

心下坚,积聚冷胀,灸上脘百壮,三报之。穴在巨阙下一寸许。(《备急千金要方·肝脏·坚癥积聚》)

积聚坚大如盘,冷胀,灸胃脘二百壮,三报之,穴在巨阙下二寸。(《备急千金要方·肝脏·坚癥积聚》)

胁下肝积,气块刺痛:章门、支沟、中脘、大陵、阳陵泉。(《针灸大成·八脉图并治症穴》)

水分:主鼓胀绕脐,坚满不食,分利水道,止泄。(《针灸大成·治病要穴》)

鼓胀:复溜、中封、公孙、太白、水分、三阴交。(《针灸大成·治病要穴腹痛胀满门》)

臌胀,气胀,寒胀,脾虚中满:针上脘、三里、章门、阴谷、关元、期门、行间、脾俞、悬钟、承满。(《针灸大成·续增治法》)

第二节 外 敷

阿魏膏 羌活、独活、玄参、官桂、赤芍药、穿山甲、生地黄、两头尖、大黄、白芷、天麻、红花各半两,木鳖十枚(去壳),乱发一团,槐柳、桃枝各半两,阿魏、芒硝、苏合油、乳香、没药各五钱,麝香三钱。治一切痞块。上凡贴膏药,须先用朴硝随患处铺半指厚,以纸盖用热熨斗熨良久,如硝耗再加熨之,二时许方贴膏药。若是肝积,加芦荟末同熨之。(《景岳全书·外科钤·古方》)

赵府膏 专贴疼痛肿毒。干虾蟆三个,全蝎、僵蚕各一两,蜈蚣四条,斑蝥四十个,商陆根一两六钱,花椒一钱,童子发六分,鸡内金二个,槐枝三寸长者各四十根,细药:儿茶、乳香、没药、血竭、龙骨、黄占、白占各五钱,麝香一钱,上用麻油二斤煎,飞丹收。(《景岳全书·外科》)

琥珀膏 大黄、朴硝各一两,为末,大蒜捣膏,和匀,作片贴之。(《类证治裁·积聚》)

水红花膏 红蓼子二钱,大黄、朴硝、山栀、石灰各一钱,酒醅六钱。共捣

成膏,以布摊贴,熨斗熨之。(《类证治裁·积聚》)

化坚丸 内积在藏府者,以化坚丸主之。外积在经络者,以化坚膏敷之。化坚丸,甘草二两、丹皮三两、橘皮三两、桃仁三两、杏仁三两、桂枝三两,炼蜜陈醋丸,酸枣大米饮下,三五丸,日二次。若癥瘕结硬难消,须用破坚化癖之品。内寒加巴豆、川椒。内热加芒硝、大黄。如左积者,血多而气少,加鳖甲、牡蛎。右聚者,气多而血少,加枳实、厚朴。其内在藏府者,可以丸愈。外在经络者,以膏药消之。(《医学摘粹·积聚》)

三圣膏 贴积聚,五脏之积为积,六腑之聚为聚。积有定位,聚无常处;积如杯覆有定处,聚亦如杯覆而无定处也。诸痞胸膈闷而不痛。石灰十两(炒红,醋熬成膏),官桂五钱,锦纹大黄二两,共末搅匀,磁瓶收藏,以柿漆纸小布摊贴。(《疑难急症简方·积聚痞块》)

化铁膏 治积块久不愈者。肥皂、姜各四两,葱、独蒜各半斤,各捣烂,皮硝半斤,化水,大黄末四两。先将肥皂熬膏,入硝水再熬,次入葱、蒜、姜,熬至三炷香,滤去渣,后入大黄,搅匀成膏,另以醋炒麦粉黑,再入醋,同前药再熬成膏,用纸布摊贴积块上,神效。(《疑难急症简方·积聚痞块》)

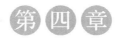

食 疗 药 膳

　　治水气,腹大脐肿腰痛,不能转动方。赤小豆五合,桑根白皮三两(锉),白术二两,鲤鱼一头(三斤者净洗如常)。上以水一斗,都一处煮,候鱼熟,取出鱼,尽意食之,其豆亦宜吃,勿着盐味。(《太平圣惠方·食治水肿诸方》)

　　良姜粥　治心腹冷痛,积聚停饮。高良姜半两(为末),粳米三合。上件,水三大碗,煎高良姜至二碗,去滓,下米煮粥,食之效验。(《饮膳正要·食疗诸病》)

　　猪肚粥　用雄猪肚煮取浓汁,加豉作粥。按,兼补虚损,止暴痢,消积聚。(《老老恒言》卷五)

　　滑石粥　滑石煎水,入米同煮。按,兼利小便,荡胸中积聚。(《老老恒言》卷五)

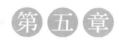

近现代医家临证经验

第一节　近代医家临证经验

一、吴师机

郁为积聚之本，五郁者，木达之，火发之，土夺之，金泄之，水折之是也。古方如小柴胡达木，升葛发火，三承气夺土。景嵩崖有辨，宜详看。六郁相因，以气为主。气郁胸满胁痛；湿郁周身关节走痛，首如物蒙，足重，遇阴寒便发；热郁目蒙，口干舌燥，小便赤浊；痰郁胸满，动则喘急，起卧怠惰；血郁四肢无力，能食，小便淋，大便红；食郁噫酸，恶食，黄疸，膜胀痞块；不言风寒者，郁则为热故也。郁为积聚、痃癖、癥瘕之本。积属五脏，阴也，有形，发痛有常处。肝积在左胁，名肥气，胁痛痃疟。心积起脐下，名伏梁，心烦。脾积在胃脘稍右，名痞气，黄疸，倦怠，饮食不为肌肤。肺积在右胁，名息贲，咳喘，肺痈。肾积起小腹，上至心，名奔豚，喘逆，骨痿，最难治。诸积禁吐下，徒损真气。聚属六腑，阳也，无形，发痛无常处。痞与癖，胸膈间病。痃积聚，肚腹内疾，多见男子。瘕癥，独见脐下，妇人常有。皆因痰饮、食积、死血而成，其实一也。在右食积，左血积，中痰饮。凡妇人有块，多属死血。大概治郁，忌酸敛泥滞，以开发志意、调气散结、和中健脾为主。积未成宜解郁；积初起属寒，宜辛温消导；久则为热，宜辛寒推荡。又，壮人无积，积皆因脾胃虚弱，气血两衰，四时有感而然，宜加补益，于攻伐中使气血旺，而积自除。凡积聚癥瘕诸症，大黄（炒）一两，风化石灰（炒）八两七分，炒后合炒，入桂心末五钱，米醋熬，量虚实贴。治积聚胀满、血盅，大黄一两，朴硝三钱，大蒜一个，加麝贴，并治疟母，消即去之。治诸积，香附八两（半生半制），灵脂八两（半生半炒），黑丑、白丑各一两（半生半煅），麻油熬，黄丹收，广木香末一两（搅）。一加川芎、大黄、当归各二两，皂角、木鳖、僵蚕、炮甲各一两。治积聚痞块，并一切外症，川乌、草乌、羌活、灵仙、防己、生南星、半夏、元参、生地、首乌、川芎、当归、白芷、赤芍、黄芪、防风、丹皮、连翘、银花、栀子、秦艽、郁金、乌药、枳壳、青皮、红花、木香、木通、官桂、芦荟、蜂房、全蝎、山甲各五钱,头发一团,乌梢蛇用蛇蜕代,癞团用干蟾皮代各四钱,大黄一两(油熬),炒黄丹收,下蟾蜍三钱,制乳香、制没药各七钱,血竭,儿茶各五钱,樟脑二两,麝一钱,贴。(《理瀹骈文·身形五官》)

二、许勤勋

肝癌论治:肝癌生于肝组织部位,其症系肝细胞索、肝毛细血管硬固而成为一种坚块之状态。中医对于肝癌一症,揆其治疗经过,确凿有据者,代不乏人,如魏玉璜、缪仲淳、叶天士诸前哲,于上述治疗。每用柔润甘缓之药,屡有效应,而天士先生尤称名手。天士曰:肝为刚脏,治之以柔,诚为不刊名论,亦足见其慧心妙悟,洞窥底蕴,以视专施刀割之术者,果孰得而孰失矣耶。吾乡有韩某之子,据云肝位结有癥块,无甚害也,某西医谓非割除,恐有他变,韩某惧而从之。某西医固甚惬也,以为可一奏其技矣,谁料甫行手术,其人气脱而死,至今韩某犹痛嫉之,然以予臆之,韩某之子大抵亦肝癌之类耳。夫肝为海绵质体,西医亦尝称之,而所以变成硬固者何也,岂非肝细胞索毛细血管受何种之刺激,或被外界之障凝,至肝组织之血液,频失其排泄之效力,逼令作胀,胀极则滞涩不通,其不良成分,遂胶黏结成一种硬固之物质固宜。详其治法,西医用手术而偾事,固无足取。予主张前法,柔润甘缓剂中,参入辛香流气之药,万不可用呆补之方(如人参、黄芪之类)。或破削攻克之剂(如三棱、莪术之类),致肝愈郁,而机愈窒,气愈耗,而血愈败矣。此中医对于治疗上之贡献,大旨不外乎此。若复究其病灶,彼西医亦不能如我中医之详尽。中医谓此症之缘起,复杂非常,大抵因于郁怒伤肝者,居其多数,或光明磊落,深谋远虑,不得遂其志愿者,亦复不少。观其由胀而硬,由硬而结成坚块状态者,是气胀为因,血聚为果。或疑血聚可割,如肺痈之类,然究与肺痈溃烂者有间。彼肺痈溃穿洞孔,来势甚暴,故不惜作焦头烂额之客,权济一时之急,并且肺无知觉,亦与肝性躁动,感触灵敏者不同。《内经》称肝为将军之官,《千金》谓肝为万病之贼,其病也每欲克制他脏,变换无端,蛮用手术,何异于好人剜烂疮耶。知其一不知其二,穷其标而遗其本,此西医之通病也,不特西医然也,即渺茫之中医,一见癥结,动曰可攻,亦属非法。总之,肝癌一症,由于木燥生火,肝叶撑张,似癥结而实非癥结。血盈则润而软,血少则燥而痛,非肝叶之外,另有一种窠囊,酿成毒素,投剂得当,不难铲其根萌。然王道无近功,阴药无速效,借上池之挹注,如雨露之滋培,日计不足,月计有余,而木气有不欣欣向荣者乎。此外尤须嘱令患者,屏去世念,清静无为,俾潜消默,移于无形之中,此不治之治,大有补救治之未逮者,又不可不知也。(许勤勋,肝癌论治,民国期刊《中医杂志》第27期)

三、姜佐景

肝癌一病,并非是中医籍上所没有的,不过是病名稍稍不同罢了。本病的主证是:右胁硬、痛、肿,二便艰涩,易怒等等。本病并非绝对不治之病。腹膜破裂是很危险的,所以动手术就是冒险。柴胡、栀子、桃仁、芍药、黄芩、柏子仁、甘草、当归等是治本病的必要之药。精神上的不良刺激是本病的重要原因之一,所以医治时期中尤当绝对避免,否则有尽弃医药前功之虞。(姜佐景,悼黄膺白先生并论肝癌治法,民国期刊《光华医药杂志》第4卷第3期)

第二节　现代医家临证经验

一、罗凌介

肝癌初期,邪盛正未衰,治疗原则以祛邪为主,积极选用手术、放疗、化疗、局部用药(包括以毒攻毒的中药)等手段,最大限度地消灭癌毒,同时注意顾护正气,缓解以上治疗手段对人体正气的损伤。手术、放化疗之后,无论是邪去正复还是邪去正衰,都应考虑到癌毒虽然大势已去,但并非彻底被消灭,此时根据临床辨证可分别采用益气、养阴、清热、祛湿、化瘀等治则,并在处方用药的选择与配伍中必须考虑到"余毒未尽"的状况,以达清除体内剩余癌毒、减少复发转移之目的。肝癌中晚期,往往表现为正气不足、阴阳失调,治疗当以扶正气、调阴阳为主,适当佐以抗癌之品。总之,肝癌治疗要谨守病机,分期论治,辨证辨病合参,做到宜补兼攻,综合调理,通过调节人体阴阳、气血、脏腑等的功能状态,使之达到整体水平的平衡与协调,从而使疾病向愈。

根据肝病最易传脾,久病多累及肾、胆和三焦的思想,罗凌介提出:肝癌的治疗要注重疾病传变,治肝重脾,防患于未然,中医自古提倡"治未病"。《素问·四气调神大论》曰:"是故圣人不治已病治未病,不治已乱治未乱,此之谓也。"罗凌介教授在治疗肝癌时尤其注重将此理论应用于临床,指出肝癌早中期,病即已成,则需防变;肝癌术后,正气已虚,应注重康复,防止复发,根据各阶段特点随证施治。《金匮要略》曰:"见肝之病,知肝传脾,当先实脾。"肝癌患者患病日久,每多有情志不畅症状,肝气不疏则脾失健运,脾之升清降浊功能失常,且肝癌放化疗术中,抗癌药物每多在攻伐毒邪过程中耗损正气,患者多出现纳差、乏力、疲倦等症状,此时亦要以健脾益气扶正为主。在治疗肝癌过程中,疏肝健脾应贯穿始终。此外,肝为阳脏,主升主动主散,肝病易从火化,故常出现目红颧赤、手足痉挛、狂躁等热盛之象;肝胆相为表里,肝失疏泄则胆汁排泄不利出现黄疸;肝气不疏,三焦不利,水液代谢失常,故晚期肝癌常出现一身上下水肿、腹大如鼓、小便不利等证候;肝癌日久,入血耗血,肝藏血,属阴,则毒邪必先伤其阴,先耗肝体,继损其肝,而肝肾同源,肝阴血亏虚每易致肾水匮乏,故肝癌晚期治疗上又多注重补益脾肾之气、肝肾之阴。

"夫众病积聚,皆起于虚,虚生百病",罗凌介教授强调肝癌治疗之中,扶正健脾是为关键。《卫生宝鉴》曰:"凡人脾胃虚弱……易致成积聚肿块。"脾胃虚弱而致肝体虚;肝郁乘脾,又每多出现脾虚之征"……实脾,则肝自愈",在扶正健脾的具体运用中应以慢迁肝方为主方。常用药如白术、茯苓、山药、太子参、薏苡仁、白扁豆等。罗凌介十分重视"久病以寝食为要,不必汲汲论病",临证时往往加鸡内金、焦山楂、神曲等消导之剂,并认为鸡内金是消癥积之要药、健脾胃之妙品。另外,肝为刚脏,"宜补肝,不宜伐肝"。"肝体阴而用阳,忌刚喜柔",养肝则肝气平而血有所归,伐之则肝虚不能藏血,而致肝血虚、肝血瘀,故当顺其性而治之,故治疗肝癌时,在健脾药中多加入阴柔平和的药物以滋养肝阴,遵《内经》"肝欲酸,急食酸以补之"的思想,临床常用乌梅、五味子、白芍、山茱萸等,同时配以甘润生津之品,如生地、太子参、女贞子、墨旱莲、沙参、枸杞子等。

《素问·五常政大论》中云:"大毒治病,十去其六;常毒治病,十去其七;小毒治病,十去其八;无毒治病,十去其九;谷肉果菜,食养尽之,无使过之,伤其正也。"在中药的运用过程中尤其注意中病即止,不可过用,以防伤正,平时注意饮食调摄。肝癌晚期,肝功能明显减退,要控制蛋白质的摄入,以免过多进食蛋白质诱发肝性脑病。

肝癌治疗还要注意调畅情志,因调节情志也属于扶助正气范畴。肝癌无论手术与否,根据肝的生理功能,肝癌患者性格多急躁易怒,平日易失眠多梦,这与肝性暴急,体阴用阳,多气火有余、阴血不足的生理特性相符。应顺肝之生理特性,用柔肝缓急之品以敛肝疏木,如白芍、乌梅、酸枣仁、诃子等。除药物治疗调整机体气血平衡外,适当辅助以心理治疗和精神疏导,鼓励患者疏解郁闷,释情开怀,树立战胜疾病的信心,消除对疾病的恐惧心理,对疾病的治疗是十分有益的。(《罗凌介学术经验集》)

二、周岱翰

1. 病机首重肝火血瘀　肝癌发病急骤。《外台秘要》载有"暴癥"之状:"腹中有物坚如石,痛如刺,昼夜啼呼,不疗之百日死。"周岱翰认为其描述与肝癌的症状和病程预后颇合。肝为刚脏,主升主动,体阴而用阳,藏血而主疏泄,喜条达而恶抑郁。若六淫、伤食等邪毒郁积,或阴阳气血亏虚、脏腑功能失调,皆可为病。肝病则疏泄无权,肝郁化火,或湿热内蕴,血脉壅滞,日久而成积聚结块;肝火炽盛,木横乘土,则运化失常,纳少形损,腹水肢肿,或蕴湿发黄;晚期,穷则及肾,死血不去,新血不生,肝不藏血,肾阴枯竭,脾虚土败。由肝火盛,终致于脾气虚、肾水亏。肝火瘀血为肝癌发病的主导因素,贯穿肝癌发病的始终。清代王旭高在《西溪书屋夜话录》有精确的描述:"肝火燔灼,游行于三焦,一身上下内外皆能为病,难以枚举。如目红颧赤、痉厥狂躁、淋秘疮疡、善饥烦渴、呕吐不寐、上下血溢皆是。"切中肝癌肝火内盛的病机分析。

2. 望形切诊剑胆琴心　《难经》云:"望而知之谓之神。"周岱翰对望诊十分重视,常以手掌大小鱼际及面颊部肌肉的消瘦程度判断预后,认为鱼际及面颊肌肉瘦削为脾土衰败之征,预后不良。《存存斋医话稿·二十七》卷二载:"余每以两手大指次指后,验大肉之落与不落,以断病之生死,百不失一。病人虽骨瘦如柴,验其大指次指之后,有肉隆起者,病纵重可医。若他处肌肉尚丰,验其大指次指之后,无肉隆起,而见平陷者,病不可治。周慎斋先生三书云'久病形瘦,若长肌肉,须从内眦眼下胞长起,以此处属阳明胃,胃主肌肉故也'。"

肝癌辨证,患者常有肝肾阴虚表现,周岱翰认为阴虚的程度在一定程度上可作为推测预后的指征,判断阴虚常从舌脉着手。如病者虽形体消瘦,癌瘤未消,但口中和,舌润有苔,脉弦细或细弱无数象,脉证相符往往预示病情相对稳定,尚可扶正育阴,养精蓄锐,以图后治,可谓留得一分阴液,便有一分生机;反之,病者虽形体壮实,但苔黄舌红、口渴喜饮,脉弦滑数,乃邪热炽盛之象,若进而出现面色晦暗、口干咽燥、舌质暗红或红绛、无苔或光苔、脉细数无力,即为病情进展、预后险恶之先兆,特别是舌光无苔,如镜发亮,扪之无津,舌质绛紫或紫暗时,为肝阴枯竭,危殆将至。

3. 论治分辨初中末期 根据肝癌的发病特点,辨证分为肝火血瘀、肝盛脾虚、肝肾阴虚3型。初期多见肝火血瘀,中期每呈肝盛脾虚,晚期常为肝肾阴虚。《医宗必读·积聚篇》谓:"邪气日昌,正气日削,不攻去之,丧亡从及矣!然攻之太急,正气转伤,初中末之法不可不讲也。"初期:自觉症状不甚,呈现邪实、正气未虚,治宜急攻猛攻,着重清肝解毒、祛瘀消瘤。张仲景有"急下存阴"之法,张子和云:"夫病之为物,非人身素有之也,速攻之可也,速去之可也……去邪即是扶正。"王旭高言:"补脏阴为治本之缓图,清郁热乃救阴之先着。"周岱翰甚为推崇,认为急攻猛攻清肝解毒、祛瘀消瘤之法可早期祛除病邪,防止肝火伤及阴血,去死血而生新血,延缓乃至阻止病情进一步演进。中期:肿块渐大(包括中晚期),病邪侵凌,伤气劫血耗精,机体形神渐损,邪毒炽盛,虚象已露,治宜攻补兼施,或攻多补少,着重清肝健脾。晚期:肿瘤多已转移,肢体柴瘦,臌胀,邪毒得势嚣张,正气虚弱不支,肝肾阴精枯竭,治宜寓攻于补,着重滋养肝肾,育阴培本。

4. 据方选药病证兼顾

(1)认病辨证学贯中西:周岱翰强调,中医肿瘤学科特色要求辨病治疗与辨证论治结合起来。坚持中医传统理论不偏离,又有现代药理研究相印证;有针对性地选用具有确实抗癌作用的中药,并根据脏腑病机辨证使用。如清肝解毒用半枝莲、白花蛇舌草、重楼、栀子、大黄、羚羊角、牛黄等;祛瘀消瘤用䗪虫、桃仁、莪术、丹参、蜈蚣、全蝎等。以上药物均有一定程度直接或间接抑杀肿瘤细胞的作用。健脾益气常选党参、生晒参、白术、茯苓、薏苡仁等;滋养肝肾常选女贞子、山茱萸、墨旱莲、生地、白芍、西洋参、麦冬等。以上扶正中药具有提高机体细胞和体液免疫功能、诱生多种细胞因子的作用,从而抑制肿瘤生长。

(2)兼症用药独具匠心:肝癌临床见症多端,常见四大主症为上腹肿块、右胁疼痛、食欲不振、全身消瘦,并可出现黄疸、腹水、呕血、便血等多种变证。中医辨证治疗对于改善症状,提高患者生存质量具有较为明显的效果。

1) 上腹肿块：肚腹结块属于瘀血，瘀久化热，湿热熏蒸，胆汁外溢肌肤则成黄疸，或瘀血与寒湿困结，则水气不通，腹胀如鼓。以下瘀血汤加味，常用䗪虫、桃仁、莪术、蜈蚣、全蝎、大黄等祛瘀解毒消瘤。

2) 胁痛：周岱翰强调肝癌疼痛有虚实之分。实证多见于新病年壮者，症见痛而胀闭、拒按喜寒、脉实气粗，属气滞血瘀、不通则痛，用下瘀血汤加田七、桃仁、徐长卿、延胡索、五灵脂、蒲黄等；虚证则常见于久病年衰者，症见不胀不闭、喜按爱热、脉虚气少，属体质虚衰、气血不荣，用黄芪桂枝五物汤加四物汤、田七、丹参等。现代医学使用三阶梯（非吗啡类、弱吗啡类、强吗啡类）用药治疗癌痛，常有较好的止痛效果，但吗啡类的便秘和成瘾，以及体虚者常有头晕、呕吐等影响药物的应用，限制止痛效果的发挥。大抵虚证疼痛用中药内服加外敷有较好的疗效。外治法具有无成瘾性、副作用少、使用范围广等特点，可用自制琥珀止痛膏（由琥珀、马钱子、蟾酥、樟脑、冰片、大茴香、丁香、山奈、石菖蒲、威灵仙、斑蝥、天南星、黄连等组成）或蟾酥膏外敷，或双柏散、如意金黄散调水蜜敷贴，用之临床，皆有良好效果。

3) 黄疸：阳黄者黄色鲜明，阴黄者黄色晦暗。阳黄者舌红苔黄腻、脉弦数，辨证属肝胆湿热、瘀毒内聚，治宜清热利湿、祛瘀解毒，茵陈蒿汤合甘露消毒丹为主；阴黄者舌淡、苔白腻、脉细涩或弦细，辨证属脾虚湿聚、瘀毒胶结，治宜健脾渗湿、化瘀消癥，茵陈五苓散合下瘀血汤加减。辨病治疗常用茵陈蒿、栀子、大黄、溪黄草、田基黄、蒲公英、车前草等。

4) 血证：肝癌出血可有多种表现，如呕血、便血、鼻衄、肌衄、齿衄，见于晚期肝癌合并消化道出血及皮下出血、鼻血、口腔出血等。阴虚火旺所致迫血妄行，伴口干烦渴，舌红而绛，苔黄干焦，宜养阴清热，凉血止血，犀角地黄汤加减；脾气虚弱致脾不统血，伴神疲乏力，心悸气短，面色苍白，舌淡，治宜健脾益气、摄血止血，归脾丸加减；肝火犯胃所致伴口苦、胁痛、心烦易怒、寐少、梦多、舌红绛，治宜泻肝清胃、凉血止血，龙胆泻肝汤合十灰散加减。辨病治疗可选用仙鹤草、墨旱莲、大黄、栀子炭、棕榈炭等炭药，大出血者，急以大剂人参、黄芪益气固脱。

5) 腹水：肝癌腹水，以腹胀大、皮色苍黄、腹壁青筋暴露为特征，常伴双下肢水肿。若面色晦暗、口干烦躁、舌红绛少津、脉弦细数者，为肝肾阴虚、湿毒停聚，治宜滋养肝肾、解毒利水，济生肾气丸合犀角地黄汤；若面色苍黄、脘闷纳呆、神疲乏力、舌质胖淡紫、脉沉细者,治宜健脾温肾、利水解毒,附子理中汤合五苓散加减。周岱翰对白芍情有独钟,常谓《本经》早有记载芍药"利小便",仲圣真武汤用之取其利小便之用,惜今人少知,张锡纯《医学衷中参西录》称其"善滋阴养血,退热除烦,能收敛上焦浮越之热,下行自小便泻出,为阴虚有热小便不利者之要药",对于肝肾阴虚之水肿用之颇为相宜,然必重用始能建功。常用辨病药为大腹皮、泽泻、白茅根、徐长卿、白芍。或用外治法,用鲜田螺肉 200 g,生姜 50 g,徐长卿及重楼研粉 60 g,冰片 5 g,冷饭适量,捣烂外敷肚脐,有通利小便、逐水消胀之功。直肠滴注给药既有通利之功,又无伤脾之虞。早在东汉时仲师已开直肠给药之先河,创"蜜导煎""大猪胆汁导""土瓜煎导"等方剂,周岱翰师仲景之意创用大黄为主的复方解毒得生煎(大黄 20 g,黄柏 15 g,栀子 15 g,蒲公英 30 g,金银花 20 g,红花 15 g,苦参 20 g,徐长卿 30 g,白花蛇舌草 30 g 等)也在一定程度上达到减轻腹胀的效果。

5. 擅长康复药食并治 周岱翰主张康复治疗从三个方面着手:健脾疏肝防复发,养生调摄防复发,气和志达防复发。注重饮食、情志等方面的调理。《素问·脏气法时论》云:"毒药攻邪,五谷为养,五果为助,五畜为益,五菜为充,气味和而服之,以补益精气。"唐代孙思邈在《千金要方》中说:"安身之本,必资于食;救疾之速,必凭于药。"并列"食治"一门,将食疗和药物治疗列于同等重要地位。肝癌病因为邪毒郁积、湿热伤脾、肝肾阴虚,中医饮食调理原则则为健脾祛湿、滋养肝肾。肝癌晚期常可出现纳呆口干、腹胀、大便干结或溏泻,体倦乏力、形体消瘦等症,此为脾之气阴两虚,当避香燥、忌滋腻,以防香燥伤阴血、滋腻碍脾气。常以人参、山药、白术、芡实、粳米、麦冬等甘药滋脾益气,土茯苓、薏苡仁甘淡渗湿,瘦猪肉、猪脊骨、黄雌鸡、乌龟、泥鳅、田螺等血肉有情之品滋阴养血,以固脏阴。药食并治,事半功倍。(陶志广,周岱翰教授治疗肝癌临证经验,《天津中医药》2004 年第 3 期)

三、杨少山

杨少山认为,肝癌多虚实夹杂,今世之人,处于生活节奏快、压力大、竞争激烈的社会环境中,社会关系复杂,起居饮食无规律,长期精神紧张,易于忧思恼怒,情志不遂,损伤脾胃,导致肝胃不和;或正气不足,尤其是脾胃虚衰,加之情志、饮食损伤,痰凝气滞,热毒血瘀,交阻于肝,积聚成块而发病。其病在"肝",与"脾土"关系密切,一方面脾主运化,脾运失健,可致湿浊内生,影响肝之疏泄失常;另一方面肝胆疏泄失职,直接影响中州运化,正如《金匮要略》中所云:"见肝之病,知肝传脾,当先实脾。"因此,杨少山特别重视调理脾胃在肝癌治疗过程中的作用,认为肝癌是一种正虚为本,主要是脾虚,病久累及肾阴肾阳,气滞、血瘀、痰凝、湿毒相互胶结为病理基础的顽症痼疾,其重点在于"虚"与"瘀"。

1. **肝癌初期** 初期以肝失疏泄,气机郁结为主,患者可无任何症状或体征,仅有少数患者可出现食欲减退、上腹闷胀、乏力、腹痛等症状,一般情况下,这些症状不一定被人们所重视。因此,临床上很多肝癌患者往往在发现时其病情就已经进入了中、晚期。就此期的病因病机而言,常因情志不和,气机郁滞,脉络不通则可出现胁肋胀痛之症,又加之肝的疏泄功能下降,使得脾胃气机升降失常,从而出现一些脾胃症状,此即《古今医鉴》所说的"病夫胁痛者,厥阴肝经为病也"。杨少山认为,此期邪盛正未衰,治疗以攻邪为主,常以小柴胡汤、柴胡疏肝散或逍遥散为底方,适当选用与证型相符的抗癌中药,而不是一概采用药性峻烈的药物。如肝癌气滞血瘀型,可配莪术、三七、白芥子、浙贝母等化瘀化痰药;肝气郁结型,可配木香、青皮、香附、郁金等行气药以疏肝解郁,理气和营。

2. **肝癌中期** 中期则以木郁土虚,肝脾同病为主。常见症状为上腹胀满、肝区疼痛肿块、胃纳减退、倦怠乏力、腹泻或便秘、发热、多汗等看似为脾胃病的证候。《难经》和《金匮要略》的"见肝之病,知肝传脾,当先实脾"的明断即为最好的佐证。另李东垣还言:"肝木妄行,胸胁痛、口苦、舌干、往来寒热便难、腹中急痛,此所不胜乘之也。"杨少山认为,癌毒结聚已甚,侵袭较深,患者大多在接受放疗、化疗,正气耗损较大,治疗当以攻补兼施,祛邪与扶正并重,既祛除痰、湿、瘀等郁结病理产物,又扶助人体正气以顺气机,临证多选用柴芍六君子汤合五苓散为底方,佐以海藻、昆布、浙贝母、白芥子、生牡蛎、瓦楞子等化痰软坚药,三棱、莪术、三七粉等化瘀抗癌药,理气化瘀为治,可渐收全功。

3. **肝癌晚期** 晚期则精气血虚极,肝脾肾同病为主。"五脏之虚,穷必及肾。"如《难经·五十四难》曰:"脏病所以难治者,传其所胜也。"《难经·五十六难》云:"肝病传脾,脾当传肾。"由此也可看出脏与脏之间关系密切,一脏受损,相继可发生多脏发病的连锁反应。杨少山认为,此期癌毒扩散,正虚邪盛,治疗当以扶正缓治为主,兼理脾补虚,临床上仍多选用柴芍六君子汤合生脉饮为底方,佐以黄芪、淫羊藿、山药等益气健脾,车前子、薏苡仁、大腹皮等利水,佛手、厚朴、莱菔子等行气,扶正为主祛邪为辅为治,减少患者疾病痛苦,延长寿命。

辨治肝癌五法:① 疏肝解郁,理气散结法:柴胡,杭白芍,炒枳壳,冬术,白茯苓,郁金,香附,八月札,莪术,青皮,山慈姑,白英,鸡内金,甘草等。② 健脾理气,消肿散结法:党参,杭白芍,冬术,白茯苓,生黄芪,郁金,八月札,莪术,青皮,山慈姑,白英,鸡内金,焦山楂,木香,砂仁,甘草等。③ 活血化瘀,消癥散结法:降香,延胡索,三棱,莪术,八月札,赤白芍,郁金,炮山甲,䗪虫,生牡蛎,白英,徐长卿,炙鳖甲,女贞子,生山楂,鸡内金,生甘草等。④ 清热利湿,解毒散结法:茵陈,小叶金钱草,虎杖,姜黄,栀子,牡丹皮,蒲公英,白英,龙葵,半枝莲,炒枳壳,茯苓,猪苓,大腹皮,莱菔子等。⑤ 滋肾柔肝,养阴清热法:生地,白芍,女贞子,墨旱莲,生龟甲,生鳖甲,牡丹皮,嫩青蒿,山茱萸,生山药,北沙参,生黄芪,云苓皮,半枝莲等。(《杨少山临证经验集》)

四、李昌源

李氏认为,在臌胀病的病机中,关键问题是肝、脾、肾三脏的功能障碍。由于肝气郁结,气滞血瘀,遂致脉络壅塞。而肝木乘脾,致脾脏功能受损,运化失职遂致水湿停聚。再就是肾脏之气化功能受损,不能蒸化水液而使水湿停滞,也是形成臌胀的重要因素。此外,肾阴和肾阳又同时起到滋养肝木和温养脾土的作用,肾虚阴阳不足,对肝脾二脏的功能也有影响。正因为肝气郁滞,血脉瘀阻,水湿内停,是形成臌胀的三个重要病理变化,因此,喻嘉言在《医门法律·胀病论》中概括说:"胀病亦不外水裹、气结、血瘀。"

关于臌胀的分型,前贤虽有气臌、血臌、水臌之分,但李氏认为:臌胀初起一般以气结为主,按压腹部,随按随起,如按气囊;若延误治疗或治疗不当,病情逐渐深入,病变则以水裹或血瘀为主,以水裹为主者,腹部坚满,摇动有水声,按之如囊裹水;若以血瘀为主,则见腹上青筋暴露,出现肝掌和面、颈、胸部出现蜘蛛痣。所以说,气、血、水三者往往互为因果,兼而有之,无非偏气、偏血、偏水不同而已,不论何种证型,皆以腹水为阻碍气血运行的突出因素。

李氏根据《素问·标本病传论》"先病而后生中满者治其标"的原则,从临床实践中摸索总结出治疗肝硬化腹水的软肝化症汤和臌胀消水丹,疗效较好。现介绍如下。

软肝化症汤:本方由当归、泽泻、鸡内金、黑白丑各 10 g,白芍、怀山药、丹参、姜黄、茵陈、板蓝根各 20 g,茯苓 15 g,三七 6 g 组成,功能逐水化瘀,补益脾肾,养血疏肝。本方适用于本虚标实、虚实夹杂的早中期肝硬化腹水,补脾益肾以固其本,养血疏肝以通其脉络,攻补兼施以损其有余而补其不足。方中茯苓、山药、鸡内金益气健脾治本;茵陈、板蓝根、泽泻、二丑利湿逐水治标;当归、白芍滋补肝肾、填精补血;丹参、姜黄、三七活血化瘀。常用的加减药物是:

脾肾阳虚者加太子参、焦术、河车粉;湿热蕴结者去怀山药、白芍,加焦栀子、大黄、田基黄、碧玉散;肝郁气滞者加柴胡、青皮、川楝、延胡索、佛手、香橼;瘀血阻滞者加甲珠、鳖甲、蜈蚣;胁下痞块坚硬者加三棱、莪术;腹水严重者另以甘遂粉蜂蜜调之敷脐,逐水而不伤正。

臌胀消水丹:本方由甘遂粉、琥珀、沉香各 10 g,枳实 15 g,麝香 0.15 g 组成,上药共研细末,混匀后装入胶囊,每次 4 粒,间日服一次,于清晨空腹时用大枣煎汤送服。本方以甘遂泻腹水、破瘀血为主,辅以枳实破结气而逐停水,沉香降逆气而暖脾肾,佐琥珀利小便而通经络,麝香通诸窍而活血滞。枣汤送服是仿仲景十枣汤方义,旨在缓和药性,顾护脾胃,免伤正气。诸药合用,有逐水行气活血之功,收祛邪与安正之效。本方适用于中晚期肝硬化腹水,由于药力峻猛,仅为"急则治标"的权宜之法,宜遵《内经》"衰其大半而止"之诫,水去其六即换用疏肝健脾,温肾利水之剂或使用软肝化症汤加减巩固疗效,不可蛮攻,恐伤正气。(《名老中医李昌源经验集》)

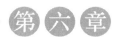

历 代 医 案

第一节 古 代 医 案

一、《卫生宝鉴·名方类集·养正积自除》案

真定王君用,年一十九岁,病积,脐左连胁如覆杯,腹胀如鼓,多青络脉,喘不能卧。时值暑雨,加之自利完谷,日晡潮热,夜有盗汗,以危急来求。予往视之,脉得浮数,按之有力,谓病家曰:凡治积非有毒之剂攻之则不可,今脉虚弱如此,岂敢以常法治之?遂投分渗益胃之剂,数服而清便自调。杂以升降阴阳,进食和气,而腹大减,胃气稍平,间以削之,不月余良愈。先师尝曰:洁古老人有云,养正积自除,犹之满坐皆君子,纵有一小人,自无容地而出。今令真气实,胃气强,积自消矣。洁古之言,岂欺我哉?《内经》云:大积大聚,衰其大半而止。满实中有积气,大毒之剂尚不可过,况虚中有积者乎?此亦治积之一端也。邪正虚实,宜精审焉。

二、《名医类案·积块》案

刘仲安治真定总兵董公之孙,年二十余,病癖积,左胁下硬如覆手,肚大青筋,发热肌热,咳嗽自汗,日晡尤甚,牙疳臭恶,宣露出血,四肢困倦,饮食减少,病甚危。刘先以沉香二钱,海金砂、轻粉各一钱,牵牛末一两,为末,研独头蒜如泥,丸如桐子大,名曰沉香海金砂丸,每服五十丸,煎灯草汤送下,下秽物两三行。次日以陈皮、萝卜子炒各半两,木香、胡椒、草豆蔻(去皮)、青皮各三钱,蝎梢(去毒)二钱半,为末,糊丸梧子大,每服米饮下三十丸,名曰塌气丸。服之十日,复以沉香海金砂丸再利之,又令服塌气丸,如此互换,服至月余,其癖减半,百日良。

一人年近三十,旧因饱食牛肉豆腐,患呕吐,即次饮食不节,左胁下生块,渐大如掌,痛发则见,痛止则伏,其人性急,脉弦数,块上不可按,按之愈痛,时吐酸苦水。或作肾气治。朱曰:非也。此足太阴有食积与湿痰。遂投烧荔枝核二枚,炒山栀五枚(去皮),炒枳核十五枚(去壳),山楂九枚,炒茱萸九枚,人参一钱(细研),取急流水一盏煎沸,入生姜汁令辣,食前通酒热服,与六帖,吐二帖,服四帖。与此药且止其痛,却与消块药,用半夏末六钱,皂角六个,黄连半两,炒石碱二钱,另研,上以皂角水煮取汁,拌半夏末,晒干,同为末,以糖球膏为丸胡椒大,每服百丸,姜汤下,数日愈。

三、《孙文垣医案·新都治验》案

富咋(一作"阳")汪氏妇,对河程门女也,年仅三八,经不行者半载,腹大如斗,坚如石,时或作痛。里医尽技以治月余,弗瘳。乃举歃友为翼,又治月余,腹转胀急,小水涓滴不通,乃仿予治孙仲暗法,而用温补下元之剂,则胀急欲裂,自经求尽。文学南瀛怜之,荐予,诊其脉两关洪滑鼓指,按之不下,乃有余之候也,症虽重,机可生。询其致病之源,由乃姑治家严而过俭,其母极事姑息,常令女童袖熟鸡、牛舌之类私授之。因魃食冷物,积而渐成鼓胀。前任事者并不察病源,不审脉候,误作气虚中满治之,因胀而欲裂,宜其然也。乃用积块丸,三下之而胀消积去,后以丹溪保和丸调养一月而愈。积块丸列《赤水玄珠》第五卷虫蛊后。

四、《证治准绳·癥瘕》案

阳夏张主簿之妻,病肥气,初如酒杯大,发寒热十五余年,后因性急悲感,病益甚,惟心下三指许无病,满腹如石片,不能坐卧,针灸匦矣,徒劳人耳。乃邀戴人诊之曰:此肥气也。得之季夏戊己日,在左胁下如覆杯,久不愈,令人发痃疟。以瓜蒂散吐之鱼腥黄涎约一二缶,至夜继用舟车丸、通经散投之,五更黄涎脓水相半五六行,凡有积处皆觉痛,后用白术散、当归散和血流经之药,如斯涌泄凡三四次方愈。瓜蒂散、舟车丸,方见杂病伤食、痰饮二门。通经散用橘红、当归、甘遂,以面包不令透水,煮百余沸,用冷水浸过,去面晒干,三味各等分为细末,每服三钱,临卧温淡酒调下。白术散:白术、黄芩、当归各等分为末,每服二三钱,水煎,食前服。当归散:当归、杜蒺藜等分为末,米饮调服,食前。此吐下兼施,且甘遂等逐水太峻,用者审之。

五、《寓意草·袁聚东痞块危症治验》案

袁聚东年二十岁，生痞块，卧床数月，无医不投。日进化坚削痞之药，渐至枯瘁肉脱，面鬈发卷，殆无生理。买舟载往郡中就医，因虑不能生还而止。然尚医巫日费。余至则家计已罄，姑请一诊，以决生死远近耳，无他望也。余诊时，先视其块，自少腹至脐旁，分为三岐，皆坚硬如石，以手扪之，痛不可忍。其脉止两尺洪盛，余俱微细。谓曰：是病由见块医块，不究其源而误治也。初起时块必不坚，以峻猛药攻之，至真气内乱，转护邪气为害，如人厮打，扭结一团，旁无解散，故进紧不放，其实全是空气聚成，非如女子冲任血海之地，其月经凝而不行，即成血块之比。观两尺脉洪盛，明明是少阴肾经之气传于膀胱，膀胱之气，本可传于前后二便而出，误以破血之药，兼破其气，其气遂不能转运，而结为石块。以手摩触则愈痛，情状大露。若是血块得手，则何痛之有？此病本一剂可瘳，但数月误治，从上至下，无病之地，亦先受伤。姑用补中药一剂，以通中下之气，然后用大剂药，内收肾气，外散膀胱之气，以解其相厮相结，约计三剂，可痊愈也。于是先以理中汤，少加附子五分，服一剂，块已减十之三。再用桂、附药一大剂，腹中气响甚喧，顷之三块一时顿没。戚友共骇为神。再服一剂，果然全愈。调摄月余，肌肉复生，面转明润，堆云之发，才剩数茎而已。每遇天气阴寒，必用重裀厚被盖覆，不敢起身。余谓病根尚在，盖以肾气之收藏未固，膀胱之气化未旺，兼之年少新婚，倘犯房室，其块复作，仍为后日之累。更用补肾药，加入桂、附，而多用河车为丸，取其以胞补胞，而助膀胱之化源也。服之竟不畏寒，腰围亦大，而体加充盛。年余又得子。感前恩而思建祠肖像以报，以连直岁凶，姑尸祝于家庭焉，亦厚之道矣。

胡卣臣先生曰：辨证十分明彻，故未用药，先早知其效矣！又早善其后，得心应手之妙，一一传之纸上，大有可观。

六、《程杏轩医案·次儿光墀单腹胀奇验》案

墀儿年逾弱冠，向无疾病，夏间偶患腹胀，以为湿滞，无关紧要，虽服药饵，然饮食起居，失于谨慎。纠缠两月，腹形渐大，肌瘦食减，时作呕吐，自疗不愈。就同道曹肖岩、余朗亭二公诊治，药如和、温、清、消、补，遍尝无

验。其时尚能勉力出户，犹不介意。予思既诸药无功，谚云：不药得中医。遂令停药。迨至冬初，因事触怒，病益增剧，食入旋呕，卧即气冲，二便欠利。予忆《经》云：肝主怒，怒则气上，得无肝气横逆，阻胃之降，是以为呕为胀与？自拟越鞠、逍遥，及安胃制肝方法，亦不应。渐至腹大如鼓，坚硬如石，筋绽脐突，骨立形羸，行步气促。予技已穷，复邀同道诸公视之，皆称证成中满，消补两难，有进专治鼓胀丸药者，言其音如响，一下其腹即消。予料彼药乃巴黄霸劫之品，今恙久胃虚，如何能受。即古治单胀，有用鸡矢醴一方，顾斯畏食呕吐，气味亦不相投，昼夕踌躇，无策可画。俄延至腊，忽睹梅梢蕊放，见景生情，旋摘数十枝，令以汤泡代茶，日啜数次，机关勘破，触类旁通。家有藏酿，用木瓜、橘饼各三钱，另以村醵煎熟，与藏酿对冲，晚饮两杯。以前腹胀否塞，绝不响动。如此啜饮三日，腹中微鸣，不时矢气，坚硬稍软，迨至旬余，胀势减半，二便觉爽，食入不呕，夜能安卧，匝月后腹胀全消。当时胀甚腹如抱瓮，疑谓何物邪气？若此之盛，及其胀消，大便并无秽恶遗出，可知即此身之元气，与此身为难首耳。儿病愈后，咸以为奇。

友人问予所用梅花治胀，出于何书。予曰：运用之妙，存乎一心，此予之会心偶中，无古可师。大概梅占先春，花发最早，其气芳香，故能舒肝醒脾。橘皮调和诸气。肝以敛为泻，木瓜酸柔，能于土中泻木，更借酒力，是以得效。友人喟然曰：子良工也。公郎之疾，固虽有术起之于后，尚且无法疗之于前。此医之难也。然使此证患于不明医理之家，当其迫切之际，未有不随下药而毙者。此又医之不可不知也。予聆斯语，不觉悚然。

安波按：臌证一候，世乏良方。细绎此子得愈之由，缘年正方刚，血气甚盛，虽病久形衰，而根蒂尚固。更兼年轻无知，郁怒未深，并非冤沉海底，大怒不解，日就忧抑者同日而语。不然腊残春回，木升当阳，其病日增之不暇，岂借梅花微末之材，可能却病乎？余见是证，不治者甚众，其年均在四五六左右，三十以外，尚未之闻也。余生也晚，不然责之杏翁，以为然乎？否乎。

七、《续名医类案》案

顾文学鼓胀喘满，昼夜不得寝食者二旬。医用大黄，三下不除。更医先与发散，次用削克破气二十余剂，少腹至心下遂坚满如石，腰胁与胯中皆疼痛如折。诊之，脉弦大而革，按之渐小，举指复大，大便八九日不通，小便虽少，清白如常。此因削克太过，中气受伤，浊气上逆。与生料六味地黄丸加肉桂三钱，沉香三分，下黑锡丹二钱，导其浊阴。是夜即胀减六七，胸中觉饥，进粥，但腰胯疼软，如失两肾之状。再剂胸腹全宽，少腹反觉微硬，不时攻动，此大便欲行，津液耗竭，不能即去故也。诊其脉，仅存一丝，改用独参汤加当归、枳壳，大便略去结块，痛稍可，少腹遂和。又与六味地黄，仍加肉桂、沉香，调理而安。收残救败法。

卢不远治瞿、娄、周、马，皆少年水肿，肢体洪盛，胪腹膨胀，水道不通，饮食绝口。有以为疸者，为鼓者，为气者。诊之，以药克济，乃针足上出水，皆石余。次日胀小减，三日大减，足尚肿。又针之，服以八味丸，以温其肾，期年皆孕。娄调护善，子母两全。马失调护，子母俱毙。此盖肾中阳气不足，阴气有余，遂聚水而病作。饮食汤药用水，而不能导之转助长乃致于此，非针去水，则菀陈之瘀何从而泄？水去肾衰，非温补之，则浊凝之阴必致复聚，肾中之火气复然，周身之阳气有蒂，天癸自行，生育可必。如流离之后，所宜爱养，得之则生聚，否则待毙耳。

八、《王旭高临证医案·积聚》案

丁，肝之积，在左胁下，名曰肥气。日久撑痛。川楝子、延胡索、川连、青皮、五灵脂、山楂炭、当归须、蓬莪术、荆三棱、茯苓、木香、砂仁。复诊，左胁之痛已缓。夜增咳嗽，寒痰走于肺络。宜肺肝同治。旋覆花、杏仁、川楝子、荆三棱、茯苓、款冬花、半夏、新会皮、蓬莪术、新绛、青葱管。

九、《王九峰医案》案

案 1 年甫十五，经水未通，小腹右角有形，大如覆杯，痛如针刺，痛时其形反隐伏不见。盖积居膜原之间，如气血源流冲击，暂离窠臼，潜行于里。小便不利，且痛如淋证之状，积瘀壅塞膀胱。《经》以膀胱为州都之官，津液藏焉，气化则能出矣。州都气化失常，故小便如淋证之状，非淋证也。胸次气血往来不畅，肺司百脉之气，为水之上源，下流不通，上流壅塞，气不化液，无水通调，水道郁而不伸，非喘促可比。扁鹊云：积者五脏所生，聚者六腑所成。

脉来细数兼弦,证本先天元阴不足,水不涵木,木乘土位,健运失常,致令血液精华不归正化,凝结于脏腑之外,隔膜之间,少腹厥阴肝木之部,症名肥气。当从养正除积论治,暂拟交加散加味,观其进退。生地、生姜二味捣汁,丁香、蔻仁、洋参、青陈皮、木香、红花为丸。

案2 肝积曰肥气,在右胁下。恙起前年疟后,肝邪未尽,口腹未谨,邪与痰滞,互结络中。春夏以来,渐形硬大。客秋时感病后,胃口虽强,而脾阳困顿,土衰木旺,肝邪愈强,积益散大,硬及腹右。食后觉饱,虑成蛊疾。脉象左部细弦、右关兼滑。每遇烦劳,气逆耳鸣,心肾营亏,肝阳上僭。法当抑木扶土,兼和营泄浊之品。于术、枳实、当归、霞天曲、青皮、木香、党参、鳖甲、砂仁、冬瓜子、椒目、陈皮。

十、《吴鞠通医案·肿胀》案

陈,三十二岁,甲寅年二月初四日。

太阴所至,发为胀者,脾主散津液,脾病不能散津,土日敦阜,斯胀矣。厥阴所至,发为胀者,肝主疏泄,肝病不能疏泄,木穿土位,亦胀矣。此症起于肝经郁勃,从头面肿起,腹因胀大,的系蛊胀,而非水肿,何以知之。满腹青筋暴起如虫纹,并非本身筋骨之筋,故知之。治法行太阳之阳泄厥阴之阴为要,医用八味丸误治,反摄少阴之阴,又加牡蛎涩阴恋阳,使阳不得行,而阴凝日甚,六脉沉弦而细,耳无所闻,目无所见,口中血块累累续出,《经》所谓血脉凝泣者是也。势太危极,不敢骤然用药。思至阳而极灵者莫如龙,非龙不足以行水,而闻介属之翁,惟鲤鱼三十六鳞能化龙,孙真人曾用之矣。但孙真人《千金》原方去鳞甲用醋煮。兹改用活鲤鱼大者一尾,得六斤,不去鳞甲,不破肚。加葱一斤,姜一斤,水煮熟透。加醋一斤,任服之。

服鲤鱼汤一昼夜,耳闻如旧,目视如旧,口中血块全无,神气清爽。但肿胀未除。

初五日 《经》谓病始于下而盛于上者,先治其下,后治其上。病始于上而盛于下者,先治其上,后治其下,此病始于上肿,当发其汗,与《金匮》麻黄附子甘草汤。

麻黄二两(去节),熟附子一两六钱,炙甘草一两二钱。

煮成五饭碗。先服半碗，得汗，止后服。不汗再服，以得汗为度。

此方甫立未分量。陈颂帚先生一见云：断然无效。予问曰：何以不效？陈先生云：吾曾用来。予曰：此在先生用，诚然不效，予用或可效耳。王先生名谟（忘其字）云：吾甚不解，同一方也，药止三味，并无增减，何以为吴用则利，陈用则否。岂无知之草木，独听吾兄使令哉？予曰：盖有故也。陈先生性情忠厚，其胆最小，伊恐麻黄发阳，必用八分，附子护阳，用至一钱以监制。又恐麻黄附子皆剽悍药也，甘草平缓，遂用一钱二分，又监制麻黄、附子。服一帖无汗，改用八味丸矣。八味阴柔药多，乃敢大用，如何能效。病者乃兄陈荫山先生入内室，取二十八日陈颂帚所用原方分量，一毫不差。在座者六七人，皆哗然笑曰：何先生之神也。予曰：余常与颂帚先生一同医病，故知之深矣。于是麻黄去净节用二两，附子大者一枚，得一两六钱，少麻黄四钱，让麻黄出头，甘草一两二钱，又少附子四钱，让麻黄、附子出头，甘草但镇中州而已。众见分量，又大哗曰：麻黄可如是用乎。颂帚先生云不妨，如有过差，吾敢当之。众云：君用八分未敢足钱，反敢保二两之多乎。颂帚云：吾在菊溪先生处，治产后郁冒，用当归二钱。吴君痛责，谓当归血中气药，最能窜阳。产后阴虚阳越，例在禁条，岂可用乎。夫麻黄之去当归，奚啻十百。吾用当归，伊责之甚，岂伊用麻黄又如是之多，竟无定见乎。予曰：人之畏麻黄如虎者，为其能大汗亡阳，未有汗不出而阳亡于内者，汤虽多，但服一杯，或半杯，得汗即止，不汗再服，不可使汗淋漓，何畏其亡阳哉。但此症闭锢已久，阴霾太重，虽尽剂未必有汗。予明日再来发汗。病家始敢买药，而仙芝堂药铺竟不卖，谓想是钱字，先生误写两字。主人亲自去买，方得药。服尽剂。竟无汗。

初六日　众人见汗不出，金谓汗不出者死，此症不可为矣。余曰不然，若竟死症，鲤鱼汤不见效矣。予化裁仲景先师桂枝汤，用粥发胃家汗法，竟用原方分量一帖，再备用一帖。又用活鲤鱼一尾，得重四斤，煮如前法。服麻黄汤一饭碗，即接服鲤鱼汤一碗，汗至眉上。又一次，汗出上眼皮。又一次，汗至下眼皮。又一次，汗至鼻。又一次，汗至上唇。大约每一次，汗出三寸许。二帖俱服完。鲤鱼汤一锅，喝一昼夜，亦服尽。汗至伏兔而已，未过膝也。脐以上肿俱消，腹仍大。

初七日　《经》谓汗出不止足者死。此症尚未全活，虽腰以上肿消，而腹仍大，腰以下其肿如故。因用腰以下肿，当利小便例，与五苓散。服至二十一日共十五天不效，病亦不增不减。陈荫山先生云：前用麻黄，其效如神，兹小便滴不下，奈何，祈转方。予曰：病之所以不效者，药不精良耳。今日先生去求好肉桂，若仍系前所用之桂，明日予不能立方，固无可转也。

二十二日　陈荫山购得新鲜紫油边青花桂一枝，重八钱，乞予视之。予曰：得此桂必有小便，但恐脱耳。膀胱为州都之官，气化则能出焉，气虚亦不能化。于是用五苓二两，加桂四钱，顶高辽参三钱，服之尽剂。病者所睡系棕床，予嘱备大盆二三枚，置之床下。溺完被湿不可动，俟明日予亲视挪床。其溺自子正始通，至卯正方完，共得溺大盆有半。予辰正至其家，视其周身如空布袋，又如腐皮，于是用调理脾胃痊愈。

十一、《锦芳太史医案求真初编·治族侄太学字光廷乃郎名士霖癖积案》案

岁乾隆丙申，余自省会抵舍，适遇族侄字光廷乃郎士霖，身患癖积。其候肚腹胀大，面色微青而浮，唇亦色赤，大便不快。其儿年已四岁，犹在母怀，足步莫行，脊骨七节之处有一骨见高突，背则屈而不伸。先请余族在地医士调治，皆言儿属积热。其药每逢腹胀不消，不离壳、朴、楂肉、云连；每遇身热不退，不离羌、防、柴、芩；每遇体倦神昏，不离防、党、桔梗、当归；每遇脚步莫移，不离加皮、牛膝、木瓜；每遇食积虫发，不离使君、槟榔。服之无一克效，且更滋甚。余细从证考究，其儿左胁之下有一硬块不移，知其病之积结在此，而非区区食物留滞肠胃间也。且再从脉细究，其儿六脉，惟左关一脉洪大至极，知病即在左关之处，恰与横结在左之症相合，则其用药施治，自当从肝起见，而非寻常楂、曲、壳、朴之药所可愈矣。况儿肝气既胜，则儿真阴必亏。儿之真阴既亏，则儿命门之火自必随肝上越，而迫于胁。斯时即用地、茱以救真阴，以抑肝强，犹虞不暇，安敢用防、党、桔梗、柴胡、当归升拔之剂，而不顾其肝气上浮，其癖愈结而不可解乎？惟以余制抑肝截癖饮，内有山药、地黄以救真阴之槁；栀仁、赤芍、连翘、丹皮、鳖甲以抑肝气之强；青皮、没药以疏肝气肝血之滞；麦芽、神曲以消脾胃谷食之积；牛膝、车前、泽泻以引肾中之火使之下归于阴，而脚有力；狗脊以除在腰风湿，而又兼补肝肾，使脊以平。盖癖寒热皆有，不独寒积寒食而始见也。是药渠服数剂稍效，再服以至数十余剂，其儿癖结

之处渐软，足亦能行，脊虽血气已定，不能尽愈，然亦较其高突差可。始信癖有属寒属热之辨，在人随证观变，而不以古书尽拘如此。识得脉症皆从左见，自当滋阴抑肝为是，何得妄用升拔之药以致肝益燥烈莫解？观兄所论治此，不独今已效见，更究其理，实是莫易。

十二、《张聿青医案·肿胀》案

储左。似疟之后，湿恋未清，而服血肉大补之剂，致令湿热壅滞，压坠府气，少腹作胀。再服养血以助湿，甘寒以伐气，遂致湿热充斥三焦，大腹膨胀，延及胸脘，二便不利。脉数，舌红苔腻。鼓胀重症也。欲止其胀，当疏其气，欲疏其气，当运其脾，欲运其脾，当泄其湿，以脾为坤土，土恶湿也。特谋事在人，成事不在人耳。上川朴，茵陈，光杏仁，广藿香，大腹皮，建泽泻，陈皮，赤猪苓，范志曲，焦麦芽，通草，小温中丸。

十三、《也是山人医案·积聚》案

褚，久患积聚，痛而不移，兼有肠澼，未呕缓攻。青皮一钱，茅术炭一钱，归须一钱，煨木香五分，炒地榆一钱五分，生香附一钱五分，槟榔一钱，厚朴一钱。

十四、《何嗣宗医案·鼓疾》案

前年曾患腹鼓胀症，误用升提开窍之法，致脐窍渐长，高突如碗，色紫而痛。夫脐为胞带之根，今胀大如许，则肝肾之液皆聚于此，断不能消退。考诸方书，不载此症，用方亦无人措手。姑拟数味，以副远来之意而已。熟地、萸肉、枸杞、怀药、肉桂、怀膝、炙五味、煅牡蛎、茯苓，加坎炁。

十五、《古今医案按·女科》案

一妇内热作渴，饮食少思，腹内近左，初如鸡卵，渐大四寸许。经水三月一至，肢体消瘦，齿颊似疮，脉洪数而虚，左关尤甚。此肝脾郁结之证。外贴阿魏膏，午前用补中益气汤，午后以加味归脾汤。两月许，肝火少退，脾土少健，仍与前汤送下六味地黄丸，午后又用逍遥散送归脾丸。又月余，日用芦荟丸，以大皂角、青黛、芦荟、朱砂、麝香各一钱，另以干虾蟆用皂角等分烧存性,为末一两,入前项药,同为末,蒸饼丸如麻子大,每日二服,空腹以逍遥散下,日晡以归脾汤下。喜其谨疾,调理年余而愈。

十六、《宋元明清名医类案·曹仁伯医案》案

脉来细而附骨者,积也。已经半载,不过气行过响而已。而其偏于胁下者,牢不可破,是寒食挟痰,阻结于气分也。此等见证,每为胀病之根。理中汤加神曲、茯苓、半夏、陈皮、麦芽、旋覆花、枳壳、归身。再诊,胁下隐癖,牢不可破,其气或逆或攻。必温化以绝胀病之根。理中汤合二陈汤,加川朴、枳壳、神曲、竹油、旋覆花、白芥子。

十七、《类证治裁·积聚》案

张。小腹积聚。自用大黄、郁金、枳实等,下瘀血数次,暂宽,恃气壮频年屡用。予谓积聚随元气为消长,元气衰而后邪气踞之,屡行攻夺,终损脾元。《经》言:大积大聚,其可去也,衰其半而止。宜扶脾兼消积为稳。方用六君子料,加木香、青皮、归尾、延胡、白芍、官桂之属,水泛丸。庶痞积日渐消磨,不至损动真元耳。

十八、《问斋医案·脾部·积聚》案

左胁下坚硬,大如覆碗,按之则痛,弹之有声,不时寒热,乃肝积肥气,同于疟母。《医话》肥气散为宜。京三棱、蓬莪术、醋煮常山、九肋鳖甲、夜明砂、枳实、海南槟榔、威灵仙、银州柴胡、人参、当归身。

《经》以心积伏梁,肝积肥气,脾积痞气,肺积息奔,肾积奔豚。后世又有癥瘕、痃癖、血鳖诸名,总不离《内经》之五积也。心下有形,大如覆杯,动作牵疼,饮食减少,便溏溲数,面色黧黑,目珠暗黄。由笃志好学,深宵不寐,血凝气阻,饮聚痰生所致,乃伏梁危症。于兹二载,诸药不应,当求其本。人参、云茯苓、冬白术、炙甘草、制半夏、陈橘皮、当归身、酸枣仁、远志肉、广木香、水红花子、四制香附。

第二节 近现代医案

一、丁甘仁案

陈左。大腹膨胀,鼓之如鼓,脐突青筋显露,形瘦色萎,脉沉细,舌无苔。良由脾肾之阳大伤,虚气散逆,阳气不到之处,即浊阴凝聚之所。阅前方均用理气消胀之剂,胀势有增无减,病延一载,虚胀无疑。姑仿《经》旨塞因塞用之法,冀望应手为幸。

炒潞党参三钱,熟附块一钱,淡干姜六分,清炙草六分,连皮苓四钱,陈广皮一钱,炒补骨脂一钱五分,胡芦巴钱半,陈胡芦瓢三钱,金液丹一钱。每早空心吞服。(《丁甘仁医案·肿胀案》)

二、姜佐景案

病者连雅堂先生,福建人,年68岁,身体瘦弱。

二十四年春,来沪作寓公,寓所在江湾五五二弄二号。平日感到环境的拂逆,每每抑郁不舒。虽或不时小病,尚不以为意。直至二十五年七月间,一日午夜起床小便,突然发病,小便未毕,竟不能自动回床。家人惊起,勉强扶坐床沿上。觉右胁下部痛楚非常,其痛下牵睾丸,上引背部。上下仿佛有一条经脉牵住。就此平卧床上,不能转侧,尤以右胁为甚。次早,连先生的大女婿林君,任职三井洋行,即请福民医院的日医来诊,断系肋膜炎,外敷药膏,内服药水,病依然。下午又改请别一位日医来看,据说不能确断为何病。如此连接四五天,大概用对症疗法,病不稍减。第六日,连先生的第二女婿黄振君(任职申报补习学校,住环龙路)认为病机不利,第七日,急急介绍吾师虞舜臣先生去诊察。但见病者右胁以下(肝位)肌肉高肿,皮色不变,轻按尚可,重按痛剧,卧床不能转侧,小便极少,大便七日中仅行一次,但饮食尚能勉进。虞先生说:这病在中医叫做"肝胁疽",西医叫做"肝癌"之类。疏方用:柴胡三钱、白芍六钱、桃仁六钱、归尾三钱、柏子四钱、瓦楞四钱、青皮钱半、郁金二钱、香附钱半、橘叶钱半、橘络一钱。次日二诊,嘱照原方续进一剂。二小时后,即得黑色大便甚多,牵引之痛减却大半。第三方分两略减,仍有黑粪。第四日胀痛将除进，能坐起引动。改用归身、柏子仁、白芍、阿胶、代赭、吉林参须、炙草、地黄，等以资调理。接服三五剂，全愈。连老先生快乐非常，赠送虞先生一部自著的《台湾通史》以作纪念。并且说：西医的本事真不及中医呢！据虞先生说：柏子仁是辅肝的特效药，用在攻肝或疏肝剂中每收奇功，屡试不爽云云。（姜佐景，悼黄膺白先生并论肝癌治法，民国期刊《光华医药杂志》第4卷第3期）

三、乔寿添案

右胁肿痛，食量减少，是黄中委最初成肝癌的象征。经过日、美、德、比几国在中国行道而享有盛名的西医诊断后，认为一种恶性肝癌，就把右肋腹皮剖开，见肝脏肥大，约过正常一半有强，外则生有似铜钱大小之白泡五六处。同时胃脏部位，因肝脏肥大而被迫下坠，那时西医对此，以为绝对毫无办法，黄夫人听到这样的论调，当然异常恐慌。不幸得很，黄氏在开刀后，神志忽然不清起来，肝子因蓄积水分过多的缘故，也大起来了。经过西医用对症疗法，如抽水法等，可是结果都无效。后来黄夫人及诸亲友抱了一种死马当活马医的心理，就接受了蒋院长介绍的范将军石生来诊治。经范先生诊察后，也断为是肝病，就开了一张平肝利水滋阴之剂，里头羚羊角用至一钱左右。服后，很奇怪，小便得三四百西西，神志也清了，不过大便老是不通，就用古方猪胆汁导法，每日施行，方得通利。经过这样有十天左右（中间范先生曾赴汉口一行），乃由焦易堂先生之介绍，我就开始诊治了。我到上海，看了黄先生的病，断为是肝脏积留瘀血的缘故。那时黄先生的口唇很干燥，舌苔光红，就对他用了一个方子，用桃仁三钱、桂枝二钱、甘草二钱、大黄三钱、芒硝三钱、厚朴二钱、枳实三钱、当归六钱、白芍八钱、生石膏一两、人参一钱，都是一派破瘀药品。得了范先生的同意，服后，大便日下四五次，第一次是纯粹的粪汁，二次后则见恶涎瘀血很多，小便得八百西西左右，二剂后，加重药量，因为那时瘀血存留于肝脏者，还有三分之二。以后每隔二天或三天服一帖，中间再服些补品，如参、白术、麦冬等品。到了本月二十日，黄中委已经能够吃面包，食后，也没有什么变化。到了二十四日的上午，医院中忽又起了一种恐慌，说黄氏的病，在七天内，有性命的危险。黄夫人吓慌了，就来问我们的意见，那时范先生说夫人原谅，我们实在没有断死生的本领，不过我们在黄先生不曾死

第六章 ——— 历代医案

的时候,还是要尽一点责任。黄夫人听了这话又征得黄先生的同意,于二十五日细雨中便将黄氏移回本宅修养。最后还要问一句话,就是黄先生的病,病久根深,急切实难速效,如能延长时间,再过一二个月也许可有把握。(乔寿添,黄郭肝癌治疗之经过,民国期刊《神州国医学报》第 25 期)

四、梁剑波案

案 1 艾某,男,67 岁。

初诊(1987 年 5 月 11 日) 患者 1986 年 9 月前经 CT、B 超等检查确诊为原发性肝癌,同年 11 月行右叶癌灶切除手术,随后进行化疗。至 1987 年 3 月,肝左叶又发现包块,腹水剧增,身体羸弱,病情危重,其家属已准备后事。后经介绍请梁师会诊。见患者呈恶病面容,语言低微,腹胀如鼓,腹水征(+++),青筋暴露,胁痛,纳呆,肝脾扪诊不满意。脚肿尿少,舌质黯红边有瘀斑,苔黄腻,脉沉弦。证属肝积,气亏血瘀,胁下癥积。治宜益气活血,消癥逐水,行瘀除癥汤加减。处方:

黄芪、葫芦茶各 60 g,白术、郁金、丹参各 15 g,炒穿山甲 20 g,赤芍、香附各 12 g,莪术、三棱各 10 g,泽泻 30 g。水煎服。另外,每日早、晚服犀黄丸 1 瓶,高丽参 10 g 炖服。

经治疗一个半月,病情控制,腹水消退,纳增。此后,完全停服西药及停止化疗。上药与人参养荣汤、杞菊地黄汤交替调治,以扶正祛毒、增强免疫力,并配合食疗等,患者贫血好转,体力增强,每日能跑步并坚持冬泳,精神旺盛,判若两人。B 超提示:肝右叶肿块较前缩小约 3 cm,腹水消失。如是带瘤生存近 6 年,后于 1993 年 6 月突发脑出血,住院抢救 3 日,不治身亡。

【按】病者证属肝积,手术及化疗后,因体内湿毒未清,加之手术化疗再伤体质,无疑如雪上加霜,故体虚邪发。肝肿瘤又发作,已成危重病。梁剑波据此断其正虚邪实,用益气活血、消癥逐水之法,攻补并进。再配以解毒软坚之犀黄丸,扶正益气之高丽参。进月余,方力挽垂危,使患者渐复,带病延年 6 年之久,可见中药运用得当,在肿瘤的防治上是有其长处的。(《中国百年百名中医临床家丛书·梁剑波》)

案 2 王某,女,71 岁。

1995 年 11 月出现腹胀,双下肢水肿,1996 年 8 月在中山医科大学附属三院彩色B超检查,发现:① 右肝前叶占位性病变,考虑肝癌。② 肝硬化。同年9月请梁剑波诊治,以"积病"入院。入院时患者消瘦,腹胀,肝区隐痛不适,纳差,少尿。体查:肝肋下触诊不满意,腹部移动性浊音。双下肢水肿(++)。入院B超提示:肝内占位性病变,肝癌,巨块型。梁剑波认为,患者年已古稀,阳气渐衰,脾阳不运,湿痰内聚,阻滞气机,气滞血瘀,积块乃成。病机为脾虚瘀结,治疗上不可妄用下药,应保护其正气,解除症状,冀其带病延年,以治本补虚为原则。宜健脾和肝、活血散结为法。方用抑阳转阴汤加减:

山茱萸15 g,牡丹皮15 g,甘草10 g,木香10 g,女贞子15 g,熟地15 g,泽泻20 g,桔梗15 g,炒龟甲20 g(先煎),墨旱莲20 g,云苓15 g,党参15 g,莲子肉15 g,炒鳖甲20 g(先煎),桑椹子15 g,山药15 g,白术15 g,砂仁10 g,溪黄草20 g,丹参30 g。

水煎服,每日1剂。并配合使用白蛋白、利尿剂等对症支持治疗。用药两个月后,患者症状基本消失,B超复查"肝内实性团块较入院时略有缩小"。病情稳定出院,继续门诊治疗。3个月后返院复诊,无肝区疼痛,无腹胀,无下肢水肿。

【按】本例高年巨块型肝癌患者,肝区隐痛不适,梁剑波辨为脾虚瘀结,认为其疼痛乃虚不胜痛之主要矛盾,治疗上不宜妄用下药,宜顾护正气为原则,所以方药以健脾和肝为主,如是用药2个多月,解除疼痛症状,达到带病延年目的。(《中国百年百名中医临床家丛书·梁剑波》)

五、余桂清案

李某,男,58岁,工人。

初诊 患者于2000年2月食后腹胀,右肋下不适明显。在某医院B超检查发现肝右叶2个结节影,分别为2 cm×3 cm。1.5 cm×1 cm大小,经CT检查进一步确诊为肝右叶占位性病变,肿物大小同B超检查结果。化验,抗球蛋白试验(AGT) 56,甲胎蛋白(AFP) 40 μg/L,癌胚抗原(CEA) 21 ng/mL,诊断为原发性肝癌Ⅱ期,于同年3月初请余桂清主任诊治。就诊时患者主要症状为肝区刺痛,进食逐渐减少,腹胀,呃逆。体检:巩膜无黄染,周身淋巴结未触及,肝于肋下3 cm处可触及,叩击痛阳性,余无其他阳性体征发现,舌质暗红,夹瘀斑,薄黄苔,脉弦细。辨证为肝郁气滞,瘀血内阻。治法:活血化瘀,疏肝止痛。方药:膈下逐瘀汤与肝康冲剂加减。

生黄芪 15 g,桃仁 12 g,牡丹皮 12 g,赤芍 12 g,八月札 15 g,柴胡 15 g,郁金 15 g,延胡索 15 g,炮山甲 10 g,白僵蚕 10 g,密蒙花 12 g,厚朴 10 g,土茯苓 15 g,炒莱菔子 15 g,炒露蜂房 6 g,生薏苡仁 15 g,猪苓 15 g,白英 15 g,猫爪草 15 g。

上方服 1 个月后,自觉肝区痛减轻,进食量增加。

二诊 上方去赤芍,柴胡加炒白术 15 g,生薏苡仁 15 g 以加强健脾之功。续服一个月后,肝区痛基本消失。疗后体检:巩膜无黄染,浅淋巴结未触及。肝于肋下可及,大 2 cm,腹水征(一)。化验,AFP 68 μg/L,CEA 8 ng/mL,AGT 40,腹部 CT 示肝右叶结节缩小为 1 cm×1 cm,0.5 cm×0.4 cm,疗效评价,部分缓解(PR)。

三诊 上方去白僵蚕、密蒙花、土茯苓,加太子参 15 g、藤梨根 15 g、白花蛇舌草 15 g、焦三仙各 10 g,同时静脉滴注华蟾素注射液 20 mL(加入 5%葡萄糖 500 mL 中),每日 1 次,连用 30 日。经先后采用以上方法治疗,患者症状基本缓解,目前生存 2 年余。(《中国百年百名中医临床家丛书·余桂清》)

六、钱伯文案

朱某,男,62 岁。

初诊(1989 年 3 月 3 日) 患者于 1988 年在某医院剖腹探查发现肝癌侵及肝门,行右肝动脉结扎术;1989 年 2 月 B 超探测及 CT 扫描提示肝右叶占位 7.8 cm×6.6 cm。症见肝区隐痛,低热(37.8℃),口苦,食欲不振,舌苔白,脉细弦。

辨证:脾虚湿困,气滞血瘀,壅遏肝脉。

治法:益气健脾、化瘀消癥为主。

处方:党参 12 g,白术 12 g,茯苓 30 g,陈皮 6 g,黄芪 30 g,赤芍 30 g,丹参 24 g,合欢皮 24 g,生熟薏苡仁各 24 g,败酱草 30 g,土茯苓 24 g,壁虎 2 条。

二诊(1989 年 4 月 6 日) 低热已退,肝区疼痛减轻,食欲增进。守上法加强化瘀消癥。处方:

党参 12 g,白术 12 g,茯苓 30 g,枳壳 9 g,仙鹤草 30 g,南北沙参各 24 g,大

腹皮 12 g,壁虎 4 条,浙贝母 3 g,昆布 24 g,土茯苓 30 g,三棱 30 g,莪术 30 g,黄芪 30 g。

三诊(1989 年 4 月 20 日)　复查 CT,肝脏占位 1 cm×1 cm,守法随症加减:低热加银柴胡 12 g,地骨皮 12 g;汗多加糯稻根 30 g,浮小麦 30 g;肝功能不良,白球比例倒置,加生黄芪 50 g。1993 年 9 月 B 超示肝脏肿块 1.2 cm×1.8 cm,患者烦热口干,舌苔黄腻,脉弦。辨证:热毒内蕴,肝郁脾虚。治法:清热解毒,化瘀软坚,健脾益胃。处方:

田基黄 20 g,垂盆草 20 g,茯苓 24 g,薏苡仁 30 g,枳壳 10 g,白术 12 g,土茯苓 30 g,蒲公英 20 g,白花蛇舌草 30 g,牡蛎 30 g(先煎),三棱 30 g,莪术 30 g,山楂 24 g,赤芍、白芍各 30 g,鸡内金 20 g。

四诊(1994 年 9 月 20 日)　复查 B 超肿块消失。1996 年 7 月 30 日 B 超检查肿瘤复发(3.3 cm×4 cm),续用前方治疗。1997 年 5 月出现潮热盗汗,咽干口燥,舌苔黄腻。辨证:热毒久蕴,耗伤气阴。

治法:育阴清热,软坚散结。处方:

仙茅 6 g,淫羊藿 10 g,知母 6 g,当归 6 g,巴戟天 10 g,制龟甲 10 g(先煎),地骨皮 20 g,银柴胡 20 g,蒲公英 30 g,田基黄 20 g,垂盆草 20 g,苦参 10 g,土茯苓 30 g,煅牡蛎 30 g(先煎),白花蛇舌草 20 g,茯苓 30 g,壁虎 4 条,枸杞子 15 g。

现患者病情稳定,仍在治疗中。(王昌俊等,钱伯文治疗原发性肝癌经验,《中医杂志》1999 年第 8 期)

七、孙桂芝案

王某,男,68 岁。

初诊(2002 年 4 月 5 日)　患者既往有乙型病毒性肝炎病史 20 余年,肝硬化病史 5 年。2001 年底因肝区疼痛、腹胀、纳差、乏力、消瘦在当地医院就诊,B 超检查提示肝右叶可见 6.0 cm×5.5 cm 低回声区,左叶可见 2.5 cm×3.0 cm 低回声区,查 AFP>1 000 μg/L,结合既往病史考虑为原发性肝癌。2002 年 1 月予肝动脉化疗栓塞治疗后右肝内肿物明显缩小,但左肝内肿物无明显变化,且肝区疼痛、腹胀、纳差、乏力症状未见明显缓解,遂来诊。症见:面色晦暗,神疲乏力,气短懒言,眼睑色淡,纳少恶心,大便溏,每日 2～3

次,舌暗淡,苔白腻,脉沉细。辨证为脾胃亏虚,气血不足,癌毒内结证。处方:

黄芪 30 g,杭白芍 15 g,太子参 15 g,炒白术 15 g,土茯苓 15 g,砂仁 10 g,木香 10 g,桂枝尖 3 g,白芷 10 g,露蜂房 5 g,血余炭 10 g,生蒲黄 10 g,地龙 6 g,桃仁 6 g,水红花子 10 g,炮山甲 15 g,龟甲 15 g,生麦芽 30 g,代赭石 15 g,鸡内金 30 g,藤梨根 30 g,香橼 10 g,草河车 15 g,生甘草 10 g。

每一剂服 2 日。

二诊(2002 年 7 月 8 日) 偶感肝区疼痛,可耐受,进食后明显,面色较前转红润,活动后仍乏力,眼睑色淡,食欲改善,无明显恶心、呕吐,大便黄软,每日 1~2 次,舌暗淡,苔薄白腻,脉沉细。复查 B 超较前无明显变化,查 AFP<500 μg/L。效不更方,略作调整。

上方去桂枝尖、土茯苓,加茯苓 15 g、莪术 10 g、九香虫 5 g、凌霄花 15 g、八月札 15 g。

此后以上方随证加减,随访治疗 6 年余,症状缓解,无肝区疼痛,食欲好,大便正常,精神好,情绪稳定,肝脏病灶多次超声检查基本稳定。(《名老中医肝癌治验录·孙桂芝》)

八、彭胜权案

马某,男,63 岁,大学教授。

初诊(1999 年 10 月 14 日) 患者 2 个月前因肝区不适行肝脏超声、CT 扫描发现肝内有占位病变,诊断为原发性肝癌,在肿瘤医院曾行手术治疗。就诊时主诉右胁胀痛,纳呆乏力,心烦失眠,肠鸣矢气,大便稀烂,小便短赤,舌嫩红,苔腻,脉滑细。属湿浊热毒蕴结,气阴不足证。予以清热解毒祛湿,益气健脾养阴。处方:

陈皮 6 g,枳壳 10 g,白术、竹茹、法半夏各 12 g,白花蛇舌草、猫爪草、石上柏、茯苓、女贞子、墨旱莲、炙甘草各 15 g,太子参 30 g。

服药 3 周,精神渐振,胃纳渐增,乏力明显好转。随将上方去墨旱莲,加郁金、佛手,配合中成药大黄䗪虫丸、六味地黄丸口服,治疗 1 个月后心烦失眠消失,自觉症状不明显,患者信心倍增,后一直以上方加减调理,已带癌生存 5 年余。(《名老中医肝癌治验录·彭胜权》)

肿 · 瘤

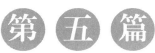

肺

癌

肿
瘤

原发性支气管肺癌（primary bronchogenic carcinoma）简称肺癌。根据肺癌的生物学特点及预后，多将其分为小细胞性肺癌和非小细胞肺癌两大类。根据2020年IARC发布的全球癌症数据显示，2020年全球新增肺癌病例约2 206 771，发病率为11.4%，仅次于乳腺癌，位居全球第二位；死亡病例数约为1 976 144，病死率为18%，位居首位①。据我国癌症中心2020年发布的数据显示，肺癌发病率为17.9%，病死率为23.8%，均居首位②。

目前肺癌的主要治疗方法包括手术、放疗、化疗、靶向治疗、免疫治疗等。对于早期患者，手术是主要的治疗方法；对于早期不适宜手术的患者可采用放疗、化疗、靶向等治疗方法；术前采用新辅助放、化疗、靶向治疗、免疫治疗等，可使部分不能手术的患者，能够进行手术；术后患者根据分期可采用辅助放化疗、靶向治疗等；不可手术驱动基因阳性的中晚期患者，可以根据相应基因检测结果采用对应的靶向治疗；驱动基因阴性的中晚期患者，结合PD-L1表达水平情况，可采用化疗或者同步放化疗、续贯放化疗、免疫联合化疗等作为主要的治疗手段③。在多种治疗手段综合应用的情况下，目前肺癌患者的生存期以及生活质量较前已经有了一定的提高。但是，由于不少患者发现时已处于中晚期，因此防治形势仍不乐观。

中医药可以在肺癌患者的围手术期、放化疗期间、放化疗后、靶向治疗、免疫治疗期间应用。其优势在于分阶段调整机体阴阳平衡，进而达到增强疗效、减少复发转移、减轻毒副反应、延长生存期的效果。

中医古籍中未见"肺癌"病名，但是通过临床表现的描述，可归属于肺积、息贲、息积、肺花疮等范畴，同时在肺胀、肺痿、肺痈、痰饮、咳嗽、咯血、胸痛、喘证、发热、虚劳等病证中亦可见与肺癌相似的描述。《素问·奇病论》言："病胁下满气上逆……病名曰息积，此不妨食。"《灵枢·邪气脏腑病形》言：

① World Cancer Report[N/OL]. IARC，2020. https：//publications. iarc. fr/586.
② Zhang SW，Sun KX，Zheng RS，et al. Cancer incidence and mortality in China，2015[J]. J National cancer center，2021，1(1)：2-11.
③ 中国临床肿瘤学会. 非小细胞肺癌诊疗指南[S]. 2020.

"肺脉……微急为肺寒热,怠惰,咳唾血,引腰背胸。"《素问·玉机真脏论》言:"大骨枯槁,大肉陷下,胸中气满,喘息不便,内痛引肩项。"《难经·五十六难》言:"肺之积名曰息贲……久不已,令人洒淅寒热,喘咳,发肺壅。"以上这些描述与肺癌的主要临床表现有类似之处,其中以"肺积""息贲""息积""肺花疮"等症状最为相似。王叔和《脉经·平五藏积聚脉证》载:"诊得肺积,脉浮而毛,按之辟易,胁下气逆,背相引痛,少气,善忘,目瞑,皮肤寒,秋瘥夏剧,主皮中时痛,如虱缘之状,甚者如针刺,时痒,其色白。"如清代张璐《张氏医通·咽喉》曰:"阴虚咳嗽,久之喉中痛者,必有肺花疮,难治。"清代叶天士《叶选医衡·喘哮短气气逆息贲辨》云:"息贲者,五积中之肺积也,喘息奔急,亦名息积,右胁下必有积块以别之。"又叶天士《临证指南医案·积聚》云:"着而不移,是为阴邪聚络……而必有阴静之血以倚伏之……以施其辛散温通之力也……"因此在梳理古代文献对于肺癌的描述时,既要囊括局部症状如咳唾血、喘息等,也要注意有一些全身症状如大骨枯槁、大肉陷下等。

先秦两汉的文献中,多以疾病症状描述为主,历代经典里对肺部疾患的描述集中于咳嗽、咯血、胸闷、气促、喘憋、胸痛、声音嘶哑、消瘦、乏力等。如《素问·咳论》的"肺咳之状,咳而喘息有音,甚则咳血;心咳之状,咳则心痛,喉中介介如梗状,甚则咽肿喉痹……"又《灵枢·邪气脏腑病形》曰:"肺脉……微急为肺寒热,怠惰,咳唾血,引腰背胸。"《素问·玉机真脏论》论及咳血言:"秋脉太过与不及,其病皆何如……其不及则令人喘,呼吸少气而咳,上气见血,下闻病音。"《难经·五十六难》中又言:"肺之积,名曰息贲,在右胁下,覆大如杯。久不愈,令人洒淅寒热,喘咳,发肺壅。以春甲乙日得之。何以言之?心病传肺,肺当传肝。肝以春适王,王者不受邪,肺复欲还心,心不肯受,故留结为积。故知息贲以春甲乙日得之。"《难经·五十六难》中的论述,除了疾病症状,还体现了古人对该疾病病因病机的认识。肺积的病机为心病传肺、肺病传肝。由于肝气实,不被病邪影响,因而病邪又传回肺,从而形成肺积。因此不难看出在古代医家的认识里,肺积不仅和肺部有关,与心、肝的关系都十分密切,在治疗上也不拘泥于肺,而是从多脏入手。

宋金元时代,医学发展迅猛,各家学说百花齐放,多法并立,对于肺痿、肺痈、息贲、咯血等从病因病机、临床表现、治法方药、后期调养等有了更为系统的论述。寒凉派刘完素倡导的火热论对后世运用清热解毒法治肺癌产生较大影响，其《河间六书》中载"白术丸"治疗本病。金元时期的李东垣治疗肺积的息贲丸，所治之证颇似肺癌症状。易水派张元素提出治疗积聚宜扶正以祛邪，不可过用攻伐之剂。补土派李东垣与其观点相似，主张辨证论治，强调胃气的重要性，慎用大毒之剂，充分肯定了养正积自除的治疗观点，其扶正以祛邪的观点，被后人沿用至今。朱丹溪以"四物加贝母、瓜蒌、五味、桑白皮、杏仁、款冬花、柿霜"治疗咳嗽吐血患者，虽然难以确定是否是肺癌之疾，但亦可用药方式窥探古人的治疗思路，因咳血多热证，病位在肺，故用四物汤补血和血，贝母、桑白皮等清热滋阴、润肺止咳。此外，一些方书载有治疗咳嗽见血、胸闷胸痛、面黄体瘦等常见证候的方药，也与肺癌有一定的相似之处，对于后世研究肺癌的发病和治疗，均具有重要的启迪意义。整理诸家医案可见，古代医家治疗肺癌相类疾病时不拘泥于某种思路和某种治法，根据病因病机随时调整，既用攻法亦用补法，或者攻补兼施。正如李中梓《医宗必读·积聚》中言："初者病邪初起，正气尚强，邪气尚浅，则任受攻；中者受病渐久，邪气较深，正气较弱，任受且攻且补；末者病势经久，邪气侵凌，正气消残，则任受补。"

至明清时期，西学东渐，对西方解剖学的了解，使得医家对于肺癌的认识更为深刻。明代张景岳《景岳全书·杂证谟·虚损》言："劳嗽，声哑，声不能出或喘息气促者，此肺脏败也，必死。"这同晚期肺癌的临床表现相同，并明确指出预后不良。清代沈金鳌《杂病源流犀烛·积聚癥瘕痃癖痞源流》云："邪积胸中，阻塞气道，气不宣通，为痰，为食，为血……"说明了肺中积块的产生与正虚邪侵，气机不通，痰血搏结有关，但这气不宣通的临床症状贯穿于呼吸系统的大部分疾病，亦包括肺癌早中晚三期。汪石山《医学原理·积聚门》云："积聚之症，古方多以汗吐下三法治之，愚意其法须善……莫若攻补兼施，调养正气为主，但得正气旺盛，健运不失其常，则积聚自解散也"对汗吐下等攻邪法提出质疑，认为攻补兼施法更为合理。李梴《医学入门·积聚门》载："积初为寒，宜辛温消导，大七气汤、乌白丸之类；久则为热，宜辛寒推荡木香槟榔丸、通元二八丹之类。"并提出"五积六聚皆属脾，阳虚有积易治，惟阴虚难以峻补"，首次提出本病病初为寒，积久为热，当分期而治。

总而言之，肺癌在不同的发展阶段中正邪关系不断发生变化，因此在不同时期,治疗策略也不尽相同。根据中医异病同证、异病同治的观点,古籍中对难治愈性肺系疾病的诊断、分析、治疗,尤其是有独到见解的医论、医案,均可对现代中医诊治肺癌起到积极影响,后续章节中选择了历代与肺癌症状相关的内容供大家参阅,以期对肺癌的研究提供帮助。

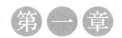

经 典 医 论

第一节 病 因 病 机

一、从正虚邪恋论

是故虚邪之中人也,始于皮肤,皮肤缓则腠理开。留而不去,传舍于肠胃之外,募原之间,留着于脉,稽留而不去,息而成积。(《灵枢·百病始生》)

动气既属元亏,则虚者惟培,纵感邪,亦难汗下;动气即兼留伏,亦法难遽逐,无外症,攻补兼调。动气多本元虚,间有挟实者,必是五积息积之类。非峻利攻击之药,所能遽逐。[《医级·动气(附奔豚息积)》]

二、从血瘀、痰凝、气滞论

病者胁下满,气逆息难,频岁不愈,名曰息积。因气留滞,癖于胁下,不在脏腑荣卫之间,积久形成,气不干胃,故不妨食。(《三因极一病证方论·息积证治》)

邪积胸中,阻塞气道,气不宣通,为痰为食为血,皆得与正相搏,邪既胜,正不得而制之,遂结成形而有块。(《杂病源流犀烛·积聚癥瘕癖源流》)

肺痈者,肺气壅而不通,痈属有形之血,血结宜骤攻。肺痿者,肺气痿而不振,属无形之气,气伤宜徐理。由五脏蕴崇之火与胃中停蓄之热,上乘于肺,肺受火热熏灼,即血为之凝,血凝即痰为之裹,遂成小痈。(《内科摘要·肺痈》)

三、从津亏肺燥论

肺痿之病,从何而得之?师曰:或从汗出,或从呕吐,或从消渴,小便利数,或从便难,又被快药下利,重亡津液,故得之。(《金匮要略·肺痿肺痈咳嗽上气病脉证治》)

肺痿者,萎而不振之象。痿属气虚而津少,如草卉之萎,烈火熏蒸而萎,

寒凛凝结亦能萎。或汗，或吐，或利小便，或亡津液，肺燥则萎。(《外证医案汇编·内部》)

萎者，即如草木，上无雨露，下失灌溉，以至萎谢之萎。凡人百骸五脏皆可云萎，不专于肺。今言肺者，一身七歧，本具叶形，若气血均调，则舒张翕闭自如，与肾一气，相为呼吸之数，以应时刻。多因脾土有亏，母不能顾子以来生我，即肾气不足，子盗母气而为所窃，则元气为之不足，因而津精血液无所不亏而有枯萎之象。其始必因金体自燥，绝寒水生化之源，继而肾水枯涸，受龙火潜越之祸，犹之既失雨露之滋，反遭风日之炙，有不萎落者乎?(《活人录汇编·咳嗽门》)

肺萎一症，概属津枯液燥，多由汗下伤正所致。如草木之萎，为津亡而气竭也。然致萎之因，非止一端。(《医法青篇·肺萎》)

四、从气血失和、外邪袭肺论

咳嗽脓血者，损肺损心故也。肺主气，心主血。肺感于寒，微者则成咳嗽。嗽伤于阳脉，则有血。血与气相随而行。咳嗽极甚，伤血动气，俱乘于肺，肺与津液相搏，蕴结成脓，故咳嗽而脓血也。(《诸病源候论·咳嗽病诸候》)

肺感于寒，微者则成咳嗽。咳嗽极甚，伤于经络，血液蕴结，故有脓血。气血俱伤，故连滞积久。其血黯瘀，与脓相杂而出。(《诸病源候论·咳嗽病诸候》)

肺痈者，由风寒伤于肺，其气结聚所成也。肺主气，候皮毛。劳伤血气，腠理则开而受风寒，其气虚者，寒乘虚伤肺，寒搏于血，蕴结成痈。热又加之，积热不散，血败为脓。肺处胸间，初肺伤于寒则微嗽。肺痈之状，其人咳，胸内满，隐隐痛而战寒，诊其肺部脉紧为肺痈。(《诸病源候论·肺痈候》)

肺为五脏华盖，百脉取气，运动血脉，卫养脏腑，灌注皮毛。将理失宜，气与血乱，则成肺萎、肺痈矣。(《三因极一病证方论·肺萎肺痈叙论》)

夫肺者，五脏之华盖也，处于胸中，主于气，候于皮毛。劳伤血气，腠理虚而风邪乘之感于肺也，则汗出恶风、咳嗽短气、鼻塞项强、胸肋胀满，久久不瘥，已成肺萎也；风中于卫，呼气不入。热至于荣，则吸而不出，所以风伤皮毛，热伤血脉，风热相搏，气血稽留，蕴结于肺，变成疮疽。(《外科精义·论诊

候肺疽肺痿法》）

肺痈者，先因感受风寒，未经发越，停留肺中，初则其候毛耸恶风，咳嗽声重，胸膈隐痛，项强不能转侧者，是其真候也。久则鼻流清涕，咳吐脓痰，黄色腥秽，甚则胸胁胀满，呼吸不利，饮食减少，脉洪自汗。（《外科正宗·肺痈论第二十四》）

夫肺痈者，由寒热之气，内舍于肺，其气结聚之所成也。盖因调理失宜，劳伤血气，风寒得以乘之，寒生热，风亦生热，壅积不散，遂成肺痈。（《寿世保元·肺痈》）

《经》云：肺属金，金器有声之物，金空则鸣，实则哑，破则无声。肺痿者，感于风寒，咳嗽短气，鼻塞胸胀，久而成痿，有寒痿、热痿二证。肺痈者热毒蕴结，咳吐脓血，胸中隐痛。痿重而痈稍轻。治痿宜养血补气，保肺清火。治痈宜泄热豁痰，开提升散。痈为邪实，痿为正虚，不得混治。（《内科撮要·肺痈》）

劳烦经营，阳气弛张，即冬温外因咳嗽，亦是气泄邪侵。辛以散邪，苦以降逆，希冀嗽止，而肺欲辛，过辛则正气散失，音不能扬，色消吐涎喉痹，是肺痿难治矣。（《临证指南医案·肺痿》）

五、综合论述

肺之气曰息贲，在右边胁下，大如杯，久不愈，令人洒淅，寒热，喘咳，发肺痈。以春甲乙日得之。何以言之？心病传肺，肺当传肝，肝以春适旺，肝不受邪；肺复欲还心，心不受，故留为积。（《难经·五十六难》）

夫肺者，五脏之华盖也，处于胸中，主于气，候于皮毛，劳伤血，腠理不密，外邪所乘，内感于肺；或入房过度，肾水亏损，虚火上炎；或醇酒炙煿，辛辣厚味，熏蒸于肺；或咳唾痰涎，汗下过度，重亡津液之所致也。（《外科枢要·论肺疽肺痿》）

人身之气禀命于肺，肺气清肃，则周身之气莫不服从而顺行。肺气壅浊，则周身之气，易致横逆而犯上。故肺痈者，肺气壅而不通也。肺痿者，肺气委而不振也……肺痿者，其积渐已非一日，其寒热不止一端，总由胃中津液不输于肺，肺失所养，转枯转燥，然后成之。盖肺金之生水，精华四布者，全借胃土津液之富。上供罔缺，但胃中津液暗伤之窦最多。医者粗率，不知爱护，或腠理素疏,无故而大发其汗。或中气素馁,频吐以倒倾其囊。或瘅成消中,饮水而渴不解,泉竭自中,或肠枯便秘,强利以求其快,漏厄难继。只此上供之津液,坐耗歧途。于是肺火日炽,肺热日深,肺中小管日窒,咳声以渐不扬,胸中脂膜日干,咳痰难于上出,行动数武,气即喘鸣,冲击连声,痰始一应。(《医门法律·肺痈肺痿门》)

夫肺为五脏之华盖,其位至高,其质至清,内主乎气,中主乎音,外司皮毛。人生血气充足于内,水火五脏具根,斯娇脏无畏火之炎,金水有相生之用,肺气安得受克而痿弱不振者乎?无如先天之禀既亏,复又房劳不慎,戕贼真元,根本摇动,致肾水亏而相火炽,上熏肺金,金被火刑。(《杂症会心录·肺痿》)

古人之言肺痈者,归于风寒入肺。历诊肺痈之脉皆数而有力,观其症形,精神不衰,饮食如常,只是痰涎臭黏,面赤心烦,咳而有力,胸膈疼痛,治多收功。若是风寒入肺,其脉必迟,何有外热之症见也?且风寒入肺,岂不犯胃?寒气入胃,食饮必衰。试观风寒致成寒劳之症者,咳多痰壅,未见腥臭耳。又言邪乘肺虚,寒搏于血,蕴结成痈,积聚不散,败血为脓。夫既寒搏于血,是风寒之邪耳,何得又蕴热不散?使治肺痈者,从寒乎,从热乎?愚未敢轻从也。参之肺痈,乃上焦之大病也。缘其人体素壮健,气旺血弱,加以夏日炎蒸,烟酒过度,致热邪蕴于三焦,血液干槁。夫肺金体燥,畏火者也。今处三焦之上,诸脏之火皆从上出,总皆肺盖受其熏蒸者耳,此肺痈之所由见也。(《方氏脉症正宗·肺痈》)

息贲者,五积中之肺积也,喘息奔急,亦名息积,右胁下必有积块以别之。人之五脏,皆有上气,而肺为之总司,其体清虚,有升有降,即出入皆利,其用健运,少气少血,即升降无资。故喘哮诸证,皆在肺金分野,治之亦宜在肺。然属实者,毋庸更论;属虚者,又应变通。如土虚而不能生金者,则治在脾而中枢能运;或肾虚而不能纳气者,治在肾而北门有锁。(《叶选医衡·喘哮短气气逆息贲辨》)

世有膏粱子弟,多食浓厚气味,燔炙煎炒之物,时时吞嚼,或美酝香醪,乘兴酣饮,遂至咽干舌燥,吐痰吐血,喘息膈痛,不得安眠者,人以为肺经火热也,谁知是肺痿已成疮乎?夫肺为五脏之盖,最喜清气熏蒸,最恶燥气炎逼,今所饮所食,尽为辛热之物,则五脏之中,全是一团火气。火性炎上,而肺金在上,安得不受其害乎？肺既受刑,不能下生肾水,肾水无源,则肾益加燥,势必取资于肺金,而肺金又病,能不已虚而益虚,已燥而益燥乎？况各经纷纷来逼,火烈金燥,肺间生痈,必然之势也。(《青囊秘诀·肺痈论》)

第二节　临床表现

一、临床症状

诊得肺积,脉浮而毛,按之辟易,胁下气逆,背相引痛,少气,善忘,目瞑,皮肤寒,秋瘥夏剧,主皮中时痛,如虱缘之状,甚者如针刺,时痒,其色白。(《脉经·平五脏积聚脉证》)

伤于津液,便如烂瓜,亦如豚脑,但坐发汗故也。肺痿,其人欲咳不得咳,咳则出干沫,久久小便不利,甚则脉浮弱。肺痿,吐涎沫而不咳者,其人不渴,必遗溺,小便数。所以然者,以上虚不能制下也,此为肺中冷,必眩,多涎唾,甘草干姜汤以温其脏。

师曰：肺痿咳唾,咽燥欲饮水者,自愈。自张口者,短气也。咳而口中自有津液,舌上苔滑,此为浮寒,非肺痿也。

风中于卫,呼气不入;热过于荣,吸而不出。风伤皮毛,热伤血脉。风舍于肺,其人则咳,口干,喘满,咽燥不渴,多唾浊沫,时时振寒。热之所过,血为凝滞,畜结痈脓,吐如米粥。始萌可救,脓成则死。咳而胸满,振寒,脉数,咽干不渴,时时出浊唾腥臭,久久吐脓如粳米粥者,为肺痈,桔梗汤主之。肺痈,胸满胀,一身面目浮肿,鼻塞清涕出,不闻香臭酸辛,咳逆上气,喘鸣迫塞,葶苈大枣泻肺汤主之。(《脉经·平肺痿肺痈咳逆上气淡饮脉证》)

胁下气逆,背相引痛,少气,善忘,目瞑,皮肤寒,秋愈夏剧。主皮中时痛,如虱缘之状,其甚如针刺之状,时痒,色白也。(《诸病源候论·积聚诸病》)

诊得肺积,脉浮而毛,按之辟易,胁下时时痛逆,背相引痛,少气善忘,且眼结通,皮肤寒,秋愈夏剧,主皮中时痛,如虱缘之状,甚者如针刺之状,时痒,色白也。肺之积名曰息贲,在右胁下,覆大如杯,久久不愈,病洒洒寒热,气逆喘咳,发肺痈。以春甲乙日得之,何也？心病传肺,肺当传肝,肝适以春王,王

者不受邪,肺复欲还心,心不肯受,因留结为积,故知息贲以春得之。(《备急千金要方·肺脏·脉论》)

伤于津液,便如烂瓜,下如豚脑,但坐发汗故也。其病欲咳不得咳,咳出干沫,久久小便不利,其脉平弱。肺痿吐涎沫而不咳者,其人不渴必遗溺,小便数。(《备急千金要方·肺脏·肺痿》)

渐大抵诸气,惟膀胱气胁下痛最难治,神保丸能始之……肺之积,名曰息贲,在右胁下,覆大如杯,其病喘息奔溢。肝积肥气丸主气,肺积息贲汤主之。(《严氏济生方·心腹痛门·胁痛评治》)

息贲者,喘息愤而上行也,此旧说也。余以谓贲者,贲门也。手太阳之筋,结胸里而贯贲,入贲下,抵季胁,其病支转筋,痛甚则成息贲。手心主结于臂,其病胸痛息贲。又云:肺下则居贲迫肺,善胁下痛;肝高则上支贲,切胁脘为息贲。若是言之,是积气于贲而不散。此《灵枢》说五脏处,言此贲自是多,故予发之……又尝治息贲,用瓜蒂散,不计四时,置之燠室中,更以火一炉,以助其汗,吐、汗、下三法齐行,此病不可逗留,久则伤人。(《儒门事亲·五积六聚治同郁断》)

又有息积者,乃气息癖滞于胁下,不在脏腑荣卫之间,积久形成。气不干胃,故不妨食,病者胁下满,气逆息难,频岁不已,名曰息积……有肺积,名息贲,在右胁下,如杯,寒热喘嗽……寒者热之;结者散之;客者除之;留者行之;坚者削之、消摩之;咸以软之;苦以泻之;全真气而补之;随所利而行之。(《丹溪手镜·积聚》)

肺积名息贲,在右胁下,大如覆杯,喘息气逆,背痛少气,喜忘目瞑,皮寒时痛。久不已,令人洒淅寒热喘效,发为肺壅,其脉浮而毛。(《古今医统大全·积聚门》)

肺积在右胁下大如覆杯,气逆背痛,或少气喜忘,目瞑肤寒,皮中时痛,如虱缘针刺,久则咳喘,名曰息贲,宜大七气汤加桑白皮、半夏、杏仁各半钱。(《秘传证治要诀·诸气门》)

形羸声哑,劳瘵之不治者,咽中有肺花疮也。(《诊家正眼·闻声》)

咳而脑漏,右胁隐痛,二脚肿满,咽干口燥,烦闷多渴,时出黄唾腥臭,状如糯米粥者,难治。有热而呕者,不可治呕,脓尽而止,则自愈。若吐黄色脓臭,或带粉红色者,即肺痿也。大抵脉细而沉,里虚而变证矣。(《寿世保元·

肺痈》）

肺痿之候，久咳不已，汗下过度，重亡津液，便如烂瓜，下如豕脂，小便数而不渴。渴者自愈，欲饮者欲瘥。此由肺多唾涎沫而无脓者，肺痿也。（《寿世保元·肺痿》）

肺痿之候，久嗽不已，汗出过度，重亡津液，便如烂瓜，下如豕脂，小便数而不渴。渴者自愈；欲饮水者欲瘥，此由肺。多唾涎沫而无脓血者，肺痿也。有汗出恶风、咳嗽短气、鼻塞项强、胸胀胁满，久而不瘥，已成肺痿也。肺痿者，久嗽不已，无脓血也。（《万病回春·肺痿》）

肺痈之候，口干喘满、咽燥而渴，其则四肢浮肿、咳唾脓血，或腥臭浊味，胸中隐隐而微痛者，肺痈也。大凡肺痈当咳嗽短气、胸满时唾脓血，久久如粳米粥者，难治。若呕脓而不止者，亦不可治也。其呕而脓自止者，自愈。其面色当白而反赤者，此火克金，不可治也。肺痈者，咳唾有脓血也。（《万病回春·肺痈》）

肺痿之候，久嗽不已，汗之过度，重亡津液，便如烂瓜，下如豕膏，小便数而不渴。渴者自愈，欲饮水者将瘥，此由肺。多唾涎而无脓者，肺痿也。肺疮之候，口干喘满，咽燥而渴，甚则四肢微肿，咳唾脓血，或腥臭浊沫，胸中隐隐微痛者，肺疽也。又《圣惠》曰，中府隐隐微痛者，肺疽也。

上肉微起者，肺疮也。中府者，穴名也。是以候始萌则可救，脓成则多死。又《内经》曰：血热则肉败营卫不行，必将为脓。大凡肺疮当咳嗽短气，胸满，时唾脓血，久久如粳米粥者，难治。若呕脓而不止者，亦不可治。其呕脓而自止者，将自愈。其脉短而涩者，自痊。浮洪而大者，难治。其面色当白而反面赤者，此火之克金，皆不可治。仲景曰：上气面浮肿，肩息，其脉浮大，不治。又加利尤甚。（《外科心法·论诊候肺疽肺痿法》）

其候恶风咳嗽，鼻塞项强，胸胁胀满，呼吸不利，咽燥作渴，甚则四肢微肿、咳唾脓血。若吐痰臭浊，脓血腥秽，胸中隐隐微痛，右手寸口脉数而实者，为肺疽。若吐涎沫而无脓，脉数而虚者，为肺痿也。（《外科枢要·论肺疽肺痿》）

诊得肺积脉浮，而手按之辟易，胁下时时痛逆背相引痛，少气善忘，目瞑结痛皮肤寒，秋愈夏剧。主皮中时痛，如虱缘之状，甚者如针刺之状，时痒，色白也……肺病，身当有热咳嗽短气，唾出脓血，其脉当短涩。今反浮大，其色当白而反赤者，此是火之克金，为大逆，十死不治。商音，人者，主肺声也。肺声哭，其音磬，其志乐，其经手太阴。厥逆阳明，则荣卫不通，阴阳反祚……依源麻黄续命汤主之（方在第八卷贼风篇中）。又言音喘急短气好唾，此为火克金。阳击阴，阴气沉，阳气升。升则实，实则热，热则狂，狂则闭眼悖言，非常所说。（《千金方衍义·肺脏方》）

肺积痰热病龟胸，胸骨高耸若龟形，气急喘咳体羸瘦，宽气百合酌量行。（《医宗金鉴·幼科心法要诀》）

息贲，马云，贲，奔同。喘息上奔痰嗽无宁，此非肺积之息贲，乃喘息而贲。张云，胃病则肺失所养，故气息奔急。气竭于上，由精亏于下，败及五脏，故死不治。（《素问识·阴阳别论篇》）

肺痈肺痿，虽同一肺经，治法大异……肺痈之症，咳必暴，来必速，膈中隐痛，气粗，脉数洪实，吐痰脓血，腻厚如豆汁，臭秽不堪。肺痿之症，咳必渐，来必缓，膈中不痛，气馁，脉数虚大，吐痰白腻，柔如米粥，虽臭不甚。看肺痈肺痿，总以胃气为先。有胃气纳谷，谷者肺之谷也。米色白，属肺。味甘，属胃。藉土生金，子有母依，虽重可治。若胃气一败，面红膈热，烦躁不宁，喘促，呕脓不休，或精神极倦，俱属难治。《金匮》云：始萌可救，成脓必死。仲景使后人肺痈早治，勿致成脓延久，肺痿叶败，多致不救。然肺痈成脓之后，能胃气不惫，正可支持。用药谨慎，调理得法，十中可全四五。余见已多，未必竟为死症。（《外证医案汇编·内部》）

久嗽不已，汗出过多，重亡津液，便如烂瓜，下如豕膏，小便数而不渴，渴不欲饮，脉数而虚，多涎唾而无脓者，肺痿也。（《外科集腋》）

肺痿……此症虽热不至炎火焚灼，故止于干萎，若亢火薰蒸必致溃烂成痈，岂止于萎谢而已哉。外症自现，皮毛枯悴，肌肤皱裂，形羸神怯，内则音哑声嘶，干咳气逆，皮寒骨热等症，六脉沉涩细数不清。倘气口皮肤枯燥，脉来急突无神，饮食减少，息粗气高者死。（《活人录汇编·咳嗽门》）

人有久嗽之后，肺管损伤，皮肤黄瘦，咽喉嘶哑，自汗盗汗，卧眠不得，口吐稠痰，腥臭难闻，惟闻喘急，毛悴急焦。喘嗽之时，必须忍气须臾，轻轻吐痰，始觉膈上不痛，否则大痛难堪，气息奄奄，全无振兴之状者，人以为肺中痛也，谁知是肺痿而生疮乎？此等之症，不易解救。（《青囊秘诀·肺痈论》）

肿瘤

肺痿因肺受火炎,久则肺窍俱闭,喉间或痒或疮,嗽有血点,痰带红线,六叶遂日焦枯而成痿矣。(《医学举要·杂症合论》)

始则咳嗽吐痰,继而微嘶,渐至于瘠,乃声瘠中最危之候也。(《瞻山医案》)

脉数实为肺痈,脉数虚为肺痿,上气喘而燥者为肺胀。有火热伤肺而得之者,有肺气虚寒而得之者,有声嘶而哑者,是肺已坏也,难治。(《内科摄要·肺痈》)

凡感受风寒,停留肺中,或劳力内伤,以致咳嗽声重,胸膈隐痛,颈项强硬,不能转侧,此肺痈也。久则鼻流清涕,咳吐脓痰,黄色腥秽,重则胸胁胀满,呼吸不及,饮食减少,脉洪,自汗,渐至咳吐痰血,寒热往来,形体消瘦,声哑喉痛,转为肺痿,此危症也。(《验方新编·咳嗽》)

观其症,则咳嗽失血矣,寒热往来矣,盗汗侧眠矣,音哑咽痛矣,上呕而下泄矣……病势至此,形体消削,咯吐瘀脓,色如桃花,或如米粥……(《杂症会心录·肺痿》)

二、脉诊

寸口脉不出,而反发汗,阳脉早索,阴脉不涩,三焦踟蹰,入而不出,阴脉不涩,身体反冷,其内反烦,多唾,唇燥,小便反难,此为肺痿。

问曰:病咳逆,脉之何以知此为肺痈? 当有脓血,吐之则死,后竟吐脓死。其脉何类?

师曰:寸口脉微而数,微则为风,数则为热;微则汗出,数则恶寒。

问曰:寸口脉数,其人咳,口中反有浊唾、涎沫者,何也?

师曰:此为肺痿之病。若口中辟辟燥,咳则胸中隐隐痛,脉反滑数,此为肺痈。咳唾脓血,脉数虚者,为肺痿;脉数实者,为肺痈。

咳家,其脉弦,欲行吐药,当相人强弱而无热,乃可吐之。其脉沉者,不可发汗。久咳数岁,其脉弱者,可治;实大数者,不可治。其脉虚者,必苦冒,其人本有支饮在胸中故也,治属饮家。

问曰:振寒发热,寸口脉滑而数,其人饮食起居如故,此为痈肿病。医反不知,而以伤寒治之,应不愈也。何以知有脓? 脓之所在,何以别知其处?

师曰:假令脓在胸中者,为肺痈。其人脉数,咳唾有脓血。设脓未成,其脉自紧数。紧去但数,脓为已成也。

一云:咳而上气,肺胀,其脉沉,心下有水气也(《要略》《千金》《外台》沉作浮)。夫酒客咳者,必致吐血,此坐极饮过度所致也。咳家,脉弦为有水,可与十枣汤下之。咳而脉浮,其人不咳不食,如是四十日乃已(一云三十日)。咳而时发热,脉卒弦者,非虚也。此为胸中寒实所致也,当吐之。

寸口脉数,趺阳脉紧,寒热相抟,故振寒而咳。趺阳脉浮缓,胃气如经,此为肺痈。(《脉经·平肺痿肺痈咳逆上气淡饮脉证》)

诊其脉,趺而紧,积聚。脉浮而牢,积聚。脉横者,胁下有积聚。脉来小沉实者,胃中有积聚,不下食,食即吐出。脉来细软附骨者,积也。脉出在左,积在左;脉出在右,积在右;脉两出,积在中央,以部处之。诊得肺积脉,浮而毛,按之辟易。(《诸病源候论·积聚诸病》)

又寸口脉不出而反发汗,阳脉早索,阴脉不涩,三焦踟蹰,入而不出。阴脉不涩,身体反冷,其内反烦,多唾唇燥,小便反难,此为肺痿。(《备急千金要方·肺脏·肺痿》)

肝积肥气,弦细青色。心为伏梁,沉芤色赤。脾积痞气,浮大而长。其色脾土,中央之黄。肺积息贲,浮毛色白。奔豚属肾,沉急面黑。五脏为积,六腑为聚。积在本位,聚无定处。趺紧浮牢,小而沉买。或结或伏,为聚为积。实强者生,沉小者死。生死之别,病同脉异。(《崔氏脉诀》)

脉来细而附置者,乃积也。寸口见,积在胸;尺中见,积在气冲;关上见,积在脐傍。左积左,右积右。脉出,积在中央处其部。脉浮而毛,按之辟易,胁下气逆,背相引痛,名肺积。(《丹溪手镜·积聚》)

五积属阴,沉伏附骨,肝弦心芤,肾沉急滑,脾实且长,肺浮喘卒。六聚结沉,痼则浮结。又有瘕,其脉多弦,弦急瘕疾,弦细坚,沉重中散,食成癖。左转沉重,气胸前;若是肉,右转横旋。积聚瘕,紧则痛缠,虚弱者死,实强可痊。脉沉伏而细,在寸,积在胸中……肺积脉浮而毛,肾积脉沉而急滑,心积脉沉而芤,上下无常处,脾积脉实而长、食则多吐。(《医学入门·脉诊》)

诊得肺积脉浮,而手按之辟易。胁下时时痛逆,背相引痛,少气善忘,目瞑,结痛,皮肤寒,秋愈夏剧,主皮中时痛,如虱缘之状。甚者如针刺之状,时痒,色白也。(《普济方·肺脏门》)

（肺脉大甚者，心火烁肺，真阴必涸，故为胫肿。若其微大，亦由肺热，故为肺痹引胸背。肺痹者，烦满喘而呕也。起畏日光，以气分火盛而阴精衰也）。小甚为泄，微小为消瘅（肺脉小甚，则阳气虚而腠不固，病当为泄。若其微小，亦以金衰，金衰则水弱，故为消瘅）。滑甚为息贲上气，微滑为上下出血（肺脉滑甚者，气血皆实热，故为息贲上气。息贲，喘急也。若其微滑，亦为上下出血。上言口鼻，下言二阴也。贲音奔）。涩甚为呕血；微涩为鼠瘘，在颈支腋之间，下不胜其上，其应善痿矣。（《类经·脉色类·脏脉六变病刺不同》）

脉：寸口脉数而虚，肺痿也。（《万病回春·肺痿》）

脉：寸口脉数而实者，肺痈也。若脉微紧而数者，未有脓也；若紧甚而数者，已有脓也。又脉短而涩者，自痊；浮大者难治。（《万病回春·肺痈》）

诊其脉候，寸口脉数而虚者，肺痿也。数而实者，肺痈也。若欲知其有脓，但脉见微紧而数者未有脓也，紧甚而数者已有脓也。（《外科心法·论诊候肺疽肺痿法》）

切其脉，或浮大空数，或弦细而涩数矣。（《杂症会心录·肺痿》）

三、预后

夫病吐血，喘咳上气，其脉数，有热，不得卧者，死。上气，面浮肿，肩息，其脉浮大，不治。又加利尤甚。上气燥而喘者，属肺胀，欲作风水，发汗则愈。（《脉经·平肺痿肺痈咳逆上气淡饮脉证》）

喘急是肺积。肺主气，其喘急则肺绝。其人当面白全无血色，故不可医也。（《幼幼新书·癥瘕积聚·积聚》）

阴虚咳嗽，久之喉中痛者，必有肺花疮，难治。（《张氏医通·七窍门下》）

阳气内击，阴气外伤，伤则寒，寒则虚，虚则厉风所中，嘘吸战棹，语声嘶塞而散，下气息短惫，四肢僻弱，面色青葩，遗矢便利，甚则不可治……口赤而张，饮无时度，此热伤肺，肺化为血，不治。若面赤而鼻衄，可治也。（《千金方衍义·肺脏方》）

此病剧而变肺痿之恶症，竟为百死一生之危候，医药难救，其奈之何哉。（《杂症会心录·肺痿》）

第三节　辨　证　论　治

肺脉急甚为癫疾；微急为肺寒热，怠惰，咳唾血，引腰背胸，若鼻息肉不通。缓甚为多汗；微缓为痿瘘，偏风，头以下汗出不可止。大甚为胫肿；微大为肺痹引胸背，起恶日光。小甚为泄；微小为消瘅；滑甚为息贲上气，微滑为上下出血。涩甚为呕血；微涩为鼠瘘，在颈支腋之间，下不胜其上，其应善酸矣。（《灵枢·邪气脏腑病形》）

火逆上气，咽喉不利，止逆下气者，麦门冬汤主之。（《金匮要略·肺痿肺痈咳嗽上气病脉证治》）

肺系急，胸中痛，恶寒，胸满悒悒然，善呕胆，胸中热，喘逆气，气相追逐，多浊唾不得息，肩背风汗出，面腹肿，膈中食噎不下食，喉痹，肩息肺胀，皮肤骨痛，寒热，烦满，中府主之。寒热，胸满颈痛，四肢不举，腋下肿，上气，胸中有声，喉中鸣，天池主之。咳，胁下积聚，喘逆，卧不安席，时寒热，期门主之。寒热，腹膜胀，怏怏然不得息，京门主之。寒濯濯，舌烦，手臂不仁，唾沫，唇干引饮，手腕挛，指支痛，肺胀上气，耳中生风，咳喘逆，痹臂痛，呕吐，饮食不下膨膨然，少商主之。唾血，时寒时热，泻鱼际，补尺泽。（《针灸甲乙经·五脏传病发寒热》）

论曰：凡积气在右胁下，覆大如杯者，肺积也。气上贲冲，息有所妨，名曰息贲。此本心病传肺，肺当传肝，肝以春适王而不受邪，复贲于肺，故结为积，久不已，令人洒淅寒热，喘咳，发肺壅。所以然者，肺主气，外合于皮毛，今肺气留积，故有寒热、喘咳、肺壅之病。

治肺积息贲，气胀满，咳嗽，涕唾脓血，桑白皮汤方：

桑根白皮（锉）、麦门冬（去心，焙）各一两半，桂（去粗皮）、甘草（炙，锉）各半两，陈橘皮（汤浸去白焙）、猪牙皂荚（酥炙，去皮）各一两。

上六味，粗捣筛，每服三钱匕，水一盏，入生姜半分，拍碎，煎至七分，去滓，温服，空心、晚食前各一。

治肺积息贲，上气胸满咳逆。枳实汤方：

枳实（去瓤麸炒）、木香、槟榔（锉）、甘草（炙，锉）、吴茱萸（汤浸，焙干，

第一章

经典医论

炒)、葶苈(纸上炒令紫色)各半两,杏仁(汤浸,去皮,尖,双仁,炒)三分。

上七味,粗捣筛。每服三钱匕,水一盏,入生姜半分,拍碎,煎至七分,去滓,温服,空心晚食前各一。(《圣济总录·积聚门·息贲》)

《灵枢·邪气脏腑病形》曰:肺脉滑甚为息贲上气。《难经》曰:肺之积名曰息贲,在右胁下,覆大如杯。夫息贲曷名乎? 黄冠道人曰:言肺主喘息而有时贲起也。贲之为言奔也。诊其脉,肺部滑甚,上气,为可验耳。

息贲丸(李东垣):

黄连(炒)一两三,厚朴(制)八钱,干姜(炮)、白茯、川椒(炒)、紫菀各钱半,桂心、白豆蔻、川乌(炮)、人参(去芦)、三棱、天冬(去心)、陈皮、桔梗各一钱,青皮五分,巴霜四分(右除巴霜,茯苓另末外)为末,蜜丸桐子大,服如上肥气丸法,淡姜汤下。以上四方,秋冬加厚朴,减黄连四分之一。(《增补内经拾遗方论·息贲》)

肺痈证,始萌易治,脓成难治。诊其脉数而实已成,微而涩渐愈。面色白,呕脓而止者自愈。有脓而呕食,面色赤,吐脓如糯米粥者,不治。男子以气为主,得之十救二三;妇女以血为主,得之十全七八,历试屡验。(《世医得效方·内护》)

治肺积,在右胁下,大如覆杯,其状洒洒寒热,气逆喘嗽,发为肺痈,脉浮而毛是也。半夏(炮)、桂心、人参、吴茱萸(洗)、桑白皮、葶苈各一两半,甘草(炙)各七钱。上㕮咀,每服五钱,姜三片,水煎,加红枣二枚。亦可用诸积门五积等汤、丸煎服。(《世医通变要法·息贲》)

治积块方,用海石、三棱、莪术、香附(以上俱用醋煮)、桃仁、红花、五灵脂之类为丸,石碱白术汤下。

黄蜀葵根煎汤,入人参、白术、青皮、陈皮、甘草梢、牛膝,煎成膏,入细研桃仁、玄明粉各少许,热饮之,二服当见块下。病重者,须补接之后,加减再行。

石醶,去痰积食积,洗涤垢腻有功。

瓦垄子,能消血块,次消痰。瓦垄子,即蚶壳也。卢尚书移镇岭南,改蚶名瓦垄子,以其壳上有棱如瓦屋,故名之耳。出《岭表异录》。

积块不可专用下药,徒损其气,病亦不去,当消导使之溶化,其死血块去,须大补。(《医学正传·积聚》)

以热药散之则益甚，以火灸之则弥聚，况伏梁证有二，名同而实异，不可不详，其一浮梁，上下左右皆有根，在肠胃之外，有大脓血，此浮梁义同肚痛。其一浮梁，身体髀股皆肿，环脐而痛，是谓风根，不可动，动则为水溺涩之病。此二者《内经》虽言不可动，止谓不可太下，非谓全不可下，恐病去而遗害。痞气者，举世皆言寒则为痞，《内经》以为湿则痞，虽因饮冷而得，其阳气为湿所搐，以热攻之则不散，以寒攻之则湿去而寒退矣。肺积息贲者，喘息贲而上行也，此旧说也。余谓贲者，贲门也，手太阴之筋，结胸里，散贯合贲，下抵季胁，其病支转筋，痛甚则成息贲。手心主结于臂，其病胸痛息贲。又云：肺下则居贲迫肝，善胁下痛。肝高则上支贲，切胁，谓息贲。若是言之，是积气于贲而不散。此《灵枢》说五脏处言，此贲自是多，故余发之。贲豚者，贲与奔同。《铜人》言或因读书得之，未必皆然也。肾主骨，此积最深难疗，大忌吐涌，以其下，止宜下之。故余常以独圣散吐肥气，揣以木架，必燠室中，吐兼汗也。（《古今医统大全·积聚门·癥癖》）

脾积痞气，温白丸加吴茱萸、干姜。肺积息贲，温白丸加人参、紫菀。肾积奔豚，温白丸加丁香、茯苓、远志。（《古今医统大全·积聚门·癥癖》）

肝位于左，以藏血也，肝血蓄于左胁，作块而痛者，为肝积，名肥气。肺位于右，以行气也。肺气郁于右胁，痞硬而痛，咳喘为肺积，名曰息贲也。而脾所系于右，其经湿胜，故痰饮流注右胁，右胁痛者悉是痰气。丹溪云：有肝火盛，木气实，有死血，有痰流注。（《古今医统大全·胁痛门》）

五积六聚皆属脾。《经》曰：积聚、癥瘕、痞满，皆太阴湿土之气，始因外感、内伤、气郁，医误补而留之以成积。积者，阴气，五脏所主，脉沉伏，或左或右，发有根，痛有常处……肺积右胁下，曰息贲，言喘息奔而上行也，令人咳嗽、肺痈……五积，古有五方，今增损五积丸更妙。聚者，阳气，六腑所成，脉沉结，或隐或见，发无根，痛无常处，散聚汤、七气汤、香棱丸、大阿魏丸、大安丸加参。

左右中间移不移，气不能作块成聚，块乃痰与食积、死血有形之物而成，积聚癥瘕一也。有积聚成块，不能移动者，曰癥，言坚硬贞固也；或有或无，或上或下，或左或右者，曰瘕，言假血而成蠢动之形，且有活性。

左死血分右气积，治左破血为主，海石丸或当归龙荟丸料五钱，加桃仁、姜黄各一两，蜜丸。治右调气，青皮汤、木香分气丸。有积者，消积正元散、红

第一章

经典医论

丸子、小阿魏丸，或当归龙荟丸、保和丸，俱加鹐鸠屎。

当中痰结一团而；中乃水谷出入之路，饮食、七情郁积成痰，石碱丸、白芥丸。凡痞块在皮里膜外，俱宜二陈汤加补气、行气药。

有余消导分新久，积初为寒，宜辛温消导，大七气汤，乌白丸，大、小温中丸，退黄丸，阿魏撞气丸；久则为热，宜辛寒推荡，木香槟榔丸、通玄二八丹、消块丸。通用纂积丹、生漆膏。有虫者，妙应丸。外治三圣膏、三棱煎、神效阿魏散。

不足平补是上医。阳虚有积易治，惟阴虚难以峻补。痞积又忌滞药，止宜早服滋补药中，加鳖甲、龟板、秋石丹；午服枳术丸、大安丸，或醋鳖丸善消融化为妙。若痞积滞冷贯脐，误为沉寒痼冷，投以姜附热药，初服甚与病情相宜，久则痞积益甚，真气伤而阴血烁矣。俱硫、附固不可服，如知、柏、门冬寒凉伤脾滞气，亦所不宜。古云：衰其大半而止。又云：养正积自除。皆为虚损有积而言也。平补之外，更能断厚味，节色欲，戒暴怒，正思虑，庶乎万全。（《医学入门·积聚》）

洁古治法：肝积肥气，温白丸加柴胡、川芎；心积伏梁，温白丸加菖蒲、黄连、桃仁；脾积痞气，温白丸加吴茱萸、干姜。肺积息奔，温白丸加人参、紫菀；肾积奔豚，温白丸加丁香、茯苓、远志。（《景岳全书·古方八阵》）

胁痛二三年不已者，乃痰瘀结成积块。肝积肥气，肺积息贲，发作有时，虽皆肝木有余，不可峻攻，宜枳术丸加官桂、陈皮、桔梗、甘草，蜜丸服，或复元通圣散，附胁膜方。（《医学入门·胁痛》）

五脏有积，肝曰肥气，在左胁下，大如覆杯，或有头足，久则变病，咳逆痎疟，连岁不已；心积伏梁，病起脐上，其大如臂，上至心下，如久不愈，令人烦心；脾积痞气，其在胃脘，覆大如盘，久而不愈，四肢不举，乃发黄疸，虽食而瘦；肺积息贲，在右胁下，覆大如杯，久而不愈，令人喘急，骨痿少气。鼓胀发蛊，中满郁痞，开提其气，升降是宜。人身之本，脾胃为主。头痛耳鸣，九窍不利，肠胃所生。（《古今医鉴·病机》）

肺虚则少气而喘。《经》云：秋脉者肺也。秋脉不及，则喘，呼吸少气而咳，上气见血，下闻病音。其治法则门冬、五味、人参之属是也。肺痹肺积，则久喘而不已。《经》云：淫气喘息，痹聚在肺。又云：肺痹者，烦满喘而呕，是肺痹而喘。治法或表之，或吐之，使气宣通而愈也。《难经》又云：肺之积名

息贲,在右胁下如杯,久不已,令人喘咳,发肺痈。治法则息贲丸能磨其积是也。(《医学纲目·肺大肠部·喘》)

是动则病肺胀满,膨膨然而喘咳,缺盆中痛,甚则交两手而瞀,此为臂厥。是主肺所生病者,咳,上气喘咳,烦心胸满,臑臂内前廉痛,厥,掌中热。气盛有余,则肩背痛,风寒汗出中风,小便数而欠。气虚则肩背痛,寒,少气不足以息,溺色变,为此诸病。(《经络考·肺手太阴之脉》)

脾之积名曰痞气,在胃管,覆如大盘。久不愈,令人四肢不收,发黄疸,饮食不为肌肤。以冬壬癸日得之,何以言之?肝病当传脾,脾当传肾,肾以冬适王,王者不受邪,脾欲复还肝,肝不肯受,故留为积。故知痞气,以冬壬癸日得之也。肺之积名曰息贲,在右胁下。(《普济方·积聚门总论》)

肺痿者,久嗽不已,无脓血也。薏苡散治肺痿咳嗽,其症辟辟燥咳,胸隐隐而痛,肺弱无力。当归、白芍(酒炒)、黄芩、人参(去芦)、五味子、黄芪(蜜炙)、麦门冬(去心)、桑白皮、百部、薏苡仁各等分。上到一剂,生姜三片,水煎服。胸前有孔,常出血水者,谓之心漏也。鹿子丸治胸前有孔,兼治腰痛。嫩鹿茸(去毛,酥炙微黄)、大附子(泡,去皮、脐)、盐花各等分。上为末,枣肉为丸。每服三十丸,空心好酒送下。(《万病回春·肺痿》)

肺痈已破入风者,不治。用《医垒元戎》搜风汤吐之,或用太乙膏成丸,食后服。收敛疮口,止有合欢树皮、白蔹煎饮之。合欢,即槿树皮也,又名夜合。

脉法,《脉诀举要》曰:寸数而实,肺痈已成。寸数虚涩,肺痿之形。肺痈色白,脉宜短涩。死者浮大,不白而赤。

治方,桔梗汤。治肺痈咳嗽脓血,痰唾腥臭,咽干多渴,大小便赤涩。桔梗、贝母、当归、瓜蒌仁、枳壳(麸炒)、薏苡仁(炒)、桑白皮、防己各一钱,黄芪一钱半、甘草节(生用)、杏仁(炒,去皮、尖)、百合(蒸),各五分。上作一服,用水二钟、姜五片煎八分,食远服。一方加人参五分。口干燥热,加黄芩;大便秘,加大黄一钱;小便少,加木通一钱。

消脓饮。治肺痈脓腥气上冲而呕,咳嗽。南星(生)一两,知母、贝母、白芷、生地(姜炒)、阿胶(炒)、川芎、桑白皮(炒)、白及各半两,甘草(炙)、防风、射干、桔梗、紫苏叶、天门冬(去心)、薄荷、杏仁(不去皮)、半夏(姜制)各七钱半。上㕮咀,每服一两,生姜七片,乌梅一个,水煎,食后温服。

黄芪散。治肺痈。黄芪一味用白紫蜜炙,为细末,每服一大匙,食远后用黄芪汤调服,效。

甘桔汤。治肺痈吐脓。桔梗(炒)一两、甘草(炙)半两。上每服一两,水
一钟半煎八分,空心服,吐尽服为效。(《济阳纲目·肺痈》)

致患肺痈者,先因感受风寒,未经发越,停留肺中,初则毛耸恶风,咳嗽声
重,胸膈隐痛,项强不能转侧者,是其真候也;久则鼻流清涕,咳吐脓痰,黄色
腥秽,甚则胸胁胀满,呼吸不利,饮食减少,脉洪自汗。法当清,金甘桔汤主
之,麦冬清肺饮调之。又久嗽劳伤,咳吐痰血,寒热往来,形体消削,咯吐瘀
脓,声哑咽痛,其候传为肺痿,如此者百死一生之病也。治宜知母茯苓汤主
之,人参五味子汤调之。又有七情、饥饱、劳役损伤脾肺者,麦冬平肺饮主之,
紫菀茸汤调之。(《外科正宗·肺痈论》)

夫痿之与痈,固皆肺病,然溯所由,则有异矣。何也?痿则火郁气虚而肺
燥,痈则火迫血热而肺溃,二者较若苍素,治宁得无异乎?盖肺体清虚,本燥,
主乎气,金气清肃,则一呼一吸之间,脏腑经络,四体百骸,无往不之,而其动
静之为,靡不藉以司用。今也火郁邪壅,致金体燥烈,肺气虚微,而敷运停息,
亦自衰弱,不能充盈百脉,乃使筋骨痿弹,由是而痿病作焉。故《经》曰:肺伤
善痿,然金体既伤,叶亦焦枯,而其息亦不利,息既不利,则火邪无从而泄,郁
遏蒸熏,致咯唾咳嗽,血渗妄行,必云门、中府隐痛,咳而喉腥,脉数而虚,以此
为验,乃曰肺痿。症与痨瘵仿佛,治当君以养气,佐以清金,而兼攻痰之法,则
善矣。至于肺痈,由则不然,或始于风寒袭肺,不即消散,致金气壅遏,而复饮
酒,若火添油,火迫血聚,灼而为痈。或素酗酒恣欲,致水亏火炽金伤,热迫血
聚,结而为痈,种种之因,又当晰辨,证必咳而烦满,心胸甲错,口啖生豆不腥,
脉数而实,以此为谛,故曰肺痈。始则咳血,溃久则腐化为脓。《脉诀》云:疮
浮酒灌穿,正此谓也。法当君以排脓凉血,佐以保肺清金。吴氏所谓肺痈,当
凉其血,肺痿,当养其血,盖亦得其旨矣。(《痰火点雪·肺痿肺痈》)

治心腹诸痛,冷气吐酸,奔豚疝癖(酒、醋磨服。疝,音贤,小腹积。疝癖
多见于男子,癥瘕多见于妇人)。莪蒁香烈,行气通窍,同三棱用,治积聚诸气
良。按:五积,心积曰伏梁,起脐上至心下;肝积曰肥气,在左胁;肺积曰息
贲,在右胁;脾积曰痞气,在胃脘右侧;肾积曰奔豚,在小腹上至心下。治之不
宜专用下药,恐损真气,宜于破血行气药中,加补脾胃药。气旺方能磨积,正
旺则邪自消也。《经》曰:大积大聚,其可犯也,衰其大半而止,过者死。东垣

五积方,用三棱、莪荗,皆兼人参赞助成功。按:治积诸药,神曲、麦芽化谷食,莱菔化面食,硇砂、阿魏、山楂化肉食,紫苏化鱼、蟹毒,葛花、枳椇消酒积,麝香消酒积、果积,芫花、牵牛、大戟行水饮,三棱、莪荗、鳖甲消癥瘕,木香、槟榔行气滞,礞石、蛤粉攻痰积,巴豆攻冷积,大黄、芒硝攻热积,雄黄、腻粉攻涎积,虻虫、水蛭攻血积。(《本草备要·草部》)

积者,停蓄之总名。诸书皆分五积属脏,六聚属腑。腑病不治自愈,脏病宜治,而脾脏尤难。丹溪只言积块有形之物在左为血积,在右为痰积,在中为食积;儿则有食积、乳积、气积、虚积、实积、惊积、热积、寒积,甚则为疳癖,为痞结,为癥瘕。又肝积为肥气,脾积为痞气,肺积为息贲,心积为伏梁,肾积为奔豚,治各不同。小儿只是去脾家食积而已。夫胃水谷之海,脾即夹肝附上,脾热则磨速而食易化,脾寒则磨迟而食难消,不消则变为冷积矣。大抵消食行气,开痰化血为主,只宜消之化之磨之,无下积之理。若积泻先当小黑丸下之,后即宜补,以人参、白术,磨以槟榔、枳实、山棱、蓬术辈。小儿只是食积多,痰与血少,其余更少。(《陈氏幼科秘诀·积》)

肝积肥气,用前汤煎熟待冷,却以铁器烧通红,以药淋之,乘热服。肺积息贲,用前汤加桑皮、半夏、杏仁各五分。(《金匮翼·气积》)

肺积名息贲,在右胁下,大如覆杯,气逆背痛,或少气善忘,久不愈令人洒洒寒热,喘咳,皮中时痛,如虱缘针刺(肺热气壅所致)。宜大七气汤加桑白皮、杏仁,兼吞息贲丸(按《内经》谓:胁不满,气逆,二三岁不已,病名息积。当是肥气之属,非即此证)。(《医碥·杂症》)

岐伯曰:病名曰息积,此不妨于食,不可灸刺。积为导引服药,药不能独治也(此肺积之为病也。肺主气而司呼吸定息,故肺之积曰息奔。在《本经》曰息积。积者渐积而成,是以二三岁不已。夫肝肺之积,皆主胁下满。积在肝则妨于食,此积在肺,故不妨于食也。此病腹中有形,不可灸刺。凡积当日用导引之功,调和之药,二者并行,斯病可愈。若只用药而不导引,则药不能以独治也)。(《黄帝内经素问集注·奇病论篇》)

(肺痈之因)仲景曰:寸口脉数,若口中辟辟燥咳,胸中隐隐痛,脉反兼滑,此为肺痈。息贲,肺积病也,在右胁下,如覆盆状,令人洒洒寒热,背痛,呕逆,喘咳,发肺痈,脉必浮而长,皆由肺气虚,痰热壅结也(宜调息丸、息贲丸),当以降气清热、开痰散结为主。(《杂病源流犀烛·脏腑门》)

张志聪曰：肝居胁下，故小则脏安而无胁下之痛。肝居胃之左，故大则逼胃而胃脘上迫于咽也。肝在膈之下，故大则苦于膈中，且胁下痛。肝脉贯膈，上注肺，故高则上支贲切，胁悗为息贲。肝居胃旁，故下则逼胃而胁下空，空则易受于邪，盖胁乃邪正出入之枢部也。肝坚则脏安难伤，脆则善病消瘅而易伤也。肝藏血，血舍魂，端正则神志和利，偏倾则胁痛也。（《黄帝内经灵枢集注·本藏》）

治积之法，理气为先，气既升降，津液流畅，积聚何由而生。丹溪乃谓气无形而不能作块成聚，只一消痰破血为主误矣。天地间有形之物，每自无中生，何止积聚也。戴复庵以一味大七气汤（调气和血，使其升降自如，津液周流，灌溉脏腑，无滞窒则积聚不攻而自化矣）治一切积聚，其知此道欤。肝积肥气，用前汤煎熟待冷，却以铁器烧通红，以药淋之，乘热服。肺积息贲，用前汤加桑白皮、半夏、杏仁各五分。（《重订灵兰要览·积聚》）

肺痿、肺痈同出于热，而肺痈为实，肺痿为虚，以虚治实，尚可苟延，从实治虚，亦见其败。《沈氏尊生书》于肺痿门内，有喘息面浮，宜葶苈汤之语，夫葶苈峻利，可以治肺痈之实，而断不可以治肺痿之虚。且肺痿而至喘息，其虚已甚，与肺痈喘不得卧之属实者，判若天渊。故肺痈之喘，有用葶苈法，尤在泾所谓乘其未集而击之，喻氏所谓先通其壅是也。若肺痿之喘，岂可一概混施。今沈氏于肺痈门内，不载葶苈一方，而反载入肺痿门内，不知何意？又谓肺痿特变成痈，必兼理脓毒，宜紫菀散。夫痿者枯也，必不能复变为痈，即使由痿变痈，固已无复生理，又岂紫菀散所得治哉！（《谷荪医话·肺痿肺痈》）

肺痿一症，多因劳伤气血，腠理虚而风邪乘之，内感于肺，风热相搏，蕴结肺经，久嗽不已，汗出过度，重亡津液而成。《内经》云：血热则肉败，营卫不行，必将为脓。其症便如烂瓜，下如豕膏；小便数而不渴，时吐白沫如米粥者，其脉寸口数而虚，此火盛金伤，肺热而金化也，多不可救，保和汤主之。若虚痨症患此者，更不治。其咳引胸中微痛，及吐有脓血，脉数而实者，肺痈也，加味桔梗汤主之。实则为痈，虚则为痿。然呕脓不止者，亦不可治。此二症初起，邪结在肺者，惟桔梗杏仁煎为第一方，屡效。若延至金化脓成，则难治矣。

古方用白及加入甚效。肺痿失音，人参蛤蚧散，若盗汗发热，痰血食少者，劫劳散。

笔花氏曰：肺痈属有形之血，宜骤攻；肺痿属无形之气，宜缓治。大法生胃津,润肺燥,开积痰,止浊唾,补真气以通肺之小管,散火热以复肺之清肃。痿本虚燥,总不离壮水清金、滋补津液、消痰止嗽之法。古方用人参平肺汤、紫菀散、知母茯苓汤。若火郁痰滞,稍加蜜制生姜以散之,凡生地、熟地、天冬、麦冬、知母、人参、玉竹、紫菀,皆要药也。如痞结,去天冬、生地,加橘红、苏子;泄泻,去天冬、生地、知母,加山药、茯苓。丹方治肺痿,每日用人参细末一钱,入猪肺管内,砂锅中煮烂,加葱酒服,神效。涎唾多者,《外台》用炙甘草汤。(《奉时旨要·肺痿》)

肺痈者,肺气壅而不通,痈属有形之血,血结宜骤攻。肺痿者,肺气痿而不振,属无形之气,气伤宜徐理。由五脏蕴崇之火与胃中停蓄之热,上乘于肺,肺受火热熏灼,即血为之凝,血凝即痰为之裹,遂成小痈。法宜生胃津,润肺燥,下气逆,开积痰,止浊吐,补其气以通肺之小管,散火热以复肺之清肃。

夫血热则肉败,营卫不行,必将为脓,《金匮》以通行营卫为第一,欲治其子,先建其母。胃中津液尤贵,足以上供而无绝乏。

先服小青龙一剂,后服葶苈大枣泻肺。此治肺痈吃紧之方,肺中生痈不泻其肺,更欲何待?曰:久痈脓已成,泻之无益。

麻杏石甘汤(肺痈初起宜用,颇合机宜)。桔梗汤,炙甘草汤,补肺汤,《千金》苇茎汤(下热散结)。金鲤汤,加味桔梗汤(加黄芪,李士材治肺痈神方,新起加防风,溃后加人参,久不敛加合欢皮)。葶苈大枣泻肺汤(治肺痈胸满胀,一身面目黄肿,鼻塞不闻香臭)。三物白散(治咳而胸满,振寒脉数,咽干不渴,时出浊吐,腥臭久久,吐脓如米粥者,为肺痈)。越婢加半夏汤(小青龙加石膏汤,二方治肺胀)。橘叶,肺、乳痈,绞汁饮之。(《内科撮要·肺痈》)

观世之为医者,以痈作痿,以痿作痈,脉理不辨,虚实罔闻。以痿药治痈犹可,若以痈药治痿,克伐太过,则误于人也不浅矣。但肺痿之脉数而无力,咳嗽痰涎不腥臭,烧热不退;肺痈之脉数而有力,咳吐脓血浊秽稠黏,右胁按之痛胀,以此为殊也。治肺痈者,宜养血润肺、清热败毒、分利之法。拟类肺痈汤,拟类大清热汤,拟类败毒汤,改正黄连解毒汤。(《方氏脉症正宗·肺痈》)

肺痿者津枯叶悴,因热在上焦,咳久伤肺,始则寒热自汗,口吐浊沫,或吐红丝脓血,脉数而虚者是也。

肺痈者,咽干吐脓,因风热客肺,蕴毒成痈,始则恶寒毛耸,喉间燥咳,胸前隐痛,痰脓腥臭,按右胁必痛,着左卧则喘,脉滑数有力者是也。肺痿伤在无形之气,气伤者调其元。肺痈毒结有形之血,血结者排其毒,此治法之概也。分而论之,肺痿由津液枯燥,至肺管日窒,咳声不扬,动即气喘,治在补气血,生津液,佐以止嗽消痰。宜人参、玉竹、五味、阿胶、白芍、麦冬、当归、熟地、紫菀、川贝、杏仁等。其肺劳成痿,虚热咳血者,人参固本丸,不时嚼化。肺虚喘急自汗者,安肺汤。往来寒热,自汗烦渴者,紫菀散加银柴胡,姜用蜜制。咳脓血,发热盗汗者,劫劳散。涎唾多,心中温温液液者,炙甘草汤。痰嗽午热声嘶者,紫菀散加丹皮、姜、枣。喘咳失音咯血者,人参蛤蚧散。其虚寒羸瘦,嘘吸胸满者,《千金》生姜温中汤。凡肺痿症,咳唾咽燥,欲饮水者,自愈。张口短气者,危。肺伤咯血喉哑者,不治。肺痈由热蒸肺窍,至咳吐臭痰,胸胁刺痛,呼吸不利,治在利气疏痰,降火排脓,宜安肺桔梗汤。(《类证治裁·肺痿肺痈论治》)

《千金》生脉散,钱氏阿胶散,喻氏清燥救肺汤,皆可选用。肺痈由气血混一,壅滞不行,仲景葶苈大枣泻肺汤,《千金》苇茎汤,并为要剂。又考喻嘉言治肺痈,皆用活法斡旋,因肺痈不可用补,而脾虚又不能生肺,肺燥喜于用润,而脾滞又难于运食。今日脾虚之极,食饮不思,则于清肺药中,少加参末以补脾,明日肺燥之极,咳逆有加,则于清肺药中,少加阿胶以润燥。(《医学举要·杂症合论》)

然治之得法,调理又善,亦有生者。夫肺痈与肺痿不同,肺痈生于火毒,治之宜速。肺痿成劳伤,治之宜缓。大约火毒当补中而用泻,劳伤宜补中而带清。泻与清不同,而补亦不同。惟是泻中用补,可用大剂;清中用补,当用小剂,勿忘勿助,若有若无,始能奏功也。(《青囊秘诀·肺痈论》)

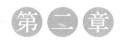

特 色 方 剂

第一节 经 典 名 方

1. 肺痿咳嗽方（《肘后备急方·治卒上气咳嗽方》）……………………

【组成】生姜五两，人参二两，甘草二两，大枣十二枚。

【主治】肺痿咳嗽，吐涎沫，心中温温，咽燥而不渴者。

【用法】水三升，煮取一升半，分为再服。

2. 肺痿咳嗽方（《肘后备急方·治卒上气咳嗽方》）

【组成】生天门冬（捣取汁）一斗，酒一斗，饴一升，紫菀四合。

【主治】肺痿咳嗽，吐涎沫，心中温温，咽燥而不渴者。

【用法】铜器于汤上煎，可丸。服如杏子大一丸，日可三服。

3. 生姜甘草汤（《备急千金要方·肺脏》）

【组成】生姜五两，甘草四两，人参三两，大枣十二枚。

【主治】肺痿，咳唾涎沫不止，咽燥而渴。

【用法】上四味，叹咀，以水七升，煮取三升，去滓。分三服。

4. 桂枝去芍药加皂荚汤（《备急千金要方·肺脏》）

【组成】桂枝、生姜各三两，甘草二两，皂荚一挺，大枣十二枚。

【主治】肺痿，吐涎沫不止。

【用法】上四味，叹咀，以水七升，煮取三升，去滓。分三服。

5. 枣膏丸（《普济本事方·肺肾经病》）

【组成】葶苈（去芦，隔纸炒香）、陈橘皮（去白）、桔梗（炒）各等分。

【主治】息贲。

【用法】上先以下二味为末，入葶苈研匀，煮肥枣肉和丸，如梧子大。每服五七丸，饮下。

肿
瘤

6. 葶苈丸（《普济本事方·肺肾经病》）

【组成】苦葶苈一两一分（隔纸炒香）、当归（洗去芦，薄切，焙干）、肉桂（去粗皮，不见火）、白蒺藜（去角炒）、干姜（炮）、川乌头（炮，去皮、尖）、吴茱萸（汤浸，焙七次）、大杏仁（去皮、尖，微炒）、鳖甲（淡醋煮去裙膜，净洗，酸醋炙黄）、茯苓（去皮）、人参（去芦）各半两，槟榔一两。

【主治】喘急肺积。

【用法】上为细末。煮枣肉和杵。丸如梧桐子大。每服二三十丸，姜枣汤下，日三四服，不拘时候。

7. 羌活丸（《圣济总录·积聚门》）

【组成】羌活（去芦头）、桂（去粗皮）、芎䓖、木香、槟榔（锉）各一两，郁李仁（汤浸去皮，研如膏）五两，大黄（锉，炒）二两。

【主治】结癖气块，饮食不消，肺积气发，心胸痰逆气喘，卒中风毒，脚气，大肠秘涩，奔豚气痛。

【用法】上七味。除郁李仁外，捣罗为末，与郁李仁研匀，炼蜜和丸如梧桐子大，每服二十丸，空腹煎生姜汤，或姜枣汤下。气痛，温酒下。

8. 枳实汤（《圣济总录·积聚门》）

【组成】枳实（去瓤麸炒）、木香、槟榔（锉）、甘草（炙锉）、吴茱萸（汤浸，焙干，炒）、葶苈（锉）、丁香各三分。

【主治】肺积息贲，上气胸满咳逆。

【用法】上八味，捣罗为末，煮枣肉和丸，如梧桐子大，每服二十丸，渐加至三十丸，用炒豆煎汤下，空心日午夜卧各一服。

9. 松花膏（《黄帝素问宣明论方·痰饮门》）

【组成】防风、干生姜、野菊花、芫花、枸杞子、甘草、苍术、黄精，上为末。

【主治】三二十年劳嗽，肺积喘嗽不利。

【用法】取黄精根熬成膏子，和药末丸如弹子大，每服细嚼一丸，冷水化下，临卧不吃夜饭，服药一粒。

10. 团参饮子（《世医得效方·咳嗽》）

【组成】人参、紫菀茸（洗）、阿胶（蛤粉炒）、百合（蒸）、细辛（洗去叶土）、款冬花、杏仁（去皮、尖，炒）、天门冬（汤洗七次）、半夏（汤泡七次）、经霜桑叶、五味子各一两,甘草(炙)半两。

【主治】肺痿咳吐脓血。

【用法】上锉散。每服四钱,水一盏半,生姜五大片,煎至七分,去滓,食后温服。

11. **咯血方**《丹溪心法·咯血》

【组成】白术一钱半,当归一钱,芍药一钱,牡丹皮一钱半,桃仁一钱(研),山栀(炒黑)八分,桔梗七分,贝母一钱,黄芩五分,甘草三分,青皮五分。

【主治】痰中带血。

【用法】以上水煎服。

12. **咯血方**《丹溪心法·咯血》

【组成】橘红二钱,半夏五分,茯苓一钱,甘草三分,白术一钱,枳壳一钱,桔梗一钱,五味十五个,桑白一钱,黄芩一钱,人参五分。

【主治】痰中带血。

【用法】上以水一钟,生姜三片,煎服。或加青黛半钱。

13. **半夏汤**《普济方·积聚门·息贲》

【组成】半夏(汤洗去滑,切片,焙干)、桑根白皮(炙锉)、细辛(去苗叶)、前胡(去芦头)各一两半,桔梗(炒)、甘草(炙、锉)、贝母(去心)、柴胡(去苗)、人参、诃黎勒、白术各一两。

【主治】肺积息贲,咳嗽。

【用法】上粗捣筛,每服三钱,水一盏,枣三枚擘破,生姜半分拍碎,煎至七分,去滓服。食后、夜卧各一服。

14. **桃仁煎丸**《普济方·积聚门·息贲》

【组成】桃仁三两(汤浸,去皮尖双仁,细研,以酒三升,同硼砂煎成膏),砂一两半(不夹石者,研),鳖甲一两(涂醋,炙,令黄去裙)、川乌头半两(去皮脐,锉,盐拌炒,令黄),紫菀半两(去苗土),猪牙皂荚半两(去皮,涂酥,炙,令焦黄),防葵半两,木香三分,槟榔三分,干姜半两(炮裂,锉)。

【主治】息贲气,右胁下结硬如杯,心腹胀痛,不能饮食,胸膈壅闷,咳嗽喘促。

【用法】上为细末,入桃仁、砂煎,蜜熔和丸,如桐子大。每服食前,生姜汤下十五丸。

15. 枳实丸（《普济方·积聚门·息贲》）

【组成】枳实半两（麸炒微黄），木香半两，槟榔半两，诃黎勒皮半两，甜葶苈半两。

【主治】息贲气，腹胁胀硬，咳嗽见血，痰黏不利。

【用法】隔纸炒，令去皮尖、双仁麸。

16. 大腹皮散（《普济方·积聚门·息贲》）

【组成】大腹皮五枚，赤茯苓一两，前胡一两（去芦，锉），诃黎勒皮半两，槟榔半两，木香一两，汉防己半两，桃仁（汤浸去皮尖，双仁，麸炒黄）一两，川大黄（锉碎，微炒）一两。

【主治】息贲气，腹胁胀满，喘急咳嗽，坐卧不安。

【用法】上为粗散，每服三钱，水一中盏，生姜半分，煎六分，去滓，不拘时候温服。

17. 三棱丸（《普济方·积聚门·息贲》）

【组成】荆三棱一两（泡，锉碎，醋拌炒，令黄），川大黄二两（锉碎，微炒），附子一两（炮裂，去皮、脐），鳖甲（涂醋炙令黄，去裙襕）一两半，槟榔一两，诃黎皮二两，木香一两，桃仁（汤浸去皮尖，双仁，麸炒微黄）一两，吴茱萸（汤浸七次，焙干微黄）半两。

【主治】息贲气，右胁下结聚成块，喘咳胸痛，呕吐痰涎，面黄体瘦。

【用法】上为细末，以酒煮面糊和捣三二百杵，丸如桐子大，每服食前，生姜汤下二十丸。

18. 枳实木香丸（《普济方·积聚门》）

【组成】枳实二两（去穣麸炒），木香、陈橘皮（汤浸，去白焙）、人参、海藻（水洗，去咸焙）、葶苈（纸上炒，令紫色）各一两，芍药（锉）、丁香各三分。

【主治】肺积息贲气。

【用法】上为末，枣肉和丸，如桐子大。每服二十。

19. 息贲汤（《医学入门·杂病》）

【组成】半夏、吴萸、桂心各一钱半，人参、桑白皮、苦葶苈各七分，甘草五分。

【主治】肺积。

【用法】姜枣煎服。

20.　**息贲丸**（《简明医彀·积聚》）……………………

【组成】半夏（炮）、桂心、人参、吴茱萸（泡）、桑白皮（炙）、葶苈、甘草各一钱半。

【主治】肺积。

【用法】上水二盏，姜五片，枣一枚，煎至一盏服。作丸亦可。

21.　**枣膏丸**（《赤水玄珠·积聚门》）

【组成】葶苈子、陈皮、桔梗各等分。

【主治】肺积在右胁下，大如杯，发为痈。

【用法】上后二味末，入葶苈研匀，煮肥枣和丸，桐子大。每五七丸，米饮下。

22.　**三因息贲汤**（《证治准绳·杂病证治类方·积聚》）…………

【组成】半夏（汤泡）、桂心、人参（去芦）、吴茱萸（汤泡）、桑白皮（炙）、葶苈、炙甘草各一钱半。

【主治】息贲。

【用法】上作一服，用水二盅，生姜五片，红枣二枚，煎至一盅，食前服。

23.　**知母茯苓汤**（《痰火点雪·肺痿肺痈》）……………………

【组成】知母一钱（去毛，蜜炒）、茯苓一钱（去皮）、五味子二十粒、人参五分、柴胡一钱、甘草五分、薄荷一钱、阿胶一钱（炒珠）、桔梗一钱、黄芩一钱（蜜炒）、麦门冬一钱（去心）、款冬花八分。原有白术、半夏、川芎，今摘之。

【主治】肺痿咳嗽，气喘不已，往来寒热，自汗。

【用法】上十二味，姜引，水煎服。

24.　**人参养肺汤**（《痰火点雪·肺痿肺痈》）……………………

【组成】人参五分、阿胶一钱（炒）、贝母一钱、杏仁八分（去皮）、桔梗一钱、茯苓一钱（去皮）、桑白皮一钱（蜜炒）、枳实八分（土炒）、甘草五分、柴胡一钱、五味子二十粒。

【主治】肺痿咳嗽，多痰有血，午后潮热声嘶。

【用法】上十一味,作一剂,姜、枣引,水煎食后服。

25. **磨积丸**《医学纲目·脾胃部·息积》

【组成】胡椒一百五十粒,木香二钱半,全蝎十枚(去毒)。

【主治】息积。

【用法】上为末,粟米丸,绿豆大,每十五丸,陈皮汤下。

26. **化气汤**《医学纲目·脾胃部·息积》

【组成】砂仁、桂心、木香各二钱半,甘草(炙)、茴香(炒)、丁香皮、青皮(炒)、陈皮、干姜、蓬术(炮)各半两,胡椒、沉香各一钱。

【主治】息积。

【用法】上为末,每服二钱,姜苏盐汤调下,妇人醋汤服。

第二节　单　验　方

1. **黄昏汤**《备急千金要方·肺脏》

【组成】黄昏手掌大一片,是合欢皮也。

【主治】咳嗽有微热,烦满,胸心甲错,是为肺痈。

【用法】㕮咀,以水三升,煮取一升,分二服。

2. **肺痿方**《外台秘要方·肺痿方》

【组成】童子小便,甘草。

【主治】肺痿,时时寒热,两颊赤气急。

【用法】童子小便,每日晚取之,去初末少许,小便可有五合,取上好甘草,量病人中指节,男左女右,长短截之,炙令熟,破作四片,内小便中,置于闲净处露一宿,器上横一小刀,明日平旦去甘草,顿服之。每日一剂。其童子勿令吃五辛。忌海藻、菘菜、热面。

3. **肺痈方**《外台秘要方·肺痈方》

【组成】薏苡仁一升,醇苦酒三升。

【主治】肺痈。

【用法】上二味,煮取一升,温令顿服,有脓血当吐。

4. 咯血方《丹溪心法·咯血》······

【组成】荷叶不以多少,焙干。

【主治】咯血。

【用法】上为末,米汤调二钱匕。

5. 咯血并肺痿多痰方《丹溪心法·咯血》······

【组成】防己、葶苈等分。

【主治】咯血并肺痿多痰。

【用法】上为末,糯米饮调下一钱。

6. 补肺散《世医得效方·肺痈》······

【组成】真钟乳粉一两,白滑石二两。

【主治】肺痈已吐出脓血,以此润护。

【用法】上为末。每服三钱,米饮调下。

7. 生脉散《内外伤辨惑论·暑伤胃气论》······

【组成】人参,麦门冬,五味子。

【主治】肺痿咳唾涎沫不止,咽燥而渴。

【用法】为粗末,水煎分三次服。

8. 鸡苏末《痰火点雪·肺痿肺痈》······

【组成】鸡苏。

【主治】肺痿吐血咳嗽。

【用法】为粗末,米饮服。

9. 黄瓜子《痰火点雪·肺痿肺痈》······

【组成】黄瓜子。

【主治】肺痿吐血。

【用法】炒研服。

10. 竹叶《验方新编·咳嗽痰血》······

【组成】竹叶。

【主治】肺痈吐脓血。

【用法】绞汁一盏服之。

11. **柿饼**（《验方新编·咳嗽痰血》）

【组成】大柿饼一个。

【主治】咳嗽痰血。

【用法】去子,入真青黛一钱,绵扎紧,饭上蒸熟,临睡时食,薄荷汤下。

12. **独圣散**（《验方新编·咳嗽痰血》）

【组成】白及三两。

【主治】肺萎咯血。

【用法】白及三两为末,每服二钱,临卧糯米汤下。

13. **咳嗽痰血方**（《验方新编·咳嗽痰血》）

【组成】款冬花、百合。

【主治】咳痰带血。

【用法】款冬花,百合蒸焙等分为末,蜜丸龙眼大,每卧时嚼一丸,姜汤下。

14. **治肺痈神方**（《验方新编·反胃呕吐》）

【组成】野芥菜(又名山芥菜)。

【主治】肺痈。

【用法】捣自然汁,和酒冲服。

15. **治肺痈神方**（《验方新编·反胃呕吐》）

【组成】生鲜百部根。

【主治】肺痈。

【用法】捣汁一盏,入酒一盏,灌下两时辰即效。

第三节 当代医方

1. **扶正消癥方**（何峰,朱良春扶正消癥法治疗恶性肿瘤经验,《中医杂志》）

【组成】壁虎,僵蚕,龙葵,白花蛇舌草,黄芪,莪术,白毛藤,半枝莲,甘草。

【主治】癥瘕。

【服法】水煎服,每日 1 剂,早晚分服。

2. 肺癌经验方(吴坚、蒋熙、姜丹、等,国医大师朱良春肿瘤辨治实录及经验撷菁,《江苏中医药》)

【组成】北沙参 20 g,百合 30 g,合欢皮 15 g,功劳叶 15 g,黄精 15 g,玉竹 15 g,瓦楞子 20 g(先煎),凤凰衣 10 g,玉蝴蝶 8 g,珠儿参 20 g,徐长卿 15 g,八月札 15 g,甘草 6 g。

【主治】肺癌术后并发症,属气阴两虚,肝胃失和者。

【服法】水煎服,每日 1 剂。

3. 李可攻癌 2 号方(《中医药通报》2010 年 6 期)

【组成】炙草 60 g,干姜 45 g,生附子 30 g,生半夏 65～120 g,生南星 45～60 g,生禹白附 30 g,白芥子(炒研)15～30～45 g,两头尖 45 g,木鳖子 30 g,漂海藻 45～120 g,止痉散 6～3 g,紫油桂(研粉冲)1.5～3 g,生晒参捣、五灵脂各 30 g,川尖贝(粉冲)6～12 g,麻黄 5 g,辽细辛 45 g,生姜 75 g。

【主治】阳虚痰凝型肿瘤。

【服法】水煎服,每日 1 剂,早晚分服。

4. 肺癌药液蒸汽吸入方(《段凤舞肿瘤积验方·治肺癌方》)

【组成】金银花 15 g,白茅根 15 g,仙鹤草 15 g,夏枯草 15 g,野菊花 10 g,桑叶 10 g,板蓝根 10 g,山豆根 10 g,半枝莲 10 g,紫草 10 g,白芷 10 g,胖大海 10 g,桔梗 10 g,杏仁 10 g,连翘 7 g,薄荷 7 g(后下),锦灯草 7 g,冰片 3 g,雄黄 0.6 g。

【主治】鼻部、咽喉部及肺部癌症。

【服法】煮沸后令患者吸入药物之蒸气。

5. 治肺癌方(赵建成《段凤舞肿瘤积验方·肺癌方》)

【组成】芦根 10 g,杏仁 10 g,生薏苡仁 30 g,冬瓜仁 10 g,浙贝母 10 g,桔梗 10 g,沙参 15 g,百部 10 g,生黄芪 30 g,枸杞子 30 g,夏枯草 15 g,六曲 30 g,焦山楂 30 g,半枝莲 30 g,白花蛇舌草 30 g,广郁金 10 g,延胡索 10 g,车前草 10 g。

【主治】肺癌。症见胸闷、胸痛憋胀、咳嗽、吐痰不利。

【服法】水煎服。

第四节 中 成 药

1. **平消片**《中国药典》2020 版）

【**处方**】郁金 54 g,仙鹤草 54 g,五灵脂 45 g,白矾 54 g,硝石 54 g,干漆（制）18 g,麸炒枳壳 90 g,马钱子粉 36 g。

【**功效与主治**】活血化瘀,散结消肿,解毒止痛。对毒瘀内结所致的肿瘤患者具有缓解症状,缩小瘤体,提高机体免疫力,延长患者生存时间的作用。

【**用法用量**】口服。每次 4～8 片,每日 3 次。

2. **百令胶囊**《中国药典》2020 版）

【**处方**】本品为发酵冬虫夏草菌粉［Cs‐C‐Q80 中华被毛孢 *Hirsutella sinensis* Liu,Guo,Yu‐et Zeng(1989)］经液体深层发酵所得菌丝体的干燥粉末制成的胶囊。

【**功效与主治**】补肺肾,益精气。主治肺肾两虚引起的咳嗽、气喘、咯血、腰背酸痛、面目虚浮、夜尿清长等。

【**用法用量**】口服。每次 5～15 粒〔规格(1)〕或 2～6 粒〔规格(2)〕,每日 3 次。

3. **紫龙金片**《中国药典》2020 版）

【**处方**】黄英 678 g,当归 226 g,白英 678 g,龙葵 678 g,丹参 226 g,半枝莲 678 g,蛇莓 339 g,郁金 226 g。

【**功效与主治**】益气养血,清热解毒,理气化瘀。主治气血两虚证原发性肺癌化疗者,症见神疲乏力、少气懒言、头昏眼花、食欲不振、气短自汗、咳嗽、疼痛。

【**用法用量**】口服。每次 4 片,每日 3 次,与化疗同时使用。每 4 周为 1 个周期,2 个周期为 1 个疗程。

4. **西黄丸**《中国药典》2020 版）

【**处方**】牛黄或体外培育牛黄 15 g,麝香或人工麝香 15 g,醋乳香 550 g,

醋没药 550 g。

　　【功效与主治】清热解毒,消肿散结。主治热毒壅结所致的痈疽疔毒、瘰疬、流注、癌肿。

　　【用法用量】口服。每次 3 g,每日 2 次。

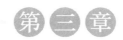

外 治 法

息贲,时唾血,巨阙主之。(《针灸甲乙经·经络受病入肠胃五脏积发伏梁息贲肥气痞气奔豚》)

期门、缺盆:主胸中热,息贲,胁下气上……鸠尾,主心寒胀满,不得食,息贲唾血,厥心痛,善哕,心疝,太息。(《备急千金要方·针灸下》)

缺盆(一名天盖):在肩下横骨陷中。针三分,灸三壮。

主治喘急息贲,胸满水肿,瘰疬,喉痹,汗出寒热,缺盆中肿外疮,伤寒胸中热不已。(《古今医统大全·经穴发明》)

鸠尾,一名尾翳,在胸前蔽骨下五分,任脉之别,不可灸刺。一云灸五壮主心中寒,胀满不得息,息贲时唾血。血瘀,热病胸中痛,不得卧,心痛不可按,善哕,心疝太息,面赤心背相引而痛,数噫喘息,胸满咳呕,腹痛,皮瘙痒,喉痹食不下。甄权云,宜针不宜灸。(《普济方·针灸门》)

治息贲时唾血,又呕血烦心,穴巨阙。(《普济方·针灸门》)

治息贲,肺之积,曰息贲在胁之下大如杯,穴期门、缺盆、鸠尾。(《普济方·针灸门》)

尺泽,在肘中约纹上,屈肘横纹筋骨罅陷中,手太阴肺脉所入为合水,肺实泻之。针三分,灸三壮(《铜人》禁灸,《素问》灸五壮)。主治肩背痛,汗出中风,小便数而久溺色变,遗矢无度,面白善嚏,悲愁不乐,洒淅寒热,风瘴,肘挛,手臂不得举,喉痹上气,呕吐口舌干,咳嗽痎疟,四肢肿臂寒,短气心痛,肺积息贲,小儿慢惊风。(《古今医统大全·经穴发明》)

尺泽,在肘中约纹上,屈肘横纹,筋骨罅中动脉。手太阴所入为合,肺实泻之。刺三分,留三呼,灸三壮、五壮。甄权云:臂屈伸横文间筋骨罅中,不宜灸。主治呕吐上气,喉痹鼓颔,心烦身痛不得汗,舌干咳唾脓血,心痛气短,肺积息贲,痎疟汗出,中风肩背痛,洒淅寒热,风痹肘挛,四肢肿痛不得举,胁痛腹胀,小便数溺色变,遗矢无度,面白善嚏,悲愁不乐,及小儿慢惊风,可灸一壮。

《千金翼》云：邪病四肢重痛诸杂候，尺泽主之，一名鬼堂。又治呕吐上气，灸三壮、七壮。

又治气短不语，灸百壮。《玉龙赋》云：理筋急。又云：兼曲池，疗肘臂挛痛。《灵光赋》云：吐血定喘，须补此穴。《席弘赋》云：治五般肘痛，又须针清冷渊以收功。（《类经图翼·手太阴肺经穴》）

肺积名息奔，在右胁下。尺泽、章门、足三里。（《类经图翼·积聚痞块》）

尺泽穴，主治咳唾脓血，喉痹，肺积息贲，及绞肠痧痛，伤寒汗不出，小儿急慢惊风等证。刺三分，或三棱针出血，禁灸。（《医宗金鉴·手部主病针灸要穴歌》）

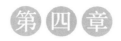

食 疗 药 膳

羊肺 久咳肺痿，同杏仁、柿霜、豆粉、真酥白蜜炙食。(《痰火点雪·肺痿肺痈》)

羊脂髓 肺痿骨蒸，同生地黄汁、生姜汁、白蜜炼服。(《痰火点雪·肺痿肺痈》)

猪肺 肺痿脓血，煮熟蘸薏苡末食。(《痰火点雪·肺痿肺痈》)

鲫鱼 肺痿咳血，同羊肉、莱菔煮食。(《痰火点雪·肺痿肺痈》)

猪胰 和枣浸酒服。(《痰火点雪·肺痿肺痈》)

鹿血 酒服。(《痰火点雪·肺痿肺痈》)

肺痿咳血方 栝蒌仁、乌梅、杏仁末之，猪肺煮，蘸食之。(《痰火点雪·肺痿肺痈》)

肺痿吐血方 用萝卜和羊肉、鲫鱼煮食之。(《普济方·肺脏门》)

肺痿咳嗽方 以萝卜子半升，淘净洗，焙干。于铫子内炒令黄熟为末，以砂糖丸如弹，绵裹含之。(《普济方·肺脏门》)

肺痰唾脓血方 取薏苡仁十两杵碎，以水三升，煎取一升，入酒少许服之。(《普济方·肺脏门》)

葱白香豉汤 凡肺痈症初起，痰觉腥臭，用陈腌芥卤温服，或浓煎荷叶汁加白蜜服，效。咳则微痛，痛在胸右，为肺之长叶，坐卧如常，饮食知味者，易治；若溃后寒热胁痛，痛在胸左，为肺之短叶，或坐卧不安，饮食无味者，难治；若喘鸣不休，坐不得卧，咯吐脓血，色如败卤，饮食艰进。声哑鼻扇者，不治。肺痈已破入风者，浓煎葱白香豉汤频服，然多不救。(《类证治裁·肺痿肺痈论治》)

金鲤汤 鲤鱼一个(重四两，去肠，勿经水)，贝母(末二钱)，入鱼腹内，线缝，童便一碗浸，重汤煮至鱼眼出为度，去鳞骨，净肉仍浸童便内顿热，连便服之，日三次，效速。(《医碥·肺痿肺痈》)

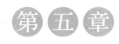

近现代医家临证经验

第一节　近代医家临证经验

一、曹颖甫

腹中阻滞之病，大概有三，积为脏病云者，心积伏梁，肾积奔豚，肝积肥气，肺积息贲，脾积痞气是也。然师以为终不移，似不可以概奔豚。奔豚之病，有痞块从少腹上冲心下，但痛定后仍在少腹，是终不移也。然奔豚一证，得自惊恐，要为肝肾两经病，正不当以肾积名之，心下之伏梁，为予所亲见。至如中脘之痞气，左胁之肥气，右胁之息贲，皆未寓目，大抵久留不去之病，必非可以急攻者，加味平胃散，至为平稳（苍术、陈皮、厚朴、甘草、萹蓄、瞿麦、炒大麦芽、川芎各五钱，沉香、木香各一钱，大黄二两），每服药末三钱，姜汤送下，须于黄昏时不进晚餐服之，明早大便，必见恶物，一月可愈。一切加减法，在陈修园《时方妙用》中，聚有血，有痰，有气，有水，一时凝闭不通，则聚而为痞，发则辗转痛移，痰则痛在心下，血则痛达少腹，随其实而泻之，则其病易愈，故曰可治。谷气为食滞，食滞当在脐下，此云胁下痛者，误也，按之则小愈，更发则仍痛，此证服饭灰即愈，陈修园不知蘩为谷字之误，乃以为馨香之馨，亦可笑已。（《金匮发微·五脏风寒积聚病脉证并治》）

二、沈潜德

肺痿、肺痈皆重症也，盖以肺为五脏之长，位居诸症之上，治全身之气血，司呼吸之出入，职权之重，挺于相辅，岂可容其旷职哉。奈职虽巍巍，而质实娇娇，一有内伤外感最易着而病，且其与他脏腑关系颇深，病则全身受其影响，而他脏腑之病亦易及肺，是故肺痿、肺痈之成，其因不一，既成之后，每致不治也。肺痿之成，大多得之有所失亡之后，即《金匮》所谓或从汗出，或从呕，或从消渴，小便利数，或从便难，又被快药下利，重亡津液，故得之盖津液伤失则肺叶干枯，久之焦槁而痿矣。然肺痿又有寒热之分，寒而痿者犹之秋冬,空气寒燥,则草木黄落也;热而痿者犹之夏合天气炎热,草木枯焦也。《金匮》言,肺痿咳吐渴数者,肺痿之属热者也,吐涎沫而不咳者,其人不渴遗溺小便数者;肺痿之属寒者也,辨之不可不详,治之务须审密。属热者治宜《外台》方甘草汤,嘉言救肺汤;寒者治宜甘草干姜汤、麦门冬汤。盖症候至此,补肺非易,惟有培土生金之一法耳。肺痈之成,或因病后之湿热留恋于肺,肺肃降无权,以致郁蒸成痈,或肺素有热,而被风寒外束,肺气不得宣散而成者。《金匮》云:口中辟辟燥咳,胸中隐隐痛,脉反滑数咳吐血。又云风舍于肺,其人则咳,口干喘满,咽燥不渴,多吐浊沫,时时振寒,热之所过,血之淤滞,蓄结脓吐如米粥,始萌可救,脓成则死。其于吐浊沫,喘而不得卧之时,则有皂丸以荡涤其肺部之痰浊,或以葶苈大枣汤开泄其垢物,此犹力士施威,无往而不克者也。若其已成,则有桔白散、《千金》苇茎汤以排其脓血,此盖正气虚矣,只可图耳。若肺痿症而至胸廓陷落,呼吸困难,皮毛焦灼,面红赤,咽痛声哑嗷,嗷痰咳血,则势已达极峰,虽有灵芝,亦无法挽救矣。肺痈之症而至痰腥臭,喘急自汗,胸胁胀满,神疲食少,面艳掌枯,声喑鼻煽,病势亦危在旦夕,虽扁鹊重生,亦难措手矣。吾人欲避免斯可畏之肺病,首宜培壮强之体,使五脏元真通畅,客气邪风无乘隙之机,斯盖治未病之意,亦即杜百病之源也,岂特可肺痿、肺痈而已哉。(沈潜德,肺痿肺痈合论,民国期刊《中医世界季刊》第6卷第2期)

三、程次名

肺痿、肺痈之辨别,脉数而虚者为肺痿,脉数而实者为肺痈。肺痿之起因,或从汗出,或从呕吐,或从消渴,或从小便利数,或从大便难,津被快药下利,重亡津液,肺虚且热,因热病咳。肺病,则津液不能布化,停贮胸中,得热煎熬,变为涎沫侵肺作咳,唾之不已,故愈唾愈干。所以肺热叶焦成肺痿之病,若口中辟辟作空响而发燥咳,声气上下触动其痈,即胸中隐作痛,脉反滑数咳唾脓血,此为肺痈。肺痈之起因,风热从卫入营而舍于肺,营主血,卫主气,风从卫分而伤皮毛,热从营分而伤血脉。夫皮毛者,肺之合也,肺热而壅,其人则咳,故口干喘满。咽燥不渴,热逼肺中之津液上行,故多唾浊沫。热盛于里,肺被火郁,则卫阳不达,故时时振寒,由是热之所过。(程次名,肺痿肺痈之辨别,民国期刊《神州国医学报》第1卷第2期)

四、沈香圃

脉数而虚,咳吐涎沫,肺痿证也。脉数而实,咳吐浊臭,口喘满,时时振寒,肺痈证也。然二者虽有阴阳之各异,虚实之别,而其由热所致,则一也。夫肺乃脏之长,心之盖也,藉肾胃之津液上输,灌溉于五脏,洒陈于腑,故土为肺之母,水为肺之子也。若肺受热蒸,津液被灼,或从发汗,而津液亡于表;或从呕吐,而津液亡于里;或从便数,而津液亡于前;或从便难胃燥,快药利下,而津液亡于后。若此,则肺虚且热,而为肺痿矣,其脉数而虚者,是内亡津液,又伤火燥热,故虽虚而热也。咳嗽乃中气已败,土不生金,加之肺有蕴热,治节之令不达,清肃之气不行故也。夫多浊沫者,以津液不布,凝滞而成,痰浊随上气而出也,肺痿脉证之大略如此。设使素有湿热,或感风温,蕴袭肺脏,痰为之凝,血为之裹,而为肺痈矣。其脉数而实者,是热淫于内,血壅于中之象也。气得风袭而不伸,血得热壅而不行,而为口干、咽燥、喘满等证矣。咳而胸满痛,是肺为风邪所束,气为痰热所阻也。所以浊吐腥臭者,良由肺金蕴热而气腥,痰浊郁蒸而吐臭,虽吐如米粥,犹可救治,至脓成血吐,则肺叶腐,不堪治矣,肺痈脉证之大略如此。夫肺痿、肺痈之证,其源皆由咳嗽而成者也,故咽燥不渴,多吐浊沫等证皆同。然则所不同者,肺痿因内亡津液而伤火燥,是热烁而肺焦也。肺痈因外感风邪而伤湿热,是热聚而肺壅也。治肺痿者,务宜生胃津,滋肾水,清火补气,以复清肃之质,若《金匮》麦门冬汤是也。治肺痈者,务宜行瘀血,除浊痰,补胃津,保中宫,以复治节之令,若《金匮》桔梗汤、葶苈大枣泻肺汤、《千金》苇茎汤是也,肺痈法之大略如此。故余谓虽脉有虚实之不同,阴阳之各异,而其由热所致,则一也。(沈香圃,肺痿肺痈证治大略,民国期刊《中医杂志》第 3 期)

夫肺为清徐之脏,脾为后天之本,肾为闭藏之官。故咳嗽为肺病,而治法不在肺,而在于脾,而又不专在脾,而反归于肾。以脾为肺之母,肾为肺之子,虚则补其母,虚则尤当兼以补其子也。若咳久母不受补,子亦不受补,则肺势必叶枯而焦,涸竭而死矣。夫吾所谓母不受补,子亦不受补者,何哉?以久咳而至数岁,肺阴无不大虚,非特清肃之令不能复,即精气亦且垂竭矣,而乃及见此实大数脉,其能免于死乎。实者邪气实也,大数者,热邪蕴蕴袭于内,薰蒸肺金之络,肺伤安能通调水道,下输膀胱,使水精四布,灌溉于五脏,洒陈于六腑哉。此所以邪愈实,而真阴日虚,甚则母盗子气以自救,脾虚于是不受补,而肺更虚,肾病亦不受补,而肺虚更不待言。水不涵木,则木火刑金,其咳愈甚,所以谓之不治之症也。夫实大数诸见象,虽在新咳之人,肺脾肾三脏之气,未虚时见之,犹将虚其邪热之甚,而谓不易图治,矧久咳数岁之人乎?且久咳数岁,五脏不和,七情欲结,肺见弱象,乃分之宜,今忽见实大数脉,则胃气之绝无疑。久病以胃气为主,有胃气则生,无胃气则死,先圣言之淳淳矣,谓为必死又奚疑。若其肺象见弱,则脉与症符,胃气一息尚存,犹可化生津液,缓缓调养。或补其母,或补其子,使母子相生,未有不愈者也。要之脉弱者,为邪退阴复之征,实大数者,为邪甚胃绝之机。一则可治,一则不治,此理之易见也。(腾实君,久咳数岁其脉弱者可治实大数者死论,民国期刊《中医杂志》第3期)

五、经寿彬

人之五脏,肺为元首,其位轻清虚浮,而属内部之华盖。里主诸气,外合皮毛,司呼吸出入,为百脉之会,质娇体洁,不受刺激。苟外邪侵之,内热炽灼之,如是失治节通调,热蓄火刑,病随之矣。第肺之痿痈,最属可虑,宜急救治,不可稍忽耳。夫肺痿、肺痈,同脏而源异。肺痿者,由亡津液枯,火刑肺焦,如草木之痿而不荣,其症则寸脉数虚,咳嗽短气,口吐涎沫。肺痈者,由热壅成毒,久而腐溃,如土之实而不通,其症寸脉数实,咳嗽胸中隐痛,时出腥臭,浊唾脓血,但痿属虚,痈属实,一宜补之,一宜泻之,虚实不同,治当亦别。不然虚者虚,实者实,反纵其虐,更祸之甚矣。但治痿痈,古治颇多,惟海藏紫菀汤,具保肺清火生金之功。《济生》桔梗汤,有泻熟豁痰之妙,以紫菀汤治痿,桔梗汤治痈,临证去取,平稳可法,但总须临机圆活,方为得也。按:肺痈,真至溃烂,殊难收拾,非《济生》桔梗汤及《千金》苇茎汤所能治,不可不注意焉(伯未附记)。(经寿彬,肺痿肺痈略述,民国期刊《中医指导录》第3卷第6期)

六、项幼渠

肺位最高,为脏腑之华盖,为诸气之管钥。《经》云:肺为相傅之官,治节出焉。肺乃娇脏,主周身之气,调则各脏腑皆守其节,制无所不治,故曰治节出焉。肺气素虚,复为邪所蹂躏,则肺叶不举,而下垂治节全失,是谓之曰肺痿。《经》云：秋伤于湿，上逆而咳发为痿厥。又曰：逆秋气则太阴不收，肺气焦满，其症象痿躄，喘咳身重，四肢不用，毛败，小便或多或少，脉来濡弱，乏力者是也。盖痿者如草木之枯萎，乃虚症也。《痿论篇》曰：肺热叶焦则皮毛虚弱急薄者，则成痿躄也。故肺痿之属于虚象，何疑？肺痈者，实症也。初起肺募中府穴，隐痛，咳嗽痰腥，气息不匀，午后身微恶风寒者，即是肺痈初起之的据。越数日咳嗽愈甚，痰腥而臭如腐肉者，乃肺痈溃后之现象。按肺痿、肺痈，一虚一实，肺痈易治，肺痿难疗，医者每以虚实不辨，以致往往有误殊可慨矣。（项幼渠，肺痈肺痿辨，民国期刊《绍兴医药学报》第 10 卷第 10 期）

第二节　现代医家临证经验

一、欧阳锜

肺癌常用方药为：百合 15 g，沙参 15 g，臭牡丹 15 g，鱼腥草 15 g，葶苈子 15 g，瓜蒌壳 10 g，紫菀 12 g，薏苡仁 15 g，甘草 1.5 g。肺癌患者或术后无明显不适，常选用上方；若症状明显，则应详细辨析，随症加减。如症见发热，苔黄，加黄芩、金银花、苦参、石韦；口干咽燥，舌红少苔，重用沙参，加生地、牡丹皮；潮热盗汗，加煅牡蛎、白薇、地骨皮；胸腔积液，加茯苓、车前仁；咳嗽较重，加枇杷叶（蜜炙）、川贝母；咯吐黄痰，加浙贝母、天竺黄；咯吐泡味痰，加前胡、杏仁；痰中带血，加仙鹤草、侧柏叶；胸痛，加丝瓜络、留行子，甚者加八棱麻；胸背闷胀，加枳壳、葛根；大便干结，加瓜蒌仁。肺癌并淋巴结转移，上方加天葵子、天花粉、留行子；结块大及坚硬，加礞石；并骨转移，加骨碎补、全蝎、蝉蜕。肺癌术后伤口痛，加丝瓜络、丹参；术后周围神经损伤，症见患侧上肢麻木，加桑枝、秦艽、络石藤；术后放疗，并发放射性肺炎，加蒲公英、蛇舌草。（《名老中医欧阳锜经验集·临床病证结合的思想方法》）

二、焦树德

百合固金汤与补肺汤（蜜炙桑白皮 6 g、熟地 6 g、人参 3 g、蜜炙黄芪 3 g、五味子 3 g、紫菀 3 g）、补肺阿胶散、紫菀汤俱治肺虚咳嗽。但前方治肺被虚火所伤而咳嗽咽痛等，偏治肺阴虚不能生水，肾火上炎之证。补肺汤则偏治肺气虚,子病累母,脾气亦虚证。肾为气之根,故方中以熟地滋肾,以五味子收肺肾之气,但总以温补肺气为主,金旺水生,咳嗽自止,但要注意肺中有实火者忌用此方。补肺阿胶散(阿胶、马兜铃、炙甘草、牛蒡子、杏仁、糯米)偏治肺中津液不足,口干气哽,咳嗽少痰之证。紫菀汤[紫菀 3 g,阿胶 3 g、知母 3 g、贝母 3 g、桔梗 1.5 g、人参(或党参)1.5 g、茯苓 1.5 g、甘草 1.5 g、五味子 12 枚]偏治肺伤气损、气阴两虚、劳热久嗽、痰中带血之疾。(《方剂心得十讲·治气理血补养的方剂》)

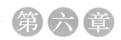

历 代 医 案

第一节 古代医案

一、《儒门事亲·十形三疗·火形》案

常仲明病寒热往来，时咳一二声，面黄无力，懒思饮食，夜多寝汗，日渐变削。诸医作虚损治之，用二十四味烧肝散，鹿茸、牛膝，补养二年，口中痰出，下部转虚。戴人断之曰：上实也。先以涌剂吐痰二三升，次以柴胡饮子，降火益水，一月余复旧。此症名何？乃《内经》中曰二阳病也。二阳之病发心脾，不得隐曲。心受之，则血不流，故女子不月；脾受之，则味不化，故男子少精。此二症名异而实同。仲明之病，味不化也。

二、《内科摘要·脾肺亏损咳嗽痰喘等症》案

案 1 一妇人素血虚，内热时咳，甲辰孟冬，两尺浮洪。余曰：当防患肺症。丙午孟春，果咳嗽，左右寸脉洪数。此心火刑克肺金，而成肺痈也。脓已成矣。夏令可忧。余用壮水健脾之剂稍愈。彼不慎调摄，果殁于仲夏。（《外科枢要·论肺疽肺痿》）

案 2 司厅陈国华素阴虚，患咳嗽，以自知医，用发表化痰之剂，不应，用清热化痰等药，其症愈甚。余曰：此脾肺虚也，不信，用牛黄清心丸，更加胸腹作胀，饮食少思，足三阴虚症悉见。朝用六君、桔梗、升麻、麦门、五味，补脾土以生肺金；夕用八味丸，补命门火以生脾土，诸症渐愈。《经》云：不能治其虚，安问其余？此脾土虚不能生肺金而金病，复用前药而反泻其火，吾不得而知也。

三、《汪石山医案·咯痰》案

一人年逾四十，面色苍白，平素内外过劳或为食伤则咯硬痰而带血丝，因服寒凉清肺消痰药至五六十帖，声渐不清而至于哑，夜卧不寐，醒来口苦舌干

而常白苔,或时喉中阁痛或胸膈痛或吸气,夜食难消,或手靠物久则麻,常畏寒,不怕热。前有疫疠,后有内痔,遇劳则发。初诊左脉沉弱而缓,右脉浮软无力。续后三五日一诊,心肺二脉浮虚,按不应指,或时脾脉轻按阁指,重按不足,又时或驶,或缓,或浮,或沉,或小,或大,变动全无定准。

夫脉不常,血气虚也。譬之虚伪之人朝更夕改,全无定准。的实之人朝斯夕斯,常久不移,以脉参症,其虚无疑。虚属气虚,为重也,盖劳则气耗而肺伤,肺伤则声哑。又劳则伤脾,土伤则食易积,前疝后痔遇劳而发者,皆因劳耗其气,上虚下防不能升举故也。且脾喜温畏寒而肺亦恶寒,故曰形寒饮冷则伤肺。以已伤之脾肺复伤于药之寒凉,则声安得不哑,舌安则不苔。苔者,仲景谓胃中有寒丹田有热也。夜不寐者,由子盗母气,心虚而神不安也。痰中血丝者,由脾伤不能统血也。胸痛吸气者,气虚不能健运,故郁于中而吸气,或滞于上则胸痛也,遂用参芪各四钱,麦门冬、归身、贝母各一钱,远志、酸枣仁、丹皮、茯神各八分,石菖蒲、甘草各五分,其他山楂、麦芽、杜仲随病出入,煎服,年余而复益以宁志丸药,前病日渐愈失。

四、《名医类案·血症》案

案1 汪石山治一人,形实而黑,病咳,痰少声嘶,间或咯血。诊之,右脉大无伦,时复促而中止,左比右略小而软,亦时中止。曰:此脾肺肾二经之病也。盖秋阳燥烈,热则伤肺,加之以劳倦伤肺,脾为肺母,母病而子失其所养;女色伤肾,肾为肺子,子伤必盗母气以自奉,而肺愈虚矣。法当从清暑益气汤例而增减之。以人参二钱或三钱,白术、白芍、麦门冬、茯苓各一钱,生地、当归身各八分,黄柏、知母、陈皮、神曲各七分,少加甘草五分,煎服,月余而安。

案2 一壮年患嗽而咯血,发热肌瘦(吐血发热,治女人要问经次行否,恐气升而不降,当阅经水。俞子容治案可法)。医用补药。数年而病甚,脉涩。此因好色而多怒,精神耗少。又补塞药多,荣卫不行,瘀血内积,肺气壅遏,不能下降。治肺壅,非吐不可;精血耗,非补不可。唯倒仓法二者兼备,可使吐多于泻耳。兼灸肺俞(左右)二穴(肺俞)、膀胱穴,在三椎骨下横过各一寸半,灸五次而愈。

案3 许先生论梁宽父病:右胁,肺部也。咳而吐血,举动喘逆者,肺胀也。发热、脉数、不能食者,火来刑金,肺与脾俱虚也。脾肺俱虚,而火乘之,其病为逆。如此者,例不可补泻。若补金,则虑金与火持,而喘咳益增。泻火则虚火不退位,而痃癖反甚(真知个中三昧)。正宜补中益气汤,先扶元气,少以治病药加之。闻已用药未效,必病势若逆,而药力未到也。远期秋凉,庶可复尔。盖肺病,恶春夏火气,至秋冬火退,只宜于益气汤中随四时升降寒热,及见有症,增损服之。或觉气壅,间与加减枳术丸,或有饮,间服《局方》枳术汤,数月逆气少回。逆气回,则可施治法。但恐今日已至色青、色赤,及脉弦、脉洪,则无及矣。病后不见色脉,不能悬料,以既愈复发言之,惟宜依准四时用药,以扶元气,庶他日既愈不复发也。其病初感必深,恐当时消导尚未尽,停滞延淹,变生他证,以至于今,宜少加消导药于益气汤中,庶可渐取效也。

五、《寓意草·面论李继江痰病奇症》案

李继江三二年来,尝苦咳嗽生痰,胸膈不宽。今夏秋间卧床不起,濒亡者再。其人以白手致素封,因无子自危,将家事分拨,安心服死。忽觉稍安,亦心死则身康之一征也。未几,仍与家事,其病复作。然时作时止,疑为不死之病也。闻余善议病,托亲友领之就诊。见其两颐旁有小小垒块数十高出,即已知其病之所在。因语之曰:而为何病?曰:咳嗽。曰:嗽中情状,试详述之。曰内中之事,愚者弗知,是以求明耳。余为哂曰:而寒暑饥渴,悉不自知耶!观而脉盛筋强,必多好色,而喜奔走。本病宜发痈疽,所以得免者,以未享膏粱之奉。且火才一动,便从精孔泄出耳。然虽不病痈,而病之所造,今更深矣。而胸背肩髃间,巉岩如乱石插天,栉比如新笋出土,嵌空如蜂莲之房,芒锐如棘栗之刺,每当火动气升,痰壅紧逼之时,百苦交煎,求生不生,求死不死,比桁杨之罪人十倍过之,尚不自知耶!渠变容顿足而泣曰:果实如此,但吾说不出,亦无人说到耳。昔年背生痈疖,幸未见大害。然自疖愈,咳嗽至今,想因误治所成,亦未可知。余曰:不然。由而好色作劳,气不归元,腾空而上,入于肝肺散叶空隙之间,膜原之内者,日续一日,久久渐成熟路,只俟肾气一动,千军万马,乘机一时奔辏,有入无出,如潮不返。海潮兼天涌至,偿复潮不熄,则前后古今冤于此病者,不知其几。但尔体坚堪耐,是以病至太甚,尚自无患。不然者久已打破昆仑关矣。尔宜归家休心息神,如同死去,俾火不妄动,则痰气不为助虐,而胸背之坚垒,始有隙可入。吾急备药,为尔覆巢

捣穴,可得瘥也。渠骇然以为遇仙,托主僧请以五金购药,十金为酬而去。次日复思病未即死,且往乡征租,旬日襄事,购药未迟。至则因劳陡发,暴不可言,痰出如泉,声响如锯,面大舌胀,喉硬且突,二日而卒于乡,真所谓打破昆仑关也。其人遇而不遇,亦顾家不顾身之炯戒矣。治法详阴病论。

六、《临证指南医案·肺痿》案

案 1　王(三十)。溃疡流脓经年,脉细色夺,声嘶食减,咳嗽,喉中梗痛,皆漏损脂液,阴失内守,阳失外卫。肺痿之疴,谅难全好。(液伤卫虚)人参、黄芪、苡仁、炙草、归身、白及。

案 2　查(二四)。脉细心热,呼吸有音,夜寐不寐,过服发散,气泄阳伤,为肺痿之。仲景法以胃药补母救子,崇生气也。《金匮》麦门冬汤。(《临证指南医案·肺痿》)

案 3　徐(四一)。肺痿,频吐涎沫,食物不下,并不渴饮,岂是实火,津液荡尽,二便日少。宗仲景甘药理胃,乃虚则补母,仍佐宣通脘间之格,人参、麦冬、熟半夏、生甘草、白粳米、南枣肉。

七、《瞻山医案·声喑》案

巴陵一小旦,年三十余岁,声始嘶而渐小,渐增咳嗽,脉六至而涩,此乃唱长句,呿长腔致伤丹田精气,劳病已萌,挽救却难。令其停唱静养,服药可以回春,不然纵药无益。彼云:双亲在堂,靠此供养,势不能停唱。不忍袖手,与右归饮方,彼夜间服药,日则歌舞,半载即亡,此因不能保养,徒药难济,自误其命之一证也。

八、《问斋医案·肺部》案

病延半载,咳嗽声嘶,痰带粉红,涎沫上涌,喉疼如裂,内热如蒸。肾水本亏,肝火素旺,六脉虚数少神,肺痿危疴已著。大生地、北沙参、淡天冬、生甘草、肥桔梗、大麦冬、白知母、炒牛子、川百合、紫菀茸、猪肤。

九、《柳选四家医案·评选环溪草堂医案·咳喘门》案

肺花疮,乃肺虚火炎,金受其戕,音哑咳呛,劳损之根,不易见效。北沙

参、元参、桑皮、杏仁、川贝、款冬花。

十、《外证医案汇编·肺痿》案

案1 沈，积劳忧思，固是内伤。冬温触入，而为咳嗽。乃气分先虚，而邪得外凑，辛散斯气分愈泄，滋阴非能安上。咽痛音哑，虚中邪伏，恰值春暖阳和，脉中脉外，气机流行。所以小效旬日者，生阳渐振之象。谷雨暴冷骤加，卫阳久弱，不能拥护，致小愈病复。诊得脉数而虚，偏大于右寸，口吐涎沫，不能多饮汤水。面色少华，五心多热，而足背浮肿。古人谓金空则鸣，金实则无声，金破碎亦无声。是为肺病显然。然内伤虚馁为多，虚则补母，胃土是也。肺痿之疴，议仲景麦门冬汤。

案2 常熟东门某姓，年将周甲，素喜酒，痰饮、咳疾有年。余每以橘半六君、桂苓术甘等服之，皆效。是年咳疾又发，有其某亲者亦读书，实为关切，与服牛蒡、豆豉、枳、朴等六七剂，咳吐白痰不休，渐渐神昏目暝，呓语，拈衣摸床。舌薄白，不渴饮。是晚邀余诊，脉虚缓无力，痰如米粥盈碗。余曰：此肺液吐多，肺已痿矣。况喻嘉言先生曰：肺痿见其舌白。恣胆用燥药，令其熇煽自焚而死，医罪加等。与《千金》炙甘草汤，服两剂，痰渐少，稍能言语，进谷，亦清。后其亲至，因舌白不渴，腻药难进，投以芳香甘温砂仁、枣仁、木香之类，两帖而逝。凡涉猎医书之人，若不深思研究，病变百端，岂堪轻试。所云学医费人，能勿惧耶。徐灵胎先生医论中言之已详，余不敢质言矣。

第二节 近 现 代 医 案

一、沈佑卿案

患者为余族兄，初起即告以勿恐，盖患处绵软，且绝无烦躁，沉闷现象，故知决非疽类也。是晚作咳，至晨平复，迄今四月，会发一次，以小金丹搽服旋愈。今复起，形同而硬，初以磁砂膏贴之，仅下气而形不减也，医用清湿，亦不应。余知其初由作咳而愈，岂下气为逆耶。试以补升之，用党参三钱、麦冬五钱、桔梗三钱、炙甘草一钱、柴胡五分、升麻五分，服后初未见效，晨遇之，已消其半，而夜间则为咳所醒也。服二剂而愈，后竟不再咳。《难经》曰：积者，阴气也。发有常处,痛不离部。今病者无寒热喘咳疼痛等症,想为息贲之轻者也,至于用药偶中,不敢以此立论,聊供同志研究云。(沈佑卿,民国期刊《中医指导录》第1卷第5期)

二、焦树德案

案1 曾治袁某,男,54岁,工人。久咳胸痛不愈,胸闷,胸中隐隐作痛,痰稠难出,痰中带血,气促,动则喘促更甚。逐渐消瘦,乏力,大便不爽,舌红苔黄,脉弦数。诊断为晚期肺癌、阻塞性肺疾病、肺不张。某医因其消瘦久咳,动则气喘,主张扶正,治以都气汤加枸杞、肉苁蓉、沙参、炙甘草。服十余剂后,喘促更甚,胸闷、胸痛增剧,咯血紫黑,并见低热口渴。改用《千金》苇茎汤去桃仁加白茅根、墨旱莲、葶苈子、橘络、鱼腥草、苦参、瓜蒌皮等清肺解毒、通络降肺之品,咳喘胸痛等症逐渐减轻,精神、食欲亦随之好转。坚持用上法,获得一年多的缓解。此证消瘦久咳,动则气喘,与"肾不纳气"之证相同,惟胸中隐痛,痰稠带血,脉弦数,与肾不纳气之证有异。《难经》谓:"肺之积,名曰息贲。"说明呼吸喘促之证,有因肺中有积,阻塞气道所致者。此类患者若予补肾纳气,则肺中痰热郁积,更有碍于肺之清降,故喘促胸痛益甚。改用清肺降气,邪去则正安,终于使难治之晚期癌患者缓解达一年之久。(《方剂心得十讲》)

案2 曾用此方[紫菀汤:紫菀3 g,阿胶3 g,知母3 g,贝母3 g,桔梗1.5 g,人参(或党参)1.5 g,茯苓1.5 g,甘草1.5 g,五味子12枚]减熟地、当归,加生石膏(先下)30 g、紫知母9 g、瓜蒌30 g、紫苏子9 g、沙参9 g,用于治疗肺阴虚咳嗽、口渴痰黄、痰中带血、面晦消瘦(胸部X线拍片右肺有阴影,诊断为肺癌)的患者,服药30余剂后,诸症消失(肺中阴影亦消失)。肺气虚咳嗽、痰白、畏冷、气短声低者,忌用。(《方剂心得十讲》)

三、欧阳锜案

患右肺周围型肺癌,活检为鳞癌,因肿块较大,不能手术。就诊时,已咳喘、痰血、胸痛半年多,渐见消瘦食少,倦怠乏力,自觉无力以动,动则咳喘更甚。前医以其证似"肾不纳气",与都气丸作汤服。服药后更感胸闷、胸痛、痰稠不易咯出,剧咳则咯血。因思呼吸喘促,动则更甚,虽多缘于久咳肾气不摄者,但亦有由于肺中有积,肺气被阻者。此例晚期肺癌,应属后者。遂用泻白散和葶苈大枣泻肺汤加黄芩、橘络、瓜壳、蒲公英等清热消肿、降肺通络之品。5剂后,胸痛减,咳喘渐平,精神食欲转佳。改用大半夏汤调理,病情稳定。以后每2个月左右即反复1次,反复时采用上述清热降肺之法,仍可使其缓解。如此2年后,出现舌苔光剥,终至不救。(《名老中医欧阳锜经验集·晚期肺癌案》)

四、陈伯咸案

案 王某,男,79岁。

初诊 病症:素有咳嗽,憋喘痰多,近年来逐渐加重,两个月来,咳嗽剧烈,喘不接续,胸中憋闷,频吐黄白黏痰,形体消瘦,乏力纳呆,时有恶寒发热。X线拍片检查示右肺尖部可见球形病灶,约4.7 cm×3.9 cm,确诊为原发性肺癌。舌苔黄厚腻质暗紫象,脉细弦略滑。

辨证立法:久咳伤肺,又痰热毒邪交阻瘀结于肺;气血瘀滞,阻隔积肺,日久则成肿块。苔黄厚腻,为肺胃痰热;质暗紫象为有瘀滞;当以清肺解毒,化瘀消岩为治。处方:

瓜蒌15 g,枯黄芩10 g,浙贝母10 g,炒杏仁10 g,金银花15 g,炙枇杷叶15 g,苦桔梗10 g,青连翘10 g,黛蛤散10 g,苏地龙10 g,紫苏子10 g,莱菔子10 g,半枝莲15 g,白花蛇舌草15 g。

二诊(1990年8月25日) 服药5剂,咳喘略舒,咳痰稍畅,但仍时有剧烈咳嗽,憋闷胸疼,伴身痛背胀。病重药轻,宗上方化裁。处方:

溏瓜蒌15 g,枯黄芩10 g,川贝母10 g,炒杏仁10 g,金银花15 g,炙紫菀10 g,苦桔梗10 g,青连翘10 g,黛蛤散10 g,苏地龙10 g,紫苏子10 g,白芥子6 g,广郁金10 g,半枝莲15 g。

另淡全蝎6 g,蜈蚣1条,共为细末冲服。

三诊(1990年9月2日) 剧烈咳嗽轻缓,憋喘及胸疼好转,咳痰畅,痰液变稀,食欲渐振,身痛背胀亦减,唯仍乏力,两下肢酸沉,活动后仍喘。正虚邪实,但邪已被控,应以扶正兼化瘀祛邪。处方:

西洋参6 g(另煎、兑入),炙紫菀10 g,化橘红10 g,生百合10 g,川贝母10 g,炒枳壳10 g,杭白芍10 g,溏瓜蒌15 g,广郁金10 g,苏地龙10 g,生薏苡仁 30 g,白花蛇舌草 15 g,半枝莲 15 g,黛蛤散 10 g,鸡内金 1 g。

另淡全蝎 6 g,蜈蚣 1 条共为细末冲服。

四诊(1990 年 9 月 25 日) 服药 20 余剂,咳喘逐渐消失,精神大振,乏力明显减轻,每日能步行外出活动,仍不耐劳累,过劳后仍有轻度憋喘。咯痰量少,食欲增进,大便顺畅。舌苔白微腻,脉弦缓趋于平和。复查胸片右肺肿块有缩小征象,周围炎症消失。上方西洋参 6 g 另煎服,每日 1 次,余药共为细末,合蜜为丸,9 g 重,每服 2 丸,每日 2 次。

一年后复查,患者精神及体质状况良好,胸片示右肺病灶有明显缩小且稳定。

【按】肺岩即现代医学之肺癌,从病机分析,不外乎脏腑正气虚衰,阴阳失调,痰气瘀毒胶结。本属虚而标属实,全身属虚而局部属实,虚实夹杂,临床表现复杂,治疗较为困难。

本例年老体弱,证属正虚邪实。初诊根据喘咳重,痰黏稠,苔黄腻症,陈伯咸认为应以治标为主,故用黄芩、金银花、连翘、白花蛇舌草、半枝莲以清肺解毒;其中半枝莲、白花蛇舌草经研究证实具有明显的解毒抗癌作用,药效平稳,陈伯咸十分赏用。杏仁、桔梗、大贝、枇杷叶、瓜蒌宣肺化痰宽胸;黛蛤散以清热痰;地龙以解痉;紫苏子、莱菔子以理气化痰,故用药后痰喘略轻。但患者为顽痰,非一般化痰止咳之药所能奏效,故二诊用全蝎、蜈蚣为末冲服,以加强通络化瘀解毒之力,并有效地解除支气管痉挛。药后剧烈咳嗽明显减轻,使病势转缓,日趋稳定。在此情况下扶正又为必需,遂使用西洋参以大补元气为主,宗前方化裁,化瘀祛邪为辅,终使病情好转,最后以丸药缓图。历经一年余,病情稳定且向好的方向转化,精神、体质皆有增强,继原方巩固疗效。(《陈伯咸临床经验荟萃》)

第 六 篇

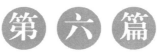

乳腺癌

乳腺癌(breast cancer)作为女性好发的恶性肿瘤之一,全球发病率呈逐年上升趋势,现已成为当今社会的重大公共卫生问题。IARC发布的2020年全球癌症统计报告显示:全球乳腺癌新发病例高达226万例,发病率为11.7%,超过了肺癌的11.4%,乳腺癌取代肺癌,成为全球第一大癌;死亡病例约68万例,病死率为6.9%,居第五位;就我国癌症情况而言,乳腺癌在我国的发病率为9.1%,在肺癌、结直肠癌、胃癌之后,位居第四;病死率为3.9%,居第七位;但在女性癌症患者中,发病率仍为第一,死亡率居第四位[①]。

早期乳腺癌的症状多不明显,常以乳房肿块、乳房皮肤异常、乳头溢液、乳头或乳晕异常、腋窝淋巴结肿大等局部症状为主,晚期会出现恶病质的表现,可伴有食欲不振、厌食、消瘦、乏力、贫血及发热等症状,部分患者可因转移出现转移灶的症状,以肺、胸膜、骨、肝、脑为主[②]。乳腺癌病因主要包括家族史及乳腺癌相关基因突变(如 *BRCA1*、*BRCA2*、*P53*)、激素、生殖、营养饮食及其他环境因素(如大剂量电离辐射、药物)等。

乳腺癌是一种高度异质性疾病,在临床、组织学和分子水平上均表现出复杂多样性[③]。现代医学治疗主要根据其病理类型、分子分型、分期、个体体能状况进行手术、放化疗、靶向、内分泌以及免疫等综合治疗,但抗肿瘤治疗不良反应使不少患者不能耐受治疗或恐惧治疗而延迟甚至停止治疗计划,影响疗效。手术治疗是乳腺癌患者获得长期生存的最主要途径,但手术造成的身体外形改变、部分女性性别特征丧失、术侧上肢功能障碍、术区感觉异常等现实问题也不容忽视,另外化疗导致的恶心、呕吐、脱发、月经紊乱,放疗后出现的皮肤瘙痒甚至破溃,内分泌治疗带来的骨痛等症状,均会给患者带来较

① Sung H, Ferlay J, Siegel RL, et al. Global cancer statistics 2020: Globocan estimates of incidence and mortality worldwide for 36 cancers in 185 countries[J]. CA Cancer J Clin, 2021, 71(3): 209-249.

② 蔡宇,陈前军,程琳,等. 乳腺癌中西医结合诊疗共识[J]. 中国医学前沿杂志(电子版),2021,13(7):44-64.

③ Szymiczek A, Lone A, Akbari MR. Molecular intrinsic versus clinical subtyping in breast cancer: A comprehensive review[J]. Clin Genet, 2021, 99(5): 613-637.

大的心理和生理反应,导致患者生命质量明显降低①。以整体观和辨证论治为核心思想的传统中医药与现代医学乳腺癌精准医疗结合的分型-分阶段治疗可以扬长避短,优势互补,使更多患者获益。中医药辅助治疗乳腺癌已逐渐被国内临床医生接受和认可,成为综合治疗重要组成部分。其具有减毒增效,降低术后复发转移风险,提高患者生存率,延长无病生存时间及总生存时间,同时改善患者生存质量等优势②。

乳腺癌是现代医学病名,在古代中医文献中并无此病名的直接记载,但一些病症的描述与乳腺癌具有高度相似性,且记载甚多,各个朝代的命名有所不同。早在《内经·灵枢》中已有乳腺疾病的记载,东晋葛洪在《肘后备急方·治痈疽妒乳诸毒肿方》中云:"痈结肿坚如石,或如大核,色不变,或作石痈不消。"首次较为详细地描述了乳腺癌的症状。隋唐时期,"乳石痈""妒乳""乳痈""乳头浅热疮"等病的症状与乳腺癌相似。南宋陈自明在其所著《妇人大全良方》中首次提出"乳岩"之名,金末元初窦汉卿在《疮疡经验全书》中指出"捻之内如山岩,故名之"。元代朱丹溪称之为"奶岩",明代《普济方》记载乳岩又称为"石奶""番花奶",龚居中在《外科百效全书》中称为"乳癌"。此后,"乳岩"的病名逐渐固定,一直被清代及后世医家沿用。

晋隋唐时期,医家便开始探索乳岩的病因病机,《肘后备急方》中以清热解毒之连翘汤治疗石痈,《外台秘要》中以芍药、通草等治疗乳中结核。宋金元时期,医家逐步认识到情志因素及阴阳盛衰对本病的影响,《妇人大全良方》中提出乳岩发病与肝脾郁怒相关,《疮疡经验全书·乳岩》中记载:"(乳岩)此毒阴极阳衰……血渗于心经,即生此疾。"朱震亨在《格致余论》中说道:"忧怒郁闷,昕夕积累,脾气消阻,肝气横逆,遂成隐核,如大棋子,不痛不痒,数十年后,方为疮陷,名曰奶岩。"认为忧怒郁闷,肝气犯脾,日积月累,发为乳岩。至明清时期,对其病机的认识愈加深刻,尤其重视肝脾两脏在乳腺癌发病中的作用。明代李梴在《医学入门·胸腹部》中写道:"郁怒有伤肝脾,结核如鳖棋子大,不痛不痒,五七年后,外肿紫黑,内渐溃烂,名曰乳岩,滴尽气血

① 吴秋平,贺鹭,徐栋,等. 423例乳腺癌患者术后生命质量及其影响因素分析[J]. 预防医学情报杂志,2021,37(11):1550-1556.
② 刘宇飞,裴晓华,张晓苗,等. 乳腺癌的中西医治疗研究进展[C]//中华中医药学会. 2016年中华中医药学会外科分会学术年会论文集,2016:4.

方死。”清代高秉钧所著《疡科心得集·辨乳癖乳痰乳岩论》中记载：“夫乳岩之起也，由于忧郁思虑，积想在心，所愿不遂，肝脾气逆，以致经络痞塞结聚成核……”陈修园在《女科要旨·外科·乳痈乳岩》中提出乳腺癌病属“脾肺郁结，血气亏损，最为难治”。王维德在《外科证治全生集》中言：“阴寒结痰，此因哀哭忧愁，患难惊恐所致。”综上可见，乳岩的病因病机多由正气亏虚、瘀血、痰浊、热毒结聚所致。以正气亏虚为本，是在外感六淫、情志不畅、饮食失宜、冲任失调等因素的作用下，导致经络不通、气滞血瘀、痰留邪滞等相互交结，其中肝脾两脏与其关系最为密切。

对于乳岩的治疗，从晋代开始便有许多医家重视内外法并举治疗乳岩，外用膏剂、散剂以及洗剂，并且较多地使用了灸法。如《肘后备急方·治痈疽妬乳诸毒肿方》中记载：“石痈……鹿角八两（烧作灰），白蔹二两，粗理黄色磨石一斤（烧令赤）。三物捣作末，以苦酒和泥，厚涂痈上，燥更涂。取消止。内服连翘汤下之。”“若发肿至坚而有根者，名曰石痈。当上灸百壮，石子当碎出……”至宋金元时期，对乳岩的治疗则以内治法为主，方药上多选用益气补脾、疏肝理气、行气活血之品，并开始重视情志疗法。如《校注妇人良方·乳痈乳岩方论》中提道：“乳岩初患，用益气养荣汤，加味逍遥、加味归脾，可以内消，若用行气破血之剂，则速其亡。”朱震亨在《格致余论·乳硬论》中提出：“若于始生之际，便能消释病根，使心清神安，然后施之治法，亦有可安之理。”明清时期，外科专著较多，乳岩的治法渐趋成熟，主要特点为分时期、分阶段治疗乳岩。如《医宗金鉴·乳岩》中提道：“（乳岩初期）速宜外用灸法，内服养血之剂，以免内攻……若患者果能清心涤虑，静养调理，庶可施治。初宜服神效栝蒌散，次宜清肝解郁汤，外贴季芝鲫鱼膏，其核或可望消。若反复不应者，疮势已成，不可过用克伐峻剂，致损胃气，即用香贝养荣汤。或心烦不寐者，宜服归脾汤；潮热恶寒者，宜服逍遥散，稍可苟延岁月。”另外，清代高思敬在《外科三字经》中还以歌诀的形式论述了乳岩各阶段的治疗：“惟乳岩，不多见……早知觉，绿豆灵，迨溃破，颇淹缠，亦敷衍，能怡情，岁可延，如自苦，治徒然，陈远公，有化岩，连数服，得效痊。活蟾剥，皮贴沾，连数易，拔毒廉。此两方，人事全。”

综上，中医上乳腺癌属于“乳石痈”“妒乳”“乳痈”“乳头浅热疮”“石奶”“番花奶”等范畴。病因病机则涉及肝气郁结、气血亏虚、冲任失调等方面。

治疗上主要以内治辅以外治,以疏肝理气、益气补脾、清热解毒、行气活血为主。现代中医仍秉承古法,在以上治疗基础上强调扶正祛邪是治疗及预防本病复发转移的基本原则,并根据患者所处的不同治疗阶段辨证施治、分期临证加减用药,从而达到综合治疗的目标。

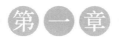

经 典 医 论

第一节 病 因 病 机

一、从情志失调论

若夫不得于夫,不得于舅姑,忧怒郁闷,昕夕积累,脾气消阻,肝气横逆,遂成隐核,如大棋子,不痛不痒,数十年后,方为疮陷,名曰奶岩。(《格致余论·乳硬论》)

因久积忧郁,乳房内有核如指头,不痛不痒,五七年成痈,名乳癌,不可治也。(《本草纲目·果部·青橘皮》)

(乳岩)乃七情所伤肝经,血气枯槁之症。[《外科发挥·乳痈(附乳岩,并男子乳痈)》]

郁怒有伤肝脾,结核如鳖棋子大,不痛不痒,五七年后,外肿紫黑,内渐溃烂,名曰乳痈,滴尽气血方死。(《医学入门·胸腹部》)

又忧郁伤肝,思虑伤脾,积想在心,所愿不得,致经络痞涩,聚结成核。(《外科正宗·乳痈乳岩论》)

此证由肝、脾两伤,气郁凝结而成。(《医宗金鉴·外科心法要诀·乳岩》)

乳岩,此属心脾郁结,气血亏损,最为难治。(《医悟·乳痈乳岩》)

二、从正虚邪犯论

有下于乳者,其经虚,为风寒气客之,则血涩结成痈肿。而寒多热少者,则无大热,但结核如石,谓之乳石痈。(《诸病源候论·妇人杂病诸候·乳石痈候》)

三、从痰瘀论

乳岩结核色白,属阴,类由凝痰,男妇皆有,惟孀孤为多,一溃难治。(《类

证治裁·乳症论治》）

乳岩一证，由脾胃素虚，痰饮停积，协抑郁之气而胶结乳下成核。（《齐氏医案·女科秘要·乳病》）

四、综合论述

若初起内结小核，或如鳖棋子，不赤不痛，积之岁月渐大，巉岩崩破，如熟榴，或内溃深洞，血水滴沥，此属肝脾郁怒，气血亏损，名曰乳岩，为难疗。（《校注妇人良方·乳痈乳岩方论》）

（乳岩）此毒阴极阳衰，奈虚阳积而与血，无阳安能散？故此血渗于心经，即生此疾。（《疮疡经验全书》卷三）

人有先生乳痈，收口后不慎房事，以致复行溃烂，变成乳岩，现出无数小口，而疮口更加腐烂，似蜂窝之状，肉向外生，终年累月不愈，服败毒之药而愈甚，人以为毒深结于乳房也，谁知是气血大虚乎？（《青囊秘诀·乳痈论》）

妇人有忧怒抑郁，朝夕积累，脾气消阻，肝气横逆，气血亏损，筋失荣养，郁滞与痰结成隐核，不赤不痛，积之渐大，数年而发，内溃深烂，名曰乳岩，以其疮形似岩穴也。（《冯氏锦囊秘录·女科精要·女科杂症门》）

乳岩症，由阴寒凝结，忧愁郁怒，肝脾两伤所致。（《片石居疡科治法辑要·乳岩》）

至于乳岩一症，室女寡妇居多，何也？因室女寡妇，最多隐忧郁结，情志不舒，日久血分内耗，每成是症。初起如梅核状，不痛不移，积久渐大，如鸡蛋之状，其硬如石，一致溃烂，形如破榴，内溃空洞，血水淋漓，有巉岩之象，故名乳岩。病在脾肺胆三经，血气两损，最难治疗。（《医方简义·乳痈乳岩》）

初起乳中生一小块，不痛不痒，证与瘰疬、恶核相若，是阴寒结痰。此因哀哭忧愁，患难惊恐所致。（《外科证治全生集·乳岩治法》）

乳头属肝，乳房属胃。胃与脾相连，乳岩一症，乃思虑挹郁，肝脾两伤，积想在心，所愿不得，志意不遂，经络枯涩，痰气郁结而成。两乳房结核有年，则攀痛牵连。肝阴亦损，气化为火，阳明郁痰不解，虑其长大成为岩症。（《马培之医案·乳岩》）

第一章　经典医论

第二节 临床表现

一、临床症状

乳石痈之状,微强不甚大,不赤,微痛热……但结核如石。(《诸病源候论·妇人杂病诸候》)

妇人女子乳头生小浅热疮,痒搔之黄汁出,浸淫为长百种,治不瘥者,动经年月,名为妒乳。[《备急千金要方·肠痈(妒乳、乳痈附)》]

乳痈大坚硬,赤紫色,衣不得近,痛不可忍。(《外台秘要·乳痈肿方》)

初起内结小核,或如鳖棋子,不赤不痛,积之岁月渐大,巉岩崩破,如熟榴,或内溃深洞,血水滴沥。(《校注妇人良方·乳痈乳岩方论》)

袒起胸,左乳侧疮口大如碗,恶肉紫黯,嶙峋嵌深,宛如岩穴之状,臭不可近。(《证治准绳·疡医·痈疽部分》)

经络痞涩,聚积成核,初如豆大,渐若围棋子,半年一年,二载三载,不痛不痒,渐渐而大,始生疼痛,痛则无解。日后肿如堆栗,或如覆碗,紫色气秽,渐渐溃烂,深者如岩穴,凸者若泛莲,疼痛连心,出血则臭,其时五脏俱衰,四大不救,名曰乳岩。(《外科正宗·乳痈乳岩论》)

胡公弼曰:乳岩……结成坚核,形如棋子,或五七年不发,有十余年不发者。或因岁运流行,或因大怒触动,一发起烂,开如翻花石榴。(《外科选要·乳岩》)

乳岩,亦乳中结核。不红热,不肿痛,年月久之,始生疼痛,疼则无已。未溃时,肿如覆碗,形如堆栗,紫黑坚硬,秽气渐生。已溃时,深如岩穴,突如泛莲,痛苦连心,时流臭血,根肿愈坚。(《外科大成·胸部》)

自乳中结核起,初如枣栗,渐如棋子,无红无热,有时隐痛……若年深日久,即潮热恶寒,始觉大痛,牵引胸腋,肿如覆碗坚硬,形如堆栗,高凸如岩,顶透紫色光亮,肉含血丝,先腐后溃,污水时津,有时涌冒臭血,腐烂深如岩壑,翻花突如泛莲,疼痛连心。若复因急怒,暴流鲜血,根肿愈坚。期时五脏俱衰,即成败症,百无一救。(《医宗金鉴·胸乳部·外科心法要诀·乳岩》)

初起内结小核,不赤不高,积久渐大,溃如熟榴,血水淋漓,洞穿内膜,有

巉岩之势者,名乳岩。(《医悟·乳痈乳岩》)

初起与乳痰、乳癖大略相同。或半载一年,或二载、三四载,渐长渐大,始生疼痛。日后肿如堆栗,或如覆杯,色紫气秽,渐渐溃烂,疼痛连心,出血腥臭,并无脓水。(《外科证治秘要·乳岩》)

二、脉诊

涩脉往来艰涩,如刀刮竹……内伤涩而弦数,为血燥阴伤……多由七情不遂,营气耗伤,血无以充,气无以畅……在里有……乳岩……等证。(《医原·切脉源流论》)

妇人乳岩与乳痈不同,初起时在前根下,内结小核,或如鳖棋,不赤不肿,不痛不痒,人多忽之,久至渐大,巉岩崩破如熟榴,或内溃深洞,此时六脉沉涩,坐卧不安。(《弄丸心法·乳岩》)

三、预后

若未破,可疗;已破,即难治。捻之内如山岩,故名之。早治得生,若不治,内溃肉烂,见五脏而死。(《疮疡经验全书》卷三)

初,便宜服疏气行血之药,亦须情思如意,则可愈……未破者尚可治,成疮者终不可治。(《寿世保元·乳岩》)

初起一乳通肿,木痛不红,寒热心烦,呕吐不食者逆。已成不热不红,坚硬如石,口干不眠,胸痞食少者逆。已溃无脓,正头腐烂,肿势愈高,痛势愈盛,流血者死。溃后肉色紫黑,痛苦连心,呃气日深,形体日削者死。(《外科正宗·乳痈乳岩看法》)

有辅奶,又名石奶,初结如桃核,渐次浸长至如拳如碗,坚硬如石,数年不愈,将来……溃破则如开石榴之状,又反转外皮,名审花奶。年四十以下,间有可治者;五十以上,有此决死。如未破以前,不如不治,以听其终天年。(《普济方·妇人诸疾门》)

乳岩……多有数年不溃者最危,溃则不治。(《张氏医通·疮疡》)

始发乳中结一小块如豆,渐如枣栗,不红不热,此时尚可消散,如溃则百无一生矣。倘日久乳中有一抽之痛,或患处现出红色者,已难挽回。(《片石居疡科治法辑要·乳岩》)

息心静养,屏除烦虑,或可内消,如病势已成,百中殆无一二得生者。(《医悟·乳痛乳岩》)

此属绝症,十中可救活一人。(《外科证治秘要·乳岩》)

第三节　辨　证　论　治

论曰:乳石性本炎悍,服者苟将适失度,食饮不时,致热毒发泄,不择所出,或瘰疽发背,或肠痈溲膏,不可胜治,间虽有未尝服乳石,而毒气溃漏如是者,亦以腑脏久蓄热毒。或以胞胎之初,禀受石气,其来有自,治法当先以疏利之剂,败其毒,而外施敷贴之术。(《圣济总录·乳石发动门》)

《经》云:乳头属足厥阴肝经,乳房属足阳明胃经。若乳房忽壅肿痛,结核色赤,数日之外,焮痛胀溃,稠脓涌出,脓尽而愈。此属肝胃热毒,气血壅滞,名曰乳痈,为易治。若初起内结小核,或如鳖棋子,不赤不痛,积之岁月渐大,巉岩崩破,如熟榴,或内溃深洞,血水滴沥,此属肝脾郁怒,气血亏损,名曰乳岩,为难疗。治法焮痛寒热,宜发表散邪。肿焮痛甚,宜疏肝清胃。或不作脓,脓成不溃,宜用托里。或肌肉不生,脓水清稀,宜补脾胃。或脓出反痛,恶寒发热,宜补气血。或肿焮作痛,晡热内热,宜补阴血。或饮食少思,时作呕吐,宜补胃气。或饮食难化,泄泻腹痛,宜补脾气。或劳碌肿痛,宜补气血。怒气痛肿,宜养肝血。慎不可用克伐之剂,复伤脾胃也。乳岩初患,用益气养荣汤,加味逍遥、加味归脾,可以内消。若用行气破血之剂,则速其亡。(《校注妇人良方·乳痈乳岩方论》)

若夫不得于夫,不得于舅姑,忧怒郁闷,昕夕积累,脾气消阻,肝气横逆,遂成隐核,如大棋子,不痛不痒,数十年后,方为疮陷,名曰奶岩。以其疮形嵌凹似岩穴也,不可治矣。若于始生之际,便能消释病根,使心清神安,然后施之以治法,亦有可安之理。(《格致余论·乳硬论》)

乳岩属肝脾二脏郁怒,气血亏损,故初起小核结于乳内,肉色如故,其人内热夜热,五心发热,肢体倦瘦,月经不调,用加味逍遥散、加味归脾汤、神效栝蒌散,多自消散。若积久渐大,巉岩色赤出水,内溃深洞为难疗,但用前归脾汤等药可延岁月,若误用攻伐,危殆迫矣。大凡乳证,若因恚怒,宜疏肝清热。焮痛寒热,宜发表散邪。焮肿痛甚,宜清肝消毒,并隔蒜灸。不作脓或脓不溃,补气血为主。不收敛或脓稀,补脾胃为主。脓出反痛,或发寒热,补气血为主。或晡热内热,补血为主。若饮食少思,或作呕吐,补胃为主。饮食难化,或作泄泻,补脾为主。劳碌肿痛,补气血为主。怒气肿痛,养肝血为主……大抵男子多由房劳耗伤肝肾,妇人郁怒亏损肝脾,治者审之。(《景岳全书·乳痛乳岩》)

妇人奶岩,始有核肿如鳖,棋子大,不痛不痒,五七年方成疮。初,便宜服疏气行血之药,亦须情思如意,则可愈。如成疮之后,则如岩穴之形,或如人口有唇,赤汁脓水浸淫胸胁,气攻疼痛,用无灰石膏,去其蠧肉,生新肉,渐渐收敛。此证多生于忧郁积忿,中年妇人。未破者尚可治,成疮者终不可治,宜服,十六味流气饮:当归、川芎、白芍(酒炒)、人参、乌药、槟榔、防风、黄芪(蜜水炒)、官桂、厚朴(姜炒)、桔梗、枳壳(去穰)、木香、白芷、紫苏、甘草,上剉,生姜煎服。(《寿世保元·乳岩》)

夫乳病者,乳房阳明胃经所司,乳头厥阴肝经所属。乳子之母,不能调养,以致胃汁浊而壅滞为脓。又有忧郁伤肝,肝气滞而结肿,初起必烦渴呕吐,寒热交作,肿痛疼甚,宜牛蒡子汤主之。厚味饮食,暴怒肝火妄动结肿者,宜橘叶散散之。又忧郁伤肝,思虑伤脾,积想在心,所愿不得者,致经络痞涩,聚积成核,初如豆大,渐若围棋子,半年一年,二载三载,不疼不痒,渐渐而大,始生疼痛,痛则无解。日后肿如堆栗,或如覆碗,紫色气秽,渐渐溃烂,深者如岩穴,凸者若泛莲,疼痛连心,出血则臭,其时五脏俱衰,四大不救,名曰乳岩。凡犯此者,百人必百死。知觉若早,姑用清肝解郁汤或益气养荣汤,患者再加清心静养,无挂无碍,服药调理,尚可苟延岁月。若中年已后,无夫之妇得此,其死尤速。惟初生核时,急用艾灸核顶,待次日起泡挑破,用铍针针入四分,用冰蛳散条插入核内,糊纸封盖;至十三日,其核自落,用玉红膏生肌敛口,再当保养,庶不再发。又男子乳疬,与妇人微异,女损肝胃,男损肝肾。盖怒火房欲过度,以致肝虚血燥,肾虚精怯,血脉不得上行。肝经无以荣养,遂结肿痛,治当八珍汤加山栀、牡丹皮;口干作渴者,加减八味丸;肾气素虚者,肾气丸;已溃作脓者,十全大补场。(《外科正宗·乳痛乳岩论》)

乳岩,由忧郁积忿而成,始有肿核,大如果核,不痛不痒。人皆不知其隐伏之祸,五七年后破而成疮,如岩穴之状,虽饮食如常,必洞见五脏而死。但初起便宜多服疏气行血之剂攻散乃可,十六味流气饮是也;虚者用清肝解郁汤,或十全大补汤,若至成疮,终不可治。若初起之时,曾有以追风逐湿膏贴而散之,赤一神剂也。(《疡科选粹·乳岩》)

薛氏曰:乳岩乃七情所伤,肝经血气枯槁之证,大抵郁闷则脾气阻,肝气逆,遂成隐核,不痛不痒,人多忽之,最难治疗。若一有此,宜戒七情,远厚味,解郁结,更以养血气之药治之,庶可保全,否则不治。惟一妇服益气养荣汤百余剂,血气渐复,更以木香饼灸之,喜其谨疾,年余而消。余不信,乃服克伐行气之剂,如流气饮败毒散,反大如覆碗,自出清脓,不敛而殁。

李氏曰:有郁怒伤肝脾,结核如鳖棋子大,不痛不痒,五七年后,外肿紫黑,内渐溃烂,名曰乳岩,滴尽气血方死,急用十六味流气饮及单青皮汤兼服,虚者只用清脾解郁汤,或十全大补汤,更加清心静养,庶可苟延岁月。经年以后,必于乳下溃一穴出脓,及中年无夫妇人,死尤速。(《济阴纲目·乳岩》)

乳岩之病,大都生于郁气,盖肝主怒,其性条达,郁而不舒,则曲其挺然之质,乳头属厥阴经,其气与痰时为积累,故成结核,兹以风药从其性,气药行其滞,参、芪、归、芍以补气血,官桂血药以和血脉,且又曰木得桂而枯,乃伐木之要药,其不定分两者,以气血有厚薄,病邪有浅深,又欲人权轻重也。(《济阴纲目·乳岩》)

丹溪云……有妇人积忧,结成隐核,如围棋子大,其硬如石,不痛不痒,或一年二年,或三五年,始发为疮,破陷空洞,名曰乳癌,以其深凹,有似岩穴也,多难为治。得此症者,虽曰天命,若能清心寡虑,薄滋味,戒暴怒,仍服内托活血顺气之药,庶有可生之理。(《秘方集验·妇女诸症》)

夫乳痈成岩,肉向外生,而筋束乳头,则伤乳即伤筋也。此症必须急救,否则有筋弛难长之虞矣。夫筋弛而又泄精,泄精则损伤元气,安得不变出非常乎?当失精之后,即用补精填髓之药,尚不致如此之横,今既因虚而成岩,复见岩而败毒,不已虚而益虚乎?无怪其愈治而愈坏也。治之法,必须大补其气血以生其精,不必再泻其毒,以其病无毒可泻耳。

方用化岩汤:茜草根二钱,白芥子二钱,人参一两,忍冬藤一两,黄芪一两,当归一两,白术(土炒)二两,茯苓三钱……此方全在补气补血,而不事消痰化毒之治。忍冬虽为消毒之药,其性亦补,况入于补药之中,亦纯乎补矣。惟是失精变岩,似宜补精,乃不补精而止补气血,何也?盖精不可以速生,补精之功甚缓,不若补其气血,气血旺则精生矣。且乳房属阳明之经,既生乳痈,未能多气多血,补其气血,则阳明之经既旺,自然生液生精以灌注于乳房,又何必复补其精,以牵制参芪之功乎? 此所以不用生精之味耳。(《青囊秘诀・乳痈论》)

乳岩属愤怒抑郁肝脾气逆

朱丹溪曰:妇人有愤怒抑郁,朝夕积累,脾气消阻,肝气横逆,遂成隐核如棋子,不痛不痒,数年而发,名曰奶岩,以疮形似岩穴也,不可治。

乳岩属肝脾郁怒气血亏损所致

薛立斋曰:乳岩乃七情所伤,肝经血气枯槁之证,不赤不痛,内有小核,积之岁月渐大,内溃深烂,为难治。因肝脾郁怒,气血亏损故也。治法:焮痛寒热初起,即发表散邪,疏肝清胃为主,宜益气养荣汤、加味逍遥散,可以内消。若用行气破血,则速其亡矣。

乳岩属郁气有用药法

武叔卿曰:乳岩之病,大都生于郁气。盖肝主怒,其性条达。郁而不舒,则屈其挺然之质。乳头属厥阴,其气与痰,时积累而成结核。兹以风药从其性,气药行其滞,参、芪、归、芍补气血,枳实、乌药、木通疏利壅积,柴、防、苏叶表散,白芷腐脓通荣卫,槟榔通滞下行,官桂行和血脉。且曰木得桂而枯,为伐肝之要药。

慎斋按:以上三条,序乳岩之证也。病虽均在乳,而有痈与岩之分。痈轻而岩重,痈之来也骤,而岩之成也渐,故治痈易而治岩难。大抵痈属外感之风热,内伤之厚味,儿吮俱多;岩本于七情郁怒,脏气不平,肝脾亏损。故治岩之法,与治痈微有不同,一宜补少而泻多,一宜泻少而补多也。

乳证治法总论

薛立斋曰:大凡乳证,若恚怒,宜疏肝清热;焮痛寒热,宜发表散邪;肿焮痛甚,宜清肝消毒,并隔蒜灸;不作脓,或脓不溃,补气血为主;不收敛,或脓稀,补脾胃为主;脓出反痛,或发寒热,补气血为主;或晡热内热,补血为主;若饮食少思,或作呕吐,补胃为主;饮食难化,或作泄泻,补脾为主;劳碌肿痛,补气血为主;怒气肿痛,养肝血为主;儿口所吹,须吮通揉散;若成痈,治以前法。若乳岩属肝脾二脏郁怒,气血亏损。故初起小核结于乳内,肉色如故,五心发热,肢体倦瘦,月经不调,加味归脾汤、加味逍遥散、神效瓜蒌散,多服自消。

若迁延日久，渐大，岩色赤，出水腐溃深洞，用前归脾汤等药，可延岁月。若误攻伐，则危殆矣。

慎斋按：以上一条，序治乳痈、乳岩之大法也。世医治乳痈、乳岩，不过寒凉清火，破气消瘀。岂知病之成也，原于肝胃亏损，荣卫不能营运所致。唯立斋惓惓于扶持脾胃，补气养血为主，戒人不可诛伐太过，以致夭枉，垂训之意深矣。（《女科经论·乳证》）

乳岩一证，由脾胃素虚，痰饮停积，协抑郁之气而胶结乳下成核。此病在气分，不可用血分之药，如流气饮等方皆不中用。法主理脾涤饮开郁散结，方用六君子汤加石菖蒲、远志、南星、白蔻。若虚而寒者，更加姜、附。（《齐氏医案·女科秘要·乳病》）

惟乳岩之症，初起结小核于内，肉色如常，速宜服消散之药，若积久渐大，内溃深洞，最为难疗。服补方尚可以延岁月，切忌开刀，开刀则翻花必死，用药咬破者亦同。（《不知医必要·乳痈乳岩》）

乳岩者，于乳房结成隐核，大如棋子，不痛不痒，肉色不变。多由忧郁患难惊恐，日夕积累，肝气横逆，脾气消沮而然。积二三年后，方成疮陷，以其形嵌凹，似岩穴之状，故名岩，至此则不可救矣。须于初起时用犀黄丸，每服三钱，酒送下，十服即愈。或用阳和汤加土贝母五钱，煎服数剂，即可消散。如误服寒剂，误贴膏药，定致日渐肿大，内作一抽之痛，已觉迟治。再若皮色变紫，难以挽回，勉以阳和汤日服，或犀黄丸日服，或二药早晚兼服，服至自溃而痛，则外用大蟾六只，每日早晚取蟾破腹连杂，将蟾身刺数十孔，贴于患口，连贴三日，内服《千金》托毒散，三日后，接服犀黄丸、十全大补汤，可救十中三四。如溃后不痛而痒极者，无一毫挽回，大忌开刀，开刀则翻花，万无一活，男女皆然。（《外科证治全书·乳部证治》）

乳岩，亦乳中结核，不红热，不肿痛，年月久之，始生疼痛，疼则无已。未溃时，肿如覆碗，形如堆粟，紫黑坚硬，秽气渐生。已溃时，深如岩穴，突如泛莲，痛苦连心，时流臭血，根肿愈坚。斯时也五大俱衰，百无一救。若自能清心涤虑以静养，兼服神效瓜蒌散、益气养荣汤，只可苟延岁月而已。

乳头属足厥阴肝经，乳房属足阳明胃经，外属足少阳胆经。是症也，女子多发于乳，盖由胎产忧郁损于肝脾。中年无夫者多有不治。男子多发于腹，必由房劳恚怒伤于肝肾。治宜六君子汤加芎、归、柴胡、栀子数十剂。元气复而自溃，仍痛而恶寒者，气血虚也，易十全大补汤加柴、栀、丹皮，兼六味地黄丸。若两目连睫，肝脉微弦者，前十全大补汤更加胆草。（《外科大成·分治部上·胸部》）

自乳中结核起……速宜外用灸法，内服养血之剂，以免内攻……若患者果能清心涤虑，静养调理，庶可施治。初宜服神效栝蒌散，次宜清肝解郁汤，外贴季芝鲫鱼膏，其核或可望消。若反复不应者，疮势已成，不可过用克伐峻剂，致损胃气，即用香贝养荣汤。或心烦不寐者，宜服归脾汤；潮热恶寒者，宜服逍遥散，稍可苟延岁月。（《医宗金鉴·外科心法要诀·乳岩》）

陈远公曰：有生乳痈，已经收口，因不慎色，以至复烂，变成乳岩。现出无数小疮口，如管如孔，如蜂窝状，肉向外生，经年累月不愈，服败毒之剂，身益狼狈，疮口更腐烂，人以为毒深结于乳房也，谁知气血大亏乎？凡人乳房内肉外长而筋束于乳头，故伤乳即伤筋也。此处生痈，原宜急散，迟恐有筋弛难长之患，况又泄精损伤元气，安得不变出非常乎！当失精后，即大用补精填髓之药，尚不至如此之横，今既阴虚而成岩，又因岩而败毒，不亦益虚其虚乎？治法必大补气血，以生其精，不必泄毒，以其无毒可泄耳。用化岩汤：人参、黄芪、忍冬藤、当归各一两，白术二两，茜草、白芥子各二钱，茯苓三钱。水煎服。二剂生肉，又二剂脓尽疼止，又二剂漏管重长，又二剂全愈，再二剂不再发也。此方全补气血，不去败毒，虽忍冬乃消毒之味，其性亦补，况入于补药亦纯于补矣。惟是失精以变岩，似宜补精，今止补气血何也？盖精不可速生，而功又缓，不若大补气血，反易生精，且乳房属阳明，既生乳岩而阳明必无多气多血矣。今补气血则阳明经旺，自生精液以灌乳房，又何必生精以牵制参芪之功乎？所以不用填精之味也（《冰鉴》）。

陈实功曰：乳岩乃忧郁伤肝，思虑伤脾，积想在心，所愿不得志者，以致经络痞涩，聚结成核。初如豆大，渐若棋子，半年一年，三载五载，不疼不痒，渐长渐大，始生疼痛，痛则无解，日后肿如堆栗，或如覆碗，紫色气秽，渐渐溃烂，深者如岩穴，凸者如泛莲，疼痛连心，出血则臭，其时五脏俱衰，四大不救，名曰乳岩。凡犯此者，百人百死，如能清心静养，无挂无碍，不必勉治，尚可苟延，当以益气养荣汤主之（《正宗》）。

又曰：凡中年无夫之妇，得此更易于死。

又曰：男子患此，名曰乳节，与妇女微异。女伤肝胃，男损肝肾。盖怒火房欲过度，由此肝虚血燥，肾虚精怯，气脉不得上行，肝经无以荣养，遂结肿痛。

又曰：治当八珍汤加山栀、丹皮；口干作渴，宜加减八味丸、肾气丸；已溃十全大补汤，则易于生肌完口也。

汪省之曰：乳岩四十以下者可治，五十以下者不治。治之则死，不治反得终其天年（《理例》）。

冯鲁瞻曰：妇人有忧怒抑郁，朝夕累积，脾气消阻，肝气横逆，气血亏损，筋失荣养，郁滞于痰，结成隐核，不赤不痛，积之渐发，数年渐大，内溃深烂，名曰乳岩，以其疮形似岩穴也，慎不可治。此乃七情所伤，肝经血气枯槁之证。治法焮痛寒热初起，即发表散邪，疏肝之中兼以补养气血之药，如益气养荣汤、加味逍遥散之类，以风药从其性，气药行其滞，参、芪、归、芍补气血，乌药、木通疏积利壅，柴、防、苏叶表散，白芷腐脓，通荣卫，肉桂行血和脉。轻者多服自愈，重者尚可苟延。若以清凉行气破血，是速其亡也（《锦囊》）。

窦汉卿曰：女子已嫁未嫁俱生此候，乃阴极阳衰，虚阳与血相积，无阳积安能散，故此血渗入心经而成此疾也。若未破可治，已破即难治。

胡公弼曰：乳岩乃性情每多疑忌，或不得志于翁姑，或不得意于夫子，失于调理，忿怒所酿，忧郁所积，厚味酿成，以致厥阴之气不行，阳明之血腾沸，孔窍不通，结成坚核，形如棋子。或五七年不发，有十余年不发者，或因岁运流行，或因大怒触动，一发起烂开如翻花石榴者，名曰乳栗。凡三十岁内血气旺者可治，四十以外气血衰败者难治（《青囊》）。（《疡医大全·乳岩门主论》）

乳岩之证，初起结核，如围棋子大，不痛不痒，五七年后，或十余年，从内溃破，嵌空玲珑，洞窍深陷，有如山岩，故名乳岩。皆由抑郁不舒，或性急多怒，伤损肝脾所致。宜速开郁解怒，戒七情，远荤味，始望有济矣。

若结核初起者，十六味流气饮，外以木香、生地捣饼热器熨之，又以青皮甘草饮不时饮之。若溃后久不愈者，惟宜培补气血，如十全、八珍、归脾等汤，选而用之。（《妇科冰鉴·乳证门》）

脾气消阻，肝气横逆，结核如鳖棋子大，不痛不痒，十数年遂成陷疮，名曰乳岩，以其形嵌凹似岩穴也。此疾多生忧郁积忿，中年妇人，未破可治，成疮不治。初起宜用葱白、生半夏共捣烂，将棉花裹塞鼻，兼服青皮散。若虚弱，

宜用益气养荣汤（见汇方）、十全大补汤（见前）。（《秘珍济阴·妇人杂病》）

妇人乳岩一证，原非产后之病，但乳岩、乳痈，皆疮生乳房，治此证者，混同施治，误世不小，不得不分别论明也。其乳痈起于吹乳之一时，非同乳岩，由气血亏损于数载，始因妇女，或不得意于翁姑夫婿，或诸事忧虑郁遏，致肝脾二脏久郁而成。初起小核，结于乳内，肉色如故，如围棋子大，不痛不痒，十数年后方成疮患。烂见肺腑，不可治矣。故初起之时，其人内热夜热，五心烦热，肢体倦瘦，月经不调，宜早为治疗。益气养荣汤、加味逍遥散，多服渐散。气虚必大剂人参，专心久服，其核渐消。若服攻坚解毒伤其正气，必致溃败。多有数年不溃者最危，溃则不治。周季芝云：乳癖、乳岩，结硬未溃，以活鲫鱼同生山药捣烂，入麝香少许，涂块上，觉痒极，勿搔动，隔衣轻轻揉之。七日一涂，旋涂渐消。若荏苒岁月，以致溃腐，渐大类岩，色赤出水，深洞臭秽，用归脾汤等药，可延岁月。若误用攻伐，危殆迫矣。曾见一妇，乳房结核如杯数年，诸治不效，因血崩后，日服人参两许，月余，参尽二斤，乳核霍然。此证有月经者尚轻，如五六十岁无经者，不可轻易看也。（《胎产心法·乳岩论》）

妇人乳岩与乳痈不同，初起时在前根下，内结小核，或如鳖棋，不赤不肿，不痛不痒，人多忽之，久至渐大，巉岩崩破如熟榴，或内溃深洞，此时六脉沉涩，坐卧不安。盖因忧思伤心脾，郁怒伤肝胆之所致。急用逍遥散以开郁行其血，后用归脾汤，每日三服，庶可全愈。若既溃之后，脓血淋沥，六脉沉数无力，此系不治之症。无已先用养荣汤，加参、芪、夏枯草，服至十数剂。若浓血少减，疮势稍平，即用十全大补汤，重加附子，尤妙。（《弄丸心法·乳岩》）

此乃七情所伤，肝经血气枯槁之证。治法：焮痛寒热初起，即发表散邪，疏肝之中兼以补养气血之药，如益气养荣汤、加味逍遥散之类，以风药从其性，气药行其滞。参、芪、归、芍补气血，乌药、木通疏积利壅，柴、防、苏叶表散，白芷腐脓通荣卫，官桂行血和脉。轻者多服自愈，重者尚可延年。若以清凉行气破血，是速其亡也。（《冯氏锦囊秘录·女科精要》）

乳岩症，由阴寒凝结，忧愁郁怒，肝脾两伤所致。始发乳中结一小块如豆，渐如枣栗，不红不热，此时尚可消散，如溃则百无一生矣。倘日久乳中有一抽之痛，或患处现出红色者，已难挽回。谓之岩者，因溃后肌肉腐烂，翻叠如岩也。治法初起多服犀黄丸，或服阳和汤，自能消散而愈，最忌膏药敷药，并忌刀开。若因循失治，已经发觉，勉以阳和汤、犀黄丸二方，日日早晚轮服，服至自溃,再用大蟾六只,每日取蟾破腹,连杂将蟾身刺孔,贴于疮口,连贴三日,内服千金托里散,三日后仍服犀黄丸,可救十中三四耳。若溃后不痛而痒者,必无挽回。此法系《全生集》中所载,与诸书不同,余窃用之于初起者,无不全愈。至溃后未尝试用,想舍此亦无他法也。(《片石居疡科治法辑要·乳岩》)

若乳岩者,初起内结小核,如棋子,不赤不痛,积久渐大崩溃,形如熟榴,内溃深洞,血水淋沥,有巉岩之势,故名曰乳岩。此属脾肺郁结,气血亏损,最为难治……乳岩初起,若用加味逍遥散、加味归脾汤二方间服,亦可内消,及其病势已成,虽有卢扁,亦难为力,但当确服前方,补养气血,以未脱体,亦可延生。若妄用行气破血之剂,是速其危也。[《医学心悟·乳痈乳岩(乳卸)》]

乳岩停饮协郁气,病在气分膺间横。六君南蔻菖蒲远(主此药),(若证显)虚寒(则加)姜附与同盟。(《古今医诗·乳岩方诗》)

此症男妇皆有,因忧郁积忿而成。始而乳内结核,不痛不痒,或二年,或四五年不消,其核必溃,溃则不治。初起用犀黄丸(见前外症五),每服三钱,酒下,十服全愈。或以阳和汤(见前外症二二),加土贝五钱,煎服,数日可消。倘误以膏药敷贴,定至日渐肿大,内作一抽之痛,已觉迟延。倘皮色变异,难以挽回,勉以阳和汤日服,或以犀黄丸日服,或二丸早晚轮服。服至自溃而痛者,取大蟾(俗名癞团)六只,每日早晚破蟾腹,连杂,以蟾身刺孔贴患口,连贴三日,内服《千金》托里散(方见后)。三日后,再接服犀黄丸,可救十中三四。不痛而痒极者,一无挽回。大忌刀开,开之,则翻花最惨,不救矣。(《古方汇精·乳岩治法》)

有乳岩者,属肝脾二脏,郁怒后气血亏损,初起小核,结于乳内,肉色如常,或三年、五年发作,其人内热,肢体倦瘦,月经不调。用加味逍遥散(方载上第九内)、瓜蒌散(方在本条),多自消散。若积久渐大,巉岩色赤,内溃深洞为难疗。但用归脾汤等补药,多服可愈。若误用攻伐,危殆迫矣。是病初起,用青皮、甘草为末,以白汤或少加姜汁调服,以消为度。(《罗氏会约医镜·乳病门》)

乳岩者,初起内结小核如蓁子,积久渐大崩溃,有巉岩之势,故名曰乳岩。宜服逍遥散、归脾汤等药,虽不能愈,亦可延生。若妄行攻伐,是速其危也。瓜蒌散:瓜蒌一个、明乳香二钱,酒煎服。(《葆寿集·卷五》)

乳岩，硬如石者。槐花炒黄为末，黄酒（冲服）三钱，即消。

又方：此病先因乳中生硬块，初起大如豆，渐渐大如鸡卵，七八年后方破烂。一破之后，即不可治矣。宜服后方：生蟹壳数十枚，放砂锅内焙焦，研细末，每服二钱，陈酒冲服，须日日服之，不可间断。

庚生按：蟹壳方颇有效，惟不宜多服。多则每至头昏作呕，不可不知。且蟹壳及蟹爪最能堕胎，有娠者慎勿误投！尝见吾师马培之先生治此症，每以逍遥散为主，量为加减，应手辄愈。盖乳头属肝，乳房属胃，此症之成，胥由二经致疾耳。杭妇郑姓者患此症，后得一方，服之奇验。方用龟板数枚炙黄，研细，以黑枣肉捣和成丸，每服三钱，以金橘叶煎汤下。（《串雅内外编·串雅内编》）

沈尧封曰：乳岩初起坚硬，不作脓，其成也，肌肉叠起，形似山岩，病起抑郁不治之证。方书云：桃花开时死；出鲜血者死。余见一妇，患此已四年，诊时出鲜血盈盂，以为必死，日服人参钱许，竟不死。明年春，桃花大放，仍无恙，直至秋分节候方毙。此妇抑郁不得志，诚是肝病，然不死于春，而死于秋，何哉？岂肝病有二：其太过者死于旺时，其不及者死于衰时耶？此证本属肝病，谬以坎气补肾而愈，亦理之不可解者。

外有方附后，疡科方选中。

【笺疏】乳岩初起，止是一个坚核，不胀不肿，虽重按之亦不觉痛。但块坚如石，与其他疡症不同，故不能消散。苟能养血调肝，开怀解郁，止可保其不大不胀，经数十年，终身不为患者，所见已多。若多劳，多郁，则变化亦易，迨渐大而知作胀已难治疗。若时作一抽之痛，则调经更是棘手，虽能养阴，亦多无益，断不可误投破气消克及软坚走窜之药。尝见误服甲片、皂刺，应手焮发，速其胀裂，最是催命灵符。其溃也，浮面发腐，其中仍如巉石嵌空而坚，止有血水，并不流脓，且易溢血，必无带病延龄之望。坎气亦是单方，恐未必果有效力，蒜头涂法必令发痒，如其浮皮一破，即是弄假成真，必不可试。总之，此症无论何药，断无能令必愈之理，沈谓外有方附后，今亦未见，岂传抄有脱佚耶？然纵使有方，亦无效果，阙之可耳。

王孟英曰：吴鞠通云，当归、芎劳为产后要药，然惟血虚而热者断不可用。盖当归香窜异常，甚于麻辛，急走善行，不能静守，止能运血，衰多益寡，如亡血液亏、孤阳上冒等证，而欲望其补血，不亦愚哉？芎劳有车轮纹，其性更急于当归。盖物性之偏,长于通者,必不长于守也。世人不敢用芍药而恣用归,何其颠倒哉。余谓今人血虚而热者为多,产后血液大耗,孤阳易浮,吴氏此言深中时弊。又论《达生篇》所用方药未可尽信,皆先得我心之同然者,详见解产难,医者宜究心焉。

【笺疏】当归善行,川芎善升,血虚火动者当为禁药,而俗子误以为补血之专品者,只缘四物汤方泛称补血,遂不辨菽麦,而浪用之耳。鞠通此说,确不可易。(《沈氏女科辑要笺疏·乳岩》)

一乳痈已收,不慎房帏,复溃烂,变乳岩,现无数小口,如管非管,如漏非漏,似蜂窝,肉向外生,经年不愈。服败毒药狼狈,疮口更腐,此气血大亏也。凡乳房肉向外,筋束于乳头,故伤乳即伤筋,须急散,迟则筋弛难长,况泄精以伤元气乎? 当泄精后即用药剂精填髓,尚不如此。既因循成岩,复见岩败毒,不虚虚乎? 必大补气血以生精,不必再消毒。用化岩汤:参、芪、归、忍冬藤一两,白术二两,茜根、白芥子二钱,茯苓三钱。八剂愈,再二剂不发。此全补气血,不消毒,实为有见。虽忍冬消毒性亦补,况同入补药中。但失精变岩,何不补精而补气血? 盖精不可速生,不若补气血,转易生精。且乳房属阳明胃,既生痈未必能多气血,补之则阳明之经旺自生津液,滤注乳房。何必复补精以牵制参芪乎。(《辨证奇闻·乳痈》)

乳疡之不可治者,则有乳岩。夫乳岩之起也,由于忧郁思虑,积想在心,所愿不遂,肝脾气逆,以致经络痞塞结聚成核,初如豆大,渐若棋子,不红不肿,不疼不痒,或半年一年,或两载三载,渐长渐大,始生疼痛,痛则无解日,后肿如堆栗,或如覆碗,紫色气秽,渐渐溃烂,深者如岩穴,凸者如泛莲,疼痛连心,出血则臭,并无脓水,其时五脏俱衰,遂成四大不救。凡犯此者,百人百死。如能清心静养,无挂无碍,不必勉治,尚可苟延。当以加味逍遥散、归脾汤,或益气养营汤主之。此证溃烂体虚,亦有疮口放血如注,即时毙命者,与失营证同。(《疡科心得集·辨乳癖乳痰乳岩论》)

初起乳中生一小块,不痛不痒,证与瘰疬、恶核相若,是阴寒结痰。此因哀哭忧愁,患难惊恐所致。其初起以犀黄丸,每服三钱,酒送十服全愈。或以阳和汤加土贝五钱,煎服,数日可消。倘误以膏贴药敷,定主日渐肿大,内作一抽之痛,已觉迟治。倘皮色变异,难以挽回,勉以阳和汤日服,或以犀黄丸日服,或二药每日早、晚轮服。服至自溃而痛者,外用大蟾六只,每日早、晚取蟾破腹连杂,以蟾身刺孔,贴于患口,连贴三日。内服《千金》托里散,三日后接服犀黄丸,可救十中三四。溃后不痛而痒极者,无一毫挽回。大忌开刀,开则翻花最惨,万无一活。男女皆有此证。(《外科证治全生集·乳岩治法》)

《经》云:怒则气上,思则气结,上则逆而不下,结则聚而不行。人之气血,贵于条达,则百脉畅遂,经络流通。苟或怫郁,则气阻者血必滞,于是随其经之所属而为痈肿。况乎乳房,阳明胃经所司,常多气多血。乳头,厥阴肝经所属,常多血少气。女子心性偏执善怒者,则发而为痈,沉郁者则渐而成岩。痈之为患,乳房红肿,寒热交作,宜化毒为主,瓜蒌、忍冬之属,可使立已。岩之为病,内结成核,久乃穿溃,宜开郁为要,贝母、远志之类,不容少弛。若男子则间有,不似妇人之习见也。陈氏则云微有异者,女损肝胃,男损肝肾,肝虚血燥,肾虚精怯,血脉不得上行,肝筋无以荣养,遂结痈肿,似亦有见。至既溃之后,气血必耗。惟以归脾、逍遥、人参养荣无间调之。又必患者怡情适志,寄怀潇洒,则毋论痈症可痊,而岩症亦庶几克安矣。倘自恃己性,漫不加省,纵有神丹,亦终无如何也。(《古今医彻·乳症》)

乳症多主肝胃心脾,以乳头属肝经,乳房属胃经,而心脾郁结,多见乳核、乳岩诸症。乳痈焮肿色红,属阳,类由热毒,妇女有之,脓溃易愈。乳岩结核色白,属阴,类由凝痰,男妇皆有,惟孀孤为多,一溃难治。且患乳有儿吮乳易愈,无儿吮乳难痊。其沥核等,日久转囊穿破,洞见肺腑,损极不复,难以挽回。而乳岩尤为根坚难削,有历数年而后痛,历十数年而后溃者,痛已救迟,溃即不治。须多服归脾、养荣诸汤。切忌攻坚解毒,致伤元气,以速其亡。

乳内结小核一粒如豆,不红不痛,内热体倦,月事不调,名乳岩。急早调治,若年久渐大,肿坚如石,时作抽痛,数年溃腐,如巉岩深洞,血水淋沥者,不治。溃后大如覆碗,不痛而痒极者,内生蛆虫也。症因忧思郁结,亏损肝脾气血而成。初起小核,用生蟹壳爪数十枚,砂锅内焙,研末酒下,再用归、陈、枳、贝、翘、姜、白芷、甘草节,煎服数十剂,勿间,可消。蟹爪灰与煎剂间服,曾经验过。若未消,内服益气养荣汤,外以木香饼熨之。阴虚晡热,加味逍遥散去焦术,加熟地。寒热抽痛,归脾汤。元气削弱,大剂人参煎服可消。若用攻坚解毒,必致溃败不救。凡溃后,最忌乳没等药。(《类证治裁·乳症》)

乳岩……若未破可疗,已破即难治……早治得生。若不治,内溃肉烂见五脏而死。破用蠲毒流气饮,加红花、苏木、生地、熟地、青皮、抚芎、乌药、甘草、小柴胡、瓜蒌仁各二两。

又方：抚芎、柴胡、青皮、香附各二两，甘草、玄胡索、陈皮、桔梗、黄芩、栀仁、枳壳、天花粉、乌药、白芷、贝母各一两，砂仁一两五钱，蔓荆子（炒）一两。

右为末，水丸，每进二钱，日进三四服。作煎剂服之亦可。（《外科图说》）

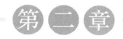

特 色 方 剂

第一节 经 典 名 方

1. 华佗治乳岩神方（《华佗神方·华佗妇科神方》）

【组成】大瓜蒌（多子者佳）一枚，当归五钱，甘草四钱，没药三钱，乳香一钱。

【主治】乳岩溃烂。

【用法】以陈酒二碗煎八分，温服。或去当归加皂角刺一两六钱，效尤速；将愈，加参芪芎术，以培其元。

2. 连翘散（《太平圣惠方·治乳石发动生痈肿诸方》）

【组成】连翘三分，黄芪（锉）三分，木香半两，川升麻三分，葛根（锉）三分，地骨皮三分，红雪二两，麦门冬（去心）三分，犀角屑三分，甘草（生用）半两，石膏二两，沉香半两，黄芩三分，防风（去芦头）半两。

【主治】乳石发毒生痈肿，烦热疼痛，口干心躁，筋脉拘急，头项强硬。

【用法】上件药，捣筛为散。每服四钱，以水一中盏，入竹叶三七片，煎至六分，去滓，温服，日三四服。

3. 犀角散（《太平圣惠方·治乳石发动上冲头面及身体壮热诸方》）

【组成】犀角屑三分，玄参三分，赤芍药一两，柴胡（去苗）一两，知母三分，黄芪（锉）三分，葳蕤三分，甘草（生用）半两，生麦门冬（去心）一两，赤茯苓一两，地骨皮一两。

【主治】乳石发热，上攻头面，四肢骨节烦疼，口干心躁，不思饮食。

【用法】上件药，捣筛为散。每服四钱，以水一中盏，入生姜半分，煎至六分，去滓，不计时候温服。

4. 玄参散（《太平圣惠方·治乳石发动烦闷诸方》）

【组成】玄参三分，紫雪各二两，川升麻一两，沉香一两，犀角屑三分，川大黄（锉碎，微炒）一两，甘草（生用）半两，黄芩、葳蕤、地骨皮、栀子仁、连翘各三分。

【主治】乳石发动，烦热，生痈肿疼痛。

【用法】上件药，捣筛为散。每服四钱，以水一中盏，入竹叶三七片，煎至六分，去渣，温服，日三四服。

5. **独活散**（《太平圣惠方·治乳石发动生痈肿诸方》）

【组成】独活三分，汉防己半两，犀角屑半两，石膏一两，川升麻三分，黄芩三分，防风（去芦头）半两，甘草（生锉）半两。

【用法】上件药，捣筛为散。每服半两，以水一中盏，煎至五分，去滓，入竹沥半合，温服，日三四服。

【主治】乳石发动，生痈赤肿，毒气攻注，筋脉拘急，言语謇涩，心神烦躁。

6. **大青散**（《太平圣惠方·治乳石发动生痈肿诸方》）

【组成】大青三分，苦竹叶三十片，石膏一两，地骨皮一分，甘草（生锉）一分，黄芩一分，犀角屑一分，吴蓝一分，川升麻一分。

【主治】乳石发动，生痈肿，烦热疼痛，口干心躁。

【用法】上件药，捣筛为散。以水三大盏，入黑豆一合，煎至一盏半，去滓，分为三服，不计时候温服。

7. **升麻散**（《太平圣惠方·治乳石发动生痈肿诸方》）

【组成】川升麻一两，川大黄（锉碎，微炒）三两，枳壳（麸炒微黄，去瓤）一两，赤芍药一两，当归一两，木香三分，川芒硝二两，黄芩一两，甘草（生锉）一两。

【主治】乳石发热毒生痈，肿焮疼痛，口干烦闷。

【用法】上件药，捣筛为散。每服四钱，以水一中盏，煎至六分，去滓，温服，日三四服，以利为度。

8. **大黄汤**（《太平圣惠方·治乳石发动大小肠痈滞不通诸方》）

【组成】川大黄（锉碎，微炒）三分，前胡（去芦头）半两，当归（锉碎，微炒）半两，枳壳（麸炒微黄，去瓤）半两，葱白（切）二七寸，豉一合，生姜半两。

【主治】乳石发动，大肠壅滞，心膈痞满，腹痛烦热。

【用法】上件药，细锉和匀。每服半两，以水一中盏，煎至六分，去滓，不计时候温服。

9. 增损当归汤（《圣济总录·乳石发动门》）……………………………………

【组成】当归（切，焙）、赤茯苓（去黑皮）、人参、前胡（去芦头）、黄芩（去黑心）各一两，桂（去粗皮）半两，芍药、甘草（炙，锉）各一两，麦门冬（去心，焙）二两，小麦一合，竹叶半两。

【主治】乳石发为痈疽，肿痛烦热。

【用法】粗捣筛。每服五钱匕，以水二盏，枣二枚（擘破），煎至一盏，去滓温服，空心日午各一。

10. 人参汤（《圣济总录·乳石发动门》）……………………………………

【组成】人参、甘草（炙，锉）、黄芪（炙，锉）、芍药各一两半，赤茯苓（去黑皮）、当归（切，焙）、芎䓖、黄芩（去黑心）、木通（锉）各一两。

【主治】乳石发动，痈疽虚热。

【用法】粗捣筛。每服五钱匕，以水二盏，竹叶一十片（切碎），生地黄汁少许，煎至一盏，滤去滓温服，空心日午各一。

11. 连翘金贝煎（《景岳全书·妇人规下·乳痈乳岩》）……………………………

【组成】金银花、贝母（土者更佳）、蒲公英、夏枯草各三钱，红藤七八钱，连翘一两或五七钱。

【主治】乳痈乳岩肿痛势甚，热毒有余者。

【用法】用好酒二碗，煎一碗服。服后暖卧片时。火盛烦渴乳肿者，加天花粉。

12. 十六味流气饮（《万病回春·乳岩》）……………………………………

【组成】当归、川芎、白芍、黄芪、人参、官桂、厚朴、桔梗、枳壳、乌药、木香、槟榔、白芷、防风、紫苏、甘草各五分。

【主治】乳岩。

【用法】上锉一剂，水煎，食远临卧频服。

13. 神功饮[《丹台玉案·乳痈门（附乳岩、肠痈、囊痈）》]

【组成】忍冬藤、蒲公英、甘草节、金银花各二钱，瓜蒌（连壳）一个。

【主治】妇人乳内一核初起如钱，不作疼痒，三五年成者，红肿，溃时无脓,惟流清水,形如岩穴之凹。

【用法】生酒煎服。

14. 清肝解郁汤（《外科正宗·乳痈主治方》）

【组成】陈皮、白芍、川芎、当归、生地、半夏、香附各八分,青皮、远志、茯神、贝母、苏叶、桔梗各六分,甘草、山栀、木通各四分。

【主治】一切忧郁气滞,乳结肿硬,不疼不痒,久渐作疼;或胸膈不利,肢体倦怠,面色萎黄,饮食减少。

【用法】水二钟,姜三片,煎八分,食远服。

15. 神效瓜蒌散（《济阴纲目·吹乳痈肿》）

【组成】黄瓜蒌(子多者,不去皮,焙干研烂)、当归(酒洗)、生甘草各五钱,乳香、没药(各别研)各二钱半。

【主治】妇人乳痈乳岩。

【用法】上作一剂,用好酒三碗,于瓷石器中慢火熬至碗半,分为三次,食后服。如有乳岩,便服此药,可杜绝病根。如毒气已成,能化脓为黄水,毒未成则内消。疾甚者,再合一服,以愈为度。立效散与此间服神效,但于瓜蒌散方减去当归,加紫色皂角刺一两六钱是也。

16. 益气养荣汤（《济阴纲目·乳岩》）

【组成】人参、白术(炒)各二钱,茯苓、陈皮、贝母、香附子、当归(酒拌)、川芎、黄芪(盐水拌炒)、熟地黄(酒拌)、芍药(炒)、桔梗、甘草(炒)各一钱。

【主治】抑郁及劳伤血气,颈项两乳或四肢肿硬,或软而不赤不痛,日晡微热,或溃而不敛,并皆治之。

【用法】上锉一剂,加生姜三片,水煎,食远服。

【方论】此方以六君子汤去半夏加贝母,合四物汤,外加香附、黄芪、桔梗者也,为调理之剂。胸痞,减人参、熟地黄各三分;口干,加五味子、麦门冬;往来寒热,加软柴胡、地骨皮;脓清,加人参、黄芪;脓多,加川芎、当归;脓不止,加人参、黄芪、当归;肌肉迟生,加白蔹、官桂。

17. 内托消毒散（《医方集宜·外科》）

【组成】人参、黄芩、当归、川芎、芍药、白术、茯苓、白芷、甘草、金银花。

【主治】乳癌初起,内有结核,不甚痛者。

18. **加味八珍汤**《医方集宜·外科》

【组成】当归,川芎,芍药,熟地黄,白术,茯苓,人参,甘草,贝母,青皮,桔梗,柴胡。

【主治】乳癌,日久不愈。

【用法】姜三片,枣一枚,煎服。

19. **消乳岩丸方(钱青抢)**《疡医大全·胸膺脐腹部·乳岩门主方》

【组成】夏枯草、蒲公英各四两,金银花、漏芦各二两,山慈菇、雄鼠粪(两头尖)、川贝母(去心)、连翘、金橘叶、白芷、甘菊花、没药(去油)、瓜蒌仁、乳香(去油)、茜草根、甘草、广陈皮、紫花地丁各一两五钱。

【主治】乳岩。

【用法】上为细末,炼蜜为丸,每早晚食后送下二三钱,戒气恼。

20. **消岩丸**《外科集腋》卷四

【组成】夏枯草、蒲公英各四两,金银花、漏芦各三两,山慈菇、雄鼠粪、川贝、连翘、金橘叶、白芷、甘草、甘菊、乳香、没药、瓜蒌仁、茜根、广皮、紫花地丁各一两五钱。

【主治】乳岩。

【用法】共研末炼蜜为丸,每晚送下三钱。

21. **乳岩丸**《环溪草堂医案·乳痈乳头风乳痰乳癖乳岩》

【组成】党参三两,熟地四两,白芍三两,归身二两,茯神三两,枣仁(炒)三两,阿胶二两,冬术三两,香附三两,茜草炭三两,山药四两,陈皮一两,丹皮二两,沙苑子三两,山慈菇三两。

【主治】乳岩。

【用法】共为末,用夏枯草半斤,煎极浓汁一大碗,滤去渣,将汁再煎滚,调下真藕粉四两为糊,和上药末,捣为丸,每朝服五钱,建莲、红枣汤送下。

22. **化岩汤**《医林纂要探源·痈疡部》

【组成】黄芪一两,当归五钱,白术三钱,人参一钱,茯苓五分,防风五分,白芥子八分,红花三分,金银花五钱。

【主治】乳岩。

【用法】水煎服。

【方论】乳溃成岩,非大补气血,无以能攻毒而收溃也。此与托里黄芪汤法同,但主经行肝胃耳。防风、白芥子、红花皆行肝,参、术、茯苓皆主脾胃。乳房属胃,乳头属肝,宜补血疏肝,佐以和胃去痰解毒之品,庶血气复而症可愈。

23. **加味归脾汤**《古今图书集成医部全录·妇人诸乳疾门》

【组成】(引《薛氏医案》)白术(炒)、人参、茯苓各一钱,柴胡、川芎、山栀(炒)、芍药(炒)、甘草(炒)各五分,熟地黄、当归各八两。

【主治】女人乳岩初起,用此内消。

【用法】水煎服。

24. **加味逍遥散**《杂病源流犀烛·胸膈脊背乳病源流》

【组成】甘草、当归、白芍、白术、茯苓、柴胡各一钱,桂皮、山栀各七分。

【主治】乳岩初起。

【用法】水煎服。

25. **芎归疏肝汤**《医方简义·乳痈乳岩》

【组成】川芎二钱,当归四钱,制香附二钱,炒青皮一钱,王不留行三钱,延胡三钱,蒲公英二钱,鹿角霜二钱,麦芽(炒)三钱,柴胡二钱,漏芦一钱,夏枯草二钱。

【主治】乳痈乳岩,凡胎前不宜。

【用法】加路路通四个,枇杷叶五片,去毛,水煎,入酒少许冲。

26. **《千金》内托汤**《外科证治全生集·医方》

【组成】党参(或用人参)、黄芪,防风,官桂,厚朴,白芷,川芎,桔梗,甘草。

【主治】乳岩溃者及一切溃烂红痈。

【用法】分两随时斟酌,煎服。

27. **洞天救苦丹**《外科证治全生集·医方》

【组成】露天有子蜂窠、鼠矢(尖者)、青皮、楝树子(立冬后者佳,瓦上炙,存性为末)等分。

【主治】一应久烂不堪,并瘰疬、乳痈、乳岩溃烂不堪者。

【用法】每取三钱,陈酒送服,服后要隔两日再服。

第二节 单 验 方

1. **单地黄煎**(《小品方·治乳痈妒乳生疮诸方》)

【组成】生地黄。

【主治】补虚除热,治乳石、痈疽、疮疖等。

【用法】生地黄随多少,取汁于铜钵中重汤上煮,勿盖釜,令气得泄,煎去半,更以新布滤绞,去粗滓秽又煎,令如饧成矣。此用地黄须肥大味浓者,作煎甘美,东南地黄坚细味薄,作煎咸不美。

2. **生地黄煎**(《圣济总录·乳石发动门》)

【组成】生地黄(洗,切,以木杵臼捣,绞汁)五斤,黄精(洗,切,以木杵臼捣,绞汁)十二斤,白蜜五升。

【主治】乳石药气发热,风热相并,致痈肿疮痍,经年不愈。

【用法】上三味汁相和,于银石器中,慢火煎如膏为度,以瓷合盛。每服生姜汤,调下半匙至一匙,日二夜一。

3. **青皮汤**(《本草纲目·果部·青橘皮》)

【组成】青皮四钱。

【主治】妇人乳岩。

【用法】水一盏半,煎一盏,徐徐服之,日一服。或用酒服。

4. **青皮散**(《济阴纲目·乳岩》)

【组成】青皮,甘草。

【主治】乳岩初期如鳖棋子,不痛不痒,须趁早服之,免致年久溃烂。

【用法】上为末,用人参煎汤,入生姜汁稠,细细呷之,一日夜五六次,至消乃已,年少妇人只用白汤调下。

5. **青橘饮**[《丹台玉案·乳痈门(附乳岩、肠痈、囊痈)》]

【组成】青皮(醋炒)五钱,橘叶三十片。

【主治】妇人百不如意,久积忧忿,乳内有核不痒不痛,将成乳岩。

【用法】水煎,食远服。

6. **蜡矾丸**《简明医彀·诸方法》

【组成】白矾(生,研)三两,黄蜡二两。

【主治】一切痈疽肿毒,阴阳虚实,肺痈、肠痈、乳痈、乳癌等证。未溃,消肿解散;已破,护心托里;溃后收敛生肌,多服有效。粉瘤、痰核、恶疮,三五年者可消。

【用法】溶化,和矾末为丸,但易冷难丸,一新瓦焙热,上铺湿布数层,放布上蒸软,众手丸;一以蜡煮汤中,乘软热捞起,和矾,丸;一再入银花末一两、蜜一两,捣匀,丸桐子大,每服三十丸,酒、米汤任下。

7. **甘草汤**《文堂集验方·女科》

【组成】甘草。

【主治】乳癌已破。

【用法】甘草汤洗净,用白蜡三钱,好酒化服五七次,可愈。

8. **贝母汤**《文堂集验方·女科》

【组成】贝母(去心)、核桃槅、金银花、连翘各三钱。

【主治】乳癌已破。

【用法】水酒各半煎服。

9. **荷蒂散**《文堂集验方·女科》

【组成】荷叶蒂(烧灰存性,研末)七个。

【主治】乳癌已破。

【用法】酒调久服见效。

10. **治妇人乳岩方**《集古良方·妇人门》

【组成】蒲公英、金银花二味等分。

【主治】妇人乳岩。

【用法】用无灰好酒煎,尽量饮,数次全愈。

11. **开郁流气散**《古方汇精·妇科门》

【组成】槐花(炒)三钱,远志三钱。

【主治】乳硬如石。

【用法】上为末,每日陈酒调服,半月取效,外用远志葱蜜饼敷之。

12. 内消乳岩、乳癖方《外科选要·乳岩》

【组成】壁蟢。

【主治】乳岩、乳癖。

【用法】将壁上活壁蟢,用针扦住,乘活以竹纸包如小毬,食后白汤吞下。每日服一次,不过数日,乳内即痒,如蟢蛛走状,其核渐消。

13. 嫩牛角方《外科选要·乳岩》

【组成】黄牛大角内嫩角(火煅存性)一两,鹿角(火焙黄色)八钱,枯白矾三钱。

【主治】乳吹,乳痞,乳岩,并一切无名大毒。

【用法】和研极细末,热酒调服三钱。

14. 瓜蒂散《验方新编·痈毒杂治》

【组成】陈年老南瓜蒂。

【主治】痈疽大毒及一切无名恶证,并治乳岩。

【用法】烧成炭,酒冲服,再用麻油调此炭敷之立愈。如治乳岩,每服瓜蒂炭一个,重者四五次立愈,幸勿泛视。

第三节　当　代　医　方

1. 调神攻坚汤《千家妙方》

【组成】柴胡 15 g,黄芩 15 g,苏子 30 g,党参 30 g,夏枯草 30 g,王不留行 90 g,牡蛎 30 g,瓜蒌 30 g,石膏 30 g,陈皮 30 g,白芍 30 g,川椒 5 g,甘草 6 g,大枣 10 枚。

【功效与主治】疏肝理气,攻坚破瘀。乳腺癌。

【用法】水煎服,每日 1 剂,每日 3 次。

2. 紫根牡蛎汤《简明中医妇科学》

【组成】紫草根 15 g,牡蛎粉 15 g(包煎),当归 15 g,赤芍 9 g,川芎 6 g,金银花 6 g,升麻 6 g,黄芪 6 g,甘草 3 g,大黄适量(后下)。

【功效与主治】清热凉血,解毒泻火。乳腺癌。

【用法】水煎服,每日 1 剂,每日 2 次。

3.芪苡汤(《中医癌瘤证治学》)

【组成】黄芪 60 g,党参 30 g,郁金 15 g,当归 15 g,墨旱莲 30 g,白术 20 g,白芍 15 g,重楼 10 g,丹参 30 g,薏苡仁 10 g,料姜石 60 g。

【功效与主治】补气养血,健脾疏肝,化瘀解毒。乳腺癌。

【用法】水煎服,每日 1 剂,每日 2 次。

第四节 中 成 药

1.小金丸(《中国药典》2020 版)

【处方】麝香或人工麝香 30 g,木鳖子(去壳去油)150 g,制草乌 150 g,枫香脂 150 g,醋乳香 75 g,醋没药 75 g,醋五灵脂 150 g,酒当归 75 g,地龙 150 g,香墨 12 g。

【功效与主治】散结消肿,化瘀止痛。主治痰气凝滞所致的瘰疬、瘿瘤、乳岩、乳癖,症见肌肤或肌肤下肿块一处或数处,推之能动,或骨及骨关节肿大,皮色不变,肿硬作痛。

【用法用量】打碎后口服。每次 1.2～3 g,每日 2 次,小儿酌减。孕妇禁用。

2.西黄丸(《中国药典》2020 版)

【处方】牛黄或体外培育牛黄 15 g,麝香或人工麝香 15 g,醋乳香 550 g,醋没药 550 g。

【功效与主治】清热解毒,消肿散结。用于热毒壅结所致的痈疽疔毒、瘰疬、流注、癌肿。

【用法用量】口服。每次 3 g,每日 2 次。

3.芪珍胶囊(《中国药典》2020 版)

【处方】珍珠 180 g,黄芪 750 g,三七 140 g,大青叶 280 g,重楼 210 g。

【功效与主治】益气化瘀,清热解毒。主治肺癌、乳腺癌、胃癌患者的辅助治疗。

【用法用量】口服。每次 5 粒，每日 3 次。

4．平消胶囊（《中国药典》2020 版）·······························

【处方】郁金 54 g，仙鹤草 54 g，五灵脂 45 g，白矾 54 g，硝石 54 g，干漆（制）18 g，麸炒枳壳 90 g，马钱子粉 36 g。

【功效与主治】活血化瘀，散结消肿，解毒止痛。对毒瘀内结所致的肿瘤患者具有缓解症状、缩小瘤体、提高机体免疫力、延长患者生存时间的作用。

【用法用量】口服。每次 4～8 粒，每日 3 次。孕妇禁用，不宜久服。

肿
瘤

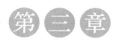

外 治 法

第一节 针 灸

姚方,若发肿至坚而有根者,名曰石痈。

当上灸百壮,石子当碎出。不出者,可益壮。痈疽、瘤、石痈、结筋、瘰疬,皆不可就针角。针角者,少有不及祸者也。(《肘后备急方·治痈疽妬乳诸毒肿方》)

初起时,宜艾灸核顶,次日起泡挑破,用铍针针入四五分,插去腐灵药捻子,纸封之,至十余日,其核自落。用绛珠膏敛口。再当保养,庶不再发。(《外科大成·分治部上·胸部》)

乳岩症,当于肿核初起即加医治用。艾壮豆粒大,当头顶处隔姜片灸七壮,次日必起疱,用三棱针当疱处刺入三五分。[《彤园医书(妇人科)·卷六·乳岩》]

神灯照法 治发背、对口、乳痈、乳岩、鱼口、便毒及一切无名疮毒,不论已成未成、已破未破者尤妙。明雄、朱砂、真血竭、没药各一钱,麝香二分,共为细末,用棉纸裹药卷成捻约一尺长,每捻入药三分,以真麻油润透烧燃,离疮半寸许,自外而内周围缓缓照之,疮毒随药气解散,不致内攻。初用三条,渐加至五七条,疮势渐平又渐减之。每日照一次。重者不过六七次,大略腐尽新生,即不必再照。外贴膏药,内服托里之剂收功。凡阴疮不能起发,又头面等处难用艾灸者,用此照之,有起死回生之力,真神方也。(《验方新编·痈毒杂治》)

第二节 外 敷

(乳岩)如已溃烂,宜用:蜂房、雄鼠矢、川楝子各等分。瓦煅存性,为末

擦之。(《华佗神方·华佗妇科神方》)

若恶核肿结不肯散者。

吴茱萸、小蒜分等,合捣敷之。丹蒜亦得。

又方,捣鲫鱼以敷之。(《肘后备急方·治痈疽妒乳诸毒肿方》)

《小品》痈结肿坚如石,或如大核,色不变,或作石痈不消。

鹿角八两(烧作灰),白蔹二两,粗理黄色磨石一斤(烧令赤)。三物捣作末,以苦酒和泥,厚涂痈上,燥更涂,取消止。内服连翘汤下之。姚方云:烧石令极赤,内五升苦酒中,复烧,又内苦酒中,令减半止,捣石和药,先用所余苦酒,不足添上用。(《肘后备急方·治痈疽妒乳诸毒肿方》)

飞乌膏 倾粉(是烧朱砂作水银上黑烟也,一作湘粉),矾石各三两。右二味,为末,以甲煎和如脂,以敷乳疮,日三敷。作散者不须和,汁自著者可用散。亦敷诸热疮,及黄烂疮浸淫汁痒、丈夫阴蚀痒湿疮、小儿头疮、月蚀口边肥疮、病疮等并敷之。

黄连胡粉散 黄连二两,胡粉十分,水银一两。右三味,黄连为末,以二物相和,软皮果熟搜之,自和合也。纵不得成一家,且得水银细散入粉中也,以敷乳疮、诸湿疮、黄烂肥疮等。若干,著甲煎为膏。[《备急千金要方·肠痈(妒乳、乳痈附)》]

又方 取甘草一斤二两(锉),大麦三升,黄连(去须)二两。同捣筛,以沸汤和作饼,贴疮上,干即易,不过四五度,瘥。(《圣济总录·乳石发动门》)

龙葵散 治黑疮肿焮,因乳石发动。方:取龙葵根(净洗,细切)一握,乳香(研)三两,杏仁(去皮尖双仁)六十枚,黄连(去须)三两。同捣罗为细末。其疮作头未旁攻者,即须作饼,厚如三四钱许,可疮大小敷之,疮若觉冷微痒者,即易之,痒不可忍,切不得搔动,直候一炊久,即看疮中似石榴子濺濺者,然后去药,时时以甘草汤微温洗之,洗了即以蜡帛贴之。疮若旁攻作穴,即纳药于穴中,以满为度。疮若赤色者,即是热肉面所为,不用龙葵根,以蔓荆根代之。黑疮愈后,只得食猪鱼葱蒜,终身更不得食羊血,食即再发。(《圣济总录·乳石发动门》)

无名异膏 治乳石痈毒发背。方:无名异(研)、没药(研)、麝香(研)、檀香(锉)、丹砂(研)、沉香(锉)、麒麟竭(研)、乳香(研)、突厥白(锉)、白蔹(锉)、白及(锉)、白芷(锉)、鸡舌香(研)、鸡骨香(研)、当归(切,焙)、芎䓖(锉)、大黄

（锉，炒）、牛膝（锉，酒浸，焙）、防风（去叉，锉）、槐枝（锉）、柳枝（锉）、桑枝（锉）各半两，蜡四两，铅丹十二两，青油二斤。右二十五味，除油蜡丹及前八味研末外，并锉碎，先熬油令沸，下檀香等一十四味锉药。煎候白芷赤黑色，绞去滓再煎，入蜡铅丹。以柳篦搅，候变黑色，滴于水中成珠子，软硬得所后，下无名异八味研末，搅令匀，以瓷合盛，用故帛涂帖疮上，每日一次换，以瘥为度。（《圣济总录·乳石发动门》）

甜菜膏　治乳石发痈疽疮，止痛生肌。方：甜菜三两，生地黄、猪脂各二两，大戟（炒）一两，当归（切，焙）、续断、白芷、莽草、芎䓖、防风（去叉）各半两，甘草（炙）、芍药各三分，蜀椒（去目并合口者，炒出汁）、细辛（去苗叶）、大黄（锉，炒）、杜仲（去粗皮，酥炙）、黄芪（炙，锉）、黄芩（去黑心）各一分。右一十八味，除猪脂外，锉碎，先熬脂令沸，下诸锉药，煎候白芷赤色，绞去滓，瓷合盛，每日三五次涂敷疮上。（《圣济总录·乳石发动门》）

必效膏　治乳石痈疽，发背疮毒。止痛吮脓。方：油一斤，铅丹（研）六两，麝香（研）一钱，腻粉（研）、蜡各三分，枫香脂一两半，丹砂（细研）半两，盐半两，白芷（锉）、乳香（研）、当归（炙，锉）、桂（去粗皮，锉）、芎䓖（锉）、藁本（去苗土，锉）、细辛（去苗叶，锉）、密陀僧（研）各一两。右一十六味，先将油煎令沸，次下白芷等六味锉药，煎候白芷赤黑色，漉出下蜡枫香脂，候熔尽，以绵滤去滓，下铅丹密陀僧乳香。以柳篦搅，煎候变黑色，滴水中成珠子，即下盐丹砂麝香粉等搅匀，倾于瓷盆内，安净地上一宿。除火毒，用故帛上摊贴，日二，以瘥为度。（《圣济总录·乳石发动门》）

妇人奶岩……如成疮之后，则如岩穴之形，或如人口有唇，赤汁脓水浸淫胸胁，气攻疼痛，用无灰石膏，去其蠹肉，生新肉，渐渐收敛。（《寿世保元·乳岩》）

一治妇人乳岩，久不愈者。桦皮、油核桃（各等分，烧灰存性），枯矾、轻粉（二味加些）。共为细末，香油调敷。（《寿世保元·乳岩》）

（乳癌）外用圆蛤壳研极细末，加皂荚末少许，米醋煎滚调敷即消。

（乳癌已破）白糖一两，活鲫鱼一尾，连鳞同捣烂敷之，即烂见骨者，数次可效。（《文堂集验方·女科》）

飞龙阿魏化坚膏　治失荣症及瘰瘤乳岩，瘰、结毒。初起坚硬如石，皮色不红，日久渐大，或疼或不疼，但未破者，俱用此贴。用蟾酥丸药末一料，加金头蜈蚣五条,炙黄,去头足,研末,同入熬就乾坤一气膏二十四两,化开搅和,重汤内顿化。红缎摊贴,半月一换,轻者渐消,重者亦可不大,常贴保后无虞。(《外科正宗·失荣症》)

周季芝云:乳癖乳岩结硬未溃,以活鲫鱼同生山药捣烂,入麝香少许涂块上,觉痒极,勿搔动,隔衣轻轻揉之。七日一涂,旋涂渐消。(《张氏医通·疮疡》)

杨素园大令云:瘰疬、乳岩二证,最称难治,余购得一秘方,屡经试验,付潜斋刊以传世。方用:丹雄鸡全骨一副(生取),千里奔(即驴马骡修下蹄甲也)五钱,紫降香五两,当归、生甘草各一钱,槐树皮三十寸。上六味,以鸡骨入麻油锅内,微火煎枯,入后药,亦用微火煎枯,去渣,二油一丹收成膏,浸冷水中,拔去火气。不论已破未破,量大小贴之,以愈为度。(《潜斋医话·瘰疬乳岩疔疮秘方》)

香附饼 敷乳岩,即时消散,一切痈肿,皆可敷。香附(细末)一两,麝香二分。

上二味研匀,以蒲公英二两,煎酒去渣,以酒调药,热敷患处。[《医学心悟·乳痛(乳岩)》]

冰螺捻 硇砂二分,大田螺(去壳,线穿晒干)五枚,冰片一分,白砒(即人言,面裹煨熟,去面用砒)一钱二分。将螺肉切片,同白砒研末,再加硇片同碾细,以稠米糊,搓成捻子,磁罐密收。用时将捻插入针孔,外用纸糊封,贴核上勿动,十日后四边裂缝,其核自落。(《医宗金鉴·外科心法要诀·乳岩》)

绛珠膏 天麻子肉八十一粒,鸡子黄十个,血余五钱,白蜡三两,黄丹二两。煎滚麻油十两,先炸焦血余,次炸枯麻子肉、鸡子黄,滤去滓,方入白蜡溶化,住火片时,筛下黄丹搅匀,随下后药末,拔扯成膏。[《彤园医书(妇人科)·乳疾门》]

药末法 血竭三钱,朱砂二钱,轻粉、乳香、没药、儿茶、珍珠各三钱,冰片二钱,麝五分共研极细,住火后筛入搅匀,尽扯成膏,听其摊贴。内服舒肝养血、理脾开郁之剂,生肌敛口,自愈。[《彤园医书(妇人科)·乳疾门》]

第三节　熏　　洗

赤龙皮汤　槲皮切三升，以水一斗，煮取五升。夏冷用之，冬温用之，分以洗乳，亦洗诸深败烂久疮，洗竟敷膏散。

天麻汤　天麻草切五升，以水一斗半，煮取一斗，随寒热分洗乳，以杀痒也。此草叶如麻，冬生、夏著花，赤如鼠尾花也。亦以洗浸淫黄烂热疮，痒疽湿阴蚀，小儿头疮，洗竟敷膏散。［《备急千金要方·肠痈(妬乳、乳痈附)》］

第四节　其　　他

李氏曰……惟初起不分通何经络，急用葱白寸许，生半夏一枚，捣烂，为丸如芡实大，以绵塞之，如患左塞右鼻，患右塞左鼻，二宿而消(有如是之神)。(《济阴纲目·乳岩》)

(乳癌)巴豆肉(焙燥，研)、麻黄(焙燥，俱研极细)等分。作香袋嗜入鼻中，数次渐消。(《文堂集验方·女科·乳癌》)

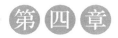

食 疗 药 膳

（乳岩）本病初起时，用：鲜蒲公英连根叶。捣汁，酒冲服，随饮葱汤，覆被卧令取汗当愈。（《华佗神方·华佗妇科神方》）

生蟹壳方 治乳癌，先因乳中一核如豆，渐渐大如鸡子。七八年后方破，破则不治矣。先乘未破服后方：用生蟹壳，砂锅焙焦为末，每以酒下二钱。日日服之，不可间断，消尽为止。（《奇方类编·妇人门》）

乳岩，硬如石者。槐花炒黄为末，黄酒冲服三钱，即消。此病乳中先生硬块，初起大如豆，渐大如鸡卵，七八年后方破烂。一破之后，即不可治矣。（《串雅内外编·串雅内编·单方外治门》）

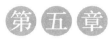

近现代医家临证经验

第一节 近代医家临证经验

一、马培之

乳头属肝,乳房属胃。胃与脾相连,乳岩一症,乃思虑抑郁,肝脾两伤,积想在心,所愿不得,志意不遂,经络枯涩,痰气郁结而成。两乳房结核有年则攀痛牵连筋,肝阴亦损,气化为火,阳明郁痰不解,虑其长大成为岩症,速宜撇去尘情,开怀解郁,以冀消化乃吉。拟方候裁:

西洋参,童便制香附,青皮(蜜炙),川贝母,全瓜蒌,赤白芍,毛菇,陈皮,夏枯草,清半夏,当归,佩兰叶,红枣头。

乳岩破溃,乳房坚肿掣痛,定有翻花出血之虞。难治之症,姑拟养阴清肝:中生地,当归,白芍,黑栀,生甘草,羚羊片,丹皮,瓜蒌,大贝母,连翘,蒲公英。

乳岩一年,肿突红紫,甫溃两日,筋脉掣痛。难治之症,勉拟养阴清肝:

北沙参,麦冬,大贝,丹皮,当归,羚羊片,黑栀,连翘,甘草,泽兰,夏枯草,藕。

肝郁乳核,气化为火。抽引掣痛,恐酿成乳岩大症。宜清肝汤主之:

当归,瓜蒌,丹皮,夏枯草,连翘,大贝,黑山栀,泽兰,北沙参,白芍,金橘叶。

血不养肝,肝气郁结,右乳胀硬,乳头掣痛,势成岩症,急为清肝解郁,冀消化为要。

全瓜蒌,青皮,甘草,白术,薄荷,当归,柴胡,白芍,黑栀,丹皮,蒲公英,橘叶。

暴怒伤阴。厥阴气火偏旺,与阳明之痰热,交并于络,以致乳房坚肿,颈项连结数核,或时掣痛,已成岩症。脉数右洪,气火不降,谨防破溃,急为养阴清肝:

羚羊片,天门冬,全瓜蒌,大贝,牡丹皮,黑栀,鲜石斛,连翘,泽兰,赤芍,黑玄参,蒲公英。

气虚生痰。阴虚生热。气火夹痰,交并络中。乳岩坚肿,痛如虫咬。此阳化内风,动扰不宁。每遇阴晦之日,胸闷不畅,阴亏液燥。宜养阴清气化痰,缓缓图之:

天冬,羚羊,夜合花,橘叶,郁金,海蜇,蒌仁,茯苓,川贝母,泽兰,连翘,荸荠。

乳核掣痛已减。肝火未清,脉尚弦数,仍以前法:

全瓜蒌,白芍,当归,丹皮,夏枯草,连翘,北沙参,大贝,黑栀,泽兰,合欢花,橘叶。

肝气夹痰,左乳房结核三月。幸未作痛,可冀消散。宜清肝散结:

当归,柴胡,连翘,赤芍,香附,僵蚕,青皮,大贝,夏枯草,瓜蒌,蒲公英,橘叶。(《马培之医案·乳岩》)

乳岩、乳核,男妇皆有之,惟妇人更多,治亦较难。乳头为肝肾二经之冲,乳房为阳明气血会集之所。论症核轻而岩重,论形核小而岩大。核如颈项之瘰疬,或圆或扁,推之可移;岩如山岩之高低,或凹或凸,似若筋挛。皆肝脾郁结所至,痰气凝滞则成核,气火抑郁则成岩。核则硬处作痛,岩则硬处不痛,四围筋脉牵掣作疼。治核宜解郁化痰,治岩宜解郁清肝。再察脉之虚实、体之强弱,虚者略兼平补,以扶其正。陈《正宗》欲用艾灸针刺,此治乳痈之法,非乳岩、乳核之治法也。乳岩、乳核断不可刺,刺则必败且速。《全生集》欲用阳和丸,此治虚寒之病,非郁火凝结之病也。郁火方盛,断不可以阴疽例视。最妙初觉即用消散,消散不应,必须宽怀怡养,随症调治,犹可暂延。若抽掣作痛,即属郁火内动,急进清肝解郁,外用清化膏丹敷贴。然医药虽尝,终无济于情志之感触也。

再论乳岩,乃七情致伤之症,以忧思郁怒,气积肝胃而成。气滞于经则脉络不通,血亦随之凝泣,郁久化火,肿坚掣痛,非痈疽可用攻补诸法。奈医以乳痈为实,乳岩为虚,泥用参、术以滞其气,气盛而火愈炽,焉得不溃?历年见是症破溃者,非补剂即服阳和汤,败坏者多矣。故复申言,为后学者戒。(《医略存真·乳岩乳核辨》)

二、余听鸿

【附论】乳症,皆云肝脾郁结,则为癖核。胃气壅滞,则为痈疽。乳头属肝,乳房属胃,男子乳房属肾,此乃先哲大概言也。大匠诲人,与规矩而已。况乳疡证名甚多,有群书可考。然治法之巧,在临证施治之人。余细思之,胸中所过经络甚多。其症之始,各有其源。若不知经络病因虚实,如治伤寒不辨六经,茫无头绪。聊将经络病因录之,幸乞高明指正。《内经》曰:脾之大络,名曰大包,出渊腋下三寸,布胸胁。胃之大络,名曰虚里,贯膈络肺,出左乳下,其动应衣。脾胃之大络,皆布于胸中。足太阴脾脉,络胃,上膈。足阳明胃脉,贯乳中,下膈,属胃络脾。脾胃二经之脉,皆过其间。足厥阴肝脉上贯膈,布胁肋。足少阳胆脉合缺盆,下胸中,络肝,循胁里。手厥阴心包之脉起于胸中,循胸出胁,下腋。手太阴肺脉循胃口,上膈,横出腋下。《经》云:冲脉、任脉皆起于胞中,任脉循腹里,上关元,至胸中。冲脉侠脐上行,至胸中而散。乳房之部位属脾胃,乳之经络属肝胆。胸中空旷之地,而行气血。心主一身之血,肺主一身之气,心肺皆在胸中。谷入于胃,以传于肺,五藏六府皆以受气。清者为营,浊者为卫,营气行于经隧之内,卫气行于皮肤分肉之间。乳汁生于脾胃之谷气,故其味甘。疏泄主于肝胆木气,肝主疏泄是也。乳汁厚薄,主于冲任之盛衰。冲任为气血之海,上行则为乳,下行则为经,妇人哺乳则经止。男子之乳房属肾,何也?男以气为主,女以血为先。足少阴肾之脉络膀胱,其直者从肾上贯肝膈,入肺中。水中一点真阳,直透三阴之上。水不涵木,木气不舒,真阳不能上达,乳中结核,气郁,无血液化脓,比女子更甚。虽云肝病,其本在肾。鄙见治乳症,不出一气字定之矣。脾胃土气,壅则为痈。肝胆木气,郁则为疽。正气虚则为岩,气虚不摄为漏,气散不收为悬,痰气凝结为癖、为核、为痞。气阻络脉,乳汁不行,或气滞血少,涩而不行。若治乳从一气字着笔,无论虚实新久,温凉攻补,各方之中,挟理气疏络之品,使其乳络疏通。气为血之帅,气行则血行。阴生阳长,气旺流通,血亦随之而生。自然壅者易通,郁者易达,结者易散,坚者易软。再辨阴阳虚实,譬如内吹、外吹、乳痈、乳疽,属阳者多。乳岩、乳悬、乳痞、乳劳等,属虚者多。乳核、乳癖等坚硬,属气郁者多。何经之症,参入引经之药。今采四十方,皆内科手笔,平淡中自有神奇。当细心参而玩之,采以群书,加以巧思。临症操纵有

权,治法自然可得。(《外证医案汇编·乳胁腋肋部》)

三、高思敬

凡乳岩一症多系孀妇窒女或尼姑平日所求不得,所欲不遂,忧郁伤肝,思虑伤脾而成,虽此症诸书皆言无治法,惟内服逍遥散,加以怡情自解,或可苟延岁月,此亦于无法中勉设一法也。然予三十年内,所见乳岩症不下一百有奇,其间偶有一二延岁月竟得终其天年者,其故何哉?殆非真乳岩,乃类乳岩,斯即谓之乳痰乳癖,亦无不可。夫乳痰乳癖,亦由抑郁伤肝,思虑伤脾,脾为湿土,与胃为表里,乳头属肝,乳房属胃,脾病胃无不病者,脾胃有病,不能运化湿土,土失运化之机,积久成痰,痰凝络脉,遂致气血阻滞,结而为肿,初如棋子,渐如李,又如桃,虽坚硬似石,然与乳岩之挺若巉岩不同,初推之似活动,久则皮肉亦粘成一块,却不甚疼痛,缘乳痰、乳癖以思虑伤脾为主,肝郁次之。乳岩则以忧郁伤肝为主,脾胃次之。三症初起,毫无异同,不过乳岩末溃时,则硬若巉岩,溃则巉坑坑嶙峋,与堆砌假山石无异,仅流黄水,揩之鲜血迸流,面黄肌瘦,疼痛刺心,日晡潮热,纳谷无味,且易生肝火,动与人争,当此之时,卢扁束手,古人虽不数方,亦聊尽人事而已。(《外科医镜·乳岩乳痰乳癖》)

四、陆剑琴

乳岩之因,亦缘隐忧莫释,心曲难宣,初起乳内结小核如豆,不知疼痛,或身倦内热,或月事参差,一二年后,劳力忿怒则抽痛,渐大如卵,其坚如石,此时宜急服逍遥、归脾等汤,洗心涤虑,达观一切,怡神养性,怀抱廓然,外以"消岩膏"贴之,自可消散。若因循不治,驯至化脓溃烂,形似巉岩邃穴,血水淋漓,痛连心肝,旁引经络,元气渐乏,哺热频作,其有经事往来,脓色鲜厚者,犹可图治,苟经事已断,血水如屋漏,则去死不远矣。治宜大剂补益,如十全大补及益气养营汤,助以"两头尖,经霜土楝子,露蜂房,香附,黄芪,等分炙为末,陈酒送下三钱,三日一服,功能止痛托脓,生新收口"。外用掺药:明雄黄一钱,五倍子(炙)二钱,飞甘石二钱,全蝎(炙)三只,蜈蚣(炙)三条,儿茶一钱,人指甲(炙灰,男用女,女用男)一钱,蜂房(炙)一钱,龙衣(炙)一条,扫粉一钱,当门子一分,头梅五分。研极细末,收贮听用,此方曾验数人,止痛生肌,殊堪宝贵。

附消岩膏方：

五倍子四两，昆布一两，乳香、没药各四两，鸦胆子一两，及苦参子肉以老醋五斤，熬成软膏，红布摊贴。以上数方，自经验得，医界同志，毋轻视之。（陆剑琴，经验乳痈乳岩简便方，民国期刊《光华医药杂志》第 3 卷第 4 期）

五、查贡夫

此方专治初起之乳岩，神验非常，如已成者无效，此方得自湖道，今知是方载在藏经，不独专治乳岩，如在下部起核，再加川牛膝一味。

泽兰二钱，白芷一钱，白及二钱，黄明胶二钱。（查贡夫，乳岩初起经验良方，民国期刊《绍兴医药学报》第 10 卷第 6 期）

六、邵复生

妇人每因郁怒忧虑，及多食滋腻，久之便成此症。惟年在四十以内可治能愈，一遇四十以外，气血衰微，治之难愈。以不破为善治，亦可带病延年。今将治疗诸法列后。

加味芷贝散　治乳痈肿硬作痛，先解七情六郁，白芷一钱，天花粉一钱，金银花一钱，皂角刺一钱，土炒川山甲一钱，归尾一钱，瓜蒌仁三钱，甘草节一钱，川贝母一钱，用酒水各半煎服，未愈再服。

神效瓜蒌散　治乳痈及乳岩神效，先解七情六郁，黄色瓜蒌大一个，去皮用子络，焙为末，子多者有力，再加生甘草五钱，酒炒当归五钱，乳香半钱，没药半钱，加酒二斤，于银石器内，慢火熬至一斤，去滓，分作三服，食后良久服之，乳岩服此，可杜绝病根。如毒气已成，能化脓为黄水，毒未成，则速从大小便中通利，病重再服，以瘥为度，如病人不为吃酒，以水煎之，稍加陈酒亦可。

外敷丹参膏　治乳痈结核刺痛，及溃后不饮，丹参四钱，赤芍四钱，白芷三钱，酒浸二宿，入猪脂半斤，煎熬，令白芷焦黄，则膏成矣，入黄蜡一两搅匀，候凝，每取少许涂之，或摊膏贴之。（邵复生，乳核乳痈乳岩治法，民国期刊《绍兴医药学报》第 58 期）

七、沈宗吴

【原因】与遗传及情志之郁结有关。

【症状】此症多生于三十岁以上之妇人，单生一乳，生双者少见。初起乳中结核坚硬，渐大如枣，不红不痛，外表无形，再大如卵，按之不移，时生抽痛，年深日久，忽作大痛，牵引胸胁，恶寒潮热，始形穿溃，疮形紫色，但流血水污汁，毫无脓液，恶臭异常，堆累如岩，甚有烂见肋骨，但坚硬愈甚，始终不消，经过一年至三年死亡。

【预后】初起硬块，能用内服外敷之方法消散，或外科手术摘出者良，若肿硬附着胸廓，及侵及锁骨部淋巴腺、腋窝腺，与周围血管神经愈着，而转移于远隔部时不良，穿溃者更不良。

【疗法】

（1）手术：初起即可使用全身麻醉摘出乳腺，若肿毒侵及胸肌，及腋窝腺者，亦当一并切除之。

（2）外敷：① 海浮散。祛瘀定痛，生肌收口。乳香（去油）、没药（去油）各等分，共研极细末。② 消核膏。消一切结核坚硬，如瘰疬、乳岩、横痃等，每三四日换贴一次。

山甲片四两，甘遂二两，蓖麻四百粒，生大黄八两，番木鳖八两，生牙皂八两，公丁香四两，用麻油四斤，将上药浸入半月，煎至滴水成珠，加入东丹一斤，稍收，再入洋脑砂一两，犀黄二钱，蟾酥四钱，雄精三钱，苏合香油三两，冰片二钱，阿魏二钱，月石六钱，樟脑六钱，乳香八钱，没药八钱。收膏摊布上。

③ 石炭酸水。为无色细长之结品，有特臭，其稀薄溶液，有消毒防腐，用以洗涤。其纯品或浓溶液，有腐蚀作用，用于赘疣、软性下疳、恶臭脓疱等。蒸馏水百份，石炭酸二分。

（3）内服：① 逍遥散。治肝气郁结，血虚火旺，头痛目眩，两胁作痛，脐部胀痛，少腹重坠，妇人经水不调。柴胡七分，当归、白术、白芍、茯苓各一钱，甘草五分，生姜一片，红枣三枚，金橘叶十张。

煎服。如发热加牡丹皮半钱，薄荷五分。如内作痛，加黑山栀一钱，丹皮半钱。如胸膈痞满，加香附一钱，郁金一钱。如肝阴亏，肝火旺者，加生地三钱，北沙参三钱，煅牡蛎五钱。如咳嗽肝火升者，加瓜蒌皮三钱，象贝母三钱，北沙参三钱。如头眩不寐，加柏子仁三钱，合欢皮三钱，牡蛎五钱。如饮食不甘，发热，加怀山药三钱，北沙参三钱，佩兰叶钱半，川石斛三钱。如已破溃，宜养气血，扶持胃气，保延时日而已。② 解郁化坚汤。治乳岩硬不痛，无他症夹杂者,服之可冀散。

当归、白芍、连翘各钱半,全瓜蒌、北沙参各三钱,象贝、夏枯草各二钱,香附、毛姑、陈皮各一钱,远志七分,牡蛎五分,金橘叶十张,红枣三枚。煎服。

【附论】说文。岩与嵒同,山岩也,形如病之磊落不平也。西籍以嵒加疒为癌,用指疾患之义。癌之真实病源,尚在未明之列,或曰与遗传有关,或曰由于持续之刺激所致。中医书籍,均为出于情志郁结,考之临床经验,亦当值得研究。盖情志发于神经,情志郁结,恒能应响交感神经之生理,如胃呆、胁痛、腹胀等。即如妇人经行,无端大悲大怒,辄受阻断者是也。癌在人身,较易习见者,系属妇人之子宫癌,其次又如胃癌(膈病)、肝癌。在近世欧西治疗学上,并无对症良药。若在初起,则用割治及镭锭疗法,或能消灭其病灶。惟诸症皆生脏腑之内,不能目睹。乳癌生于胸廓之外,扪之可得,故其滋生,较易诊断。因此可预防造成日后之恶果。若任置之,其肿毒侵及腋部颈项之淋巴腺,则内服外敷剖割电疗等法,已属太晚矣。穿溃后只需用石炭酸液洗涤,及海浮散掺敷。因此症溃后,既不能提脓及生肌。乳香、没药,则具止痛防腐解除恶臭之功,惟亦属姑息疗法,施延时日耳。(沈宗吴,乳岩,民国期刊《新中医刊》第 11 期)

八、杨燧熙

乳岩,此系阴疽、石疽之类,患此不定男女,大率女多男少,最绵缠,最险恶之症也。详察原因,大抵情志之为病,如忧愁哀哭,惊恐患难,或悲思喜怒过度,致令痰凝气郁,血滞湿阻,血热而瘀等因。盖乳头属肝,乳房属胃,胃以下行为顺,肝以条达为宜,其所阻逆为患者由肝升太过,肺亦受侮,侮其所不胜,失肃清降,令波及营液,少新陈代谢之机能,营气不从,逆于肉里,即生肿痛。诸痛疮痒,皆属心火,心肝阳升,莫制肺胃,降令失常,升多降少,无形之气,借脂肪而渐渐成为有形之疾,二气之偏胜也,天地造化之机,水火而已矣。水火者,阴阳之征兆也,宜平,不宜偏,偏之轻者则病轻,偏之重者则病重,司命者当补其偏,而使之平,岂有弊哉,大旨须益木畅中,以平君火。《经》有云,治肝大法,曰苦,曰酸,曰辛,与四诊审慎行之,佐以肃肺调胃。胃者,汇也,如市井之繁盛,以通为补,为十二经之长,水谷之海,前贤论之最详。总之,气展,血和,邪化,脏腑平调,何乳岩之有哉。《冯氏锦囊》,于阴疽论精密异常,独无消疽之方,惟以温补兼托。《外科正宗》,以消为贵,以托为畏,然必劝患者心旷神怡,投其所好,少烦劳,使心以得其逸,省恼怒,使肝以得其平,勿忧思,使脾肺和洽。恬淡虚无,若存若亡,佐以药饵,方可乐叙天年,谨议内外数法候同志裁之。

内服方:苔白者用,钾臭 3.0,重炭钠养 0.9,苦味酒 3.0,杏仁水 4.0,加斯加拉流动越 1.0,解火冰 1.0,薄荷 0.2,蒸馏水 100.0,此一日之量,一天吃三次,每次一格,兑开水一茶杯,白糖五分,食后服,用时将瓶摇动。

内服又方:苔黄者用,盐强酸 1.2,杏仁水 4.0,苦丁 3.0,退热冰 0.5,薄荷油 0.2,馏水 100.0,一日之量,每天吃三次,每次一格,兑开水一茶杯,白糖五分,食后服,用时将瓶摇动,如大便燥结者,服燕医生补丸二粒或一粒,一日只可一次。

外治:"疮疡外敷药",每日将此药外敷,一日二次,每次二钱,用葱汁白蜜调之,斯药发行所绍兴裘吉生医院。

外治又方:癫痂膏,又名莨菪软膏,每日在肿硬处涂搽之,一日三次,每次一钱,用皮纸绵花洋布束之,勿过紧,以免凝结,犹恐脱落,外治药均勿入口。

外治又方:薄荷油,每日在肿硬处用笔涂布之,一日三次,每次数分。

外治又方:樟脑酒,每日在患处涂布之,一日三次,每次数分,多则一钱。

外治又方:伽波匿酸水八％,每日在患处温涂之,一日三次,每次用药水一茶杯,吃入毛巾内,以毛巾敷于患处时间数分钟为度。(杨燧熙,乳岩说及治法,民国期刊《绍兴医药学报》第 12 卷第 11 期)

九、陈无咎

乳岩,西名乳癌,喦者,岩石也,其症生妇人乳房,层递起栗,当溃烂时,与乳痈相似,未溃烂前,与乳痈不同。盖乳痈是急性的,是阳性的,乳岩是慢性的,是阴性的,故乳痈为寻常病症,而乳岩为危险病症。患乳痈者用石甘露藤一两,炖童子鸡作汤服之,一服而愈。至于乳岩,其治法不能如是之简单,西医之经验宏富,学理明通者,视此症为畏途,群决为不治之症,其鲁莽灭裂,知识简陋者,屡尔奏刀,因而致死者比比。故乳岩一症,万万不可剖割,若行解剖,势必立毙,无一幸免。是真妇人病外科系第一重要之问题也。

乳岩之症,何自而得?先医谓由于肝脾两伤,气郁凝结而成。其见证为乳中结核,初起如枣栗,渐如棋子,不红不热,有时隐痛,有时不隐痛,年深日久,则潮热恶寒,渐觉刺痛,继而大痛,且痛彻心肺,牵引胸腋,肿如覆碗,形似堆盘,按之坚硬,高凸不平,始犹白色如死肌,嗣后乳肉透明,澄莹,光亮,内含血丝,先腐后溃,脓血时流,糜烂翻花,或深如岩壑,或突似莲蓬,一形裂裂,五脏俱衰,斯为败症,百无一救。是以乳岩一症,惟有内消一法,此西医之手术不如中医之汤剂也。兹将先医治乳岩之方剂,择要引征,以资参考。

(1)乳岩初起,乳中结核累累如枣栗者,宜服神效栝蒌散。

神效栝蒌散(周文采《外科集验》方)

全瓜蒌一个捣烂,当归头、生甘草各五钱,炙没药、炙乳香各二钱五分,贝母二钱,用无灰酒三碗,慢火熬取清汁一碗,作三次量,饭后服之。

如毒气已成,能化脓为黄水,如毒未成,即内消,从小便而出,甚者再服,以退为度。是方在太平惠民和剂同,名曰立效散。

(2)乳岩初起,乳房结核,是为肝脾气郁,宜服清肝解郁汤。

清肝解郁汤(王肯堂《证治准绳》方)

当归、生地黄、酒白芍各一钱,川芎八分,去心贝母、茯神、青皮、远志、桔梗、苏叶、陈皮、姜半夏各六分,生栀子、木通、生甘草各四分,香附一钱。

(3)乳岩已成,不可过用克伐峻剂,致损胃气,宜香贝养荣汤。

香贝养荣汤(《御纂医宗金鉴》方)

炒香附、去心贝母各一钱,土炒白术二钱,人参、茯苓、陈皮、地黄、川芎、当归、酒白芍各一钱,桔梗、甘草各五分,加生姜、大枣为引。

(4)乳岩结核,心烦不寐者,宜归脾汤。

(5)乳岩已成,潮热恶寒者,宜逍遥散。

归脾汤、逍遥散为吾人习用之方剂,兹不赘列。

综上五方而论,以神效栝蒌散为最佳,清肝解郁汤次之。惟清肝解郁汤,原方分两太轻,依余意见,当归、地黄、白芍、茯神须用四钱,贝母二钱,陈皮、半夏一钱,他药如原。不过古人制方,本是示一公式,加减之量,因病而施,不能固执。其在南方,固当加重,而在北方,不妨减轻,所谓天气有南北之殊,人类有赋禀之异。若举一隅不以三隅反,治寻常病症且不可,况最危险、最棘手之乳岩乎。

余读马培之徵君医案,其论乳岩一则云:

乳头属肝,乳房属胃,胃与脾相连,乳岩一症,乃思虑抑郁,肝脾两伤,积想在心,所愿不遂,经络枯涩,痰气郁结而成,两乳房结核有年,则攀痛牵连筋络,肝阴亦损,气化为火,阳明郁痰不解,虑其长大,成为岩证。速宜撇去情感,开怀解郁,乃冀消化,拟方依裁云云。方用:西洋参、制香附、炙青皮、川贝母、全瓜蒌、赤白芍、毛茹、陈皮、夏枯草、清半夏、当归、佩兰叶、红枣头。

又一则云:乳岩破溃,乳房坚肿掣痛,定有翻花出血之虞,难治之症,姑拟养阴清肝:中生地、当归、白芍、生甘草、牡丹皮、羚羊片、瓜蒌、大贝母、连翘、蒲公英。

又一则云:肝气夹疾,左乳房结核三月,幸未作痛,可与消散,宣清肝散结:当归、柴胡、连翘、赤芍、香附、僵蚕、大贝、夏枯草、瓜蒌、蒲公英、橘叶。

阅其医案与方剂,议论的当,经验颇宏,非一般时下名医所能比拟,盖徽君于外科特具卓识,较之内科尤为精辟。且其立案处方,不拘于古人成说,而又不失古人绳墨,诚为难能可贵。余于去岁北上,见一友人之妻因患是症,送入医院,被西医一割,不能收口,遂致暴毙。又有一友人之妻,乳房结核累累如棋子,不红不热,不甚痛痒,余制摩岩散一方与之,嗣得来书,谓结核渐消,特未消尽。余属其久服必能收功,摩岩散如下。

天花粉六钱,生白芍五钱,川郁金、木通各一钱,当归头、炙乳香、炙没药、去心浙贝各二钱,石甘露藤四钱,酒和水煎服。

余之制是方,纯以意造,不谓与神效栝楼散暗合,亦一奇也。

又余于去秋见上海仁记路一妇人,因患乳岩,久而不愈,登报求医。余遗书应之,然彼对余治法,不甚信从,约定次日来诊,卒未见临,其后是否由他医治愈,抑依然缠绵哀痛,余不得而知矣。

尚同道中,对于此症,夙有经验,将平日治疗所得,足以进余之一解者,择要示知,是则余所切盼者也。(陈无咎,乳岩证治之索引,民国期刊《神州医药学报》第 2 卷第 6 期)

十、祝曜卿

两乳为人身之要部也。乳头属于肝,乳房属于胃,不可以病,人苟不知调摄,或忿怒所逆,或郁闷所加,或厚味所奉,皆能使厥阴之血不行,乳窍闭塞而不通,阳明之血壅沸,受热蒸腾而化脓,则乳疡成矣。惟此症之患者,女子多于男子，因女于常损肝胃故也。考乳疡之最重者，厥惟乳痈、乳岩、吹乳三大端而已。当分别其症状与治法……若夫乳岩者，乳根成隐核，大如棋子，不痒不痛，肉色不变，其人内热、夜热、五心烦热，皆由忧郁思郁怒，日夕累积，肝气横逆，脾气消乏而成，延至数年，方成疮疡，以其凹陷，似岩穴之状，故名乳岩。虽饮食如常，举动依旧，久而久之，必溃裂洞见五脏而后死，诚恶症也。须于初起之时，多服疏气行血之剂，以攻散之，方为良法，朱丹溪治此症用青皮四钱，水三杯煎一杯，徐徐饮之，日一服，余亦用此方加贝母、橘叶、连翘、银花、赤芍、羌活、蒲公英等味。治乳岩初起，有特殊效验。（祝曜卿，乳痈乳岩吹乳合论，民国期刊《苏州国医杂志》第7期）

十一、邓靖山

反花乳岩一症，中西医亦多视为败症。但人既弱，又疮口阔，瘀肉多，无法去腐，故视为败症也。兹将乳癌乳病之经验治法，录之如下。

初起如乳内有结核，圆而能动者，多属痰气郁火结成。察其非阴症，切勿用阳和汤，但用昆布、海藻、生地、茯苓、山甲珠、僵蚕，以散之。如既结实不散者，以丹取之，丹宜少用，以干饭约之，上盖以膏药，并可不痛，七天可出，六七天口亦收，可无后患也。如迁延日久，经数年而穿成大反花，瘀肉如鸡蛋、鸭蛋之大，七八枚或十余枚，反开者不能割，割则因太弱而死，又不能用丹以去腐，用丹必痛疼，人弱受此大痛亦死。宜用艾火隔姜灸，七八天，腐即化脓而去矣，服药察其可内托者托之。如人虽弱极，而不受托者，可用昆布、海藻、茯苓、生地等服之。以昆、海、地除痰火，以茯苓利小便，使药气到后，即从小便去，不久留肠胃以虚人也。其灸法无谓初起阴症、阳症，日久瘀肉不腐者，均可灸之。此治乳癌之唯一善法也。但生疮于别处，有可灸有不可灸者。如风府、哑门，灸之使人失音是也。

再者，去年阅西医医事问答，据该西医云割一病，割入发现十一枚，使中医治之，必治不清也云云。据此，则该西医以为取十一枚，则可以取尽，不再返发之意。而不知取十一枚之外，内中或有将发而未发者在内，亦未可定。如中医用丹作药线取之，取出病之后，肉色鲜明红润者为无毒，如瘀色者毒未清。再打，如有白色小筋，或白色小膜者，则再落药线后。明天则再有病从里突出至疮口者，一穴连取二十余枚乃尽者，常常有之，何止十一枚也。（邓靖

山，乳癌乳痨治法，民国期刊《杏林医学月报》第 53 期）

十二、张秉初

阅贵报载邓靖山君乳癌、乳痨治法，予不禁忆及治此症内消之经验，仅录之以公诸世。盖乳癌、乳痨，其发源起，乃乳管内吸不尽之余汁，停留于中，复经小儿口含热气熏蒸，致结成核也。所以斯证不生于无儿之前，而生于有儿之后。皆乳汁停留积蓄之患，予用内消，不外行其血消其滞为得耳。初起作痛。宜用当归三钱、川芎三钱、白芍半钱、熟地二钱、炙黄芪三钱、甘草钱[①]、通草半钱、王不留行半钱，煎水，饭后服。若核成痛久，外用膏药一贴，纳麝香数厘于膏药中贴之，内服上方，其核立消矣。（张秉初，乳癌乳痨初起内消法，民国期刊《杏林医学月报》第 60 期）

十三、沂水万济堂

光华医学杂志社公鉴：近者，敝处有一乳症，究不知其是何名，应如何诊治，经多数医生治之，均无效，祈贵社指示，并赐方剂，则感激莫及矣。兹将其病状列下：病者是女性，年五十一岁，自民国二十一年，左乳内起核，如小枣大，以渐而涨，至今大如大茶碗，而坚硬如石，不变皮色，时而作痛，不思饮食，然其身体尚健，精神颇好，刻下乳头不露，窝藏于其内，乞先生赐我一方为荷，专此，即请公绥！

万济堂药店：症名乳癌，内服逍遥丸，芋艿丸，外贴阳和膏，此为顽固性之腺病，不易内溃，溃则难疗，属肝脾气郁，湿瘀停留于乳腺，及腋下腺、淋巴腺所致。（沂水万济堂，乳癌，民国期刊《光华医药杂志》第 2 卷第 2 期）

十四、唐湘清

【原因】乳癌之发生，与遗传颇有关系，多见于四十岁以上之妇女，常患一侧，两侧者较少。

【症状】乳癌，初起乳腺内先起无痛性圆形小硬结，毫无自觉症状，以后辄觉刺痛，硬结渐次增大，按之坚而不动，表皮亦生磊块，乳头陷没，附近淋巴

---

① 注：原文甘草剂量缺失。

腺肿胀,患者渐次羸瘦,本病据正确统计,大多在年余至三年间死亡。

【治疗】乳癌之治疗,初起宜疏气行血之剂,如青皮、贝母、橘叶、连翘、银花、赤芍、羌活、蒲公英之类,若乳癌内结,不消不痛不痒者,宜夏枯草、蒲公英各四两,金银花、漏芦各二钱,山慈菇、两头尖、川贝母、连翘、金橘叶、白芷、甘菊花、没药、瓜蒌仁、乳香、茜草根、广陈皮、紫花地丁各一两二钱,研为细末,炼蜜和丸,每早晚食后服三钱。其他之对症疗法,若衰弱者投以强壮剂,阳和汤最妙(熟地一两,鹿角胶三钱,上肉桂、甘草各一钱,炮姜、麻黄各五分),痛甚者,可加乳香、没药等。(唐湘清,乳痈与乳癌,民国期刊《中医世界》第12卷第3期)

第二节　现代医家临证经验

陆德铭

1. **温肾助阳,调摄冲任**　乳癖、乳癌、乳病等常见乳房病的发生,当首推冲任失调,调摄冲任为治疗乳病的求本之法。因为脏腑功能失常、气血失调均可导致冲任失调而致乳病,而以乳癖的发生与冲任两脉关系最为密切。冲为血海、任主胞胎,胞脉系于肾,冲脉与肾脉相并而行,得肾阴滋养,而肾气化生天癸,天癸源于先天而藏于肾,可激发冲任的通盛,冲任下起胞宫,上连乳房,其气血促使胞宫和乳房的发育及维持功能活动,肾气、天癸、冲任相互影响构成一个性轴,同时作用于胞宫和乳房,成为妇女周期调节的中心,而肾为这个性轴的中心,肾气不足则天癸不充,冲任不盛,胞宫与乳房必然同时受累而发病。以温肾助阳来调摄冲任,从众多温阳药中筛选出性温不热、质润不燥之淫羊藿、仙茅、鹿角片、肉苁蓉、巴戟肉、补骨脂等补助肾阳,调补冲任,从治本着手,佐以他法,不仅乳腺肿块、疼痛可消,癌肿得到控制,同时胞宫不充,肾虚诸症均得到纠正。又孤阴不生,独阳不长,在助阳药中酌加山茱萸肉、天冬、枸杞子、生何首乌等滋阴补肾,以期治阳顾阴,收阴生阳长,阴阳平补之功。温肾助阳,调摄冲任法从根本上调整内分泌激素紊乱,调整体内阴阳平衡,是诊治乳病的根本之法。

2. **疏肝理气,调畅气机**　女子以肝为先天,肝藏血,主疏泄,可直接调节冲任之血海的盈亏。陆德铭认为,肝郁气滞在乳病发病学上具有重要的意义。由于精神不遂,久郁伤肝;或精神刺激,急躁恼怒,均为导致肝气郁结,气机瘀滞,蕴积于乳房胃络,乳络阻塞,不通则痛而引起乳房胀痛,肝气郁而化热,热灼阴液,气滞血凝即可形成乳房结块。又肝肾同源,肾气不足则肝失所养,肝之疏泄功能失常,致气滞痰凝血瘀变生乳癖及乳疬等病。故疏肝理气、调畅气机也为治疗乳病的重要法则。陆德铭用药强调气血以通为用,临证取药常以理气活血同用,并从众多的理气药中选出了郁金、川芎、莪术、丹参等血中之气药,及香附、柴胡等气分中之血药,以及枳壳、延胡索、青皮、八月札、川楝子、佛手等药,意在调畅气机,气行则血行,气顺则血顺,气血通畅,则瘀结自消。

3. **活血化瘀,疏通乳络** 乳房疾病,临床上多表现以固定性疼痛及肿块为主症,两者均为血瘀症的特征表现,肝气不舒,气机阻滞,久则由气及血,使血行不畅,经隧不利,乳络闭阻,气滞血瘀,凝结成块,不通则痛。由此可见,乳房病患者出现血瘀症势在必然。陆德铭在治疗乳房病时,重视活血化瘀、疏通乳络法的应用,常用当归、赤芍、桃仁、红花、三棱、莪术、泽兰、益母草等活血化瘀,王不留行、丝瓜络、路路通等疏通乳络,以气血通畅为目的,临床取活血化瘀药也必掺入理气之品,如香附、柴胡、延胡索等,使气血通畅则肿块消散于无形。活血化瘀、疏通乳络法的应用,可以有效地改善局部组织的血液循环,改善患者的"高凝"状态,从而减少癌细胞的滞留机会,对防止癌细胞的着床和转移有着重要的意义。

4. **化痰软坚,消肿散结** 陆德铭认为,乳房疾病多与情志的变化有密切的关系。思虑伤脾,或肝郁气滞,横犯脾土,均可导致脾失健运,痰湿内生;肾阳不足,不能温煦脾阳。则津液不运而聚湿成痰;肝郁久化热化火,灼津成痰,痰、气、瘀互结而成乳块。痰湿凝结在乳病发病学上也占有一定的地位。陆德铭选用山慈菇、海藻、昆布、贝母、牡蛎、夏枯草、白芥子、半夏、僵蚕等化痰软坚,散结消肿,为乳块的消散创造了有利的条件。

5. **清泄胃热,利湿解毒** 女子乳房为足阳明经所属,阳明胃经多气多血,妇女气机多易抑郁,七情郁结日久则可化火化热。陆德铭常以牡丹皮、栀子、龙胆草、黄芩、知母等清泄胃热;生薏苡仁、泽泻、蒲公英利湿解毒;仙鹤草、茜草、生地榆凉血止血;半枝莲、蛇莓、蛇六谷、山慈菇、龙葵、石上柏等抗癌解毒,在乳癌术后配合使用抗癌药物可增加对放、化疗的耐受性协同治疗而增效,并达到防止复发转移的目的。

6. **健脾益气,养血生津**　冲任为气血之海,脏腑之血皆归冲脉,若脾胃虚则生化之源不足,不能灌养乳络而致乳病。故临证常以生黄芪、党参、白术、茯苓、怀山药等益气养血健脾和胃,改善患者的脾胃虚弱,扭转营养不良状况,缓解乏力、消瘦、食欲不振等症状,并改善由放、化疗引起的胃肠道反应,提高机体免疫系统的防御能力。乳癌患者也常因放、化疗引起热毒的灼伤阴液而出现一系列阴虚之证,陆德铭常用玄参、麦冬、沙参、川石斛、枸杞子以及鳖甲、龟甲等血肉有情之品,通过养阴增液,使体内阴阳趋于平衡,并可增加放化疗的效果和减轻由此带来的毒副作用,增加肿瘤患者对放、化疗的耐受性,并且对癌细胞的生长和转移具有抑制作用。

7. **移情易性,调节情绪**　陆德铭常告诫道:乳房病的发生发展与患者的精神因素、情绪变化,心理因素密切相关。患者发病后精神负担较重,而部分患者恐癌心理较强,整日沉湎于来日短苦的紧张情绪中。陆德铭认为这些情绪的异常变化,常造成忧思伤脾,惊恐伤肾,如此脾肾虚弱失调则机体免疫功能低下,不能抵御外邪而常遭侵犯,故陆德铭在诊治中,十分注重调节患者情绪,曾曰:"情志可致病也可愈病。"对待患者关注的痛苦之处,往往通过仔细的解释工作来解除患者的疑虑,心药并施,使患者充分信赖医生,主动配合,积极治疗,往往收效明显。陆德铭临床上诊治乳腺增生及乳病,常以调摄冲任、理气活血化瘀为治疗大法,对与情志变化相关者,常佐以柴胡、佛手、八月札、合欢皮等调畅气机。(《外科难病·陆德铭乳房疾病的诊治经验》)

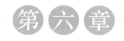

历 代 医 案

第一节　古代医案

一、《校注妇人良方·乳痈乳岩方论》案

案 1　一妇人右乳内结三核,年余不消,朝寒暮热,饮食不甘,此肝脾气血亏损,内服益气养荣汤,外以木香饼熨之,年余血气复而消。(《校注妇人良方·乳痈乳岩方论》)

案 2　一妇人乳内结核年余,晡热少食,余谓此血气不足,欲用益气养荣汤,彼反服行气之剂,溃出清脓而殁。又一妇乳内结核如栗,亦服前药,大如覆碗,坚硬如石,出血水而殁(已上皆乳岩)。

二、《格致余论·乳硬论》案

予族侄妇年十八时,曾得此病。察其形脉稍实,但性急躁,伉俪自谐,所难者后故耳。遂以《本草》单方青皮汤,间以加减四物汤,行以经络之剂,两月而安。

三、《外科枢要·论乳痈乳岩结核》案

案 1　一妇人禀实性躁,怀抱久郁,左乳内结一核不消,按之微痛,以连翘饮子二十余剂,稍退;更以八珍汤加青皮、香附、桔梗、贝母,二十余剂而消。

案 2　一妇人郁久,右乳内肿硬,以八珍汤加远志、贝母、柴胡、青皮,及隔蒜灸,兼服神效瓜蒌散,两月余而消。

案 3　一妇人左乳内肿如桃,许久不痛,色不变,发热渐消瘦,以八珍汤加香附、远志、青皮、柴胡百余剂;又间服神效瓜蒌散三十余剂,脓溃而愈。尝见患者,责效太速,或不戒七情,及药不分经络虚实者,俱难治。大抵此症,四十以外者尤难治,盖因阴血日虚也。

案4 一妇人久郁,右乳内结三核,年余不消,朝寒暮热,饮食不甘,此乳岩也。乃七情所伤肝经,血气枯槁之症,宜补气血,解郁结药治之。遂以益气养荣汤百余剂,血气渐复;更以木香饼灸之,喜其谨疾,年余而消。

案5 一妇人郁久,乳内结核,年余不散,日晡微热,饮食少思,以益气养荣汤治之,彼以为缓,乃服行气之剂,势愈甚,溃而日出清脓不止。复求治,诊之脉洪而数,辞不治,又年余,果殁。

案6 一妇人郁久,左乳内结核如杏许,三月不消,心脉涩而脾脉大,按之无力,以八珍汤加贝母、远志、香附、柴胡、青皮、桔梗,五十余剂而溃;又三十余剂而愈。

案7 封君袁阳泾,左乳内结一核,月余赤肿,此足三阴虚,兼怒气所致。用八珍汤加柴、栀、丹皮治之,诸症渐退;又用清肝解郁汤而愈。时当仲秋,两目连札,肝脉微弦,此肝脉火盛而风动也,更加龙胆草五分,并六味地黄丸而愈。若用清热败毒,化痰行气,鲜有不误者。

四、《景岳全书·妇人规下·乳痈乳岩》案

一妾乃放出宫人,乳内结一核如栗,欲用前汤,彼不信,乃服疮科流气饮及败毒散,三年后大如覆碗,坚硬如石,出水不溃而殁。大抵郁闷则脾气阻,肝气逆,遂成隐核,不痛不痒,人多忽之,最难治疗。若一有此,宜戒七情,远厚味,解郁结,更以养血气之药治之,庶可保全,否则不治。亦有数载方溃而陷下者,皆曰乳岩,盖其形似岩穴而最毒也,慎之则可保十中之一二(薛按)。

五、《先醒斋医学广笔记·肿毒》案

顾文学又善内人,患左乳岩。仲淳立一方:夏枯草、蒲公英为君,金银花、漏芦为臣,贝母、橘叶、甘菊花、雄鼠粪、连翘、白芷、紫花地丁、山慈菇、炙甘草、栝蒌、茜根、陈皮、乳香、没药为佐使。另用夏枯草煎浓汁丸之。服斤许而消。三年后,右乳复患,用旧存余药服之,亦消。后以此方治数人,俱效。

六、《寿世保元·乳岩》案

案1 一治妇人乳痈乳岩初起,先服荆防败毒散一剂,以败其毒,次进蒲

公英,连根叶洗净捣汁,入酒饮之,将渣敷患处,立消。败毒散即人参败毒散(方见伤寒)去人参,加防风、荆芥、连翘是也。

案 2 一妇人,年逾三十,每怒后,乳内作痛或肿。此肝火所致,与小柴胡合四物汤加青皮、桔梗、枳壳、香附而愈。彼欲绝去病根,自服流气饮,遂致朝寒暮热,益加肿毒。此血被损而然,予与八珍汤三十余剂,喜其年壮,元气易复而得愈也。

七、《外科正宗·乳痈乳岩治验》案

一男子年过五旬,因妻丧子不成立,忧郁伤肝,左乳结肿半年,痛甚作腐,肝脉弦数。先用小柴胡汤加青皮、山栀、远志、贝母,数服而肝脉稍平;又以八珍汤仍加前药十余服,其肿渐腐为脓;更服益气养荣汤,庶保收敛。彼为内医所惑,谓郁怒伤肝,肝经有火,不必用补。更服降火、流气、宽中等剂,致食少便秘,发热作渴,复请余治。肝脉复弦,口干作渴,邪火内淫,饮食减少,脾土受伤,便秘发热,阴血竭而为燥为热。以上俱内损症也,辞不治,后月余果死。

八、《证治准绳·疡医·痈疽部分》案

隆庆庚午,予自秋闱归,则亡妹已病。盖自七月,乳肿痛不散,八月用火针取脓,医以十全大补汤与之,外敷铁箍散不效,反加喘闷;九月产一女,溃势益大而乳房烂尽,延及胸胁,脓水稠黏,出脓几六七升,略无敛势。十一月始归就医,改用解毒和平中剂,外掺生肌散、龙骨、寒水石等剂,脓出不止,流溅所及,即肿泡溃脓,两旁紫黑,疮口十数,胸前腋下皆肿溃,不可动侧,其势可畏。余谓:产后毒气乘虚而炽,宜多服黄芪解毒补血、益气生肌。而医不敢用。十二月中旬后益甚,疮口二十余,诸药尽试不效,始改用予药,时脓秽黏滞,煎楮叶猪蹄汤沃之顿爽。乃治一方,名黄芪托里汤,黄芪之甘温以排脓、益气生肌为君;甘草补胃气解毒,当归身和血生血为臣;升麻、葛根、漏芦为足阳明本经药,及连翘、防风皆散结疏经,栝蒌仁、黍黏子,解毒去肿,皂角刺引至溃处,白芷入阳明,败脓长肌,又用川芎三分,及肉桂、炒柏为引。用每剂入酒一盏煎,送白玉霜丸,疏脓解毒,时脓水稠黏,方盛未已,不可遂用收涩之药。理宜追之,以翠青锭子外掺。明日脓水顿稀,痛定秽解,始有向安之势。至辛未新正,患处皆生新肉,有紫肿处,俱用葱熨法,随手消散,但近腋足少阳

分,尚未敛,乃加柴胡一钱,青皮三分及倍川芎。脓水将净者即用搜脓散掺之,元宵后遂全安。

九、《陈莘田外科方案·乳岩》案

案1 王,右。木郁失条,郁则生火,火甚生痰,痰随气阻,右乳成岩,块磊高突,色渐转红,时痛时止,脉来细涩,舌苔糙白。情志之病,不宜成溃,药石必佐以开怀,冀其连破为妙。拟逍遥散法。

鳖血炒柴胡,九蒸于术,白芍,茯神,藕肉,黑栀,四制香附,归身,川贝,远志,丹皮。

二诊 前方去于术、远志,加石决、橘核、佛手皮、甘草。

案2 陶,证象乳岩,由来三载,曾经出血,气秽异常,形如石榴翻子,症属不治。勉拟八味逍遥散合化肝煎一法,聊尽医治之心而已。

朱砂拌茯苓,枣仁,丹皮,黑栀,土贝,鳖血拌柴胡,青皮,归身,白芍,泽泻。

案3 姜。病起于郁,郁则生火,火盛生痰,痰凝气聚,左乳结癖。由来三载,随气消长,坚硬如石。今春虽溃,溃流滋水,且有出血,即是乳岩。形瘦色㿠,纳谷渐减,经阻不行。舌苔薄白。脉左细数,右部弦滑。细属阴亏,弦属木旺,滑必有痰,数则为热。本原情志为病,非草木之功所能奏效,所谓草木无情,不能令人欢悦耳。勉拟仿八味逍遥散,参入咸降化痰之品。

鳖血拌柴胡,丹皮,茯苓,橘红,制于术,石决明,四制香附,黑栀,远志,甘草,鲜藕肉,川贝母。

案4 卫,右。病起于郁,郁则生火,火盛生痰,痰凝气阻,两乳结癖。由来七载,随气消长,坚硬如石,色白木痛,稍有酸楚,神虚脉亦虚。但情志之病,久则虑其成溃,溃即是岩。非草木之功所能见效,必须静养功夫是为上策。

水炒柴胡,于术,白芍,瓦楞子,远志,制香附,石决明,丹皮,黑山栀,茯神,鲜藕肉。

案5 吕,右。证象乳岩,乃由肝郁挟痰凝聚,腐溃如岩,流水无脓,旁有结肿,势欲攻头,舌糙白,脉濡细。病在本元,情志所发,药力断难求效,勉拟。

大生地,甜冬术,白芍,川贝,丹皮,湖藕,制香附,当归,石决,黑栀,茯神,远志肉。

案 6　钱，右。肝郁气阻，挟痰凝聚，先有乳岩，继增胁肋掣痛。由来数月，块磊高突坚硬如石，色白木痛。情志之病，药力以图迟破为幸。

北柴胡，当归，山栀，石决明，远志，制香附，白芍，丹皮，小青皮，茯神。

案 7　吴，右。肝郁气阻，挟痰凝聚，左乳结肿成岩。起经八载，渐有成溃之象。溃则虑其翻花流血，非细事也。

加味逍遥散去芩、薄、姜，加香附、远志、茯神。

十、《临证一得方·乳岩》案

案 1　厥阴气滞，郁痰留络，左乳结核四载，坚实着骨，其色变紫，肤裂脂流，时出血水，此癖症成岩，元虚脉数，日渐加重之势。宜开郁解怒，俾得带疾延年已为幸事。

蛤粉炒阿胶，北沙参，料豆衣，炙鳖甲，羚羊角，夏枯草，炒白芍，天冬肉，九孔石决明，炒菟丝，粉丹皮，山萸肉。

案 2　情怀抑郁，木不条达，致左乳结核，两月，日大，岩之渐也。胃满腰楚，溲涩，脉大，虽肝木受病而气郁土亦受困，消散极难。苟非怡情养志，难保无虞。

制香附，广郁金，沉香曲，台乌药，炒柴胡，炒栝楼，广橘核，炙鳖甲，大腹皮，六神曲，川黄连，全福花，加阳春砂仁。

案 3　核虽小而便泄腹痛，此阳亢阴弱、脏腑不和，照前方加减。

制香附，大腹皮，焦白术，薤白头，煨草果，炒蒌皮，焦冬术，焦麦芽，瓦楞子，广藿香。

案 4　肝血素亏，刚阳内郁，气结痰凝，日久高叠色紫，已属岩象。曾经溃孔溢血，今两脉数弦大，若加肉翻再溢鲜血，恐非药石所能奏效者也。勉拟柔肝养营，是否有当即候高明裁酌。

大元地，天门冬，盐水炒纯钩藤，山萸肉，生白芍，石决明，蛤粉拌炒阿胶，北沙参，粉丹皮，羚羊角，盐水炒怀牛膝。

案 5　两乳结核绝不红肿，而按之酸疼，脉数而弦，非旦夕所能奏效者也。

炒归身，川贝母，山楂核，牡蛎，夏枯草，两头光，炒白芍，新会皮，干橘核，阿胶，制香附。

十一、《外科证治全生集·乳岩医案》案

案1 一妇两乳皆患乳岩,两载如桂圆大,从未经医。因子死悲哭发威,形大如杯。以五通丸、犀黄丸每日早晚轮服,九日全消。

案2 又男子患乳岩,先用鲫鱼膏贴上两日,发大如拳,其色红赤,始来就医。令其揭下,与服阳和汤四剂。倘色转白可救,色若仍红无救矣。四日患色仍红,哀恳求治。以犀黄丸、阳和汤轮服。服至十六日,四余皆消,独患顶溃。用蟾拔毒三日,半月收功。

十二、《环溪草堂医案·乳痈乳头风乳痰乳癖乳岩》案

案1 于。木郁不达,乳房结核坚硬,胸胁气撑,腰脊疼痛。气血两亏,郁结不解,论其内证,即属郁劳;论其外证,便是乳岩。皆为难治。

党参三钱,香附二钱,川贝二钱,当归三钱,白芍二钱,青皮半钱,橘核三钱,狗脊三钱,杜仲三钱,砂仁五分。

诒按:论病简洁老当。

二诊 乳岩肝郁也。呕而不纳,脾胃弱也。胸、胁、背、腹气攻作痛,元气亏,脾胃弱,木横无制也。《经》云:有胃则生,无胃则死。安谷者昌,绝谷者亡。勉拟一方,以尽人事而已。

川连(吴萸三分拌炒)五分,盐半夏半钱,东白芍二钱,火麻仁三钱,朱茯神三钱,金橘叶数片,人参(另煎冲)一钱。

三诊 前方加炙黑草五分、乌梅肉三分。

另金橘饼,过药。

案2 曹。营虚肝郁,气结不舒,乳房结核,坚硬如石,此乳岩之根也。消之不易,必须畅怀为佳。用缪氏疏肝清胃法。

当归三钱,川石斛三钱,川楝子(炒打)三钱,白芍一钱半,大贝母三钱,甘草四分,茜草一钱,山慈菇五钱,昆布(洗淡)一钱半,制没药五分,乳香五分。

二诊 前方化块软坚,此方养营舒郁,宜相间服之。

党参三钱,归身(酒炒)一钱半,白芍一钱半,石决明(打)五钱,茯神三钱,炒枣仁三钱,远志肉(甘草汤制)五分,刺蒺藜三钱;丸方:川楝子(炒)一钱,

当归(酒炒)一钱,两头尖(炒)一两,制首乌(炒)一两,带子露蜂房(炙)三钱,共研末蜜丸,每服三钱。开水下。

十三、《类证治裁·乳症》案

案1 某氏。孀居,右乳溃脓,已穿六孔,左乳核坚抽痛,寒热食少,脉弦数。审为肝脾郁结,气血亏损,为疏《济生》归脾汤。其戚属云:前服归脾反痛奈何?因检前方,芪、术皆炒用。予谓:此致痛之由也。但生用自效,彼疡医不谙药性生熟耳。三服寒热止,食进。前汤加栝蒌、贝母、白芍、陈皮,五服右疮平,左核俱软,以前药为丸服而消。

案2 吴氏。暑月左乳㿔肿成脓,寒热往来,脉右小数,左弦长。症由肝郁生火。仿清肝解郁汤,内用当归、白芍、大贝、栝蒌、天冬、乳香、丹皮、山栀、甘草、银花。外用内消散加减,甲片、乳香、没药、归尾、角刺、生大黄、黄芩、蜜调敷。右乳头溃,根盘漫肿,右乳又硬,急用内托带消法。生黄芪、天冬、栝蒌、香附、归身、白芍、贝母、桔梗、陈皮、甘草,一服痛定。左疮孔脓稠,右肿稍软。又数服数敷,根盘消散,疮口用生肌散得平。

案3 何氏。左乳结核,经六七载,溃后深洞如碗,是名乳岩。由脾肝郁结,气血失畅。结核渐大,溃则巉岩深陷可畏。一僧犹用乳,没破耗气血。不知年衰茹素,日夕抽痛,脓水清稀,营卫日亏,毒奚由化,恐三伏难延矣。峻补气血,托里滋液。患口虽难遽敛,尚冀痛势略定,迁延岁月耳。八珍汤去炒术,加生芪、五味、麦冬、大贝,数服脓稠痛缓。入夏延秋,患内作痒者肉腐蛆生(以乌梅肉腊雪水浸,雄黄末,鸡羽蘸抹)。其弟妇张氏,并系早孀,亦患乳核,二十余年未溃,坚大如胡桃,劳则抽痛,脉来沉缓。症属郁损心脾,用归脾汤加香附汁、炒熟地、牡蛎粉、大贝、忍冬藤,数十服而核渐软。

十四、《临证医案笔记·乳病类》案

玉氏,左乳患疮经年,溃烂脓清,赤汁滴沥,脉弦细数。此由恼怒气血郁结,医药迟误,致成疮如岩穴。法在难治,幸年轻质赋尚壮,宜服归脾汤加丹皮、炒山栀,常以药水葱汤熨洗,搽以茅草灰药,间以神效瓜蒌散、八味逍遥散,日渐见效。嗣用八珍、十全大补等汤,调理年余,计用人参二斤,竟获全愈。

第二节　近现代医案

一、蒋宝素案

乳头属肝，乳房属胃。乳房结核，数载方溃，为乳岩，以其形似岩穴故也。未有不因忧思气结、肝郁脾伤所致。夫坤道以肝为先天，故乳大于男子，肝郁不伸，脾土受克，肝主筋，筋挛为结核，脾主肉，肉溃为岩穴，水不济火，舌赤，时或有苔，土为木克，大便非溏即泻，初溃间流鲜血，怒动肝火之征，近流污水清脓，气血双亏之象，火灼金伤，燥甚则痒，痒则咳，咳则振动乳中掣痛，喉中如烟焰上腾，总属阴亏所致。是证，遍考前贤诸论，皆言不治。盖由情志乖离，人心不能如寒灰槁木故也。若能心先身死，则人活病除，虽有此说，未见其人也。勉拟香贝养荣汤加减，尽其心力。

制香附，川贝母，人参，云茯苓，冬白术，炙甘草，大熟地，当归身，川芎，大白芍。

乳岩本是危疴，前贤方论，皆言不治，惟孙思邈《千金翼方》及《东医宝鉴》有不必治岩，补其阴阳气血，自可带病延年之说，此即昔人解结解庄，以不解解之之意。夫治岩成法，非芳香开郁，即清凉泻火，二者能无耗气伤阴败胃之虑乎？故有以取乎不解解之之法也。素本阴亏火盛，木郁脾伤，土不生金，清肃不降，一水不胜二火，脏阴营液潜消，是以疾弥甚以留连，药多方而效寡，气血复伤于迟暮之年，抑郁更继以沉疴之际，因循展转，益觉多歧，用药大要，甘为迟钝，范我驰驱，仍以养荣汤加减，尽其人力，以俟天命。

大熟地，人参，冬白术，云茯苓，当归身，大白芍，女贞子，旱莲草，肥玉竹，济水阿胶。

长流水，桑柴火，熬膏入胶熔化。早晚服三钱。

左乳之上，缺盆之下，赤肿高耸如岩，溃处血流甚涌，瘀条如箭。素昔忧思郁结，脏阴营液俱亏，水不济火，又不涵木，木复生火，二火迫血妄行，从阳明胃脉直贯乳房涌出，水之逆流从乎气，血之倒行由于火，治火又非苦寒所宜，盖苦寒无生气而败胃故也。脉来软数而空，证势危如朝露，必得血止，方能引延时日，否则汗喘神昏，痉厥诸危证所由至也。爰以血肉有情，静养真阴,引益肾水,以济二火,冀有转机。

灵犀角,元武板,生牡蛎,大生地,野三七,济水阿胶,当归身,大白芍,廉州珍珠粉。

血肉有情,壮水养阴,共服一百余剂,岩势未见效机。考古证今,皆为不治,与其坐以待毙,何如一决,以出再生之路,幻想乳中结核,犹男子之睾丸,溃流脓血,即囊痈之属。际此药力养精蓄锐日久,正可一战以奏奇功,死而后生,亡而后存,古法有诸。

龙胆草,黄芩,黑山栀,木通,建泽泻,车前子,当归身,柴胡根,炙甘草,大生地,川黄连,生大黄。

连进龙胆泻肝加味,大获效机。高耸之岩渐颓,深潜之穴渐满,眠食俱安,二便通调,六脉和缓,五善悉具,七恶全无。安不忘危,凝神静养。

大熟地,人参,绵州黄芪,当归身,冬白术,川郁金,炙甘草,酸枣仁,广木香,生姜,大枣,龙眼肉。

肝郁幻生乳岩,考之于古,验之于今,耳之所闻,目之所见,均皆不治。气血羸弱,不待决裂而终。气血充盈,相持日久,则有洞胸之惨,潜思乳岩必因脏腑乖戾之气所生,譬如草木花实之异,亦由根干之气所化。人在气交之中,何所不有,不幸而有斯疾,独恨经无明文,即万变总由一气所化,能化其气,异疾可消,正不胜邪,终期于尽。爰以异类有情之品,化其脏腑生岩异气,或可图功,然亦无中生有之法,所谓人力尽而归天命,拟《医话》异类有情丹主之。

大廉珠,西牛黄,大块丹砂,灵犀角,真狗宝,透明琥珀,真象牙,生玳瑁等分,水飞至无声。

每服一钱,用人参八分煎浓汁一茶杯调下。(《问斋医案·妇人杂病·肝郁》)

二、高思敬案

案1 张戟门观察舆夫之母,某氏年六十外,患乳岩。邀予诊时已溃破,大如手掌,其高凸峻嶒,与假山无异,碰之鲜血迸流,味甚腥秽,疼痛彻心,形容憔悴,纳谷无多,内热口渴,夜卧不安,当以青九一丹掺之。外用玉红膏摊布罩贴,内服:

炒归身三钱,炒山栀三钱,带心麦芽,朱砂(拌)三钱,朱茯神三钱,杭白芍三钱,炒丹皮五钱,枯黄芩钱五,细生地三钱,炙黑草一钱,炙莲房五钱。

此方服两剂。又邀予诊,内热口渴如前,外仍上前药,内服原方加西洋参制三钱,两剂后再来邀,越数月,见其已浑身缠经矣。

此妇孀居二十余年,家境萧条,其抑郁忧思久久而成,此病初起如棋子一粒,渐如李、如桃、如茄,以至溃破,病近十载,既无调养,又无力延医,不死何待。

案2 天津鼓楼北义生堂某君之嫂,年不满四十,患乳岩。秋令邀予诊治,见其左乳肿势甚大,坚如顽石,上侧业已溃破,仅流脓水,有时亦流鲜血,左膀连及手臂,焮肿不堪,色紫红,日夜发热,疼痛不安,溃处掺青九一丹,玉红膏摊布罩之,内服之用:

柴胡一钱,枯芩二钱,炒山栀二钱,当归三钱,赤芍三钱,川郁金五钱,丹皮五钱,元参三钱,甘草一钱,忍冬藤五钱。

此方服后,越日又邀予诊,诸病如前,毫无动静,复加详视,乃一派抑郁不舒,肝火鸱张之象,因告某曰,以尊府情形,不应得此病症,良由此病,多患在孀尼室女,患此然亦必有大拂意事,遂至气结不舒,或所求不得,所欲不遂,木郁不达,积久难宣者,方成此症,若府上第一衣食无虞,其次高堂华屋,仆妇周旋,且令兄还在,竟尔得此,殊不可解。某始云:兄素瘖哑,性急且暴,以致室中,时有诟谇之声,而嫂氏心本狭窄,想即因此成病。予曰,是已,然为今之计,苟延岁月则可,欲告痊恐无日矣,外仍用前法,内服:

羚羊片(先煎)五钱,粉丹皮二钱,枯芩二钱,桑叶二钱,炒山栀三钱,川郁金五钱,双钩藤(后入)四钱,柴胡八分,青橘叶五分,甘草一钱,杭白芍三钱,当归三钱,忍冬藤三钱。

此方服两剂,虽无大效。惟臂膀紫红稍退,肿势较消。又邀予治,仍用前方进退,嗣又来邀,适是时,予奉榷差委解铜入京,往返数月,未能往应,旋闻于次年春季而殁。

此病若经予一手治理,或可多延二三年,然必须依予之言,不添烦恼方可,否则亦难。

案3 同乡陆君乃室,其子洪差电报,患乳岩已有数载,溃破后方邀予治,见右乳肿硬与石无异,破处尚未巉凸稜峭,以破溃无多日也,脓水不多,味

甚腥秽,外掺青九一丹以布膏罩之。内服:

当归三钱,丹皮二钱,炒白术五钱,杭白芍三钱,橘叶五分,甘草一钱,枯芩五钱,柴胡一钱。

此方不知服否。缘仅往诊一次,嗣闻于次年春间而殁。

案4 天津南门外一妇人,年五十上下,其夫为洋货行介绍人,右乳患乳岩未溃。秋间邀予诊治。见其肿块大如手掌,扪之与顽石同,且有巉稜,疼痛夜甚,知系乳岩绝症,惟其家本小康,老夫妇亦颇和美,病之由来实属不解。因细询其家庭状况,仅有一女已适人,后嗣尚虚,然无子亦何至有此患,反复筹思,莫明其故,外敷冲和膏醋调,内服:

柴胡一钱,杭白芍三钱,炒香附钱五,广郁金钱五,当归三钱,橘叶五分,炒延胡二钱,川楝子五钱,炒青皮一钱,两头尖三十五粒。

此方服两剂,诸病如昨,据病人自述,稍见轻减,令照前方又两剂,仍无功验。适其夫从外来,详询于我,予直告此病百不活一,只有怡情自解,或可延一二年,否则不过数月耳。彼谓此病何如是之剧烈。予曰七情之病,只可自治。谚云:心病必须心药医,或可望生,若徒恃草木无益也。彼又曰:新近觅得二方,不识可否与服,请酌之。予阅其方,乃《全生集》犀黄丸、阳和汤方也。并称历验多人,须并服。予曰:犀黄丸治阳症,阳和汤治阴症,那堪并用,彼似不以为然,坚求如何妥善,为更予勉其请另拟一方,如下:

鹿角胶三钱,炒白芥二钱,肉桂(去皮切,后入)一钱,大熟地(砂仁拌炒)五钱,炒姜五钱,麻黄七分,橘络七分,炒延胡二钱,川楝子钱五。

此方连服三剂,肿处已有一头势将溃破,此乃佳兆。又服三剂。头已微破,流脂水。从此猛施鞭策,或有转机。乃病家忽无故乱投,配犀黄丸与服,予不知也。彼以为两方并进,果有功效,不复邀予治。即以两方为宗旨。嗣闻于次年夏间逝。按此病服阳和汤,已有转机,苟一丝不乱。本此进行,未尝不可,缓缓告瘥。乃竟异想天开,杂投他药,欲求速效,转致殒命,岂非数与?后闻人言,病家本极寒苦,因在洋行奔走,稍有积蓄,于是买地盖房,装饰一切,俨然富家翁矣。固已称心如意,乃因嗣续乏人,继远族某为子,而某不安分,妇已郁郁不乐,后其夫忽又纳妾,妒心复生,两病夹攻,致成此患。

案5 一妇人,年五十外,守节凡三十年,生有两子,长已入庠,次乃遗腹,爱怜益甚,意无或违,有时训诫,每反声相向,甚至被其子推跌;兄屡加规劝,弟置若罔闻,因之抑郁成疾。始起乳中结核大如棋子,喜消怒长,不热不红。如是者已历八九年。幸其长子素孝,侍养维护,偶或不豫,必百般慰解之。讵又暴亡,痛子情切,昼夜哭泣,至乳中结核日渐延大,有长无消。盖缘长子殒后,次子仍不务正,虽不似从前之反声相向,然母子之间,竟不闻不问,故其肿块初无痛痒,至此已彻夜胀痛,反侧不宁,复邀予治。见其性颇旷达,肿块固甚坚硬,推之似尚活动,皮色亦无变异。即告之曰:此病乃乳岩,根萌溃破,百无一生。现病情虽剧,尚无妨碍,然须怡情自适,或可转危为安。病者答曰:惟先生命,但应如何调摄,宜食何物,应忌何物,幸逐一见示。予即详细告之。外用冲和膏加川贝、木香各一两,研和醋调敷患处。内服方用:

柴胡一钱,金铃子五钱,象贝母三钱,川郁金五钱,炒青皮五钱,玫瑰花七朵,全瓜蒌五钱,炒延胡二钱,全当归三钱,杭白芍三钱,两头尖三十粒。

此方嘱连服十剂,肿块虽不见消,也不见长。仍用前方,略为更动,又服十剂。复邀予治,见肿块亦缩小如向日之棋子大矣。病人问此病根可以除否?予曰:除根不敢。必但期后不复发斯得矣,外仍敷前药,内改服:

橘叶五分,全瓜蒌三钱,川贝母(去心研)五钱,广郁金五钱,醋香附五钱,杭白芍二钱,青木香七分,云茯神三钱,全当归一钱,两头尖三十粒,玫瑰花五朵。

此方告以服十剂后可毋须药。嗣闻其服此药后病不甚发,纵发即照两方继服之二三剂后安然无恙。现其人尚存,年已七十有奇矣。(《外科医镜·乳岩乳痰乳癖》)

三、沈登阶案

方大人喆嗣仲侯,同予讲究医术之友也,其令正患乳射。舟广陵,就正于予,知其所患是干奶乳栗乳节之类也。肩舆至舟,见其右乳坚硬,如石重坠,乳头缩入,七处溃出黄水,疮口翻出,头昏眼赤羞明,舌灰焦厚,业已昏晕,按乳有十二瓤,今已窜七瓤,如再迟延,全行窜破,势必翻花,成为乳岩,扁鹊复生,亦难挽回。予遂进疏肝解郁重剂,乳头伸出,疮口肉平,头目清爽。又夹进膏丸,坚硬消软,而遍身透出鲜红脓窠疮,幸矣哉。予独不解一乳核,何以转到如此之险,而旬余竟能收功,实为始念所不及,此皆仰赖大人洪福,故能得心应手。因思有谓予治病价大者,不知世俗不晓医之贤愚,病之轻重,此予之所以活而不活也。病固是大手笔,然士为知己者用,重以相知之诚,仅取药资,够敷药品,管仲无鲍叔,其名不彰,知己知后可耳。夫看病全在识证,不求对证用药,但拘执偏僻,鲜有不成大患者。予年逾古稀,阅历虽多,究于岐黄之术,尚兢兢焉而不敢自信。总之,生死定数,大病能愈,亦是定数。予非能生死人也,此自当生者,予能使之起耳。吴淮安曰:人不死于病,而死于医。诚为痛快语,予深慕之。聊记数语,并附脉案药方于后,留为仲侯阅看云尔。丙戌二月上潮,濑江沈青芝识。吴子圣教服阳和汤二十余剂以致如此。

正月二十二日 凡不乳妇人害乳,名曰干奶子。初起结核如棋子,渐大如鸡蛋,有名曰乳癖、乳栗、乳节、乳患之名,有十余种。但外科重在消散。然乳生此证,皆因肝火太旺,气血凝滞而成,先宜疏肝解郁消核,不至破烂,方为正治法门。今右乳周围漫肿,乳头下而及近胸近夹肢处,已破烂,五六块淌水,疮口胬肉翻出,其漫肿坚硬如石,乳头缩入不见,大非所宜。况乳头属足厥阴肝,乳房属足阳明胃。《经》言,妇人之乳,男子之肾,皆性命之根也。奈何远道而来,不得不代为拟方,以疏肝解郁为法。

银花一两,公英一两,熟附片一钱,天花粉,木通,通草,柴胡,茯苓,栀子仁,白芥子,鲜橘叶(如无橘叶用青皮)三十片。

元寿丹:龟盖(烧存性,研末蜜丸)一个。

三贤膏:鲜忍冬藤五斤,蒲公英五斤,夏枯草五斤。

煮取汁白蜜收膏。

早起,服三贤膏三钱,午后,服煎方二次,睡时,服元寿丹三钱。

二十三日 二十日纳薄物,睡倒不能起坐,破处淌黄水,乳不知痛,舌中作痛,而干燥难忍,疮口五处翻出。若不知痛,乳岩必成,神仙无法。

服药照前。

二十四日 右乳中,忽作大痛,重坠难忍,一刻不得宁,下午近胸处破头,淌黏黄水,夜间痛止安眠。按乳有十二穰,今已窜七穰,如十二穰概行窜到,坚硬如石不软,即是乳岩也。

服药照前。

二十五日 右眼红肿羞明,浑身四肢发出鲜红脓窠,稠密痒极难忍,乳中不痛,自觉重坠稍松去一二分,饮食加增矣。遂将原方减半。

银花五钱,公英五钱,附子五分,花粉,木通,通草,柴胡,茯苓,山栀,白芥子,鲜金橘叶。

元寿丹,三贤膏,照服。

二十六日 舌上灰黄厚苔退清,乳亦不痛,精神渐能振作,饮食又能加添。

服药照前。

二十七日 乳头伸出,疮口胬肉平复,能起床行走,自觉乳之重坠又松,上面未窜之五穰,可以不至再窜而破烂矣。

二十八日至三十日 眼赤渐退,饮食眠睡如常,乳之上面漫肿坚硬处,似乎有些松动,乳之左右及下面,仍坚硬如石,毫无消动,破处时流黄水,惟乳按之不痛耳。

服膏丸照前。

二月初一日 饮食眠睡皆如平昔,惟乳之破烂,只流黄水,而毫无痛苦,添方易服。

鲜银花藤,生嫩黄芪,潞党参,真于术,茜草,白芥子,全当归。

膏丸照服。

初二日至初五日 乳上坚硬渐消,疮口溃烂处,黏水渐干,只有一处淌水。

初六日至初十日 疮口全行收功,乳之左右上下,坚硬如石,已消软一半,无庸贴膏药。回忆如此险证,不过两旬,竟能转危为安,真属万幸。十一日回府,煎药即行停止,其丸药膏滋药,吃至乳中核消再停。至遍身脓窠,热毒尽自愈,不必医治也。(《青霞医案·方大人喆嗣》)

四、过铸案

阳湖黄大令仲和,左乳结核,不痛不红,日益大。余曰:此岩之渐也。在初起可用生南星、生草乌、商陆根,日以醋磨涂之,如言以治,果愈。(《过氏医案》)

五、陈莲舫案

叶,右,三十四。乳癖起因,癖久不消,渐为胀大,肌肤板滞,按之坚结,属由癖成岩之势,若抽搐作痛,痛而色红,即能穿溃,溃后有血无脓,尤为可虑。考厥阴、阳明之脉皆绕于乳,虽属外疡,由内因而发,血不养肝,肝邪犯胃,当脘久有胀满,屡屡头眩火升,脉息弦大。拟以和化。

石决明,合欢皮,丹参,女珍,炒当归,木神,新会络、叶,杏仁,寄生,远志,料豆,川贝,丝瓜络。

复 乳癖潜滋暗长,坚结不解,已成岩象,有时抽痛,有时色红。近复上为咯血,下为便闭。营阴久亏,痰热互扰,触感新邪,又有微寒微热,热势复甚,神烦心悸,脘胀纳呆,头眩火升,诸恙从此交集,脉息弦大。再从调气清阴,化痰热而和内外。

沙参,银柴,旱莲,合欢,石决,杏仁,女珍,蜜桑叶,杭菊,川贝,当归,乌芝麻,代代花,藕节,丝瓜络。

又复 乳岩散漫,内胀外肿,四旁红晕又添。厥阴充斥,阳明内络大伤,以致纳食呆钝,食后作胀,肢体浮肿,心悸艰寐。种种营虚气痹,恐孔囊结盖之处溢脓为出血,脉见细弦,舌糙。从中挟痰郁湿,与肝邪为之互扰,拟清营和络。

洋参,蒲公英,木神,川贝,麻仁,绿萼梅,金斛,忍冬,生栝蒌,银柴胡,会络,青皮,丝瓜络。(《陈莲舫先生医案·乳癖》)

六、丁甘仁案

案1 庄,右。脉左寸关弦数不静,右寸关濡滑而数,舌苔剥绛。乳岩肿硬已久,阴液亏而难复,肝阳旺而易升。血不养筋,营卫不得流通,所以睡醒则遍体酸疼,腰腿尤甚。连投滋阴柔肝、清热安神之剂,尚觉合度,仍守原意出入。

西洋参(另煎汁冲服)二钱,朱茯神三钱,蛤粉炒阿胶一钱五分,丝瓜络二钱,霍石斛三钱,生左牡蛎八钱,嫩白薇一钱五分,鲜竹茹二钱,大麦冬二钱,青龙齿三钱,全瓜蒌(切)四钱,鲜枇杷叶(去毛包)三张,鲜生地四钱,川贝母二钱,生白芍一钱五分,香谷芽露(后入)半斤。

外用金箍散、冲和膏,陈醋、白蜜调敷。

二诊 脉象尺部细弱,寸关弦细而数,舌质红绛,遍体酸痛,腰膝尤甚,纳谷减少,口干不多饮,腑行燥结,小溲淡黄,乳岩依然肿硬不消。皆由阴液亏耗,血不养筋,血虚生热,筋热则酸,络热则痛。况肝主一身之筋,筋无血养,虚阳易浮,腹内作胀,亦是肝横热郁,阳明通降失司。欲清络热,必滋其阴,欲柔其肝,必养其血。俾得血液充足,则络热自清,而肢节之痛,亦当轻减矣。

西洋参(另煎汁冲服)二钱,生左牡蛎八钱,蛤粉炒阿胶一钱五分,霍山石斛三钱,青龙齿二钱,羚羊片(另煎汁冲服)四分,大麦冬三钱,生白芍二钱,嫩白薇一钱五分,鲜生地四钱,甜瓜子三钱,鲜竹茹二钱,嫩桑枝一两,丝瓜络(二味煎汤代水)五钱。

另:真珠粉二分,用嫩钩钩三钱,金器一具,煎汤送下。

三诊 遍体酸疼,腰膝尤甚,溲黄便结,纳谷减少,口干不多饮,乳岩依然肿硬不消。皆由阴液亏耗,血不养筋,筋热则酸,络热则痛。病情夹杂,难许速效,再拟养血清络。

西洋参二钱,羚羊片(另煎汁冲服)八分,黑芝麻三钱,霍山石斛三钱,左牡蛎八钱,青龙齿三钱,蛤粉炒阿胶二钱,大地龙(酒洗)三钱,大麦冬二钱,生白芍一钱五分,首乌藤三钱,鲜生地四钱,川贝母五钱,甜瓜子三钱,嫩桑枝一两,丝瓜络(二味煎汤代水)五钱。

另:真珠粉二分,用朱灯心两扎,金器一具,煎汤送下。

四诊 乳岩起病,阴血亏虚,肝阳化风入络,肢节酸疼,心悸气逆,时轻时剧,音声欠扬,舌质光红,苔薄腻黄,脉象左弦数右濡数。病情夹杂,还虑增剧,姑拟养肝体以柔肝木,安心神而化痰热。

西洋参一钱五分,朱茯神三钱,川象贝各二钱,柏子仁三钱,黑芝麻三钱,霍山石斛三钱,青龙齿三钱,瓜蒌皮二钱,凤凰衣一钱五分,夜交藤四钱,真珠母六钱,生地(蛤粉拌)三钱,嫩钩钩(后入)三钱,蔷薇花露一两,香稻叶露(二味后入)四钱。

另:真珠粉二分,朱灯心二扎,煎汤送下。

案2 王,右。肝郁木不条达,挟痰瘀凝结。乳房属胃,乳头属肝,肝胃两经之络,被阻遏而不得宣通,乳部结块。已延三四月之久,按之疼痛,恐成乳岩。姑拟清肝郁而化痰瘀,复原通气饮合逍遥散出入。

全当归二钱,京赤芍二钱,银柴胡八分,薄荷叶八分,青陈皮各一钱,苦桔梗一钱,全瓜蒌(切)四钱,紫丹参二钱,生香附二钱,大贝母三钱,炙僵蚕三钱,丝瓜络二钱,青橘叶钱半。(《丁甘仁医案·外科·乳岩》)

七、欧阳健案

同院看守所长郑家浩君夫人叶学桢年四十七岁,因去年右乳下起一坚核,按知岩石,大若茶杯,旋又斜上再生一较小者,形质相同,以其不红不痛,操作如常,听之任之,经年累月,不觉一年有奇矣。迄本年八月因与家人稍持意气,挟有郁愤,由是患处渐大,疼痛难忍。郑君夫妇,心始发急,逐偕往当地驰名之仁慈医院诊视,乃该院院长美国人林某,察视患处,断为乳痈,并谓症极险恶,生命堪虞,非常用住院,施用刀术不可云。郑君夫妇,均怀疑惧,唯唯而退。次日经多数朋人谈论,佥以开刀为险,决不可行。郑君逐邀生至其家,嘱为审辨,究为痈为疽,可否动刀。生以手按患处,坚如岩石,其色白,惟较小者,有红尖头二,据称是为最痛之处,静切脉象,颇现迟细,审望舌色,红而无苔,经认定为乳岩。述以此症属于阴分,开刀则无命,原系阴寒凝结,蒂固根深,非按照阴疽疗法,施用灸术,助以滋阴兼温性之药剂膏,不能开结解凝之理,讵郑君深信不疑,遂委生为之施治。常即在病者左右乳根、曲池、足三里等穴,灸数十分钟,复以独蒜头切片熟铺患处,置艾炷于上,燃而灸之数十壮而止,并以阳和汤、二陈汤加味服,再贴阳和解凝膏二张。每日施灸一次服药一剂,一周换贴膏药一次。一二日患处舒适,三四日痛苦稍减,五六日根盘渐平。如是者,治之旬余。忽病人痔疮夙恙复发,痛剧难受,较乳部为甚,又延有谢君专治痔疮。生恐两疾并反,药力背驰,逐将原方酌减,维持乳部现状,让俟痔疮疗愈。经十余日后,再依法灸之,并将原方加味与服,乃乳岩根盘平塌,逐渐软化,不兼旬而完全平复矣。此次显此功能不惟郑君认为神奇,即凡来往友人,亦莫不相传灵妙,咸为炫道焉。(欧阳健,乳岩重症灸力化险为夷,民国期刊《针灸杂志》第 1 卷第 2 期)

八、时逸人案

乳岩一病为妇女中所患第一险恶之病也,历代名医虽各有方论治法,然皆初起可治,已成难疗,且其方法用之得效者半,失效者亦半,而患斯病者乳中初结小核,如围棋子大,不疼不痒,三四年后或五六年后,其形渐大,则痛无解日,而肿如覆杯,色紫气秽,渐渐溃烂,深者若岩穴,凸者若泛莲,疼痛连心,出血则臭,其时五藏皆伤,四大俱坏,凡病此者,百必百死,其死之惨,有目不忍见,口不忍言者。家慈年已五十余,平素性急肝旺,于前年冬月间,左乳中起一核子,不疼不痒,饮食起居如常,毫无痛苦,鄙人知是乳岩险症,为之细心调治,尊各前贤方论治法,内服煎药,外敷丹散膏药等类,计一年有余,毫无效果,乃勤求古训,静与心谋,知斯病乃经络之病,且形如小核,是气血并结为有

肿瘤

形之滞,用药治之宜象其形,乃取香附、蒲公英二味,其根皆形如小核,且一属气分,一属血分,用以治之,既有象形之长,又有利和气血之效,思之既确方欲取用,适见《医学心悟·乳疾门》中有香附饼法,喜其意与愚意相仿,因为制而用之,匝月之间,刻已全愈,因思如此良方何敢自秘,故备书本末,邮寄付刊,以广流传未始非济世之一助也。

香附饼:香附一两,麝香二分。

上二味,研匀,以蒲公英二两,煎酒三四沸,去渣,以酒调药末,当饼热敷患处,按此方每剂可分作四饼,将饼作成,以麝香置于饼中,覆患处外,以布扎之,每一二日换一饼,约敷一个月,连用四剂自见神效,此鄙人亲用之,故言之切云。(时逸人,乳岩险症之经验良方,民国期刊《绍兴医药学报》百期纪念增刊)

九、张相臣案

病者:赵右,年二十四岁,家寒,住天津日租界。

病名:乳癌。

原因:戊寅年四月初八日来诊,因数年前肝气忿郁,结于在乳。

症候:右乳中结核数枚,按之则痛,皮色如常,尚有女婴食乳。

诊断:脉弦而无力,气体素弱,饮食少,时或噫气。

疗法:内服阳和汤,加土贝母,以温通经络,舒畅郁结,内麻黄得熟地,不发表,熟地得麻黄,不凝滞,妙用在此。外贴阳和解凝膏。

处方:大熟地一两,北麻黄六分,真鹿角胶(打碎,分头二煎炖化服)三钱,白芥子(炒,研)三钱,上肉桂(打)一钱,生粉草一钱,炮姜五分,土贝母(打)三钱。

结果:此方连服六剂,核消痛失而愈,盖熟地、麻黄、鹿胶、桂、姜温通经络;白芥、土贝,消痰解结;甘草解毒而和诸药,故数年癌症,得此方而速效也。近十月初旬,法租界图书局司账韩某之妇,亦患是症,数月,照服贴二剂而瘥,惟庶食发物,恼怒,以免再发。(张相臣,乳岩,民国期刊《国医砥柱》总第17、18期合刊)

十、刘炳凡案

一乳癌患者,右乳房肿块,疼痛溃烂,五个溃口,化脓流黄水,反复发作不愈,纳食不香,口干不欲饮,大便不爽,舌质淡红苔薄白,脉弦小。刘氏认为此忧思气结,肝气郁而不舒,热毒内蕴,久而不化,则溃烂流水,治宜养胃疏肝,清血解毒,化瘀通络,托毒外出。方用:生黄芪、金银花、甘草、郁金、白芷、土贝母、土茯苓、法半夏、广陈皮、紫荆皮、赤芍、牡丹皮、丝瓜络、麦芽,20剂,并外用九一丹去腐引脓。经本方加减80余剂,病灶消失。

刘氏云:乳癌出于《丹溪心法》,又名石榴翻花发、乳栗,多见于中年妇女,多由情志郁结,肝失条达,胃热壅滞而成。蕴热不化,则渐溃烂,溃如岩穴,形似菜花,时流污水或出血,治此始宜清热凉血。方中黄芪治久败疮,祛腐生新,托毒外出;金银花、甘草、土茯苓清热解毒;赤芍、牡丹皮清热凉血;终用滋阴养血(久败疮伤阴伤血)。此病妙在外用九一丹。九一丹即:红升丹3 g(陈久者良),熟石膏27 g,收口时加珍珠3 g,共研极细,过120目筛,外用,祛腐生新拔毒外出,故见良效,此为内外兼治而获成功。(《名老中医刘炳凡经验集》)

肿 · 瘤

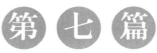

第 七 篇

卵巢癌

卵巢癌是妇科三大常见的恶性肿瘤之一,病死率高居妇瘤首位,严重威胁女性健康①。IARC发布的2020年全球癌症统计报告显示,全球卵巢癌发病例数为31.4万,占新发病例总数的3.4%。中国卵巢癌发病例数为5.5万,占中国癌症病例数比为2.6%。全球卵巢癌死亡例数为20.7万,占癌症致死总数的4.7%,中国卵巢癌死亡例数为3.8万,占中国癌症病例数比的3.2%①②。

　　由于卵巢深居盆腔,其早期症状多不明显,多通过体检发现盆腔占位,即使可通过阴超与血清肿瘤标志物进行早期诊断,但约2/3的卵巢癌患者确诊时已是晚期。晚期卵巢癌患者可因肿瘤增大压迫周围脏器或腹盆腔积液出现相应临床症状,常表现为腹胀、食欲下降等,部分患者表现为短期内腹围迅速增大,伴乏力、消瘦等症状,也可因肿块压迫出现排尿、排便次数增多的症状。合并胸腔积液者还可见气短、难以平卧等表现③。

　　目前手术、化疗、抗血管生成靶向治疗、二磷酸腺苷核糖多聚酶(PARP)抑制剂治疗是卵巢癌的主要治疗手段。极少数患者可经单纯手术治愈,绝大部分患者需接受手术联合化疗等综合治疗。早期可手术切除者应实施全面分期手术,并根据术后病理进行组织学分级及病理分期,确定是否需要术后辅助化疗。中晚期患者,应综合判断是否可满意减瘤,从而选择先手术,后辅助化疗;或先行新辅助化疗,再行中间减瘤术,术后继续化疗。无论是初次肿瘤细胞减灭术(primary cytoreductive surgery,PCS),或中间肿瘤细胞减灭术(interval cytoreductive surgery,ICS),若怀疑有恶性肿瘤可能,均推荐行开腹手术。化疗是卵巢上皮癌治疗的主要手段,在卵巢癌的辅助治疗、复发治疗

---

①　刘宗超,李哲轩,张阳,等.2020全球癌症统计报告解读[J].肿瘤综合治疗电子杂志,2021,7(2):1-14.

②　WHO. Global health estimates 2020: Deaths by cause, age, sex, by country and by region,2000-2019[Z/OL].[2021-02-20]. https://www.who.int/data/gho/data/themes/mortality-andglobal-health-estimates/ghe-leading-causes-of-death.

③　李宁,吴令英.中国临床肿瘤学会《卵巢癌诊疗指南(2021年版)》更新要点[J].中国实用妇科与产科杂志,2021,37(7):720-723.

中占有重要地位。PARP抑制剂如奥拉帕利(olaparib)、尼拉帕利(niraparib)等，抗血管生成药物如贝伐珠单抗等，为常用卵巢癌靶向治疗药物。免疫疗法、放射治疗、激素治疗亦可考虑。中医药则可贯穿卵巢癌治疗的各个阶段，有助于加快术后机体的恢复、增强放化疗疗效、减少不良反应、延长生存期、提高生存质量①。

中医学中并无卵巢癌之名，根据临床表现和古代医籍的描述，卵巢癌属中医"癥瘕""癥积""肠覃"等病范畴。其症状描见《灵枢·水胀》："肠覃何如？岐伯曰：寒气客于肠外，与卫气相搏，气不得荣，因有所系，癖而内著，恶气乃起，息肉乃生。其始生也，大如鸡卵，稍以益大，至其成，如怀子之状，久者离岁，按之则坚，推之则移，月事以时下，此其候也。"《金匮要略·妇人杂病脉证并治》言："妇人少腹满如敦状，小便微难而渴，此为水与血俱结在血室也。"又《诸病源候论·癥瘕病诸候》载："癥者，由寒温失节，致脏腑之气衰弱，而饮食不消，聚结在内，渐生长，块段盘牢不移动者，是癥也，言其形状，可征验也。"《备急千金要方·月水不通》云："治妇人产后十二病，带下无子，皆是冷风寒气或产后未满百日，胞络恶血未尽，便利于悬圊上，湿寒入胞里，结在小腹，牢痛为之积聚，小如鸡子，大者如拳……或月经不通，或下如腐肉，青黄赤白黑等。"这些表现和卵巢癌的临床症状极为相似，卵巢癌早期起病隐匿，往往无明显临床症状，发现时大多已晚期，可见腹胀、腹部肿块及腹水。肿瘤向周围组织浸润或压迫神经可引起腹痛、腰痛或坐骨神经痛，压迫盆腔静脉可出现下肢水肿。一般无月经紊乱，若双侧卵巢被癌组织破坏可引起月经失调和闭经。

七情郁结、气血津液失调、饮食起居不调、正气虚损等都是卵巢癌发生的主要因素，其中全身正气虚损是本病发生的关键，正气虚损、气机失调导致气血痰瘀等胶着不解结于局部形成癌肿，此病迁延日久，逐渐发展为虚实夹杂的复杂病症。《医宗必读·积聚》："积之成也，正气不足，而后邪气踞之。"《校注妇人良方·调经门》："妇人月水不通，或因醉饱入房，或因劳役过度，或因吐血失血，伤损肝脾，但滋其化源，其经自通。若小便不利，苦头眩痛，腰背作

① 中华人民共和国国家卫生健康委员会.卵巢癌诊疗规范(2018年版)[J].肿瘤综合治疗电子杂志,2019,5(2)：87-96.

痛,足寒时痛,久而血结于内,变为癥瘕。"卵巢癌治疗需及时,中医尤讲究分阶段论治,如《医学心悟·积聚》云:"治积聚者,当按初、中、末三法焉。邪气初客,积聚未坚,直消之,而后和之,若积聚日久,邪盛正虚,法从中治,须以补泻相兼为用。若块消及半,便从末治,即停攻击之药,但和中养胃,导达经脉,俾荣卫流通,而块自消矣,更有虚人患积者,必先补其虚,理其脾,增其饮食,然后用药攻其积,斯为善治,此先补后攻之法也。初治,太无神功散主之;中治,和中丸主之;末治,理中汤主之。予尝以此三法,互相为用,往往有功。"卵巢癌若失治、误治,其预后多不良,严重者可致死,《诸病源候论·癥瘕病诸候》:"若积引岁月,人即柴瘦,腹转大,遂致死。"临床治疗时,需和现代医学相结合,可酌情行放化疗、手术等西医常规治疗。

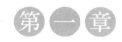

经 典 医 论

第一节 病 因 病 机

一、从寒热虚实论

卒然外中于寒,若内伤于忧怒,则气上逆,气上逆则六输不通,温气不行,凝血蕴里而不散,津液涩渗,著而不去,而积皆成矣。(《灵枢·百病始生》)

凡产后气血内极,其人羸疲萎黄,冷则心腹绞痛,热则肢体烦疼,经血否涩,变为积聚癥瘕也。(《诸病源候论·妇人产后病诸候下》)

《经》曰:血不流而滞,故血内凝而乃瘕也。小肠移热于大肠,乃为虑瘕;大肠移热于小肠,谓两热相搏,则血溢而为伏瘕。血涩不利,月事沉滞而不行,故行为虑瘕,为虑与伏同,瘕与疝同,为传写误也。世传冷病,然瘕病亦有热,或阳气郁结,怫热壅滞而坚硬不消者。(《黄帝素问宣明论方·积聚门》)

《黄帝针经》水胀篇云:肠覃何如?岐伯曰:寒气客于肠外,与卫相搏,卫气不得荣,因有所系,瘕而内著,恶气乃起,息肉乃生。其始生者,大如鸡卵,稍以益大,至其成如怀子之状。久者离岁之则坚,推之则移,月事以时下,此其候也。夫肠者,大肠也;覃者,延也。大肠以传导为事,乃肺之腑也。肺主卫,卫为气,得热则泄,得冷则凝。今寒客于大肠,故卫气不荣,有所系止而结瘕,在内贴著,其延久不已,是名肠覃也。气散则清,气聚则浊,结为瘕聚,所以恶气发起。息肉乃生,小渐益大,至期而鼓其腹,则如怀子之状也,此气病而血未病,故月事不继,应时而下,本非胎娠,可以此为辨矣。(《卫生宝鉴·妇人门》)

积之成也,正气不足,而后邪气踞之。(《医宗必读·积聚》)

肠覃,因寒气客于肠外,与卫气相搏,气不得荣,因有所系,瘕而内着,恶气乃起,瘜肉乃生,始如鸡卵,日益以大,状如怀子,按之则坚,推之则移,月事以时而下。(《彤园医书·胎前本病门》)

二、从气血津液论

此或月经否涩不通,或产后余秽未尽,因而乘风取凉,为风冷所乘,血得冷则结成瘀也。血瘀在内,则时时体热面黄。瘀久不消,则变成积聚癥瘕也。(《诸病源候论·妇人杂病诸候·产后症候》)

积者迹也,挟痰血以成形迹,亦郁积至久之谓。(《医学正传·医学或问》)

帝曰:非调气而得者,治之奈何?有毒无毒,何先何后?愿闻其道(非调气,谓病有不因于气而得者也。王太仆曰:病生之类有四,一者始因气动而内有所成,谓积聚癥瘕、瘤气瘿气、结核癫痫之类也;二者因气动而外有所成,谓痈肿疮疡、疣疥疽痔、掉瘛浮肿、目赤熛疹、胕肿痛痒之类也;三者不因气动而病生于内,谓留饮癖食、饥饱劳损、宿食霍乱、悲恐喜怒、想慕忧结之类也;四者不因气动而病生于外,谓瘴气贼魅、虫蛇蛊毒、蜚尸鬼击、冲薄坠堕、风寒暑湿、斫射刺割捶扑之类也)。(《类经·论治类》)

若经水不调,血聚为癥瘕。(《医经小学·病机第四》)

积聚癥瘕,皆太阴湿土之气。名虽不同,大要不出痰与食积、死血而已。气则不能成形也。《玉册》。(《证治汇补·腹胁门》)

血隔者,宜通其血,消补兼行也。不然血积于内,变为癥瘕;血水相并,变为水肿,祸不浅矣。(《灵验良方汇编·论经闭》)

妇人以血为主,经行与产后一般,最宜谨慎。其时若有瘀血一点未净,或被内寒湿热暑邪,或内伤生冷,或浣濯入冷;或误食酸咸,七情郁结,凝积于中,名曰血滞。或经止后用力太过,入房太甚,及服食燥热,以致火动,则邪气盛而津液衰,名曰血枯。若经后被惊,则血气错乱妄行,逆于上则从口鼻出,逆于身则血水相搏,变为水肿。恚怒则气血逆于腰腿、心腹、背胁、手足之间重痛,经行则发。怒极伤肝,则有眩晕、呕血、瘰疬、血风、疮疡等病,加之经血渗漏,遂成窍血痔疮,淋漓不断,湿热相搏为崩带,血结于内变癥瘕。凡此变证百出,不过血滞与血枯而已,重则经闭不通,致成痨瘵。故犯时微若秋毫,成患重于山岳,是以治女人诸病,必先问经也。(《冯氏锦囊秘录·女科精要》)

积聚者,气血之凝瘀也。血积为癥,气为瘕。《金匮》:妇人宿有癥病,经断未及三月,而得漏下不止,胎动在脐上者,此为癥痼害,所以血不止者,其癥不去故也。缘瘀血癥聚,不在子宫,三月胎长,与癥痼相碍,故血阻而下,是癥病之为血也。《伤寒》:阳明病,若中寒不能饮食,小便不利,手足濈然汗出,此欲作痼瘕,必大便初硬后溏,所以然者,以胃中冷,水谷不别故也。缘寒气凝结,水谷不消,则大便泄利,《难经》谓之大瘕泄,是瘕病之为气也。

癥瘕之病,多见寒热,以气血积聚,阳不外达,故内郁发热,阴不内敛,故外束而恶寒。气统于肺,血藏于肝,气聚者,多下寒,血积者,多上热。盖离阴右降,而化金水,及其成水,而又抱阳气,故下焦不寒,气聚则金水失其收藏,阳不下蛰,是以寒生。坎阳左升,而化木火,及其成火,而又含阴精,故上焦不热,血积则木火失其生长,阴不上根,是以热作。

血性温暖而左升,至右降于金水,则化而为清凉,血之左积者,木之不温也,血之右积者,金之不凉也。气性清凉而右降,至左升于木火,则化为温暖,气之右聚者,金之不清也,气之左聚者,木之不暖也。而溯其原本,总原于土,己土不升,则木陷血积,戊土不降,则金逆而气聚。中气健运而金木旋转,积聚不生,癥瘕弗病也。(《四圣心源·杂病解中》)

三、从肝脾两脏论

《素问》曰:积聚、留饮、痞膈、中满湿积、霍乱吐下、癥瘕坚硬、腹满,皆太阴湿土,乃脾胃之气,积聚之根也。积者,不散;聚者,不化;留者,不行;饮者,停滞;痞者,不通;隔者,阻也;中满者,湿为积;霍乱吐下,为留停;癥者,微也;瘕者,假也。(《黄帝素问宣明论方·积聚门》)

脾寒则为溏泻,脾滞则为癥瘕。(《类经·疾病类·十二经病》)

积聚癥瘕。癥者,有形可征,腹中坚硬,按之应手;瘕者,假气以成,中虽坚而或聚或散,无常定位,故其病尚未及癥。夫燥则脾健而消散,湿则脾困而积聚,血不流则滞,则血内凝而癥。(《周慎斋遗书·积聚》)

壮实人无积,虚人则有之,皆因脾胃虚弱,气血俱伤,七情郁结,痰挟血液凝结而成。(《证治汇补·腹胁门》)

肝藏血,凡疝癖癥瘕,皆肝经血液凝结之病。(《金匮要略广注·疟病脉证治》)

陈良甫曰:妇人以血为主,脾胃虚弱,不能饮食,荣卫不足,月经不行,寒热腹痛,或崩带证,皆脾胃不足所生病。故妇人月水不通,或因劳役过度,或因失血,伤损肝脾,但滋化源,其经自通。若小便不利,苦头眩,腰背痛,足寒时痛,久久血结于内,变为癥瘕。若血水相并,脾胃虚弱,壅滞不通,变为水肿。若脾气衰弱,不能制水,水渍肌肉,变为肿满。当益其津液,大补脾胃为主。(《女科经纶·月经门》)

四、从情志失调论

或忧愁郁结,累月经年不能发越,稍不治理,致气滞血凝(盖阳气之虚实、寒热、升降、通塞、而阴血悉随之以消长行止也),为癥瘕癖块,血枯经闭,变患无涯,岂胜枚举! 无非经愆之所致矣。(《简明医彀·调经》)

妇人癥瘕之病,多由七情不节,所伤饮食,寒温不调,气血劳伤,脏腑虚弱,凝滞不通而成"癥瘕"。癥者,征也。脏气结聚,推之不移,病形可验,故曰"癥"。瘕者,假也。结聚浮假而痛,推移乃动,故曰"瘕"。其发动,腹痛气壅,结滞于胞络,则月经不行,久则成癥瘕之疾也。[《古今医统大全·妇科心镜(下)》]

郁结伤脾,肌肉消薄,与外邪相搏,而成肉瘤。(《医学入门·积聚皆属于脾》)

五、综合论述

积者,阴气也,其始发有常处,其痛不离其部,上下有所终始,左右有所穷处。(《难经·五十五难》)

此由荣卫虚弱,三焦不调,则令虚冷在内,蓄积而不散也。又饮食气与冷气相搏,结强而成块,有上有下,或沉或浮,亦有根亦无根,或左或右也,故谓之腹内结强。久而不瘥,积于年岁,转转长大,乃变成癥瘕病也。(《诸病源候论·癖噎病诸候·腹内结强候》)

癥瘕者,皆由寒温不调,饮食不化,与脏气相搏结所生也。其病不动者,直名为癥。若病虽有结瘕,而可推移者,名为瘕。瘕者,假也,谓虚假可动也。(《诸病源候论·癥瘕病诸候·癥瘕候》)

癥瘕之病,即积聚疝瘕之别名。《内经》止有积聚疝瘕,并无癥字之名,此后世之所增设者。盖癥者,征也;瘕者,假也。征者成形而坚硬不移者是也,假者无形而可聚可散者是也。成形者，或由血结，谓之血癥，或由食结，谓之食癥。无形者惟在气分，气滞则聚而见形，气行则散而无迹。此癥瘕之辨也。然又有痛者，有不痛者。痛者联于气血，所以有知，气血行则愈，故痛者易治；不痛者不通气血，别结窠囊，药食难及，故不痛者难治，此又治之有辨也。其他如肺之积曰息奔，心之积曰伏梁，脾之积曰痞气，肝之积曰肥气，肾之积曰奔豚，以至后世有曰痃癖，曰痞块之属，亦不过以形见之处有不同，故名亦因之而异耳。总之非在气分，则在血分。知斯二者，则癥瘕二字已尽之矣。但血癥气瘕，各有虚实，而宜攻宜补，当审之真而用之确也。诸经义另详《积聚门》，所当参阅。

《骨空论》曰：任脉为病，男子内结七疝，女子带下瘕聚。张子和曰：遗溺闭癃，阴痿胗痹，精滑白淫，皆男子之疝也。若血涸、月事不行，行后小腹有块，或时动移，前阴突出，后阴痔核，皆女子之疝也。但女子不谓之疝而谓之瘕。（《景岳全书·妇人规·癥瘕类》）

妇人女子，经闭不行，其候有三：乃脾胃伤损，饮食减少，气耗血枯而不行者，法当补其脾胃，养其气血，以待气充血生，经自行矣。不可妄用通经之剂，则中气益损，阴血益干，致成痨瘵之疾而不可救。所谓索千金于乞丐，棰楚日加，徒毙其生而已。一则忧愁思虑，恼怒怨恨，气郁血滞，而经不行者，法当开郁气、行滞血而经自行。苟用补剂，则气得补而益结，血益凝聚，致成癥瘕胀满之疾，所谓养虎自遗患也。一则躯肢迫寒，痰涎壅滞，而经不行者，法当行气导痰，使经得行。斯谓之良工矣。（《万氏女科·调经》）

问云：云者何？曰：产后冲任损伤，气血虚惫，旧血未尽，新血不敛，相并而下，日久不止，渐成虚劳。当大补气血，使旧血得行，新血得生。不可轻用固涩之剂，使败血凝聚，变为癥瘕，反成终身之害，十全大补汤主之。如小腹刺痛者，四物汤加玄胡索、蒲黄（炒）、干姜（炒）主之。（《万氏女科·产后》）

若夫经闭不通之证，先因心事不足，由是心血亏耗，故乏血以归肝，而出纳之用已竭。《经》曰：母能令子虚，是以脾不磨而食亦少，所谓二阳之病发心脾者，此也（二阳者阳明也）。因食少，故肺金亦失所养，而气滞不行，则无以滋肾阴。况月经全借肾水施化，肾水既乏，则经血日以干涸，以致或先或后，淋沥无时。若不早治，渐而至于闭塞不通，甚则为癥瘕、血膈、劳极之证，不易治也。（《医学正传·妇人科上》）

胎时气滞血瘀,积瘀未尽,癥瘕续成者,事之常也。(《四圣心源·妇人解》)

罗谦甫曰:有女子月事不下,腹如怀子状,医者不知《内经》有肠覃、石瘕之病名,而疑为妊孕。《经》云:肠覃者,寒气客于肠外,与卫气相抟,气不得荣,因有所系,瘕而内着,恶气乃起,息肉乃生。其始生,大如鸡卵,稍以益大,至其大如怀子状,久则离岁,按之则坚,推之则移,月事以时下,此其候也。夫肠者,大肠也。覃者,延也。大肠以传导为事,肺之腑也。肺主卫,卫为气,得热则泄,得寒则泣。今寒客大肠,故卫气不荣,有所系止,而结瘕在内贴着,延久不已,是名肠覃。气散则清,气聚则浊,结为瘕聚。所以恶气发起,息肉乃生,小渐益大,至期而鼓,其腹如怀子状。此气病而血未病,故月事不断,应时而下,本非胎孕,可以此为验辨,木香通气散主之。(《女科经纶·胎前证下》)

第二节 临床表现

一、临床症状

气不能作块成聚,块乃痰与食积、死血有形之物而成,积聚、癥瘕一也。有积聚成块,不能移动者,曰癥,言坚硬贞固也;或有或无,或上或下,或左或右者,曰瘕,言假血而成蠕动之形,且有活性。(《医学入门·外集》)

又有妇人、女子状若怀胎,而月事仍以时下,名曰肠瘅,此又寒气客于大肠,以致肠外汗沫凝滞,渐而益大。盖大肠以传导为事,而外汗沫,且又为之肺府而主卫,卫为气,若寒气客于大肠,而卫气为寒所泣,其肠外汗沫著而成瘜肉,日益渐大如怀子状,乃气病而血未伤,是以其状虽若怀子,而月事仍以时下。治法宜散寒导气而瘅自消。全在察症施治,不可专执攻伐,必须养正驱邪,二方并用为稳当。洁古云:养正而邪自除之义可见,学者宜深思之。(《医学原理·积聚门》)

妇人肠覃似孕,乃寒气客于肠外,与卫气相搏,气不得荣,因有所系,瘕而内着,恶气乃起,瘜肉乃生。其始生大如鸡卵,稍以益大,状如怀子,按之则坚,推之则移,月事以时下。此结气大肠,为气病而血不病,故月事不断,当用散气之剂治之。其蓄血似孕,因多郁怒,经闭不月,腹渐大,初时人以为孕,至

过月不产，诸证渐见。此蓄血子门，为血病，当破血药下之。(《胎产心法·肠覃似孕并蓄血似孕论》)

又有所谓肠覃者，寒客大肠，与胃相搏，大肠为肺传送，寒则浊气凝结，日久便生瘜肉，始如鸡卵，大如怀胎，按之坚，推之动，月则时下，此气病而血未病也。(《妇科玉尺·妇女杂病》)

故不病之人，凡有癥瘕、积块、痞块，即是胀病之根，日积月累，腹大如箕，腹大如瓮，是名单腹胀，不似水气散于皮肤、面目、四肢也。胸中空旷，气食尚可从旁辗转，腹中、大小肠、膀胱逼处，瘀浊占据，水不下趋，而泛溢无不至矣。(《医述·杂证汇参》)

二、脉诊

肾脉小急，肝脉小急，心脉小急，不鼓皆为瘕。(《素问·大奇论》)

关上脉襜襜大，而尺寸细者，其人必心腹冷积，癥瘕结聚，欲热饮食。(《脉经·辨三部九候脉证》)

脉弦紧而微细，癥也。夫寒痹、癥瘕、积聚之脉，皆弦紧……在脐下，即尺弦紧。又脉癥法，左手脉横，癥在左；右手脉横，癥在右；脉头大者在上，头小者在下。(《脉经·平五脏积聚脉证》)

脉弦紧而细微者，癥也。夫寒痹、癥瘕积聚之脉，状皆弦紧。(《备急千金要方·脉法》)

迟为寒，为痛。迟而涩为癥瘕咽酸。(《三因极一病证方论·八里病脉》)

细为气血俱虚，为病在内，为积，为伤湿，为后泄，为寒，为神劳，为忧伤过度，为腹满。细而紧为癥瘕积聚，为刺痛。(《三因极一病证方论·九道病脉》)

〔主病诗〕迟司脏病或多痰，沉痼癥瘕仔细看。有力而迟为冷痛，迟而无力定虚寒。寸迟必是上焦寒，关主中寒痛不堪。尺是肾虚腰脚重，溲便不禁疝牵丸。迟脉主脏，有力冷痛，无力虚寒。浮迟表寒，沉迟里寒。〔《濒湖脉学·迟(阴)》〕

迟司脏病或多痰，沉痼癥瘕仔细看。有力而迟为冷痛，迟而无力定虚寒。

迟为阴盛阳亏之候，为寒，为不足。人迎主寒湿外袭，气口主积冷内滞，在寸为气不足，在尺为血不足，气寒则缩，血寒则凝也。(《四诊抉微·切诊二

十九道脉析脉体象主病》)

寸弦头痛膈多痰,寒热癥瘕察左关,关后胃寒心腹痛,尺中阴疝脚拘挛。左关弦,寒热癥瘕;右关弦,胃寒腹痛,弦细少食怠惰。尺浮弦急,下部为痛(左尺,少腹腰脚痛),沉弦细涩,阴症寒犀。(《四诊抉微·切诊》)

散与结同主癥瘕,正气未衰则结,正气既衰则散也。(《脉简补义·诸脉补真》)

三、预后

寸口脉结者,癥瘕。脉弦而伏,腹中有癥,不可转动,必死,不治故也。(《诸病源候论·癥瘕病诸候·癥瘕候》)

积者迹也,挟痰血以成形迹,亦郁积至久之谓尔。聚者绪也,依元气以为端绪,亦聚散不常之意云。癥者征也,又精也,以其有所征验,及久而成精萃也。瘕者假也,又遐也,以其假借气血成形,及历年遐远之谓也。大抵痞与痃癖乃胸膈间之候,积与聚为肚腹内之疾,其为上中二焦之病,故多见于男子。其癥与瘕独见于脐下,是为下焦之疾,故常得于妇人。大凡腹中有块,不问积聚癥瘕,俱为恶候,切勿视为寻常等疾而不求医早治,若待胀满已成,胸腹鼓急,虽仓扁复生,亦莫能救其万一,遭斯疾者,可不惧乎![《医学正传·医学或问(凡五十一条)》]

积聚癥瘕,脏腑分治,实大可生,沉细难愈。(《医门补要·附载》)

妇人癥瘕积聚,脉来弦急者生,虚微者死。(《灵验良方汇编·总论》)

第三节 辨 证 论 治

大积大聚,其可犯也,衰其大半而止,过者死。(《素问·六元正纪大论》)

人以气为主,一息不运则机缄穷,一毫不续则穿壤判。阴阳之所以升降者,气也;血脉之所以流行者,亦气也;荣卫之所以运转者,此气也;五脏六腑之所以相养相生者,亦此气也。盛则盈,衰则虚,顺则平,逆则病。气也者,独非人身之根本乎?人有七情,病生七气,七气者,寒、热、怒、恚、喜、忧、愁;或以为喜、怒、忧、思、悲、惊、恐,皆通也。然则均调是气,将何先焉?曰:气结则生痰,痰盛则气愈结,故调气必先豁痰,如七气汤以半夏为主,而官桂佐之,盖良法也。况夫冷则生气,调气须用豁痰,亦不可无温中之剂,其间用桂,又所以温其中也。不然七情相干,痰涎凝结,如絮如膜,其如梅核窒碍于咽喉之间,咯不去咽不下,或中艰食,或上气喘急,曰气隔、曰气滞、曰气秘、曰气中,以至五积六聚,疝瘕癥瘕,心腹块痛,发则欲绝殆,无往而不至矣。怒则气上,喜则气缓,惊则气乱,恐则气下,劳则气耗,悲则气消,思则气结,此七者皆能致疾。寒气郁于中作痛者,以七气汤、盐煎散、东垣升阳顺气汤。逆者抑之,以木香流气饮、降气汤。有热者须加凉剂抑之,所谓从阴引阳也。(《丹溪心法·破滞气》)

壮人无积,虚人则有之。由于脾胃怯弱,气血两衰,四时有感,皆能成积。若遽以磨坚破结之药治之,得药暂快,药过依然,疾未去而人已衰矣。气愈消,疾愈大,竟何益哉!故善治者,当先补虚,使气血旺,其积自消。如满座皆君子,则小人自无容身之地。不问何脏,先调其中,使能饮食,是治其本也(张洁古)。

按积之成也,正气不足,而后邪气踞之。然攻之太急,正气伤。初、中、末之三法,不可不讲也。初者,病邪初起,正气尚强,邪气尚浅,则任受攻。中者,受病渐久,邪气较深,正气较弱,任受且攻且补。末者,病根经久,邪气侵凌,正气消残,则任受补。盖积之为义,日积月累,匪朝伊夕,所以去之亦当有渐,太急则伤正气,正伤则不能运化而邪反固矣。余尝用阴阳攻积丸,通治阴、阳二积,药品虽峻,用之有度。补中数日,然后攻伐,不问其积去多少,又与补中,待其神壮而复攻之,屡攻屡补,以平为期。《经》曰:大积大聚,其可犯也,衰其大半而止,过者死。故去积及半,纯与甘温调养,使脾土健运,则余积不攻自走,必欲攻之无余,其不遗人夭殃者鲜矣(李士材)!(《医述·杂证汇参》)

瘕者,假也。所谓假者,谓其形虽若癥,而原无根窠,非若癥痞之坚顽有形者也。盖有形者,或因血积,或因食积,积有定形,所不可移易者也。无形者,病在气分,气逆则甚,气散则缓,聚散无根者也。惟其无根,故能大能小,或左或右。或近胁肋而如臂如指,则谓之痃癖;或下脐腹而为胀为急,则谓之疝瘕。《难经》曰:病有积聚,何以别之?然,积者阴气也,阴沉而伏;聚者阳气也,阳浮而动。故积者五脏之所生,聚者六腑之所成也。然则癥由于积,积在阴分而有渊薮,故攻之非易;瘕由于聚,聚在阳分而犹乌合,故散之非难,此癥瘕之辨有如此。惟散之之法,最有因通因塞之妙用,而人多莫之知也。(《景岳全书·妇人规·瘕类》)

癥者,征也,因物而成质,有块可征,不能移易也。瘕者,假也,假物而成形,推移能动也。古方治积聚癥瘕多用耗气峻削之剂,又佐以辛香热药,若轻浅者,因以消化,根深蒂固,日久气虚者,宁不损正气者乎?正气既伤,其积转甚。故洁古有养正积自除之论,譬如满座皆君子,其中有小人,自不容而出,斯言信矣。然当审其浅、深、轻、重之机,久、近、虚、实之势,可消、可补,必量其人之虚弱、强盛而施之可也。(《明医指掌·积聚癥瘕》)

如产后恶血不去,发寒热,成癥瘕者,四物加三棱、莪术、乳、没、香附、五灵脂、牛膝、红花、桃仁之类。(《医学原理·产后门》)

妇人属阴,以血为本。但人肖天地,阴常不足,且妇人加以乳哺月经之耗,阴血愈亏,是以妇人血病者众。夫月经者,津液血脉之所成,人苟荣卫和,经候自然应期,如月之盈亏,不失常候,故曰月经。苟气血一有所忤,则月水或先或后,而无常候,且多寡不均,或闭绝不行,百病由此变生。因状种种不同,必在分因而疗。如真水亏败,阳火内炽,血海枯竭,经绝不通,治宜补养阴血而经自行。如因寒客胞门子户,涩血不通而为癥瘕之候者,治宜散寒逐污而病自愈。虽然,但血乃气之配,其升降、寒热、虚实、清浊,一从乎气,是以气热血热而色紫,气寒血寒而色凝,气升血逆而上出,气陷血随而下崩,气滞血积,气和血调。是以丹溪谓:血成块者,气之凝也;将行作痛者,气之滞也;来后反痛者,气血虚也;色淡者亦虚,犹水之混也;错经妄行者,气之乱也;先期而至者,热也;后期而至者,虚也;崩漏者,气陷不能升举也。亦有损伤冲任而致者,由冲任乃经脉之海,血气之宗,外循经络,内荣藏府,若劳役过度,致使冲任亏损,不能约制经水,遂使崩症生焉。治疗之法,虚者补之,热者凉之,滞者行之,寒者温之,全在合宜应变,毋实实,毋虚虚,夭人天命。(《医学原理·月经门》)

其与瘕独见于脐下,是为下焦之疾,故常得于妇人。大凡腹中有块,不问积聚癥瘕,俱为恶候,切勿视为寻常等疾而不求医早治,若待胀满已成,胸腹鼓急,虽仓扁复生,亦莫能救其万一。(《医学正传》)

《经》云:大肠移热于小肠,小肠移热于大肠,两热相搏,则血溢而为伏痕,月事不利。以此推之,癥瘕皆有热者,盖瘀血亦有热燥逼成,况阳气怒火蕴聚,饮食湿热拂郁结成,未可专以寒冷论也。大概虚冷者,内炙散、琥珀丸、温白丸;热者,消块丸、连萝丸,外贴三圣膏,神效阿魏散。久不愈者,猪肝丸、辰砂一粒丹、神圣代针散。瘀血,四物汤加桃仁、韭汁。甚者加蜀葵根,入玄明粉下之;或桂枝桃仁汤,外以韭菜捣饼熨痛处;或万痛丸、桃奴散。食积,三棱煎、保和丸、红丸子;虚者,白术膏、补中益气汤;热者,大承气汤加黄连、芍药、川芎、干姜、甘草,或单黄连丸,小调中汤加贝母、姜汁糊丸服。郁气,白葱散、蟠葱散、七制香附丸、当归龙荟丸。痰饮,润下丸,或二陈汤加香附、枳壳、桔梗;痰瘀食积者,白芥丸、海石丸。

腹痛经闭如怀胎,面黄寒热梦无数。

癥瘕得冷则发,腹痛支满,胸胁腰背相引,四肢疼痛,月事不调,如怀胎之状。邪气甚盛,令人恍惚,夜多异梦,寒热往来,四肢不举,阴中生疮,甚者小便淋沥,或兼带下,小腹重痛,面色黄黑,入于子脏则绝产,入于胞络则经闭,宜人参荆芥散、小温经汤、逍遥散、通经丸、古斑玄丸选用。血与气并,心腹痛连腰胁背膂,甚则搐搦,经候不调,谓之血气,玄胡索散、手拈散、失笑散、单干漆丸。数证因痰瘀气积者,与上诸方通用。

……

女子癥瘕疝气,发则腹痛逆气上冲,乃胞中伤损,瘀血结成。久则坚硬如石,塞于子门,大如怀胎,月事不下,乃先感寒气,而后血壅不流所致。血瘕,石碌丸;气血瘕,散聚汤;疝瘕,麝香丹、古硝黄膏;石瘕,见睨丹主之,或通经丸,加红花尤妙。

血蛊、气蛊坚如石,水蛊肿满俱难治。

蛊者,三虫聚而食血之象,即癥瘕之甚者。肚腹急硬如石,肿满如水,乃瘀结胞门,或产后为水与血搏,通用四香散、《千金》桃仁煎、内消散、蛤蟆煮肚法、抱瓮丸、黄米丸。单腹蛊胀者,大腹皮饮救之。详男科肿胀类。

调气破血渐消除,虚者还宜补脾胃。

善治癥瘕者,调其气而破其血,消其食而豁其痰,衰其大半而止,不可猛攻峻施,以伤元气。宁扶脾正气,待其自化,此开郁正元散之由名也。愈后宜大小乌鸡丸、八珍汤、交加散、交加地黄丸调之。凡攻击之药,病重病受,病轻胃气受之而伤矣。或云待块消尽而后补养,则胃气之存也几希。(《医学入

门·外集》）

积者，阴气也，发有常处，不离其部，上下有所终始。聚者，阳气也，发无根本，上下无所留止，痛无常处。癥者，腹中坚硬，按之应手，一定不移，言其形状可征验也，亦由寒温失节，饮食不消，聚结于内，染渐生长，块段盘牢不移动者是癥也。瘕者，假也，谓虚假可动也，病虽结瘕而可推移者也。《经》曰：血不流而滞，故内结而为瘕也。瘕者，假物而成形，故曰瘕，血病也。此不言为聚，聚者，阳气也。小肠移热于大肠，乃为虑瘕，大肠移热于小肠，谓两热相搏，则血移而为伏瘕。血不行则月闭，此癥瘕之病，为妇女得之多也。故女科有肠覃、石瘕之病（详见本科）。疝，边旁也。海篇云：皮厚也。此亦气血凝于肌肉之间而成疝也。状类痞块之形而尤见着者也。癖者，僻也，饮食之凝滞于一隅而成内癖。内伤脾胃，外无形迹。其人面黄肌瘦，四肢困乏而精神憔悴是也。今人之所病癖者，其证亦是也。痞块之候自详本门。积与癥也，乃坚硬；聚与瘕也，移散而动；疝与痞也，坚硬在皮；癖之为候，病在五内，而不可以形状求也。

积也聚也，癥也瘕也，疝也痞块也，皆不外乎饮食气血之凝滞。在医者以意推之治之，量其虚实，权其重轻消息之而已矣。（《古今医统大全·积聚门》）

积聚癥瘕。癥者，有形可征，腹中坚硬，按之应手；瘕者，假气以成，中虽坚而或聚或散，无常定位，故其病尚未及癥。夫燥则脾健而消散，湿则脾困而积聚，血不流而滞，则血内凝而癥，用醋煮海石、三棱、莪术、桃仁、红花、五灵脂、香附之类为丸，白术汤下。或曰瓦垄子，能消血块痰积，可治癥瘕。

凡积不可用下药，徒损真气，病亦不去，只宜消积，使之融化则积消矣，积去宜补之。消积之法，三棱汤、延胡丸、保安丸、无忧散、鳖甲汤等，俱可选用。（《周慎斋遗书·积聚》）

薛新甫曰：妇人疝癖癥瘕，大抵因饮食、起居、七情失宜，亏损脏腑，气血乖违，阴络受伤，循行失度所致。

……

李氏曰：善治癥瘕者，调其气而破其血，消其食而豁其痰，衰其大半而止，不可猛攻峻施，以伤元气（至论）。宁扶脾胃正气，待其自化，此开郁正元散之由名也。愈后宜大小乌鸡丸、八珍汤、交加散、交加地黄丸调之。凡攻击

之药,病重病受,病轻胃气受之而伤矣。或云待块消尽而后补养,则胃气之存也几希。(《济阴纲目·积聚癥瘕门》)

夫癥者,征也。血食凝阻,有形可征,一定而不移。瘕者假也,脏气结聚,无形成假,推之而可动。昔有七癥八瘕之说,终属强分名目,不若有形无形之辨为明的也。二癥病在肝脾,而胃与八脉亦与有责。治之之法,即从诸经,再究其气血之偏胜。气虚则补中以行气,气滞则开郁以宣通,血衰则养营以通络,血瘀则入络以攻痹,此治癥瘕之大略。古方甚多,而葱白丸、乌鸡煎丸尤为神效。癥瘕之外,更有痃癖、肠覃、石瘕、内疝等症,古人论之已详,兹不必赘。今参先生方案,如营伤气阻者,于益营之中,佐通泄其气。如络虚则胀,气阻则痛者,以辛香苦温入络通降。又如肝胃两病者,以泄肝救胃。肝胃脾同病者,则扶土制木。肝脏之气独郁不宣者,辛香专治于气。血痹络迸失和者,辛香专理其血。病由冲任扰及肝胃之逆乱者,仍从肝胃两经主治,以疏降温通。凡此悉灵机法眼,药不妄投。总之治癥瘕之要,用攻法宜缓宜曲,用补法忌涩忌呆。上逆则想肝脏冲病之源头,下垂则究中气阴邪之衰旺。吞酸吐水,必兼刚药,液枯肠结,当祖滋营。再辨脉象之神力,形色之枯泽,致病之因由,则治法自然无误矣(龚商年)。(《临证指南医案·癥瘕》)

(血癥)经水不调,结而成块,脐下冷痛,五物煎。情志郁损,气血乖违,加味归脾汤。恚怒伤肝,加味逍遥散。产后恶露,失笑散。血积胀满,当归活血汤。肝脾虚损,芎归六君子汤。凡癥块有形,皆正虚邪实,宜扶正除邪,毋轻议攻伐也。薛云:此症多因七情亏损五脏,如脾统血,肝藏血,故郁伤脾,怒伤肝者,多患胁腹作痛,正肝脾经症也,宜养正则积自除。(《类证治裁·痃癖癥瘕诸积论治》)

(肠覃)寒气客肠外,与卫气搏,癖而内著,瘜肉乃生。大如鸡卵,渐如怀子,按之则坚,推之则移,月事以时下,是气病血未病也。二陈汤加香附。若坚久作痛,宜晞露丸。

统按前症,宜辨新久,有形无形,或痛不痛,动不动,在气在血,在胸胁,在少腹,在冲任,在肠外,在胞宫。新者易治,久者难治。痛犹通连气血,不痛则另结窠囊。瘕者假也,无形而聚亦能散。癥者征也,成形而坚不可移。成形者,或由食积为食癥,由血结为血癥。无形者,但在气分,气滞则聚而见形,气行则散而无迹。痃癖与痛俱现,不痛则隐,痰气居多。疝瘕气结,石瘕血结,八瘕阻于胞宫，肠覃生于肠外，月事不异。又气血痰沫所成，痰痞各分寒热，且痰有物而痞无形。其狐瘕、蛇瘕、鳖瘕，异气所感，或饮食误中，留聚脏腹，假血而成。与宿血之自内而凝为癥为瘀者不同。古法败梳治虱瘕，铜屑治龙瘕，曲糵治米瘕，石灰治酒瘕，理可类推矣。血瘕、血癥、血瘀，血同而新久分。且血必随气，气行则血行，故治血先理气。又必察其正气衰旺，若正气已虚，必先补正，乃可除邪，或兼外治法助之。阿魏膏、琥珀膏、三圣膏。古方治死血食积痰饮，成块在胁，用化积丸。治气血郁结，食积胀痛，用开郁正元散。气血兼治，寒热互施，治血积月水不调，用当归丸。血瘀痛不可忍，用琥珀散。余如血竭散、牡丹散。俱主热。桃仁煎、三棱煎并主攻。乃寒则温之，结则散之，坚则削之也。其峻厉猛剂，如硝石丸、硇砂丸、巴豆丸、干漆散。或不得已用之，恐伤元气，后成不救，宜仿立斋、景岳治法为稳。

《准绳》以癥瘕并属血病。《纲目》谓：癥瘕积聚，并起于气，以瘕属血病者，气聚而后血凝也。（《类证治裁·痃癖癥瘕诸积论治》）

景岳论瘀血成形，初成形则根盘未固。痛在脐腹者，五物煎、决津煎。如病气形气俱实，腹胀痛甚者，通瘀煎、元胡当归散。稍久而坚者消磨之，三棱煎、万病丸。形气强壮，瘀滞不行，腹胀痛甚者，下之，桃仁承气汤，或穿山甲散。然须详慎，其气壅瘕聚，为胀为痛者，排气饮、木香顺气散。如血中之气滞，为瘀为痛者，通瘀煎、调经饮。疝瘕气聚者，荔香散。肝气逆而为聚者，解肝煎。三焦壅滞，气道不利，中满肿胀者，廓清饮。

李氏曰：治癥瘕者，调其气，破其血，消其食，豁其痰，衰其大半而止，不可峻攻，以伤元气，且扶脾胃，待其自化。愈后，用大小乌鸡丸、八珍汤、交加散、交加地黄丸调之。若用攻击，胃气先伤，或待块消尽，而后补养，迟不及矣。（《类证治裁·痃癖癥瘕诸积论治》）

仁渊曰：妇科首重调经。夫经乃心血与肾液相合而成，为天一之真水，故名天癸；按月而下，犹月魄之有盈虚，故名月信；不差时日，犹海水之有潮汐，故名月潮。夫月也，潮也，癸也，皆阴类也。然月魄不得日光丽照则不明，潮汐不得阳气鼓荡则不盛，其质虽阴，其用则阳。妇人经水之盛衰，亦犹是耳。叶天士云：妇女以心脾为立命之本，心生血，脾统血，心气旺则阴血自足，脾气盛则统驭有权，无愆期崩塞之病。今世医调经，动曰冲任八脉，皆言末而忘其本耳。夫冲为血海，任主胞胎，在女科原不可不讲，而经水之所以盛衰通塞,其根源不在乎是。《内经》言奇经之于十二经,犹江河之于沟渠也。江河充足,沟渠自盈溢。可知江河不充足,则沟渠涸竭窒塞矣。又可知江河充足,沟渠偶有不通不足,欲通之足之亦甚易矣。能知此理,断不以通瘀养血套剂了事。即带下一证,虽有阴虚、湿热之辨,亦莫非心脾之气不通不化而来。即癥瘕、癖疝、鬼胎、肠覃等疾,虽由痰凝血滞,风寒闭塞,肝胆生阳不能布化,其因甚多,其根亦莫非心脾郁结所致。盖男子用阳而体阴,女手用阴而体阳。男子以肾为先天,女子以心为先天。心阳足则脾阳亦旺,阳生阴长,血气充沛,乃宜男之兆。若心阳不振,则脾阳亦弱,肝木生生之气少布,饮食少化,聚湿生饮,肝气郁陷而逆升,为气撑饱胀,为脘痛作呕,或错经妄行而鼻衄,或脾气下陷而崩漏,或风寒瘀污客于子门冲任,为鬼胎、石瘕,种种病情,相引而至。盖有形之病皆属阴邪,大抵阳气不化而生,断非通瘀行血所能了事也。(《王旭高临证医案·妇人门》)

产后冲任损伤,气血虚惫,旧血未尽,新血不敛,相并而下,日久不止,渐成虚劳者。宜大补气血,使旧血得行,新血得生,不可轻用固涩之剂,使败血凝聚,变为癥瘕,及为终身之害。用十全大补汤。如小腹刺痛者,四物汤加元胡索、蒲黄(炒),各等分,水煎服。(《经验选秘》卷四)

癥者,征也,以其有所征验也。腹中坚硬,按之应手,不能移动。瘕者,假也,假物而成蠢动之形。如血鳖之类,中虽硬而聚散无常。且有活性,故或上或下,或左或右。癥因伤食,瘕是血生,二症多见于脐下(《汇补》)。(《证治汇补·腹胁门》)

由于积聚之证,多由气滞血瘀而成,临证常用化瘀消积等攻伐之品以治其实。但积聚之证乃迁延日久,渐积而来,故患者正气必虚。因此,积聚证往往是虚中挟实,实中挟虚。临证治疗必须详察病情,根据病人正虚邪实的具体情况,或先攻后补,或先补后攻,或补益攻伐相间而进。具体治疗时应做到,攻实当虚其虚,补虚勿忘其实。如此方可胜券稳操。

积多因气滞血瘀,日积月累而成块,故以"积"名之。病非一日,正气已虚,邪气已深,急攻其邪,必更伤正。治疗必须时时顾护正气,攻伐宜缓,以扶正达邪,所以不可不渐。(《杂病源流犀烛·积聚癥瘕痃癖痞源流》)

癥者,成形而坚硬不移者也。因血动之时,或内伤生命,或外受风寒,或暴怒伤肝,气逆而血留。或忧思伤脾,气虚而血滞。或积劳积弱,气虚而不行。余血未净，则留滞而渐成癥。然血必由气，气行则血行，故治血病，则或攻或补，皆当以调气为先。盖养正则邪自除。若调养久而血足，再不消散，方可议下。但须除之以渐，不可峻攻，方无颠覆之患。瘕者，无形而可聚可散者也，气滞则聚，气行则散。治宜或调或补，当分虚实，诊脉察证，庶无遗误。然又有痛与不痛之异：痛者联于血气，有所凝滞，气血行则愈，故痛者易治。不痛者不通气血，另结窠囊，药饵难及，故不痛者难治。总之，非在气分，则在血分，知斯二者，则"癥瘕"二字已尽之矣。若《内经》止有"积聚""疝瘕"之名，"癥"字为后世增设。又有"痃癖""痞块"之属，亦不过以形见之处不同，故名亦因之而异耳。但血癥、气瘕各有虚实，宜细辨之。（《罗氏会约医镜·论癥瘕》）

又能癖块一证，虽因痰与血食三者而成。然成于血者居多，因痰与食而成块者，虽成而不碍其经水。成于血者，亦有经虽来不时而断也。此必经水既来之候，尚有旧血未尽。或偶感于寒气，或触于怒气，留滞于两胁、小腹之间，则成血癖也。有经水月久不行，腹胁有块作痛，是经血作癥瘕，法当调经止痛，桃仁、厚朴、当归、红花、香附、元胡、肉桂、丹皮、乳香、木香、牛膝、小茴、砂仁之类。有经行腹痛，麻痹，头疼寒热，乃触经感冒也，宜加减五积散。若经行时遍身疼痛，手足麻痹，寒热目眩，照前方去干姜，加羌活、独活、白芷、当归、官桂、麻黄、川芎、白芍、陈皮、苍术之类。又有经水不调，小腹时痛，赤白带下，乃子宫虚寒，治宜艾附暖宫丸。亦有行时气血虚弱，血海寒冷，经水不调，心腹疼痛，带下如鱼脑，或如泔，错杂不分信期，淋漓不止，面黄肌瘦，四肢无力，头晕眼花者，宜补经汤。（《女科切要·血瘕血癖》）

血瘕：因经行未尽忽然中止，或由饥饱劳役伤损脾胃，清阳不升，血随气乱，左右走注，留结肠胃之间，内夹寒热与月水合并成瘕。腰痛不可俯仰，横骨下积气坚块，活动可移，少腹痛引腰背，久则阴冷，经闭不孕。

《良方》论曰：血瘕者，瘀血结聚而成，伏于隐僻之处，盘结胶固，非攻伐之不易平也。[《彤园医书（妇人科）·胎前本病门》]

凡孕妇素有癥瘕旧疾，或有新病应攻下者，但攻其大半余，俟其自消。《经》曰：有故无殒。言药虽峻利，有病则病受之，不得伤胎也。又曰：攻其大半而止。言用药必须与脉症相当，攻亦无害。但攻去病之大半，其余听之自愈，不可尽攻，以损伤气血。观此又何疑于有妊不可攻下之说耶。[《彤园医妇人脏腑调和，经脉循环，月水以时，受孕之象也。若饮食失调，血气劳伤，或胎产、行经风寒相搏，或恚怒伤肝，或郁结伤脾，以致月经不行，积聚成块，久则瘀滞盘牢，腹胁作痛，而为癥瘕矣。治法当专扶脾胃，佐以消导，则元不损而病可去。古云：养正积自除也。倘求速效，妄投峻剂，鲜不失矣。（《灵验良方汇编·论血瘕》）

血臌、肠覃、石瘕，虽病在血分，不可专求之血，宜导气以通血。气为血帅，古人明训，不可不知也。（《王旭高临证医案·臌胀水肿门》）

经少腹大如漏胎状，此名肠覃。因经行之时，寒气自肛门而入，客于大肠，以致经血凝涩，月信虽行，而血却少，其腹渐大如孕子状，为胎漏状。壮盛妇人半年以后，气盛而除，虚怯者必成胀病。用桂枝桃仁汤：桂枝、槟榔各一钱五分，白芍、生地、枳壳各一钱，桃仁二十五粒，炙草五分，姜、枣引，水煎服。更宜常服四制香附丸（见后），此症载《灵枢》内，人鲜知者，特表而出之。（《验方新编·妇人科调经门》）

《经》曰：寒气客于肠外，与卫气相传，气不得荣，因有所系，癖而内着，恶气乃起，息肉乃生。其始生也，大如鸡卵，稍以益大，至其成，如怀子状，按之则坚，推之则移，月事以时下。石瘕生于胞中，寒气客于子门，子门闭塞，气不得通，恶血当泻不泻，衃以留止，日以益大，状如怀子，月事不以时下。皆生于女子，可导而下，由此观之，虽皆如怀子状，肠覃气病而血不病，故月事以时下。石瘕先气病而后血病，故月事不来也。

石瘕宜吴茱萸汤主之。肠覃宜香棱丸主之。（《妇科冰鉴·胎前诸证门》）

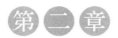

特 色 方 剂

第一节 经 典 名 方

1. **桂枝茯苓丸**《《金匮要略·妇人妊娠病脉证并治》》

【组成】桂枝、茯苓、芍药、丹皮、桃仁(去皮,尖,熬)各等分。

【主治】妇人宿有癥痼,妊娠经断未及三月即动,此癥也;经断三月,而得漏下不止,胎动在脐上者,为癥痼害,当去其癥。又论妊娠六月动者,前三月经水利时,胎也;下血者,后断三月,衃也。所以下血不止者,其癥不去故也,当下其癥。

【用法】上为末,炼蜜丸,如弹子大。每服一丸,嚼细,温酒、米汤任下,食前服。

2. **鳖甲煎丸**《《金匮要略·疟病脉证并治》》

【组成】鳖甲十二分(炙),乌扇三分(烧),黄芩三分,柴胡六分,鼠妇三分(熬),干姜三分,大黄三分,芍药五分,桂枝三分,葶苈一分(熬),石韦三分(去毛),厚朴三分,牡丹五分(去心),瞿麦二分,紫葳三分,半夏一分,人参一分,䗪虫五分(熬),阿胶三分(炙),蜂窠四分(炙),赤消十二分,蜣螂六分(熬),桃仁二分。

【主治】久疟不差,结为癥瘕。

【用法】上二十三味,为末。取锻灶下灰一斗,清酒一斛五斗,浸灰,候酒尽一半,着鳖甲于中,煮令泛烂如胶漆,绞取汁,内诸药,煎为丸,如梧子大,空心服七丸,日三服。

3. **桂心酒**《《备急千金要方·妇人方下》》

【组成】桂心、牡丹、芍药、牛膝、干漆、土瓜根、牡蒙各四两,吴茱萸一升,大黄三两,黄芩、干姜各二两,虻虫二百枚,䗪虫、蛴螬、水蛭各七十枚,乱发灰、细辛各一两,僵蚕五十枚,大麻仁、灶突墨各三升,干地黄六两,虎杖根、鳖甲各五两,菴䕡子二升。

【主治】月经不通,结成癥瘕。

【用法】上二十四味,㕮咀,以酒四斗,分两瓮浸之;七日,并一瓮盛,搅令调,还分作四瓮。初服二合,日二,加至三四合。

4. **鸡鸣紫丸**(《备急千金要方·妇人方下·月水不通》)

【组成】皂荚一分,藜芦、甘草、矾石、乌喙、杏仁、干姜、桂心、巴豆各二分,前胡、人参各四分,代赭五分,阿胶六分,大黄八分。

【主治】妇人癥瘕积聚。

【用法】上十四味为末,蜜丸如梧子,鸡鸣时服一丸,日益一丸至五丸止,仍从一起。

5. **水府丹**(《鸡峰普济方·妇人》)

【组成】经煅花乳石一两半,硇砂半两,桂、木香、干姜各一两,缩砂仁二两,红豆半两,斑蝥一百个,芫菁三百头,二味以酒米一升同炒米黄,不用米,腊月狗胆七个,生地黄汁、童子小便各一升。

【主治】妇人积虚久冷,经候不行,癥瘕块癖,腹中卒暴疼痛等。

【用法】上九物为细末,三汁熬为膏,和上末丸如鸡头大,朱砂为衣,每服一丸,温酒嚼破,食前服米饮亦可,孕妇忌服。

6. **大消石圆**(《三因极一病证方论·癥瘕证治》)

【组成】消石六两,大黄八两,人参、甘草各三两。

【主治】七癥八瘕,聚结痞块;及妇人带下绝产,并欲服丹药,腹中有癥瘕者,当先下之。此药但去癥瘕,不令人困。

【用法】上为末,以三年苦酒三升,置铜器中,以竹作准,每一升作一刻,挂器中,先内大黄,常搅不息,使微沸,尽一刻,乃内余药;又尽一刻,极微火熬,使可圆,则圆如鸡子中黄;若不能服大圆,则作小圆如梧子大。米汤下三十圆,四日一服。妇人服之,或下如鸡肝,或如米泔,正赤黑等三二升。下后忌风冷,自养如产妇。

7. **老疟饮**(《活人事证方后集·瘴疟门》)

【组成】苍术(泔浸)、草果(去皮)、桔梗、青皮、陈皮、良姜各半两,白芷、茯苓、半夏(汤洗去滑)、枳壳(麸炒,去瓤)、甘草(炙)、桂心、干姜(炮)各三钱,紫苏叶、川芎各二钱。

【主治】久疟,结成癥瘕,癖在腹胁,诸药不去者。

【用法】上为锉散。每服四大钱,水二盏,盐少许,煎七分,去滓,空心服。日三夜一,仍吞下红丸子。

8. 大延胡索散《《黄帝素问宣明论方·积聚门》》

【组成】延胡索、当归、芍药、京三棱、川苦楝、蓬莪茂、官桂、厚朴、木香、川芎各一分,桔梗、黄芩、大黄各半两,甘草一两,槟榔二钱。

【主治】妇人经病,并产后腹痛,或腹满喘闷,癥瘕癖块,及一切心腹暴痛。

【用法】上为粗末,每服三钱,水一盏,煎至六分,去滓,热服,食前。如恶物过多,去大黄、官桂,加黄药子、染槐子、龙骨各半两,如前法煎服。平人心急痛,加本方得利尤良,后常服。

9. 玄胡丸《《黄帝素问宣明论方·积聚门》》

【组成】玄胡索、青皮(去白)、陈皮(去白)、当归、木香、雄黄(别研)、京三棱、生姜各一两。

【主治】积聚癥瘕,解中外诸邪所伤。

【用法】上为末,酒面糊为丸,如小豆大,每服五七丸,生姜汤下。

10. 三棱汤《《黄帝素问宣明论方·积聚门》》

【组成】京三棱二两,白术一两,蓬莪茂半两,当归半两(焙),槟榔、木香各三钱。

【主治】癥瘕痃癖,积聚不散,坚满痞膈,食不下,腹胀。

【用法】上为末,每服三钱,沸汤点服,食后,每日三服。

11. 荆蓬煎丸《《世医得效方·痰饮》》

【组成】荆三棱(酒浸三日,夏一日)、蓬莪术(酒浸三日,夏一日)以上二味,用去皮巴豆二十粒,于银器内,文武火炒干黄色,去巴豆,却用汤浸去白,木香、枳壳(去穰)、青皮(去穰)、川茴香(微炒)、槟榔(锉)各一两。

【主治】冷热积聚,胃膈痞闷。

【用法】上为末。姜糊为丸如梧桐子大,每服五十丸,食远用白汤送下,或用生姜汤下亦可。

12. 奇方《赤水玄珠·积聚门》

【组成】鳖甲一两(醋煮),三棱五钱(炮),白术五钱,青皮、桃仁、红花、昆布各二钱,香附(醋煮)七钱。

【主治】一切癥瘕积聚。

【用法】上末,糊丸,梧子大。每一钱,煎白术汤下。

13. 大圣万安散《济阴纲目·赤白带下门》

【组成】白术、木香、胡椒各二钱半,陈皮(去白),黄芪、桑白皮、木通各五钱,白牵牛(炒取头末)二两。

【主治】女人癥瘕癖气,腹胀胸满,赤白带下,久患血气虚弱,萎黄无力,并休息赤白痢疾,并皆治之,其效不可具述。孕妇不可服,天阴晦不可服。

【用法】上为末。每服二钱,用生姜五片,水一盏半,煎至一盏去姜,调药临卧服,须臾又用姜汤或温白汤,饮三五口催之,平明可行三五次,取下恶物及臭污水为度,后以白粥补之。服药不可食晚饭及荤酒等物。

14. 消补丸《寿世保元·妊娠》

【组成】枳壳、槟榔、黄连、黄柏、黄芩、当归、阿胶(炒)、木香各一两。

【主治】妊娠癥瘕痞块,及二者疑似之间者。久服安养胎气,消散癥瘕,调经进食。

【用法】上为末,水糊丸,梧桐子子大。不饱时温米饮下三十丸,日进二三服。

15. 归术破癥汤《寿世保元·经闭》

【组成】归尾(酒洗)、赤芍、白芍、青皮各一钱,三棱(醋炒)一钱,莪术(醋炒)一钱,香附(醋炒)一钱半,乌药七分,官桂、苏木、红花各五分。

【主治】妇女经水不通,腹中结块,癥瘕攻注刺痛,宜服。

【用法】上锉,一剂,水煎,入酒一盏,空心服。

16. 七制香附丸《医学入门·妇人小儿外科用药赋》

【组成】香附米十四两。

【主治】诸虚百损,气血不调,月水前后,结成癥瘕;或骨蒸发热,四肢无力。

【用法】分七分,一分同当归二两酒浸;一分同莪术二两童便浸;一分同牡丹皮、艾叶各一两,米泔浸;一分同乌药二两,米泔浸;一分同川芎、延胡索各一两,水浸;一分同三棱、柴胡各一两,醋浸;一分同红花、乌梅各一两,盐水浸。春三夏二,秋七冬十日晒干,取单香附为末,浸药,水打糊为丸梧子大。每八十丸,临卧酒下。

17. 穿山甲散[《古今医统大全·妇科心镜(下)》]

【组成】穿山甲(灰炒燥)、鳖甲(醋炙)、赤芍药、大黄(炒)、干漆(炒令烟尽)、桂心各一两,川芎、芫花(醋炒)、当归各半两,麝香一分。

【主治】妇人癥瘕痞块,及恶血攻心,胁腹疼痛,面无颜色,四肢瘦弱。

【用法】上为细末,入麝香停匀,每服一钱,热酒下无时。

18. 干漆散[《古今医统大全·妇科心镜(下)》]

【组成】干漆、木香、芫花(醋炒)、赤芍药、桂心、当归、川芎、琥珀各半两,大黄、牛膝三钱,桃仁一两,麝香一分。

【主治】妇人经脉不通,久则成瘕,两胁烦闷,心腹疼痛,黄瘦。

【用法】上为细末,每服一钱,无时温酒调下。

19. 干漆丸[《古今医统大全·妇科心镜(下)》]

【组成】干漆(炒令烟尽)、大黄(蒸)各一两,琥珀、硇砂(研)、硝石(研)、莪术各三钱,红花、桂心各半两,腻粉一钱,巴豆三七粒(去皮心,研去油,用浆水二盏煎如饧)。

【主治】妇人积年癥瘕,血气痞块,或攻心腹疼痛,四肢不和,面无血色,饮食减少。

【用法】上为细末,用枣肉和丸如梧桐子大,每服五丸,于日未出时煎苏木汤吞下,量患人轻重加减服之。

20. 巴豆丸[《古今医统大全·妇科心镜(下)》]

【组成】巴豆仁(去心,醋煮)一分,大黄(炒)一两,五灵脂、桃仁各三钱,木香半两。

【主治】妇人血气疼痛,一切癥瘕。

【用法】为末,炼蜜丸绿豆大,空心淡醋汤或酒下五丸。

21. 良方黑神丸[《古今医统大全·妇科心镜(下)》]

【组成】神曲、茴香各四两,木香、花椒(炒去汗)、丁香各半两,槟榔四枚,干漆六两（半生半用，重汤煮半日，炒令香）。

【主治】妇人血气疼痛，一切癥瘕。

【用法】上除椒、漆，余五味皆半生半炒，为细末，用煎生熟漆和丸如弹子大，别用茴香末十二两，铺阴地荫干，候外干并茴香末收器中，待极干，去茴香。大治肾气，小肠疝气、膀胱疝癖、五膈、血崩、产后诸血漏下，并以一丸分四服。死胎用绵灰酒调一丸。难产，用炒葵子四十九粒，打碎煎，酒下一丸。诸疾不过三服。疝气十服，膈气癥瘕五服，血瘕三服瘥。

22. 蓬莪术丸[《古今医统大全·妇科心镜（下）》]

【组成】莪术半两，当归、桂心、赤芍药、槟榔、枳壳、木香、昆布、琥珀各三钱，桃仁、鳖甲、大黄各一两。

【主治】妇人癥瘕痞块，腹胁妨疼，令人体瘦，不思饮食。

【用法】上为末，炼蜜丸、梧桐子大，每服二十丸，食前米饮下。

23. 选奇三棱煎[《古今医统大全·妇科心镜（下）》]

【组成】三棱、莪术各二两，青皮、半夏（制），麦芽（炒）各一两。

【主治】妇人血癥血瘕，食积痰滞。

【用法】上用好醋六升，煮干焙为末，醋糊丸梧桐子大，每服三十丸，多至五十丸，淡醋汤下，痰积姜汤下。

24.《医林》阿魏丸（《古今医统大全·积聚门》）

【组成】山楂肉、南星（皂角水浸）、半夏（同上）、麦芽（炒）、神曲（炒）、黄连各一两，连翘、阿魏（醋浸）、栝蒌仁、贝母各五钱，风化硝二钱，石碱二钱半，萝卜子（炒）、胡黄连各二钱半。

【主治】诸般积聚，癥瘕痞块。

【用法】上为末，姜汤浸，蒸饼为丸，梧桐子大。每服五十丸，食远姜汤下。

25.《宣明》三棱散（《古今医统大全·积聚门》）

【组成】京三棱二两，白术二两（炒），蓬术、当归各半两，槟榔、木香各三钱。

【主治】积聚癥瘕，疝癖不散，坚满痞闷，食不下。

【用法】上为末，每服三钱，沸汤调下。

26.《拔萃》京蓬煎丸(《古今医统大全·积聚门》)

【组成】京三棱二两(酒浸,夏一日,冬三日)、枳壳(麸炒)、茴香(盐炒)、蓬莪术二两(醋浸,夏一日,冬三日,锉,用巴豆二十粒砂锅内慢火炒黄色拣去巴)、青皮、木香、槟榔各一两。

【主治】五积六聚,癥瘕痃癖,宿食不消,呕吐辛酸,久服效。

【用法】上为末,姜汁糊丸,梧桐子大。每服五十丸,食远温汤姜汤下。

27.《心统》消癥去积丸(《古今医统大全·积聚门》)

【组成】川楝子五钱(巴豆七粒,同炒紫色,去巴不用)、三棱(煨)、莪术(煨)、青皮、陈皮、川芎、当归、玄胡索、血竭、黄连、香附子、槟榔各五钱,木香三钱,阿魏二钱半,干漆二钱(炒)。

【主治】一切癥瘕积块,疼痛寒热,面黄肿胀少食。

【用法】上为末,醋化阿魏,神曲糊为丸,梧桐子大。每服五十丸,白汤下。

28.《医林》香棱丸(《古今医统大全·积聚门》)

【组成】木香、丁香各五钱,三棱(锉,酒浸一宿)、枳壳(炒)、莪术各一两(入去皮巴豆三十粒,同炒黄色,去豆不用)、青皮、川楝肉、茴香(炒)各二两。

【主治】五积,破痰癖,消癥瘕、冷热积块。

【用法】上为末,醋糊丸梧桐子大,朱砂为衣。每服三十丸,食远盐酒下。

29. 蟠葱散(《女科证治准绳·杂证门下》)

【组成】延胡索、肉桂、干姜各二两,甘草(炒)、苍术(米泔浸一宿)、缩砂、丁皮、槟榔各四两,莪茂、三棱、茯苓、青皮各六两。

【主治】妇人脾胃虚冷,气滞不行,攻刺心腹,痛连胸胁间,膀胱小肠疝气,及妇人血气癥瘕痛。

【用法】上为末,每服三钱,水一盏,连须葱白一茎,煎空心热服。

30. 熟干地黄丸(《女科证治准绳·调经门》)

【组成】熟地黄、五味子各一两半,柏子仁(炒,另研)、牛膝(去苗,酒浸焙)、芎劳、禹余粮(火煅,醋淬)、白茯苓(去皮)、肉苁蓉(酒浸)、卷柏(去根)、山药、厚朴(去粗皮,制)、干姜(炮)、白芷、细辛(去苗)、防风,已上各一两,赤石脂二两(煅,另研)、杜仲(去粗皮,炙)、芜荑(炒)、人参(去芦)、川椒(去目并合口者)、蛇床子、艾叶(炒)、续断各七钱半,紫石英(煅,另研,水飞)、石膏(煅,另研)各三两,当归(去芦,炒)、泽兰(去梗)、官桂(去粗皮)各二两二钱半,石斛一两一钱半,甘草(炙)一两七钱半。

【主治】妇人风虚劳冷,胃弱水谷不化,或肠虚受冷,大便时泄,或月水不调,淋沥不止,或闭断不通,结聚癥瘕,久不成胎,一切诸虚之证。

【用法】上为细末,炼蜜为丸,如梧桐子大,每服五十丸,空心用温酒或米饮送下。

31. **大三棱煎丸**(《古今医鉴·胀满》)

【组成】三棱(生,细锉半斤,捣为末,以酒三升,于银石器内熬成膏),青皮二两,萝卜子(炒)二两,神曲(炒)二两,麦芽(炒)二两,硇砂(用瓷罐,研细,入水少许调,坐于溏灰火中,候水干取出为末),干漆(炒)三两,杏仁(汤,去皮、尖、炒黄色)三两。

【主治】心腹坚胀,胁下紧硬,胸中痞塞,喘满短气。常服顺气宽中,消积滞,除臌胀,大治癥瘕积块,消胀软坚,累获良验。

【用法】上为末,三棱膏为丸,如梧桐子大。每服十五丸至二十丸,食远米汤下。

32. **桂枝桃仁汤**(《万氏女科·调经章》)

【组成】桂枝、槟榔各一钱五分,白芍(酒炒)、生地(酒洗)、枳壳(麸炒)各一钱,桃仁二十五粒,炙草五分。

【主治】肠覃者,因经行之时,寒风自肛门而入,客于大肠,以致经血凝涩,月信虽行而血却少,其腹渐大如孕子状,为胎漏状。壮盛妇人半年以后,气盛而除,虚怯者必成胀病。

【用法】姜枣引,煎熟入桃泥,去渣服。更宜常服四制香附丸。

33. **《济生》大七气丸**(《医灯续焰·积聚脉证》)

【组成】京三棱、蓬莪术、青皮、陈皮(各去白)、藿香叶、桔梗(去芦)、肉桂(不见火)、益智仁各一两半,甘草(炙)七钱半,香附(炒去毛)一两半。

【主治】积聚癥瘕,随气上下,心腹痛,上气窒塞,小腹胀满,大小便不利。

【用法】上㕮咀。每服五钱,水二盏,煎一盏,食前温服。

34. 橘核丸(《医学心悟·小腹痛》)

【组成】橘核(盐酒炒)二两,川楝子(煨,去肉)、山楂子(炒)、香附(姜汁浸,炒)各一两五钱,荔枝核(煨,研)、小茴香(微炒)各一两,神曲四两。寒甚,加附子五钱,肉桂三钱,当归一两。有热加黑山栀七钱。又疝气症,表寒束其内热,丹溪以黑山栀、吴茱萸并用。按:此二味,若寒热不调者,加入丸中更佳。若胞痹小便不利,去小茴,加茯苓、车前子、丹参、黑山栀。

【主治】癥瘕、疝癖、小肠、膀胱等气。

【用法】煮糊为丸,如桐子大。每丸三钱,淡盐水下。

35. 新制阴阳攻积散(《证治汇补·腹胁门》)

【组成】吴茱萸(泡)、干姜(炒)、官桂、川乌(泡)各一两,黄连(炒)、半夏、橘红、茯苓、槟榔、厚朴、枳实、菖蒲、玄胡索、人参、沉香、琥珀(另研)、桔梗各八钱,巴霜五钱(另研)。

【主治】积聚、癥瘕、疝癖、蛊血、痰食。

【用法】末之。皂角水煎汁泛丸绿豆大。每服八分。渐加一钱五分。姜汤送下。

36. 化坚丸(《四圣心源·杂病解中》)

【组成】甘草二两,丹皮三两,橘皮三两,桃仁三两,杏仁三两,桂枝三两。

【主治】积聚,癥瘕。

【用法】炼蜜、陈醋丸,酸枣大,米饮下三五丸,日二次。

37. 乌金丸(《成方便读·理血之剂》)

【组成】香附四两,童便一盏,牛膝一两五钱(同炒),去牛膝,官桂、五灵脂、延胡、当归(醋炒)、桃仁(去皮、尖)、乌药各一两,莪术一两,乳香(去油)、没药(去油)、木香各五钱,黑豆一升(煮汁),红花、苏木各二两。

【主治】妇人血结,癥瘕瘀痛,经闭血滞气滞等证。

【用法】酒五碗,将红花、苏木煎四碗,去渣,并豆汁熬成膏,和蜜为丸,每丸重二钱,蜡壳为衣。

38. 桃仁煎(《类证普济本事方释义·治妇人诸疾》)

【组成】桃仁(去皮、尖,麸炒黄)、大黄、川朴消各一两,虻虫半两(炒黑)。

【主治】妇人血瘕,血积,经候不通。

【用法】上药四味，为末。以醇醋二升半，银石器中慢火煎取一升五合。先下大黄、桃仁、虻虫三味，不住手搅，可取圆时，然后下川朴消，更不住手搅。良久出之，圆如桐子大。前一日，不用吃晚食，五更初，用温酒吞下五圆，日午取下如赤豆汁、鸡肝、虾衣。

39. 阿魏麝香散《张氏医通·积聚门》

【组成】阿魏五钱(酒煮)，麝香一钱，雄黄三钱，野水红花子四两，神曲(炒)、人参、白术(生)各一两，肉桂五钱。

【主治】肠覃，诸积，痞块。

【用法】上为散，每服三钱，用乌芋(即荸荠)三个，去皮捣烂和药，早晚各一服，砂仁汤过口。

40. 皱血丸(《局方》)《张氏医通·妇人门上》

【组成】熟地黄、甘菊(去心、蒂、梗)、茴香(去子)、当归身、延胡索(炒)、赤芍药、桂心、蒲黄(取净粉，焙)、蓬术、牛膝、香附(炒，去毛，酒浸三日，焙)各三两。

【主治】妇人血海虚冷，百病变生，气血不调，时发寒热，或下血过多，或久闭不通，崩中不止，带下赤白，癥瘕癖块，攻刺疼痛，小腹紧满，胁肋胀痛，腰重脚弱。面黄体虚，饮食减少，渐成劳怯，及经脉不调，胎气多损，胎前产后一切病患，无不治疗。

【用法】上十一味，为末，用细黑豆一升，醋煮候干为末，再入米醋三碗，煮二碗为糊和丸，梧子大，每服二十丸，温酒或醋汤下。血气攻刺，煨姜汤下；癥瘕绞痛，当归酒下。

41. 紫石英丸(《局方》)《兰台轨范·妇人》

【组成】乌贼鱼骨(烧灰)、甘草(炙)、柏子仁(微炒，别研)、山药各一两半，辛黄仁、肉桂(去粗皮)、卷柏、石斛、干熟地黄、芎䓖、牡蒙、禹余粮(醋淬七次研)各二两，人参、续断、细辛、桑寄生、牛膝、厚朴(姜汁炙)、吴茱萸、当归(炒)、川乌(泡去皮、脐)、干姜(泡)、丹皮各一两一分，天门冬(去心)、紫石英(细研，飞)各三两。

【主治】妇人久冷无子及数经堕胎，经水不调，崩漏带下，三十六病，积聚癥瘕，少腹急重，小便白浊。

【用法】上为细末,炼蜜丸如梧子大。每服三十丸,温酒或米饮下,空心食前,日二服。

42. 大七气汤《兰台轨范·积聚癥痞》

【组成】三棱、莪术(各煨切)、青皮、陈皮(去白)、木香、藿香、肉桂、益智仁、甘草各七钱五分。

【主治】一切癥瘕。

【用法】上哎咀。每服五钱,水二盏,煎至一盏,食前服。

43. 积块丸《兰台轨范·积聚癥痞》

【组成】京三棱、莪术(各用醋煨)、自然铜、蛇含石(各烧研)各二两,雄黄、蜈蚣各一钱二分(焙研),木香一钱半,铁花粉(用粳米醋炒)一钱,辰砂、沉香各八分,冰片五分,芦荟、天竺黄、阿魏、全蝎(焙干)各四钱。

【主治】癥瘕积聚,癖块虫积。

【用法】上为末,用雄猪胆汁丸如桐子大。每服七八分。诸虫皆效。

44. 阴阳攻积丸《顾松园医镜·积聚》

【组成】三棱、蓬术、香附、枳实、槟榔、青皮、桃仁、䗪虫、海石、瓦楞子、黄连、巴豆霜一钱,余各五钱,人参、皂荚五钱。

【主治】积聚癥瘕,一切皆效。

【用法】煎汁。同,蜜为丸,桐子大,每服二丸,一日三服。如积不去,每服再加一丸,渐加至积去暂停,服补脾药数日,仍如上法再服,积去大半即止。

45. 加味二味汤《彤园医书·胎前本病门》

【组成】陈皮、法半、茯苓、甘草、元胡索、炒香附、川芎、海粉、炮姜、桂心各一钱。

【主治】肠覃初起,状如怀子,月水常行,此气血凝结,故令肠间梗起作痛。

【用法】酒水兑煎,日三服。

46. 丹皮散《彤园医书·癥瘕门》

【组成】丹皮、桂心、归尾、元胡各一钱,煨三棱、莪术、赤芍、牛膝各钱半。

【主治】血瘕并石瘕，血块走痛，心腹牵疼，形气虚者。

【用法】酒兑煎。

47. 开郁正元散（《彤园医书·胎前本病门》）

【组成】土炒白术、醋炒青皮、酒炒香附、炒研砂仁、山楂肉、炒神曲、麦芽、元胡、海粉、陈皮、桔梗、茯苓、炙草各一钱。

【主治】孕妇素有癥瘕旧疾，今遇食积痰饮，逐发结聚胀痛，用此调解之。

【用法】生姜引。连末服更妙。

48. 丹溪方（《彤园医书·胎前本病门》）

【组成】醋煮香附四两，去皮桃仁炒黄一两，海粉二两，炙白术两半。

【主治】孕妇素患积聚癥瘕，结块未消，今又受孕，不堪峻攻，用此缓消之。

【用法】其研极细，煮面糊为小丸，白汤每下二钱，日二服。余详一卷。

49. 化癥回生丹方（《温病条辨·上焦篇》）

【组成】人参六两，安南桂二两，两头尖二两，麝香二两，片子姜黄二两，公丁香三两，川椒炭二两，虻虫二两，京三棱二两，蒲黄炭一两，藏红花二两，苏木三两，桃仁三两，苏子霜二两，五灵脂二两，降真香二两，干漆二两，当归尾四两，没药二两，白芍四两，杏仁三两，香附米二两，吴茱萸二两，元胡索二两，水蛭二两，阿魏二两，小茴香炭三两，川芎二两，乳香二两，良姜二两，艾炭二两，益母膏八两，熟地黄四两，鳖甲胶一斤，大黄八两，共为细末，以高米醋一斤半，熬浓，晒干为末，再加醋熬，如是三次，晒干，末之。

【主治】癥结不散不痛。治癥发痛甚。治血痹。治妇女干血痨证之属实者。治疟母左胁痛而寒热者。治妇女经前作痛，古谓之痛经者。治妇女将欲行经而寒热者。治妇女将欲行经，误食生冷腹痛者。治妇女经闭。治妇女经来紫黑，甚至成块者。治腰痛之因于跌扑死血者。治产后瘀血，少腹痛，拒按者。治跌扑昏晕欲死者。治金疮棒疮之有瘀滞者。

【用法】共为细末，以鳖甲、益母、大黄三胶和匀，再加炼蜜为丸，重一钱五分，蜡皮封护。同时温开水和，空心服；瘀甚之证，黄酒下。

第
二
章

特
色
方
剂

第二节 单 验 方

1. **煮附丸**《《活人事证方后集·胎产门》》

【组成】香附子(不计多少,先擦去毛,净用)。

【主治】妇人室女一切血气,经候不调,脐腹疗痛,面色萎黄,心忪乏力,腹胀胁疼,头晕恶心,饮食减少,崩漏带下,大肠便血,积聚癥瘕,并皆治之。

【用法】上以好醋煮出,焙干,碾细末,煮醋糊为丸,如梧桐子大。每服三四十丸,米饮送下,不计时候。

2. **一握七圆**《《三因极一病证方论·癥瘕证治》》

【组成】神曲半斤(炒黄),大附子二只(炮,去皮、脐),甘草二两(炙)。

【主治】脏腑宿蕴风冷,气血不和,停滞宿饮,结为癥瘕痞块;及妇人血瘕,肠胃中塞,饮食不下,咳逆胀满;及下利赤白,霍乱转筋;及蹉躄拳挛,腰脊脚膝疼痛,行步不能。常服健脾暖胃,坚骨强阳。

【用法】上末,蜜圆,每左手一握,分作七圆。每服一圆,细嚼,米饮下。

3. **大红花丸**《《黄帝素问宣明论方·妇人门》》

【组成】川大黄、红花各二两,虻虫十个(去翅、足)。

【主治】妇人血积聚癥瘕,经络阻滞。

【用法】上取大黄七钱,醋熬成膏,和药,丸如桐子大,每服五七丸,温酒下,食后,日三服。

4. **《良方》交加散**《《景岳全书·妇人规·古方》》

【组成】生地一斤(取汁),生姜十二两(取汁)。

【主治】经脉不调,腹中撮痛,或结聚癥瘕,产后中风。

【用法】上以地黄汁炒姜渣,姜汁炒地黄渣,干为末。每服三钱,温酒调服。加芍药、玄胡、当归、蒲黄、桂心各一两,没药、红花各五钱,尤效。

5. **万病丸**《《景岳全书·妇人规·古方》》

【组成】干漆(炒烟出青白为度)、牛膝(酒洗,焙)各一两。

【主治】月经瘀闭,脐腹作痛,及产后癥瘕等病。

【用法】上为末,生地黄汁一升,用砂锅慢火熬膏丸,桐子大。每服二十丸,空心米饮下。

6. **万痛丸**(《医学入门·妇人小儿外科用药赋》)

【组成】干漆、牛膝各一两。

【主治】月经瘀闭,绕脐寒疝痛彻及产后血气不调,腹中癥瘕等症。

【用法】为末,用生地黄汁一碗调匀入磁器内,慢火熬至可丸,则丸梧子大。每二十丸空心米饮温酒任下,病去止药。

7. **千金桃仁煎**(《医学入门·妇人小儿外科用药赋》)

【组成】桃仁、大黄末二两,虻虫末五钱。

【主治】经脉不通,及血积癥瘕等症。

【用法】先用醋二升半,于磁器内慢火煎减一半,入桃仁、大黄末各二两,虻虫末五钱于内,不住手搅,可丸时,再入朴硝末二两,搅匀取出,丸如丸梧子大。每五丸,五更温酒下,日午泻下恶物,以尽为度。

第三节 当 代 医 方

1. **庞泮池清热消瘤煎**(《庞泮池论妇科》)

【组成】铁树叶30 g,八月札30 g,白花蛇舌草30 g,夏枯草15 g,半枝莲30 g,莪术9 g,露蜂房9 g,白术9 g,陈皮6 g。有便血者,加侧柏叶9 g,槐花炭9 g。小溲赤热者,加赤苓、猪苓各9 g,碧玉散(包煎)10 g,生薏苡仁12 g。

【主治】在卵巢癌放、化疗间歇期,临床上见肿瘤增大,或转移者。

【用法】水煎服。

2. **孙秉严治卵巢癌方**(《治癌秘方》)

【组成】当归10～15 g,赤芍10～15 g,川芎10～15 g,熟地15～30 g,三棱10～15 g,莪术10～15 g,干蛤蟆2个,竹茹10 g,代赭石30 g,蜈蚣3～5条,蝉衣10 g,急性子10～15 g,桂枝15 g,炮姜15 g,生姜10片,大枣10枚。

【主治】卵巢癌。

【用法】水煎服。

第二章

特色方剂

【方解】本方主药为当归、赤芍、川芎、三棱、莪术,活血破血理气。干蛤
蟆、蜈蚣、蝉蜕、急性子为辅药,驱毒破结,加强主药力量。辅药中急性子苦辛
温,入肝、肾经,具有破血消积、软坚的功效,又入血分治经闭积块,所以近年
来治良、恶性肿瘤多用;蛤蟆辛凉有毒,能破癥结,化毒杀虫定痛,可治恶疮阴
疽发背,癥瘕积聚,治恶性肿瘤亦多用,但可引起反胃呕吐、食欲减退等副作
用,应注意。佐药有两组,竹茹与代赭石用于制约干蛤蟆的上述副作用;桂
枝、炮姜针对卵巢癌多由下元虚寒之因,起到散寒通脉暖宫作用。生姜、大枣
用于和胃,为使药。

3. 孙光荣护巢抑癌汤(刘应科,孙光荣,肿瘤病症辨治心悟,《湖南中医药大学学报》)

【组成】西洋参12 g,生北芪12 g,紫丹参10 g,山慈菇10 g,京三棱10 g,
制鳖甲15 g,土茯苓20 g,白花蛇舌草15 g,半枝莲15 g,夏枯草10克,干漏芦
10克,生甘草5 g。

【主治】卵巢癌。

【用法】水煎服,每日1剂。

【方解】本方为治疗卵巢癌的基本方。方中西洋参、生北芪、紫丹参为君
药,益气活血;山慈菇、京三棱、制鳖甲为臣药,软坚散结;土茯苓、白花蛇舌
草、半枝莲为佐药,清热败毒;夏枯草、干漏芦、生甘草为使药。全方共奏益气
活血、软坚散结之功。随症加减:若阴道渗血者,加小蓟草、鱼腥草、白茅根
以凉血止血;若白带绵绵者,加煅龙骨、煅牡蛎、生薏苡仁以燥湿止带;若白带
腥臭者,加紫苏叶、蒲公英、鱼腥草以清热燥湿止带;若少腹胀痛者,加花槟
榔、大腹皮、制香附,以理气止痛。

4. 何任治卵巢癌经验方(何任,扶正祛邪说肿瘤,《天津中医药》)

【组成】太子参12 g,丹参12 g,茯神12 g,炙甘草9 g,白术9 g,黄芪12 g,
干地黄15 g,鸡血藤18 g,天冬12 g,猫人参24 g,半枝莲12 g,薏苡仁30 g,炒
麦芽18 g。

【主治】卵巢无性细胞瘤,属脾肾亏虚者。症见腹部膨大,极度消瘦,精
神差,胃纳差,失眠,头发脱落,腰酸,面色苍黄,口嗌干燥,舌红,苔薄,脉软。

【用法】水煎服,每日1剂。

第四节 中 成 药

1. 桂枝茯苓丸（《中国药典》2020 版）

【处方】桂枝 100 g,茯苓 100 g,牡丹皮 100 g,赤芍 100 g,桃仁 100 g。

【功效与主治】活血,化瘀,消癥。主治妇人宿有癥块,或血瘀经闭,行经腹痛,产后恶露不尽。

【用法与用量】口服。每次 1 丸,每日 1～2 次。

2. 大黄䗪虫丸（《中国药典》2020 版）

【处方】熟大黄 300 g,䗪虫(炒)30 g,水蛭(制)60 g,虻虫(去翅足,炒)45 g,蛴螬(炒)45 g,干漆(煅)30 g,桃仁 120 g,炒苦杏仁 120 g,黄芩 60 g,地黄 300 g,白芍 120 g,甘草 90 g。

【功效与主治】活血破瘀,通经消癥。主治瘀血内停所致的癥瘕、闭经,症见腹部肿块、肌肤甲错、面色黯黑、潮热羸瘦、经闭不行。

【用法与用量】口服。水蜜丸每次 3 g,小蜜丸每次 3～6 丸,大蜜丸每次 1～2 丸,每日 1～2 次。

3. 西黄丸（《中国药典》2020 版）

【处方】牛黄或体外培育牛黄 15 g,麝香或人工麝香 15 g,醋乳香 550 g,醋没药 550 g。

【功效与主治】清热解毒,消肿散结。主治热毒壅结所致的痈疽疔毒、瘰疬、流注、癌肿。

【用法与用量】口服。每次 3 g,每日 2 次。

4. 止痛化癥片（《中国药典》2020 版）

【处方】党参 75 g,炙黄芪 150 g,炒白术 45 g,丹参 150 g,当归 75 g,鸡血藤 150 g,三棱 45 g,莪术 45 g,芡实 75 g,山药 75 g,延胡索 75 g,川楝子 45 g,鱼腥草 150 g,北败酱 150 g,蜈蚣 1.8 g,全蝎 75 g,䗪虫 75 g,炮姜 22.5 g,肉桂 15 g。

【功能与主治】益气活血,散结止痛。主治气虚血瘀所致的月经不调、痛经、癥瘕,症见行经后错、经量少、有血块、经行小腹疼痛、腹有癥块;慢性盆腔炎见上述证候者。

【用法与用量】口服。每次 4～6 片〔规格(1)、规格(2)〕或每次 2～3 片〔规格(3)〕,每日 2～3 次。

5. 化癥回生片《中国药典》2020 版

【处方】益母草 112 g,红花 14 g,花椒(炭)14 g,烫水蛭 14 g,当归 28 g,苏木 14 g,醋三棱 14 g,两头尖 14 g,川芎 14 g,降香 14 g,醋香附 14 g,人参 42 g,高良姜 14 g,姜黄 8.4 g,没药(醋炙)14 g,炒苦杏仁 21 g,大黄 56 g,人工麝香 14 g,盐小茴香 21 g,桃仁 21 g,五灵脂(醋炙)14 g,虻虫 14 g,鳖甲胶 112 g,丁香 21 g,醋延胡索 14 g,白芍 28 g,蒲黄炭 14 g,乳香(醋炙)14 g,干漆(煅)14 g,制吴茱萸 14 g,阿魏 14 g,肉桂 14 g,醋艾炭 14 g,熟地 28 g,紫苏子 14 g。

【功能与主治】消癥化瘀。主治瘀血内阻所致的癥积、妇女干血痨、产后血瘀、少腹疼痛拒按。

【用法与用量】饭前温酒送服。每次 5～6 片,每日 2 次。

6. 平消胶囊《中国药典》2020 版

【处方】郁金 54 g,仙鹤草 54 g,五灵脂 45 g,白矾 54 g,硝石 54 g,干漆(制)18 g,麸炒枳壳 90 g,马钱子粉 36 g。

【功能与主治】活血化瘀,散结消肿,解毒止痛。对毒瘀内结所致的肿瘤患者具有缓解症状、缩小瘤体、提高机体免疫力、延长患者生存时间的作用。

【用法与用量】口服。每次 4～8 粒,每日 3 次。

7. 宫瘤清胶囊《中国药典》2020 版

【处方】熟大黄 240 g,䗪虫 200 g,水蛭 200 g,桃仁 180 g,蒲黄 160 g,黄芩 120 g,枳实 180 g,牡蛎 240 g,地黄 240 g,白芍 180 g,甘草 60 g。

【功能与主治】活血逐瘀,消癥破积。主治瘀血内停所致的妇女癥瘕,症见小腹胀痛、经色紫暗有块、经行不爽;子宫肌瘤见上述证候者。

【用法与用量】口服。每次 3 粒,每日 3 次;或遵医嘱。

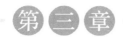

外 治 法

第一节 针 灸

癥瘕：灸内踝后宛中，随年壮，又气海百壮（《千》）。久冷及妇人癥瘕，肠鸣泄利，绕脐绞痛，天枢百壮，三报之，勿针。地机主溏瘕（见溏泄）。阴陵泉、太溪、太阴郄主疝瘕（见疝瘕）。不容（见痃癖）、中极（见疝）治疝瘕。关元（见带下）治妇人瘕聚（《明》云：疗瘕聚诸病）。膀胱俞治女子瘕聚（《明》同），脚膝无力。曲泉（漏谷同）治女子血瘕，按之如汤沃股内（《千》同，见无子）。小腹坚大如盘，胸腹胀满，饮食不消，妇人瘕聚瘦瘠，三焦俞百壮三报，内踝后宛宛中，随年壮，又气海百壮。久冷及妇人癥癖，肠鸣泄痢，绕脐绞痛，天枢百壮，三报，勿针。治瘕癖，患左灸左，患右灸右，第一屈肋头近第二肋下是灸处，第二肋头近第三肋头下向肉翅前，亦是灸处，初日灸三，次日五，后七，周而复始，至十止唯忌大蒜。又关元五十壮，脐上四指五十壮。积聚坚满痛，章门一百壮。（《针灸资生经·癥癖》）

关元一穴，在脐下三寸。主妇人带下、癥瘕，因产恶露不止，断产绝下经冷，可灸百壮。（《卫生宝鉴·灸妇人崩漏及诸疾》）

治妇人瘕聚瘦瘠，穴：三焦俞灸百壮，三报。内廉后宛宛中，随年壮。又气海灸百壮。

治妇人癥癖，肠鸣泄痢，绕脐绞痛。穴天枢百壮，三报，勿针。（《普济方·针灸》）

维会二穴，在足外踝上三寸，内应足少阳胆经……《经》云：太子尸厥，越人刺维会而复苏，此即玉泉穴，真起死回生奇术。妇人血气、癥瘕、坚积、脐下冷痛，子宫断绪，四度刺有孕，使胞和暖，或产后恶露不止，月事不调，血结成块，尽能治之。针八分，留五呼，得气即泻，更宜多灸为妙。（《针灸大成·通玄指要赋》）

三阴交：内踝上三寸，骨下陷中。足太阴、少阴、厥阴之会。《铜人》针三分,灸三壮。

主脾胃虚弱,心腹胀满,不思饮食,脾痛身重,四肢不举,腹胀肠鸣,溏泄食不化,痃癖,腹寒,膝内廉痛,小便不利,阴茎痛,足痿不能行,疝气,小便遗,胆虚,食后吐水,梦遗失精,霍乱,手足逆冷,呵欠,颊车蹉开,张口不合,男子阴茎痛,元脏发动,脐下痛不可忍,小儿客忤,妇人临经行房,羸瘦,癥瘕,漏血不止,月水不止,妊娠胎动横生,产后恶露不行,去血过多,血崩晕,不省人事。

地机:一名脾舍,膝下五寸,膝内侧辅骨下陷中,伸足取之。足太阴郄,别走上一寸有空。《铜人》灸三壮,针三分。

主腰痛不可俯仰,溏泄,腹胁胀,水肿腹坚,不嗜食,小便不利,精不足,女子癥瘕,按之如汤沃股内至膝。(《针灸大成·足太阴经穴主治》)

膀胱俞在十九椎下,去脊中二寸,伏而取之。刺三分,留六呼,灸三壮。一云七壮。

主治小便赤涩,遗尿泄痢,腰脊腹痛,阴疮,脚膝寒冷无力,女子癥瘕。(《类经图翼·经络·足太阳膀胱经穴》)

气海(一名脖胦,一名下肓):在脐下一寸半宛宛中。男子生气之海,针八分,灸七壮。

主治:下焦冷痛,阳虚真气不足,贲豚七疝,小肠膀胱癥瘕结块状为覆杯,脐下冷气,阳脱欲死,阴证卵缩,四肢厥冷,妇人赤白带下,月事不调,小儿遗尿。(《古今医统大全·经穴发明》)

《针灸节要》谓:火针之功用甚大,凡癥瘕积块、瘫痪痛疽、坚瘤,并宜火针。(《古今医统大全·针灸直指》)

癥瘕:三焦俞、肾俞、中极、会阴、子宫子户,左子宫,右子户,在关元旁各开三寸,《千金翼》以三寸为气门穴,详奇俞类。(《类经图翼·针灸要览·诸证灸法要穴》)

肠覃之状,内着恶气,乃起瘜肉,大如鸡卵,日以益大,其成也如孕,推之则移:中极,气冲,天枢,五福。(《医学纲目·脾胃部》)

治妇人月经不通或癥瘕血块,脐腹作痛,此方神效。

乳香、没药、血竭、沉香、丁香各三钱,麝香一钱,上六味各另研,青盐、食盐、五灵脂、两头尖各六钱,四味共为末。

上各末和匀,外用麝香少许,安入妇人脐内,次将面作条,方圆一寸绕脐围住,安药末于内,令满,以槐树皮方圆一寸盖上,皮上钻三孔,用大艾炷灸之,月经即通,血块即消,累用神效。(《养生类要·后集》)

妇人经闭成癥瘕者,成鼓胀者,灸肾、大小肠、膀胱诸俞及腰眼,至十万壮以上,则必效。(《先哲医话·福岛慎独轩》)

癥瘕

胃俞,脾俞,气海,天枢,行间,三焦俞,肾俞,子宫,子户,中极,会阴,复溜。(《神灸经纶·妇科症治》)

癥瘕、肠鸣、泄痢、绕脐绞痛:天枢百壮,章门、大肠俞、曲泉、曲池、对脐脊骨上三七壮,灸宜先阳后阴。(《勉学堂针灸集成·妇人》)

行间穴治儿惊风,更刺妇人血盅癥,浑身肿胀单腹胀,先补后泻自然平。

【注】行间穴,主治小儿急慢惊风,及妇人血盅癥瘕,浑身肿,单腹胀等证。针三分,留十呼,灸三壮。(《医宗金鉴·刺灸心法要诀·足部主病针灸要穴歌》)

脾俞主灸伤脾胃,吐泻疟痢疳瘕癥,喘急吐血诸般证,更治婴儿慢脾风。

【注】脾俞穴,主治内伤脾胃,吐泻疟痢,黄疸,食积,癥瘕,吐血,喘急,及小儿慢脾风证。灸五壮,禁针。(《医宗金鉴·刺灸心法要诀·背部主病针灸要穴歌》)

第二节 外 敷

普救万全膏 治一切风气,走注疼痛,以及白虎历节风、鹤膝风、寒湿流注、痈疽发背、疔疮瘰疬、跌打损伤、腹中食积痞块、多年疟母、顽痰瘀血停蓄、腹痛泄利、小儿疳积、女人癥瘕诸症,并贴患处。咳嗽、疟疾,贴背脊心第七椎。予制此膏普送,取效神速。倘贴后起泡出水,此病气本深,尽为药力拔出,吉兆也,不必疑惧,记之记之。

藿香、白芷、当归尾、贝母、大枫子、木香、白蔹、乌药、生地、萝卜子、丁香、白及、僵蚕、细辛、蓖麻子、檀香、秦艽、蜂房、防风、五加皮、苦参、肉桂、蝉退、丁皮、白鲜皮、羌活、桂枝、全蝎、赤芍、高良姜、元参、南星、鳖甲、荆芥、两头尖、独活、苏木、枳壳、连翘、威灵仙、桃仁、牛膝、红花、续断、花百头、杏仁、苍术、艾绒、藁本、骨碎补、川芎、黄芩、麻黄、甘草、黑山栀、川乌(附子)、牙皂、半夏、草乌、紫荆皮、青风藤以上各一两五钱,大黄三两,蜈蚣三十五条,蛇蜕五条,槐枝、桃枝、柳枝、桑枝、练枝、榆枝、楮枝以上各十五寸,男人血余三两,以上俱浸油内真麻油十五斤(用二十两秤称),松香(棕皮滤)一百斤,百草霜(细研筛过)十斤。

冬浸九宿,春秋七宿,夏五宿,分数次入锅,文武火熬,以药枯油黑,滴水成珠为度,滤去渣,重称,每药油十二两,下滤净片子松香四斤,同熬至滴水不散,每锅下百草霜细末六两,勿住手搅,俟火候成,则倾入水缸中,以棒搅和成块,用两人扯拔数次,磁钵收贮,治一切风寒湿气、疮疽等症,其效如神。[《医学心悟·痹(鹤膝风)》]

化坚膏 归尾四钱,鳖甲八钱,巴豆四钱(研),黄连四钱,三棱四钱,莪术四钱,山甲一两二钱,筋馀一钱。

以上八味,用芝麻油一斤、净丹八两,熬膏。

硼砂四两,硇砂四钱,阿魏六钱(炒,研),麝香二钱,人参四钱,三七四钱,山羊血四钱,肉桂四钱。

以上八味,研细,入膏,火化,搅匀。稍冷,倾入水盆,浸二三日,罐收,狗皮摊。皮硝水热洗皮肤,令透,拭干。生姜切搽数十次,贴膏。一切癖块积聚,轻者一贴,重者两贴,全消。渐贴渐小,膏渐离皮,未消之处,则膏粘不脱。(《四圣心源·杂病解中》)

三妙膏 专治痈疽、发背、对口、疔疮、无名肿毒、湿痰流注、杨梅结毒、瘰疬、马刀、妇人乳痈、小儿丹毒、汤火烧灼、蜂叮蝎螫;金刃所伤、出血不止;跌扑打损、瘀痛难禁;或风寒湿痹,袭入经络,以致骨痛筋挛;或湿热横入脉络,闪腰挫气,举动难伸;并大人小儿之五积六聚、男妇之痞块癥瘕,并宜用之。此膏贴未成,即消;已成,即溃而敛,故名三妙。

紫荆皮、独活、白芷、赤芍、石菖蒲各二两,川大黄、川黄柏、黄芩、千金子、当归、川连、桃仁、红花、苏木、肉桂、防风、花粉、荆芥、羌活、麻黄、细辛、半夏、银花、牙皂、乌药、川贝、黄芪、连翘、牛子、柴胡、苦参、姜蚕、鳖甲、全蝎、猬皮、草乌、大戟、天麻、巴豆、蓖麻、山甲、牛膝、防己、良姜、白及、白蔹、白附子、海风藤、甘草、血余以上各五钱,蜈蚣三条,蛇蜕一条。

上药共五十二味,用香油二百两,大盆内浸药七日七夜,取起;再入桃柳桑枝各二十一段,每段寸许,慢火熬至黑枯色,滤去渣;将锅拭净,再以密绢仍滤入锅内,务要洁为美。再用文武火熬至油滴水成珠,大约净油一百六十两为准。离火,入上好飞丹八十两,一手持槐木棍,一手下丹,不住手搅匀,其膏自成。隔夜视膏软硬得宜,再入预制研细药末。(《吴氏医方汇编·炮制法则》)

仙方膏(《经验》)　白芷、紫荆皮、独活、石菖蒲、赤芍各二两,高良姜、蜈蚣、刺猬皮、蛇蜕、草麻仁、鳖甲、白僵蚕、甘草、海风藤、连翘、天花粉、白及、牛蒡子、大黄、川黄连、白蔹、当归、千金子、血余、金银花、黄柏、穿山甲、防己、猪牙皂、柴胡、川贝母、桃仁、白附子、巴豆、明天麻、苦参、荆芥穗、红花、黄芪、桔梗、黄芩、牛膝、防风、全蝎、麻黄、草乌、肉桂、乌药、羌活、半夏、大戟、苏木各五钱,桃枝、槐枝、桑枝、柳枝,各截一寸长,二十四段。

用大磨真麻油十三斤,将上药入油内泡七日,入铜锅内熬至药枯滤渣,复将油仍入锅内,熬至滴水成珠,再撇净药脚,下丹。每油一斤,下飞过黄丹八两为则,药已成功,入有铆镴缸内,以槐棍搅冷,再入后末:

血竭四钱,乳香(去油)、没药(去油)各三钱三分,藿香四钱五分,研细搅匀,又入后药:珍珠、冰片各一钱,沉香(不见火)四钱七分,当门子二钱一分,木香(不见火)、松香各五钱四分,檀香(不见火)六钱,雄黄五钱五分,搅匀又入潮脑三钱收功。此膏专治痈疽发背,一切外证,并贴五劳七伤、筋骨疼痛、跌打损伤、妇人癥瘕、带下,如神。(《疡医大全·痈疽门膏药主方》)

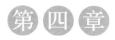

食 疗 药 膳

桃核仁：味苦，甘、辛、平，无毒。破瘀血、血闭瘕，邪气，杀小虫，治咳逆上气，消心下硬，除卒暴声血，破癥瘕，通月水，止心痛。七月采，凡一切果核中有两仁者并害人，不在用。其实味酸，无毒，多食令人有热。黄帝云：饱食桃入水浴，成淋病。（《千金食治·果实第二》）

乌贼鱼骨：味咸、微温，无毒。主女子漏下赤白经汁、血闭、阴蚀肿痛、寒热、癥瘕、无子，惊气入腹，腹痛环脐，丈夫阴中痛而肿，令人有子。肉：味酸、平。无毒。益气强志。（《千金食治·鸟兽第五》）

马齿苋：味酸大寒，散血凉肝退翳漫，止渴利便攻赤痢，风热痛疮捣汁餐。

形如马齿，兼治马疥，故名。无毒。能凉肝血，治目盲白翳，退寒热，止烦渴，破癥瘕，杀虫，利大小便，治大人血痢，小儿疳痢，产后血痢。又治诸淋，脚气，心腹胀满，头面浮肿，反胃。治三十六种风结疮，七十二等痈肿毒。生捣汁，服一碗，即下所积恶物细虫，外又煎膏涂之。此药虽寒滑，能行血调气，肥肠，亦美剂也。烧灰和陈醋渣，先灸疗肿以封，即根出。马汗毒疮有虫，内服外敷。凡使，勿用大叶者，当用叶小节间有水银者，每干之十斤中，得水银八两者佳。然至难燥，当捶碎晒两三日即干。入药去茎、节、子，主青盲目翳。明目，除邪气，去寒热。为末，每一钱煮葱豉五味粥和食之，效。（《医学入门·本草分类》）

芸薹最不宜多食，发病生虫极损阳，主破癥瘕通结血，更除丹肿乳痈疮。

《衍义》云：芸薹不甚香，经冬根不死，辟蠹。于诸菜中亦不甚佳，此人间所啖菜也。味辛，温，无毒。久食损阳气，发痼疾，发疮，口齿痛，生腹中诸虫，先患腰脚及胡臭人不可食。但能破癥瘕血结，产后血风瘀血，疗游风，丹肿，乳痈。子，压油敷头，令发长黑。妇人经后食之断产。（《医学入门·本草分类》）

醋：一名苦酒。得温热之气，故从木气味酸，气温无毒。酸能敛壅热，温能行逆血,故消痈肿及治产后血晕、癥块、血积、心痛俱用之者,取其酸收而又有散瘀解毒之功。然味重于酸,敛多散少,且助肝贼脾,倘风寒感冒外邪不解及脾病者俱忌。

醋造有数种,惟陈年米醋为佳。入剂吞服,散水气,杀邪毒,消痈肿,敛咽疮,祛胃脘气痛,涩肠滑虚泻,坚积癥块,并能祛治。煅石浇醋淬气,善熏产后血晕及伤损金疮血晕。渍黄柏皮含之,口疮堪愈。煮香附子丸服,郁痛能除。煎大黄,劫疢癖如神。摩南星,敷瘤肿立效。调雄黄,蜂虿蛇啮可涂。切忌蛤肉同食。丹溪云:醋味酸甘,酸则敛而甘则滞,致疾以渐。苟能戒此,亦却疾一端。专益女人,不利男子。(《冯氏锦囊秘录·杂证痘疹药性主治合参》)

生姜性窜而不收,解风寒湿痹,痰壅鼻塞,头痛外感,皮肤间结气,通神明,辟恶气,霍乱胀满,一切中恶诸毒,疟症痰症,能和营卫而行脾之津液,入肺而开胃口,脾胃诸病皆所重焉。但阴虚火盛,汗门血门,心气耗散,火热腹疼,并切忌之。生姜皮,消浮肿腹胀。煨姜塞溏泻水泻。干姜破血消痰,腹痛胃翻均可服;温中下气,癥瘕积胀悉皆除。开胃扶脾,消食去滞。生行则发汗有灵,炮黑则止血颇验。(《冯氏锦囊秘录·杂证痘疹药性主治合参》)

海蛇:(一名樗蒲鱼,即水母也)咸平。清热消痰,行瘀化积,杀虫止痛,开胃润肠。治哮喘、疳黄、癥瘕、泻痢、崩中、带浊、丹毒、癫痫、痞胀、脚气等病。诸无所忌。陈久愈佳。(《随息居饮食谱·鳞介类》)

虾:甘温,微毒。通督壮阳,吐风痰,下乳汁,补胃气,拓痘疮,消癥瘕,敷丹毒。多食发风动疾,生食尤甚。病人忌之。(《随息居饮食谱·鳞介类》)

淡菜:甘温。补肾,益血,填精。治遗、带、崩、淋、房劳、产怯、吐血、久痢、膝软腰疼、疝癖、癥瘕、脏寒腹痛、阳痿阴冷、消渴、瘿瘤。干即可以咀食,味美不腥。产四明者,肉厚味重而鲜,大者弥胜。(《随息居饮食谱·鳞介类》)

猪胃:俗呼猪肚,甘温。补胃,益气,充饥,退虚热,杀劳虫,止带浊、遗精,散癥瘕积聚。肉厚者良。须治洁煨糜,颇有补益。外感未清、胸腹痞胀者,均忌。

胎气不足或屡患半产及娩后虚羸,猪肚煨糜,频食,同火腿煨尤补。中虚久泻,猪肚一枚,入蒜煮糜,杵烂丸梧桐子大,每米饮下三十丸。虚弱遗精,猪肚一枚,入带心连衣红莲子,煮糜,杵丸桐子大,每淡盐汤下三十丸。(《随息

居饮食谱·毛羽类》)

羊石子:（羊外肾也）甘温。功同内肾而更优,治下部虚寒,遗精,淋,带,癥瘕,疝气,房劳内伤,阳痿阴寒,诸般隐疾。并宜煨烂,或熬粥食,亦可入药用,下部火盛者忌之。(《随息居饮食谱·毛羽类》)

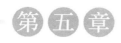

近现代医家临证经验

第一节　近代医家临证经验

一、丹波元坚

癥瘕癖结者,积聚之异名也,证状不一,原其病本大略相类,但从其所得或诊其证状以立名尔。且癥者为隐见腹内,按之形证可验也。瘕者为瘕聚,推之流移不定也。癖者僻侧在于胁肋。结者沉伏结强于内。然有得之于食,有得之于水,有得之于忧思,有得之于风寒,凡使血气沉滞留结而为病者,治须渐磨溃消,使气血流通,则病可愈矣(《圣济》)。

瘕病者,由寒温不适,饮食不消,与脏气相搏,积在腹内,结块瘕痛,随气移动是也,言其虚假不牢,故谓之为瘕也(同上)。

夫积者,伤滞也,伤滞之久,停留不化,则成积矣。且人之脏腑,皆触冒以成疾病,惟脾胃最易受触。盖日用饮食,稍或过多,停滞难化,或吐或呕,或泄或利。当是之时,法宜推荡,然后助养脾胃。所谓推荡者,更宜斟量人之虚实,伤滞之轻重而推荡之,停滞一消,则不成积,克化失宜,久之必成积聚癥瘕矣(《济生续方》)。

脉候　寸口脉沉而紧,苦心下有寒,时痛,有积聚。关上脉襜襜大而尺寸细者,其人必心腹冷积,癥瘕结聚,欲热饮食(《脉经》)。

迟而涩,中寒有症结。快而紧,积聚有击痛。弦小者,寒癖(同上)。

寸口脉沉而横者,胁下及腹中有横积痛(按:此《平人气象论》文)。其脉弦,腹中急痛(按:此取小建中汤条)。腰背痛相引,腹中有寒疝瘕。脉弦紧而微细者,症也。夫寒痹、癥瘕、积聚之脉皆弦紧,若在心下即寸弦紧,在胃管即关弦紧,在脐下即尺弦紧(一曰关脉弦长,有积在脐左右上下也)。又脉症法:左手脉横症在左,右手脉横症在右,脉头大者在上,头小者在下。又法:横脉见左积在右,见右积在左,偏得洪实而滑亦为积,弦紧亦为积,为寒痹,为疝痛。内有积不见脉难治,见一脉(一作胁)相应为易治,诸不相应为不治。

左手脉大,右手脉小,上病在左胁,下病在左足;右手脉大,左手脉小,上病在右胁,下病在右足。脉来细而沉时直者,身有痛肿,若腹中有伏梁。脉来小沉而实者,胃中有积聚,不下食,食即吐(同上)。

脉沉重而中散者,因寒食成症,脉左转而沉重者,气症,阳在胸中。脉右转出不至寸口者,内有肉症(同上)。

寸口脉细沉滑者,有积聚在胁下,左右皆满,与背相引痛。诊其脉来实,心腹积聚,饮食不消,胃中冷也(《病源论》)。

脉来逆而牢者,为病症也。肾脉小急,肝脉小急,心脉若鼓,皆为症。寸口脉结者,癥瘕(同上)。(按:《邪气脏腑病形篇》,肾脉微急为沉厥奔豚,足不收,不得前后。又肝脉微急为肥气,在胁下,若覆杯。此巢氏所本。又寸口脉结,本于《十八难》)。

癥瘕形证 (暴症)癥瘕者,此由寒温不调,饮食不化,与脏气相搏结所生也。其病不动者,直名为症。

若病虽有结瘕,而可推移者,名为癥瘕(按:此癥字似衍)。瘕者假也,谓虚假可动也。候其人,发语声嘶,中满浊而后语,乏气拖舌,语而不出,此人食结在腹,病寒,口里常水出(按:《圣惠》作候其人发语,声嘶挹舌,语而不出,此人食结在腹,其病寒,口中常有水出。《鸡峰》同,舌作言),四体洒洒,常若发疟,饮食不能,常自闷闷而痛,此食症病也(《病源论》)。(宜参前病因饮食不消条及脉候)。

暴症者,由腑脏虚弱,食生冷之物,脏既虚弱,不能消之,结聚成块,卒然而起,其生无渐,名曰暴症也。本由脏弱,其症暴生,至于成病,死人则速(同上)。

戴云:积聚癥瘕,有积聚成块不移动者,是癥;或有或无,或上或下,或左或右者,是瘕(《钩玄》)。

七癥八瘕之名,《经》论亦不详出,虽有蛟龙、蛇、鳖、肉、发、虱、米等七证,初非定名,偶因食物相感而致患耳。若妇人七癥八瘕,则由内、外、不内外因,动伤五脏气血而成。古人将妇人病为痼疾,以蛟龙等为生瘕,然亦不必如此执泥。妇人癥瘕,并属血病;龙蛇鱼鳖等事,皆出偶然,但饮食间误中之,留聚腹脏,假血而成,自有活性。亦犹永徽中僧病噎者,腹有一物,其状如鱼,即生瘕也。与夫宿食停凝,结为痞块,虽内外所感之不同,治法当以类相从,所谓医者意也。如以败梳治虱瘕,铜屑治龙瘕,曲蘖治米瘕,石灰治发瘕,如此等类,方论至多,不复繁引,学者可以理解(《三因》)。

死证 大凡腹中有块,不问积聚癥瘕,俱为恶候,切勿视为寻常等疾,而不求医早治。若待胀满已成,胸腹鼓急,虽仓扁复生,亦莫能救其万一,遭斯疾者,可不惧乎(《正传》)。

积如大盘,形脱不食,呕吐肿胀者,不治(《活人心统》)。

古方有用曲、蘖者,化水谷也。有用硇砂、阿魏者,去肉食也。用陈皮、紫苏、生姜者,化鱼鳖也。用丁香、桂心者,腐果菜也。用牵牛、芫花者,攻水饮也。用三棱、鳖甲者,去癥瘕也。用附子、硫黄者,除痼冷也。用水蛭、虻虫者,攻血块也。用木香、槟榔者,攻滞气也。用雄黄、腻粉者,攻涎积也。用礞石、巴豆者,攻痰食也。甘遂、甘草并用者,假其相战以去积也(《医方考》)。

消磨诸方 《延年》半夏汤,主腹内左肋痃癖硬急,气满不能食,胸背痛者方。

半夏三两(洗),生姜四两,桔梗二两,吴茱萸二两,前胡三两,鳖甲三两(炙),枳实二两(炙),人参一两,槟榔子十四枚。

上九味切,以水九升,煮取二升七合,去滓分温三服(《外台》)。《医心方》:《医门方》疗癥瘕,腹内胁下小腹胀满痛,冷即发,其气上冲心,不能饮食,或呕逆气急烦满方。于本方去前胡、鳖甲、枳实,加大黄、厚朴、茯苓、枳壳、干枣。

人有肝气甚郁,结成气块,在左胁之下,动则痛,静则宁,岁月既久,日渐壮大,面色黄槁,吞酸吐痰,时无休歇。人以为痞块也,谁知木郁而成癥瘕乎。肝气一郁,必下克脾胃,脾胃受克,则气不能畅,必食积为症也。方用平肝消瘕汤(节录)。

白芍一两,当归五钱,白术一两,柴胡一钱,鳖甲三钱,神曲一钱,山楂一钱,枳壳一钱,半夏一钱。

水煎服(《辨证录》)。

疏荡诸方 《僧深方》云:硝石大丸,治十二癥瘕,及妇人带下,绝产无子云云,此丸不下水谷,但下病耳,不令人极也。

河西大黄八两,朴硝六两(按:《千金》用硝石,曰朴硝亦得),上党人参二两,甘草三两(《千金》二两)。

凡四物,皆各异捣下筛,以三岁好苦酒置铜器中,以竹箸柱铜器中一升作一刻,凡三刻,以置火上,先内大黄(《千金》此下曰常搅不息),使微沸,尽一刻乃内余药,复尽一刻,余有一刻,极微火,使可丸,乃令如鸭(《千金》鸡)子中黄。欲服者,二丸。若不能服大丸,可分作四丸,不可过四丸,药丸欲大,不欲令细,能不分又善(《千金》为善)。若人赢者可少食,强者不须也(《医心》)(《千金》此下曰:二十日五度服,其和调半日乃下)。(《杂病广要·内因类》)

二、唐容川

瘀血在经络脏腑之间,则结为癥瘕。瘕者或聚或散,气为血滞,则聚而成形;血随气散,则没而不见。方其既聚,宜以散气为解血之法,九气丸治之。在胸膈上者加桔梗、枳壳、栝楼、生姜、甘草;在右者加苏子、桑皮、陈皮;在左者加青皮、牡蛎、当归;在中焦大腹者,加厚朴、枳壳、防己、白芍、甘草;在小腹下者,加橘核、小茴、荔核、槟榔、川楝子、五灵脂。气散则血随而散,自不至于结聚矣。至其既散之后,则又恐其复聚,宜以调血为和气之法。此时瘕气既散,处于血分之中,但一调血,则气自和,而不复聚矣。逍遥散加丹皮、香附治之,归脾汤加柴胡、郁金子亦治之。癥者,常聚不散,血多气少,气不胜血故不散,或纯是血质,或血中裹水,或血积既久,亦能化为痰水,水即气也。癥之为病,总是气与血胶结而成,须破血行气,以推除之。元恶大慝,万无姑容。即虚人久积,不便攻治者,亦宜攻补兼施,以求克敌。攻血质宜抵当汤、下瘀血汤、代抵当丸。攻痰水宜十枣汤。若水血兼攻,则宜大黄甘遂汤,或秘方化气丸。(《血证论·瘀血》)

三、沈铭三

妇人脏腑调和,经脉循环,月水以时,受孕之象也。若饮食失调,血气劳伤,或胎产、行经风寒相搏,或恚怒伤肝,或郁结伤脾,以致月经不行,积聚成块,久则瘀滞盘牢,腹胁作痛,而为癥瘕矣。治法当专扶脾胃,佐以消导,则元不损而病可去。古云:养正积自除也。倘求速效,妄投峻剂,鲜不失矣。又《方经》曰:凡遗溺闭癃、阴痿浮痹、积滑白淫,皆男子之疝也。血痫月事不行,小腹有块,或时移动,前阴突出,后阴痔核,皆女子之疝也。但女子不谓之疝,谓之瘕,小便不利谓闭癃。又《经》曰:气主嘘之,血主濡之,血不流则凝而为瘕也。瘕者,中虽硬而忽聚忽散,多因六淫七情、起居饮食,动伤脏腑而成,治者切不可复伤元气。大凡腹痛,手不可按者,内有瘀血也。其形体如常,是病气、元气俱实,可用桃仁承气汤下之。

一痛而肢体倦怠者,脾胃受伤也。是病气有余,元气不足,当用当归散调之。

一痛而手可按腹,形体怠倦者,是病气、元气俱不足,宜用六君子汤加炙姜、川芎、当归补之。(《灵验良方汇编·论血瘕》)

四、张锡纯

人之脏腑,一气贯通,若营垒连络,互为犄角。一处受攻,则他处可为之救应。故用药攻病,宜确审病根结聚之处,用对证之药一二味,专攻其处。即其处气血偶有伤损,他脏腑气血犹可为之输将贯注,亦犹相连营垒之相救应也。又加补药以为之佐使,是以邪去正气无伤损。世俗医者,不知此理,见有专确攻病之方,若拙拟理冲汤者,初不审方中用意何如,但见方中有三棱、莪术,即望而生畏,不敢试用。自流俗观之,亦似慎重,及观其临证调方,漫不知病根结于何处,惟是混开混破。恒集若香附、木香、陈皮、砂仁、枳壳、厚朴、延胡、灵脂诸药,或十余味或数十味为一方。服之令人脏腑之气皆乱,常有病本可治,服此等药数十剂而竟至不治者。更或见有浮火虚热,而加芩、栀、蒌实之属,则开破与寒凉并用,虽脾胃坚壮者,亦断不能久服,此其贻害尤甚也。
(《医学衷中参西录·医方》)

五、王德宣

按燥气有二,有火燥,有寒燥。火燥伤人,其气不能伏;寒燥伤人,结为癥瘕,为疝气,日久不愈,亦伏气病也。嘉言欲补秋燥一条,当言疝瘕,不当言咳嗽也。(《温病正宗·正宗辑要》)

六、余泽霓

夫癥有三,伤食成块,名曰食癥;瘀血成块,名曰血瘕;疟后成块,名曰疟积。愚谓食癥即癥扩张,血癥即血塞,又子宫肿大及卵巢肿大,古人亦以为血癥。疟积即脾藏肿大也……治血癥者,前贤有云,癥属藏为阴。盖阴主静,著而不移,必无阳动之气以旋运之。而必有阴静之血以倚伏之。所以必藉体阴用阳之品,以施其辛散温通之力也。体阴用阳之品,如肉桂、当归、桃仁、川芎、赤芍、炮姜、红花、三棱、莪术、䗪虫、干漆、麝香,量其新久、浅深虚实,随而用之。此法以治血寒之血瘕,则瘀血去而瘕自除矣。若治以子宫肿大及卵巢肿大之血瘕,殆可疑也。治疗积者,鳖甲煎丸为的对之方。治瘕病者,疏肝理气,如槟榔、香附、木香、青皮、橘皮、金铃子、丁香、延胡索、三棱、缩砂、乌药、乌梅、吴萸、白芍、肉桂、沉香、茯神诸药,能用得其当,则思过半矣。又妇人多情志病。少腹每多瘕块,若投芳香行气药而历久亡消者,或服之而其痛加甚者,则当从事柔肝,所谓肝苦急,急食甘以缓之。如仲景之小建中汤,后世之加味消遥散皆是(芳香行气药,奚为服之而其痛剧,盖芳香药俱有兴奋神经之力也)。尝细翻前人之积验,其治愈者,瘕疝属多,癥病盖甚少。推原其故,因癥病较瘕病为难治,故古人曰:无形之气,其散易,有形之积,其破难,又曰:妇人病癥瘕为痼疾。(余泽霓,民国期刊《自强医药月刊》第14期)

七、周介人

何谓形而上者为积聚? 仲景曰:脉紧如转索无常者,宿食也。又曰:脉紧,头痛,风寒,腹中有宿食不化也。见风寒之脉,风寒之证,而并无风寒,止系宿食为患,故虽实有物,而仅得为积聚,不谓为癥瘕。以其见证形于上,形于外,所以知其因气为害也。何谓形而下者为癥瘕? 仲景曰:妊娠六月动者,前三月经水利时,胎也。下血者,后断三月,衃也。所以血不止者,其癥不去故也。(周介人,民国期刊《中国医药月刊》第1卷第8、9期合刊)

八、魏新绿

癥瘕这个病,在《外台》引黄帝、素女的问答,并举出八瘕的名目,是黄瘕,素瘕,燥瘕,血瘕,脂瘕,狐瘕,蛇瘕,龟瘕,而且都归到妇人月水病的范围,可见癥瘕病是妇女特有的疾病了。《大全良方》说,伤食成块,坚而不移,名曰食瘕,坚,未至于成块者也,大抵以推之不动为癥,推之动为瘕。照上面所说的癥瘕病一般的症状,多数挪动与不动来定唯一的标识,现在说这病的原理,作一个浅显的解说。

癥瘕积聚这些病,虽不能说是妇女病特有的,但是除了食癥等指广泛的病状而言,至少也可说是妇女占最多数,考妇女所以多有癥瘕病的原因,原来妇女因为特殊生理的关系,按月要行经一次,这种定期生理的出血,往往形成种种病理的机转,癥病,也就是排经障碍的一种了。在健体的妇女,排泄机能旺盛,行经本不算一会什么事,体弱的呢,那却要发生种种问题了。子宫颈的黏膜分泌液缺乏,经血就会凝结,因为黏液有制止血液凝结的作用,或者子宫郁血,发生种种炎症疾患,障碍排经作用,也是致经阻的一则原因。其他产后病后,引起子宫郁血扩张,在少腹的外面,便按之如覆杯,有形可征,这就是自来所称的癥病了。癥病初起的时候按之疼痛,要是趁着有疼痛感的时候,用桂枝茯苓丸、桃核承气汤、下瘀血汤等祛瘀药,瘀血得行,子宫扩张的根本原因也就随着消散了。要是这个时候,没有把病阻止,凭着他一天天的扩张起来,死血痰水,蓄积在一块,面积也跟着增大,在这结块的附近,血液神经都失去了作用,按之只觉得有硬块触手,病者便没有疼痛的自觉症了。子宫在小腹的部位,是居膀胱后,直肠前,膀胱直肠的中间,有这门一块硬固的障碍物,又是形成癥病的一个原因了,大抵癥病到了这个程度,身体的衰弱,也就可以想见。直肠的下端,因为受了压迫,肠管里的气体又下泄,便曲折似的受了障碍,因为这闭塞的关系,那一股子瓦斯气,便横撞直冲,在肠子里面乱跑起来。要是用手在左边按摩,他便跑到右边去了,到右边按摩呢,可是又到左边了,这便是浮假而成,推之能动的瘕病见证了。肠子里面气体的原因,是昌盛衰弱,蠕动濡滞,食物渣滓,蓄积在肠管里面,发酵分解,增大其容积,肠子随着扩张膨胀起来,古人所称的蛇瘕。(魏新绿,民国期刊《光华医药杂志》第二卷第一期)

第二节　现代医家临证经验

一、谷铭三

卵巢癌晚期腹水属中医"肠覃""臌胀"范畴。因早期临床无明显症状,不易被发现,所以来中医就诊的患者多属晚期。临床表现以腹胀、腹水、腹痛、纳呆及不明原因的发热为主症。谷铭三认为此证的产生系阳不化气,外感邪毒,痰湿血瘀凝结于少腹,脾虚水停,津液运化失调,停滞贮留而成臌胀。治宜温阳健脾、清热解毒、祛瘀利水、软坚散结为主。谷铭三治疗卵巢癌常用的中药有龙葵、猪苓、茯苓、泽泻、焦白术、陈皮、半枝莲、车前子、半边莲、白花蛇舌草、三棱、莪术、黄芪、党参,体现了扶正祛邪并重的原则。其中黄芪、党参、茯苓、白术、猪苓、陈皮能益气健脾,气行则水行,脾气恢复则能运化水湿,以断腹水产生的源泉。配伍龙葵、半边莲、车前子可加强清热泻水的功效,以促进水湿的排泄,三棱、莪术祛瘀散结,再配半枝莲、白花蛇舌草可清热解毒,增强祛瘀散结功效。上述诸药配合可起益气健脾、祛瘀利水、解毒散结作用,达到消除腹水、减轻患者痛苦、延长生存期的目的。

在卵巢癌辨证论治方面,谷铭三认为,如患者表现小腹肿块明显,可重用三棱、莪术,另可加用穿山甲、䗪虫、重楼、露蜂房、石见穿等,以加强祛瘀散结功效,抑制肿块的发展或削减肿块。如卵巢癌表现小腹痛甚者,可加用白屈菜、延胡索、乳香、没药,亦可配服马钱子丸,或用麝香注射液分次穴位注射,或口服血府逐瘀丸,以祛瘀通络止痛。如卵巢癌晚期出现持续发热,可取小柴胡汤重用柴胡,加较大剂量的金银花、白花蛇舌草等,冲服羚羊角粉或熊胆粉,同时配用柴胡注射液穴位注射,常可收到热退身凉的效果。谷铭三还指出,对卵巢癌患者选用药物时,要绝对禁用紫河车,忌食蜂王浆、羊肉等,多年的临床经验提示,此类药物或食品,有促进卵巢癌病情的发展或促使其术后复发的作用,不可大意。(《谷铭三治疗肿瘤经验集》)

二、盛国荣

妇人癥瘕,以调气为先:妇女下腹部胞宫或胞脉、胞络等部分结成包块,伴有或痛,或胀,或满,甚或出血者,称为癥瘕。癥瘕的形成,多与正气虚弱、血气失调有关。常见的以气滞血瘀、痰湿内阻等结聚而成。而气滞则为本病的基本病理基础,气滞导致血瘀、痰湿,而血瘀、痰湿又反过来加剧气滞,因而阻遏日久而成癥积,不通而生疼痛。故治疗应着重于理气,并根据瘀、痰,兼用活血化瘀之法,由于癥瘕乃有形之肿块,故有一段时日的治疗而能收效。(《中国百年百名中医临床家丛书·盛国荣》)

三、庞泮池

卵巢癌属中医"癥瘕"范畴。如《医宗必读·积聚》篇目"积之成也,正气不足,而后邪气踞之。"文献论述癌症之成,较为复杂,有气滞、血瘀、痰凝、毒聚等因素,既有外因,又有内因,日积月累才引发了卵巢癌。所以癌症是一种全身性病变,肿块是其局部表现。癥瘕的治疗,如《医宗金鉴·妇科心法要诀》曰:凡治诸癥积,宜先审身形之壮弱,病势之缓急而治之。如人虚,则气血衰弱,不任攻伐,病势虽盛,当先扶正气而后治其病;若形证俱实,宜先攻其病也。《经》云:大积大聚衰其半而止,盖恐过于攻伐,伤其气血也。又如《医学心悟·积聚》篇记载分阶段论治:"治积聚者,当按初、中、末之三法焉,邪气初客,积聚未坚,宜直消之,而后和之。若积聚日久,邪盛正虚,法从中治,须以补泻相兼为用。若块消及半,便以末治,即住攻击之药,但和中养胃,导达经脉,俾荣卫流通,两块自消矣。更有虚人患积者,必先补其虚,理其脾,增其饮食,然后用药攻其积,斯为善治,此先补后攻之法。"《内经》则提出了"坚者削之,结者散之,留者攻之,滞者导之"的原则,以攻邪为治。但卵巢癌的发生发展是一个正虚邪实的过程,有其内虚的一面,故扶正固本是其治疗的根本大法。在不同的阶段,采用不同的具体治疗方法:对初、中期有条件手术切除肿瘤者,首选手术治疗,然后补充化疗、放疗、免疫疗法及中药治疗;术前中药扶正为主,兼以软坚消癥以祛邪,为手术创造条件;术后放、化疗期间,予中药健脾和胃,扶助正气,减轻毒副反应;放、化疗间歇期,予以扶正清热解毒,软坚消癥。(《庞泮池论妇科》)

四、何任

卵巢癌发生发展是一个正虚邪实的过程。因脏腑亏虚、营卫失调而致湿热毒内侵,或正气虚弱,脏腑气血功能失调,气滞、血瘀、痰浊、湿热毒邪作用于机体,气血乖违,瘀血内停,痰凝毒聚,集于胞脉、胞络之中,日久所积。因此,在临床上以扶正固本、祛邪攻毒为主。中医将卵巢癌看作全身性疾病的一个局部表现,由于先天禀赋、年龄、病程、病理类型、治疗措施等不同,卵巢癌患者往往存在着个体差异,表现出同病异症,故辨证论治仍然是中医药治疗卵巢癌的主流。

在手术前,可以补益肝肾、调补气血为主,佐以行气化瘀软坚之品,切忌滥施攻伐。卵巢癌术后,表现以气血亏虚为主,应注意以补气血为先,可选用归脾汤、人参养荣汤等。化疗易伤及肝、脾、肾而致血象下降、头发脱落、面色晦暗等症状,表现为肝肾阴虚或脾肾阳虚。肝肾阴虚者治当补益肝肾,方选六味地黄丸加减;脾肾阳虚者可选附子理中汤、《金匮》肾气丸等。放疗多易耗伤阴津,临床应注意养阴润燥、清热解毒为主。(《何任疑难重症验案选析》)

五、孙秉严

中医脏腑学说中没有卵巢癌之名,但有奇恒之腑之一的女子胞。女子胞是女子生殖器官,主司月经、妊养胎儿,在经络联系上与冲、任二脉、肝肾二脏形成一个大系统。而卵巢癌病变中出现的小腹部肿物、腰腹疼痛、经带异常等,与肝肾、冲任主生殖功能失常的表现正符合,因此中医辨治卵巢癌,当从这些脏器本身的病变和它们的功能的失常方面考虑。

卵巢癌的发病与气滞血瘀,寒凝湿滞关系极为密切,女子以血为主,而又多情志不畅,久则气血郁滞成积,形成肿瘤。卵巢良性肿瘤比恶性肿瘤生长速度慢,但瘀久毒结有发生恶变的可能。卵巢癌的治疗同样要处理好祛邪与扶正的关系,标本的关系在不同年龄期又有不同,不同年龄期的妇女在扶正方面重点有侧重。青壮年期,女子生理上以先天肾为本,扶正应以补肾为主,六味地黄汤主基本方;中年期,由于工作和家庭负担都重,且近更年期,性情多急躁,扶正应以疏肝和血为主,逍遥散为基本方。老年期,妇女在生理上以后天脾胃为本,扶正应以补脾为主,以归脾汤为基本方。(《孙秉严 40 年治癌经验集》)

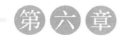

历 代 医 案

第一节 古 代 医 案

一、《济阴纲目·积聚癥瘕门》案

黑神丸：神曲、怀香各四两，木香、椒（炒香，出汗）、丁香各半两，槟榔四枚，漆六两（半生，半用重汤煮半日令香）。

上除椒、漆外，五物皆半生半炒，为细末，用前生熟漆和丸，如弹子大，又用怀香末十二两，铺阴地荫干，候干，并怀香收器中，至极干，去怀香。治肾气，膀胱疝癖，及疝坠，五膈，血崩，产后诸血，漏下赤白，并一丸，分四服。死胎一丸，皆绵灰酒下。难产，炒葵子四十九枚，捣碎，酒煎下。诸疾不过三服，疝气十服。膈气癥瘕五服，血瘕三丸当瘥。

一妇人病腹中有大块如杯，每发痛不可忍，诸药莫愈，投此丸尽三服，杯气尽消，终身不作。

二、《临证指南医案·癥瘕》案

案1 吴（二六）。产后百日内，右胁下少腹痛，坚膨。络空无血，气乘于中，有结聚癥瘕之累，延及变成胀满，经水不转，成大病矣。

当归，桂心，生桃仁，牛膝，山楂，炒黑小茴。

倪。小产半月颇安，忽然腰腹大痛，或攒膝跗足底，或引胁肋肩胛，甚至汤饮药饵，呕吐无存。娠去液伤，络空风动。昔贤谓按之痛缓属虚，勿道诸痛为实（液虚风动）。

炙草，淮小麦，南枣，阿胶，细生地，生白芍。

又：往常经候不调，乃癥瘕为痛。葱白丸。（《临证指南医案·产后》）

案2 陆（十六）。经阻半年，腹形渐大，痛不拒按，溲短便通。据形色脉象，不是用通经丸者。下气还攻于络，有形若癥瘕。

炒枯肾气丸。

三、《续名医类案·癥瘕》案

董含妾腹内生一痞,始如弹丸,五六年后,大类鹅卵,中似有一窟,往来移动,或痛或止,百药罔效。久之遍体发肿,内作水声,日夕呻吟,死而复苏者再。诸医束手无策,皆云:此名水鼓,病已成,不可复痊矣。章文学旭,字东生,名医也,善治奇疾。往邀之,曰:此非水症,乃积聚所致,不半日可愈。但所用药猛烈,转斗而下,驱水甚疾,试问疾人愿服与否?而病者曰:我已垂殆,苟一钱可救,死无憾也。于是取红丸十粒,如绿豆大,以槟榔、枳实等五六味煎汤下之。初觉喉中响声可畏,势将不支。顷之,胸膈间如刀刃乱刺,哀号转掷,痛不可状。又顷之,下水斗许,头面肿退,不逾时又下数升,腹背亦退。病人曰:我今觉胸背顿宽,遂熟睡片刻。时章君犹在坐也,曰:此番不独水去,痞亦当渐散矣。进补剂二日,明后日可连服之,遂辞去。至晚又下水四五升,手足肿全退,不三日病全愈。既而忽痞势摇动,下红黑痢三昼夜,痞亦不见。众医惊服,往叩其故。章曰:此名肠覃,在《内经》水胀论中,君辈自坐不读书耳。皆惭而退。按岐伯曰:寒气客于肠外,与胃气相搏,癖而内著,瘜肉乃生,始如鸡卵,至其成,若怀子之状,按之则坚,推之则移,月事以时下,肠覃生于肠外故也。

四、《竹亭医案·女科》案

夏建中内人,年三十三岁,肠覃症,嘉庆庚辰四月,崇明人,渡江来苏就治于予。

据述自二十二年十二月生产,至二十三年春间于左腹起一小块,日渐长大。遍延医治,有作瘀血治,或作癥瘕治。用消坚破积,以及行血逐瘀等药,服之块更坚大。所幸者,饮食睡卧如常,乳汁充足,吮乳不缺。延至二十四年冬,块移当脐,状若怀子。惟曲腰不便,其余无他苦。至十二月,经事已转。至二十五年春,经行应期。季春至苏,曹先生用补血、削坚,佐制大黄、桃仁辈。服后经事趱前几日,月水稍多,其块如前,复定丸方。方用四物汤合调胃承气汤,加三棱、莪术、槟榔、枳壳、香橼、香附、苏梗、乌药、丹参、元胡索、鸡内金、冬术、茯苓、泽泻为丸。主人缘煎剂进数余帖不见应手,且嫌丸剂中有硝、黄等猛厉之药,因求治于予。

案云：块由产后而起，寒气客于肠外，与卫气相搏，气不得营，因有所系，癖积于内，瘜肉乃生。始如鸡卵，日以益大，状如怀子。按之则坚，推之则移，月事以时下，此肠覃症也。病经两载，攻伐非宜，当宗《经》旨，调气以温之，王道迂徐无近功也（四月十八日诊）。

病在气而不在血，故月事不断，应时而下。如石瘕则"生于胞中，寒气客于子门，子门闭塞，气不得通，恶血当泻不泻，衃以留止，日以益大，状如怀子，月事不以时下，可导而下"，与此肠覃有别也。胞中即子宫也，男女之通称，前通关元，后通命门。男子阳动于此，泄精；女子阴静于此，受胎之处也。是论予细注于《时百珠囊》卷二之三十一页，皆详论诸家之说，合而注之。以正景岳之误认胞中即命门之说非是。

党参三钱，淡干姜八分（炒），熟附子六分，木香八分，冬术一钱半（炒），制香附三钱，上肉桂六分（去粗皮），青皮八分，炙草六分。

加血竭一钱，乳细冲。

服三剂后，腹中响动，自觉温暖松爽，块亦软和，非前之紧急可比也。

细按当脐之块，予以手隔裙拊摩其块，大腹膨急如臌，腹皮内宛如棕草之声，又似隔布摩木贼之音。此言可以意会，而难以言语形容也。姑假形似以揣摹之耳，能于不可言传中而独得其意，则治病之道可以深中肯綮矣。

又，二十一日诊：肠覃有年，缓图可消。若因块坚而速投峻厉之剂，恐反节外生枝。证脉合参，宗罗氏《宝鉴》方出入之，庶乎尽善。

焦冬术一钱半，熟附子六分，元胡索一钱，当归一钱半，大茴香八分，制香附三钱，上肉桂六分（去粗皮），槟榔一钱半，桃仁泥二钱（炒），云茯苓一钱半，广木香八分（切片），炮姜七分，小青皮八分。

加紫沉香五分，劈碎同煎。

服五六帖合宜，即以此方十倍为丸，淡姜汤打糊为丸，如梧子大。每服三钱，空心炒米汤下，或淡姜泡汤送下亦可。

五、《类证治裁·疝癖癥瘕诸积论治》案

立斋治一妇，内热作渴，腹瘕如鸡卵，渐大四寸许，经水三月一至。凡瘕聚癥块，在子宫则不孕，在冲任则不月。肢体消瘦，脉洪而虚，左关尤甚，此肝脾郁结症也。外贴阿魏膏，午前用补中益气汤，午后用加味归脾汤。肝火稍

退,脾土稍健,用六味丸、归脾丸间服。又日用芦荟丸二服,空心以逍遥散下。日晡以归脾汤下。调理年余而愈。又治一妇,腹块上攻作痛,吞酸痞闷,面色青黄,此肝脾气滞症也。六君子汤加芎、归、柴、连、木香、吴萸各少许,二服。又以归脾汤,送下芦荟丸。三月余,肝脾和,诸症退。以调中益气汤加茯苓、牡丹皮而经调。

六、《环溪草堂医案·妇人》案

案 1 蒋。少腹结块,渐大如盘。此属肠覃,气血凝滞而成。拟两疏气血。

香附,五灵脂,红花,当归,泽兰,桃仁,延胡索,丹参,陈皮,砂仁。

大黄䗪虫丸,每服二十粒,开水送。(《王旭高临证医案·积聚门》)

案 2 陈。经行作呕,血虚肝旺也。呕止而腹中结块,经事四五月不来,当脐跳动,疑为有孕。恐其不然,想由瘀凝气聚与痰涎互结成块耳。《内经》肠覃、石瘕二证,状如怀子,病根皆在乎血。虽不敢大攻,当气血兼理,仿妇科正元散法。

党参,白术,川芎,茯苓,陈皮,半夏,当归,砂仁,木香,枳壳,香附。

有孕无孕,最难辨别。此症断乎非孕。服此二十余帖,至八九月而经始行。(《王旭高临证医案·妇人门》)

案 3 李。妇人之病,首重调经。经事初起不来,状如怀子。以后来而略少,但腹渐大,三载有余。尚疑有孕,岂非痴人说梦耶。《内经》谓肠覃、石瘕皆腹大如怀子,石瘕则月事不来,肠覃则月事仍来,而提其要曰:皆生于女子,可导而下。夫岂徒有虚文而无斯症哉!余曾见过下红白垢污如猪油粉皮样者无数,调理得宜,亦有愈者。藉曰不然,则天下尽有高才博学之医,就有道而正焉,无烦余之多赘也。

大黄䗪虫丸每朝三十粒,炒大麦芽泡汤送下。

案 4 蒋。少腹结块,渐大如盘。上攻则痛,下伏则安。此属肠覃,气血凝滞而成。拟两疏气血。

香附,五灵脂,红花,当归,泽兰,延胡索,桃仁,丹参,陈皮,砂仁。

大黄䗪虫丸,每服二十粒,开水送。(《环溪草堂医案·臌胀 水肿》)

案 5 陈。经行作呕,血虚肝旺也。呕止而腹中结块,经事四五月不来,当脐跳动,疑为有孕。恐其不然,想由瘀凝气聚与痰涎互结成块耳。《内经》肠覃、石瘕二证,状如怀子,病根皆在乎血。虽不敢大攻,当气血兼理,仿妇科正元散法。

党参,白术,川芎,茯苓,陈皮,半夏,当归,砂仁,木香,枳壳,香附。

原注:有孕无孕,最难辨别,此证断乎非孕。服此二十余帖,至八九月而经始行。

七、《女科经纶·胎前证》案

《折肱漫录》曰:予媳申氏,多郁怒,忽患不月,腹渐大,疑有妊,医视之,亦以为妊也。十余月忽产,诸证渐见,疑之。医者亦疑为蓄血,欲下之,以体弱不胜,可暗消,久用行血调血药,不敢用下血药,竟至不起。后阅盛启东治东宫妃一案,大悔悼。永乐中,东宫妃张氏,经不通者十阅月,众医以为胎也。胀愈甚,上命启东诊,一一如见,方皆破血之剂,服药下血数斗而疾平。予媳病正与此合。当十月外,既确知非妊,宜大胆下之,可得生,惜医无胆,不亦伤乎。

八、《马培之医案·肠覃》案

脉来左部细弦,右部沉涩,荣血不足,肝气不强,脾气不利,气血与汁沫凝结肠外,结为肠覃,状如怀子。幸月事仍以时来,法宜养荣,兼流气化凝治之。

怀牛膝,丹参,川楝子,桃仁,青皮,上肉桂,当归,乌药,香附,延胡,瓦楞子,降香片。

第二节　近现代医案

一、张锡纯案

案 1　邑城西韩氏妇,年三十六岁,得产后癥瘕证。

病因:生产时恶露所下甚少,未尝介意,迟至半年遂成癥瘕。

证候:初因恶露下少,弥月之后渐觉少腹胀满。因系农家,时当麦秋忙甚,未暇延医服药。又迟月余则胀而且疼,始服便方数次皆无效。后则疼处按之觉硬,始延医服药,诊治月余,其疼似减轻而硬处转见增大,月信自产后未见。诊其脉左部沉弦,右部沉涩,一息近五至。

诊断:按生理正规,产后两月,月信当见;有孩吃乳,至四月亦当见矣。今则已半载月信未见,因其产后未下之恶露,结癥瘕于冲任之间,后生之血遂不能下为月信,而尽附益于其上,俾其日有增长,是以积久而其硬处益大也。是当以消癥瘕之药消之,又当与补益之药并用,使之消癥瘕而不至有伤气化。

处方:生箭芪五钱,天花粉五钱,生怀山药五钱,三棱三钱,莪术三钱,当归三钱,白术二钱,知母二钱,生鸡内金二钱(黄色的,捣),桃仁二钱(去皮)。共煎汤一大盅,温服。

复诊 将药连服六剂,腹已不疼,其硬处未消,按之觉软,且从前食量减少,至斯已复其旧。

其脉亦较前舒畅,遂即原方为之加减俾再服之。

处方:生箭芪五钱,天花粉五钱,生怀山药四钱,三棱三钱,莪术三钱,怀牛膝三钱,野党参三钱,知母三钱,生鸡内金二钱(黄色的捣),生水蛭二钱(捣碎)。共煎汤一大盅,温服。

效果:将药连服十五六剂(随时略有加减),忽下紫黑血块若干,病遂全愈。

说明:妇女癥瘕治愈者甚少,非其病之果难治也。《金匮》下瘀血汤,原可为治妇女癥瘕之主方。特其药性猛烈,原非长服之方。于癥瘕初结未坚硬者,服此药两三次或可将病消除。若至累月累年,癥瘕结如铁石,必须久服,方能奏效者,下瘀血汤原不能用。乃医者亦知下瘀血汤不可治坚结之癥瘕,遂改用桃仁、红花、丹参、赤芍诸平和之品;见其癥瘕处作疼,或更加香附、延胡、青皮、木香诸理气之品,如此等药用之以治坚结之癥瘕,可决其虽服至百剂,亦不能奏效。然仗之奏效则不足,伤人气化则有余。若视为平和而连次服之,十余剂外人身之气化即暗耗矣。此所以治癥瘕者十中难愈二三也。若拙拟之方其三棱、莪术、水蛭,皆为消癥瘕专药。即鸡内金人皆用以消食,而以消癥瘕亦甚有力。更佐以参、芪、术诸补益之品,则消癥瘕诸药不虑其因猛烈而伤人。且又用花粉、知母以调剂补药之热,牛膝引药下行以直达病所,是以其方可久服无弊。而坚结之癥瘕即可徐徐消除也。至于水蛭必生用者,理冲丸后论之最详。且其性并不猛烈过甚,治此证者,宜放胆用之以挽救人命。

案2 邻庄刘氏妇,年二十五岁,经血不行,结成癥瘕。

病因:处境不顺,心多抑郁,以致月信渐闭,结成癥瘕。

证候:癥瘕初结时,大如核桃,屡治不消,渐至经闭后则癥瘕浸长。三年之后大如覆盂,按之甚硬。渐至饮食减少,寒热往来,咳嗽吐痰,身体羸弱,亦以为无可医治待时而已。后忽闻愚善治此证,求为诊视。其脉左右皆弦细无力,一息近六至。

诊断:此乃由经闭而积成癥瘕,由癥瘕而浸成虚劳之证也。此宜先注意治其虚劳,而以消癥瘕之品辅之。

处方:生怀山药一两,大甘枸杞一两,生怀地黄五钱,玄参四钱,沙参四钱,生箭芪三钱,天冬三钱,三棱钱半,莪术钱半,生鸡内金(钱半黄色的捣)。共煎汤一大盅,温服。

方解:方中用三棱、莪术,非但以之消癥瘕也。诚以此证廉于饮食,方中鸡内金固能消食,而三棱、莪术与黄芪并用,更有开胃健脾之功。脾胃健壮,不但善消饮食,兼能运化药力使病速愈也。

二诊 将药连服六剂,寒热已愈,饮食加多,咳嗽吐痰亦大轻减。癥瘕虽未见消,然从前时或作疼今则不复疼矣。其脉亦较前颇有起色。拟再治以半补虚劳半消癥瘕之方。

处方:生怀山药一两,大甘枸杞一两,生怀地黄八钱,生箭芪四钱,沙参四钱,生杭芍四钱,天冬四钱,三棱二钱,莪术二钱,桃仁二钱(去皮),生鸡内金钱半(黄色的捣)。共煎一大盅,温服。

三诊 将药连服 6 剂,咳嗽吐痰皆愈。身形已渐强壮,脉象又较前有力,至数复常。至此虚劳已愈,无庸再治。其癥瘕虽未见消,而较前颇软。拟再专用药消之。

处方:生箭芪六钱,天花粉五钱,生怀山药五钱,三棱三钱,莪术三钱,怀牛膝三钱,潞党参三钱,知母三钱,桃仁二钱(去皮),生鸡内金二钱(黄色的捣),生水蛭二钱(捣碎)。共煎汤一大盅,温服。

效果:将药连服十二剂,其瘀血忽然降下若干,紫黑成块,杂以脂膜,癥瘕全消。为其病积太久,恐未除根,俾日用山楂片两许,煮汤冲红蔗糖,当茶饮之以善其后。

案3 理郁升陷汤:生黄芪六钱,知母三钱,当归身三钱,桂枝尖钱半,柴胡钱半,乳香三钱(不去油),没药三钱(不去油)。

一少女,年十五。脐下左边起一癥瘕,沉沉下坠作疼,上连腰际,亦下坠作疼楚,时发呻吟。剧时,常觉小便不通,而非不通也。诊其脉,细小而沉。询其得病之由,言因小便不利,便时努力过甚,其初腰际坠疼,后遂结此癥瘕。其方结时,揉之犹软,今已五阅月,其患处愈坚结。每日晚四点钟,疼即增重,至早四点钟,又渐觉轻。愚闻此病因,再以脉象参之,知其小便时努力过甚。上焦之气,陷至下焦而郁结也。遂治以理郁升陷汤,方中乳香、没药皆改用四钱,又加丹参三钱、升麻钱半,二剂而坠与疼皆愈。遂去升麻,用药汁送服朱血竭末钱许,连服数剂,癥瘕亦消。(《医学衷中参西录》)

二、孙秉严

董某,女,44岁,住天津河北区某路。

患者于1969年发现小腹部肿物如拳大,1971年2月16日天津某医院手术治疗,切除肿物,做病理检查,诊为卵巢"颗粒细胞癌",在天津某医院放疗50次。至11月份头痛,腰腹疼痛,腹胀如鼓,呕吐不能食(每日只吃50 g)。经天津某医院复查,卵巢癌复发,建议住院治疗,患者拒绝。

于1972年1月27日来诊,查体见消瘦,精神萎靡,腹胀如鼓且有腹水,左小腹部可触及1个如鸭蛋大的肿物,质硬。舌质淡,苔白微腻,脉沉细而微。10指全无甲印,舌、腮印(+),胃脘及脐左侧压痛(+)。

证属寒瘀气积毒结,治以温阳解毒化瘀攻下。

成药处方:消瘤丸,每日20粒。

化郁丸,每日半剂。

回阳丸,每日1剂(附子理中汤内加硫黄)。

化坚液,每日50 mL口服。

汤药处方:陈皮10 g,干姜30 g,肉桂30 g,小茴香15 g,乌药10 g,莪术15 g,三棱15 g,牵牛子30 g,槟榔30 g,蛤蟆2个,竹茹15 g,菟丝子30 g,熟地30 g,党参15 g,黄芪50 g,川大黄15 g,玄明粉10 g(冲)。

水煎服,早晚分服。

服药后随大便排出很多烂肉状物,至1972年5月,一切不适症状消失,恢复正常。经追访,已12年未复发。(《孙秉严40年治癌经验集》)

参考文献

［1］田代华.黄帝内经素问［M］.北京：人民卫生出版社,2005.

［2］田代华,刘更生.灵枢经［M］.北京：人民卫生出版社,2005.

［3］凌耀星.难经校注［M］.北京：人民卫生出版社,1991.

［4］华佗撰;孙思邈编集.华佗神方［M］.杨金生,等点校.北京：中医古籍出版社,1992.

［5］华佗.中藏经［M］.农汉才点校.北京：学苑出版社,2007.

［6］刘渡舟.伤寒论校注［M］.北京：人民卫生出版社,2013.

［7］张仲景述;王叔和集.金匮要略方论［M］.李玉清,黄海量,吴晓青点校.北京：中国中医药出版社,2006.

［8］葛洪.肘后备急方［M］.沈澍农,等校注.长沙：湖南科学技术出版社,2014.

［9］皇甫谧.针灸甲乙经［M］.黄龙祥整理.北京：人民卫生出版社,2006.

［10］王叔和.脉经［M］.贾君,郭君双整理.北京：人民卫生出版社,2007.

［11］陈延之.小品方［M］.高文铸辑校注释.北京：中国中医药出版社,1995.

［12］巢元方.诸病源候论［M］.鲁兆麟主校,黄作阵点校.沈阳：辽宁科学技术出版社,1997.

［13］杨上善.黄帝内经太素［M］.北京：中医古籍出版社,2016.

［14］孙思邈.千金食治［M］.吴受琚注释.北京：中国商业出版社,1985.

［15］孙思邈原著;高文柱主编.药王千金方［M］.北京：华夏出版社,2004.

［16］王焘.外台秘要方［M］.高文铸校注.北京：华夏出版社,1993.

［17］窦材.扁鹊心书［M］.李晓露,于振宣点校.北京：中医古籍出版社,1992.

［18］赵佶.圣济总录校注［M］.王振国,杨金萍主校.上海：上海科学技术出版社,2016.

［19］陈自明.妇人大全良方［M］.刘洋校注.北京：中国医药科技出版社,2011.

［20］王怀隐.太平圣惠方［M］.郑金生,汪惟刚,董志珍校点.北京：人民卫生出版社,2016.

［21］刘昉.幼幼新书［M］.白极校注.北京：中国医药科技出版社,2011.

［22］王衮.博济方［M］.王振国,宋咏梅点校.上海：上海科学技术出版社,2003.

［23］杨倓.杨氏家藏方［M］.陈仁寿,杨亚龙校注.上海：上海科学技术出版社,

2014.

[24] 沈括,苏轼.苏沈良方[M].杨俊杰,王振国点校.上海:上海科学技术出版社,2003.

[25] 骆龙吉著;刘浴德,朱练订补.增补内经拾遗方论[M].唐文吉,唐文奇校注.北京:学苑出版社,2011.

[26] 王璆.是斋百一选方[M].刘耀,张世亮,刘磊点校.上海:上海科学技术出版社,2003.

[27] 施发.察病指南[M].吴承艳,任威铭校注.北京:中国中医药出版社,2015.

[28] 王执中.针灸资生经[M].黄龙祥,黄幼民整理.北京:人民卫生出版社,2007.

[29] 杨士瀛.仁斋直指方[M].北京:中医古籍出版社,2016.

[30] 许叔微.普济本事方[M].王剑峰,刘宾校注.长沙:湖南科学技术出版社,2014.

[31] 陈无择.三因极一病证方论[M].王象礼,张玲,赵怀舟校注.北京:中国中医药出版社,2007.

[32] 张锐.鸡峰普济方[M].北京:中医古籍出版社,1988.

[33] 陈承,等.太平惠民和剂局方[M].鲁兆鳞主校;彭建中,魏富有点校.沈阳:辽宁科学技术出版社,1997.

[34] 张杲.医说[M].曹瑛,杨健注.北京:中医古籍出版社,2013.

[35] 刘信甫.活人事证方后集[M].刘小兵校注.上海:上海科学技术出版社,2014.

[36] 严用和.严氏济生方[M].刘阳校注.北京:中国医药科技出版社,2012.

[37] 窦默.疮疡经验全书[M].邸若虹校注.长沙:湖南科学技术出版社,2014.

[38] 刘完素.黄帝素问宣明论方[M].温雯婷校注.长沙:湖南科学技术出版社,2014.

[39] 张元素.素问病机气宜保命集[M].王全利,王尉,郭强校注.长沙:湖南科学技术出版社,2014.

[40] 张子和.儒门事亲[M].邓铁涛,赖畴整理.北京:人民卫生出版社,2005.

[41] 危亦林.世医得效方[M].王育学,等校注.北京:中国中医药出版社,1996.

[42] 朱震亨.格致余论[M].黄英志校.上海:上海科学技术出版社,2000.

[43] 朱震亨.丹溪心法[M].王英,竹剑平,江凌圳整理.北京:人民卫生出版社,2005.

［44］朱震亨.丹溪手镜［M］.浙江省中医药研究院文献研究室编校.北京：人民卫生出版社,2014.

［45］朱震亨.局方发挥［M］.胡春雨,马湃点校.天津：天津科学技术出版社,2003.

［46］朱震亨.活法机要［M］.黄英志校.上海：上海科学技术出版社,2000.

［47］忽思慧.饮膳正要［M］.北京：中国医药科技出版社,2018.

［48］罗天益.卫生宝鉴［M］.许敬生校注.北京：中国中医药出版社,2007.

［49］齐德之.外科精义［M］.裘钦豪点校.北京：人民卫生出版社,1990.

［50］张道中.崔氏脉诀［M］.郝恩恩,张慧芳,孙志波校注.北京：中医古籍出版社,2005.

［51］陈实功.外科正宗［M］.裘钦豪,等点校.上海：上海科学技术出版社,1989.

［52］李中梓著述;尤乘增补.诊家正眼［M］.上海：上海科学技术出版社,1966.

［53］李中梓.医宗必读［M］.郭霞珍整理.北京：人民卫生出版社,2006.

［54］楼英.医学纲目［M］.高登瀛,鲁兆麟点校.北京：人民卫生出版社,1987.

［55］吴正伦.养生类要［M］.上海：上海古籍出版社,1990.

［56］徐春甫.古今医统大全［M］.北京：中医古籍出版社,1996.

［57］胡濙.卫生易简方［M］.北京：人民卫生出版社,1984.

［58］张三锡.经络考［M］.丁侃校注.北京：中国医药科技出版社,2012.

［59］龚居中.痰火点雪［M］.傅国治,王庆文点校.北京：人民卫生出版社,1996.

［60］高濂.遵生八笺［M］.王大淳点校.杭州：浙江古籍出版社,2016.

［61］汪机.医学原理［M］.储全根,万四妹校注.北京：中国中医药出版社,2009.

［62］汪机.外科理例［M］.戴铭,等点校.北京：中国中医药出版社,2010.

［63］王肯堂.证治准绳(六)女科证治准绳［M］.臧载阳点校.北京：人民卫生出版社,2014.

［64］王肯堂.证治准绳(二)类方证治准绳［M］.彭怀仁点校.北京：人民卫生出版社,2014.

［65］王肯堂编;顾金寿重订.重订灵兰要览［M］.北京：中国医药科技出版社,2016.

［66］王绍隆.医灯续焰［M］.陈家旭主校.北京：中国中医药出版社,2017.

［67］龚信纂辑;龚廷贤续编;王肯堂订补.古今医鉴［M］.熊俊校注.北京：中国医药科技出版社,2014.

［68］龚廷贤.寿世保元［M］.孙洽熙,等点校.北京：中国中医药出版社,1993.

［69］龚廷贤.鲁府禁方［M］.张惠芳,伊广谦点校.北京：中国中医药出版社，
1992.

［70］龚廷贤.万病回春［M］.张秀琴校注.北京：中国医药科技出版社,2014.

［71］孙一奎.赤水玄珠［M］.叶川,建一校注.北京：中国中医药出版社,1996.

［72］孙一奎.孙文垣医案［M］.杨洁校注.北京：中国医药科技出版社,2012.

［73］孙一奎.医旨绪余［M］.韩学杰,张印生校注.北京：中国中医药出版社，
2008.

［74］戴原礼.秘传证治要诀及类方［M］.才维秋,赵艳,胡海波校注.北京：中国中
医药出版社,2006.

［75］刘纯.医经小学［M］.郑红斌,钟海平,裴伟国校注.北京：中国中医药出版
社,2015.

［76］李梴.医学入门［M］.金嫣莉,等校注.北京：中国中医药出版社,1995.

［77］武之望.济阴济阳纲目［M］.苏礼,等校注.北京：中国中医药出版社,1996.

［78］孙文胤.丹台玉案［M］.竹剑平,欧春等校注.北京：中国中医药出版社，
2016.

［79］朱橚.普济方［M］.北京：人民卫生出版社,1982.

［80］皇甫中.明医指掌［M］.张印生点校.北京：中国中医药出版社,2006.

［81］李时珍.濒湖脉学［M］.柳长华校注.北京：中国中医药出版社,2007.

［82］李时珍.金陵本《本草纲目》新校正［M］.钱超尘,等校.上海：上海科学技术
出版社,2008.

［83］胡文焕原撰;黄雄等编著.《养生导引秘籍》释义［M］.太原：山西科学技术出
版社,2010.

［84］叶廷器.世医通变要法［M］.徐光星,魏丽丽校注.北京：中国中医药出版社，
2015.

［85］丁凤.医方集宜［M］.魏民校注.北京：中医古籍出版社,2017.

［86］龚居中.外科百效全书［M］.王缙校注.北京：中国中医药出版社,2015.

［87］杨继洲.针灸大成［M］.田思胜校注.北京：中国中医药出版社,1997.

［88］吴昆.医方考［M］.洪青山校注.北京：中国中医药出版社,2007.

［89］虞抟.医学正传［M］.郭瑞华,等点校.北京：中医古籍出版社,2002.

［90］赵献可.医贯［M］.晏婷婷校注.北京：中国中医药出版社,2009.

［91］徐用诚原辑;刘纯续增.玉机微义［M］.上海：上海古籍出版社,1991.

［92］陈会撰;刘瑾补辑.神应经［M］.李宁点校.北京：中医古籍出版社,1990.

［93］高武.针灸聚英［M］.高俊雄,等点校.北京：中医古籍出版社,1999.

［94］江瓘.名医类案［M］.苏礼等整理.北京：人民卫生出版社,2005.

［95］孙志宏.简明医彀［M］.余瀛鳌点校.北京：人民卫生出版社,1984.

［96］薛己.薛氏医案［M］.张慧芳,伊广谦校注北京：中国中医药出版社,1997.

［97］申斗垣.外科启玄［M］.北京：人民卫生出版社,1955.

［98］方广.丹溪心法附余［M］.王英,曹钒,林红校注.北京：中国中医药出版社,
2015.

［99］吴正伦.脉症治方［M］.上海：上海科学技术出版社,1992.

［100］方谷.医林绳墨［M］.周坚,林士毅,刘时觉校注.北京：中国中医药出版社,
2015.

［101］周慎斋.周慎斋遗书［M］.上海：上海科学技术出版社,1990.

［102］张介宾.类经(附：类经图翼,类经附翼)［M］.郭洪耀,吴少祯校注.北京：
中国中医药出版社,1997.

［103］张介宾.景岳全书［M］.夏之秋等校注.北京：中国中医药出版社,1994.

［104］缪希雍.先醒斋医学广笔记［M］.张印生,等校注.北京：中医古籍出版社,
2000.

［105］傅山.青囊秘诀［M］.何高民校考.太原：山西人民出版社,1983.

［106］喻昌.医门法律［M］.赵俊峰点校.北京：中医古籍出版社,2002.

［107］喻昌.寓意草［M］.北京：中国中医药出版社,2008.

［108］叶天士著;徐灵胎评.临证指南医案［M］.上海：上海科学技术出版社,
1959.

［109］叶天士.叶选医衡［M］.张明锐,等校注.北京：人民军医出版社,2012.

［110］叶天士.类证普济本事方释义［M］.张丽娟,林晶点校.北京：中国中医药出
版社,2012.

［111］罗国纲.罗氏会约医镜［M］.王树鹏,等校注.北京：中国中医药出版社,
2015.

［112］吴本立.女科切要［M］.佘德友点校.北京：中医古籍出版社,1999.

［113］鲍相璈编辑;梅启照增辑.验方新编［M］.李世华校注.北京：中国中医药出
版社,1994.

［114］陈修园.时方妙用时方歌括［M］.俞宜年,俞白帆,黄大理校注.北京：中国
中医药出版社,2016.

［115］陈修园.女科要旨［M］.余育元校注.福州：福建科学技术出版社,1982.

［116］陈念祖.医学从众录［M］.金香兰校注.北京：中国中医药出版社,2007.

［117］胡增彬.经验选秘［M］.朱定华,严康维点校.北京：中医古籍出版社,2004.

［118］柴得华.妇科冰鉴［M］.王耀廷,等点校.北京：中医古籍出版社,1995.

［119］李用粹.证治汇补［M］.吴唯校注.北京：中国中医药出版社,1999.

［120］张仲景撰;高学山注.高注金匮要略［M］.黄仰模,田黎点校.北京：中医古籍出版社,2013.

［121］张璐.张氏医通［M］.北京：中国中医药出版社,1995.

［122］阎纯玺.胎产心法［M］.吴小明,魏宝荣校注.长沙：湖南科学技术出版社,2014.

［123］张秉成.成方便读［M］.杨威校注.北京：中国中医药出版社,2002.

［124］徐灵胎.兰台轨范［M］.刘洋,刘惠杰校注.北京：中国中医药出版社,2008.

［125］徐灵胎著;刘洋主编.徐灵胎医学全书［M］.北京：中国中医药出版社,1999.

［126］汪昂.本草备要［M］.余力,陈赞育校注.北京：中国中医药出版社,1998.

［127］程杏轩.医述［M］.王乐匋,李明回总校订.合肥：安徽科学技术出版社,1983.

［128］程文囿著;沈庆发点评.程杏轩医案［M］.北京：中国医药科技出版社,2018.

［129］顾靖远.顾松园医镜［M］.袁久林校注.北京：中国医药科技出版社,2014.

［130］程国彭.医学心悟［M］.闫志安,徐文兵校注.北京：中国中医药出版社,1996.

［131］陈杰.回生集［M］.陈振南,杨杰英点校.北京：中医古籍出版社,1999.

［132］王梦兰.秘方集验［M］.王玉英,王作林点校.北京：中医古籍出版社,1990.

［133］吴谦,等.医宗金鉴［M］.闫志安,何源校注.北京：中国中医药出版社,1994.

［134］吴玉楮,吴迈.方症会要［M］.陆翔,郜峦,卜菲菲校注.北京：人民卫生出版社,2018.

［135］何惠川.文堂集验方［M］.上海：上海科学技术出版社,1986.

［136］林珮琴.类证治裁［M］.孔立校注.北京：中国中医药出版社,1997.

［137］沈金鳌.杂病源流犀烛［M］.李占永,李晓林校注.北京：中国中医药出版社,1994.

［138］沈金鳌.妇科玉尺［M］.张慧芳,王亚芬点校.北京：中医古籍出版社,1996.

［139］赵濂.医门补要［M］.职严广点校.北京：人民卫生出版社，1994.

［140］林之翰.四诊抉微［M］.李占永，等校注.北京：中国中医药出版社，2002.

［141］廖润鸿.勉学堂针灸集成［M］.赵小明校注.北京：中国中医药出版社，
2006.

［142］吴亦鼎.神灸经纶［M］.邓宏勇，许吉校注.北京：中国中医药出版社，2015.

［143］顾世澄.疡医大全［M］.叶川，夏之秋校注.北京：中国中医药出版社，1994.

［144］吴杖仙.吴氏医方汇编［M］.查炜，陈守鹏点校.上海：上海科学技术出版
社，2004.

［145］周学海.脉简补义［M］.艾碧琛校注.长沙：湖南科学技术出版社，2014.

［146］罗越峰.疑难急症简方［M］.上海：上海科学技术出版社，1986.

［147］曹庭栋，黄云鹄.粥谱二种［M］.邱庞同注释.北京：中国商业出版社，1986.

［148］陈士铎.石室秘录［M］.张灿玾，等点校.北京：中国中医药出版社，1991.

［149］尤怡.金匮翼［M］.许有玲校注.北京：中国中医药出版社，2005.

［150］王旭高.王旭高医案［M］.上海：上海科学技术出版社，2010.

［151］王旭高.外科证治秘要［M］.许履和，徐福宁整理.北京：中医古籍出版社，
1991.

［152］王旭高.王旭高临证医案［M］.张殿民，史兰华点校.北京：人民卫生出版
社，1987.

［153］吴尚先.理瀹骈文［M］.步如一，等校注.北京：中国中医药出版社，1995.

［154］陈梦雷，等.古今图书集成·医部全录［M］.北京：人民卫生出版社，1959.

［155］俞震.古今医案按［M］.袁久林校注.北京：中国医药科技出版社，2014.

［156］李彣.金匮要略广注［M］.杜晓玲校注.北京：中国中医药出版社，2007.

［157］王士雄.随息居饮食谱［M］.宋咏梅，张传友点校.天津：天津科学技术出版
社，2003.

［158］王士雄.潜斋医话 归砚录［M］.刘更生，林绍志点校.天津：天津科学技术
出版社，2004.

［159］吴瑭.吴鞠通医案［M］.上海：上海科学技术出版社，2010.

［160］吴瑭.温病条辨［M］.张志斌校点.北京：福建科学技术出版社，2010.

［161］张乃修.张聿青医案［M］.国华校注.北京：中国医药科技出版社，2014.

［162］也是山人.也是山人医案［M］.上海：上海科学技术出版社，2010.

［163］何炫著；何时希编.清代名医何嗣宗医案［M］.上海：学林出版社，1982.

［164］萧壎.女科经纶［M］.姜典华校注.北京：中国中医药出版社，1997.

参考文献

［165］孙采邻. 竹亭医案［M］. 赵善祥点校. 上海：上海科学技术出版社,2004.

［166］唐容川. 血证论［M］. 金香兰校注. 北京：中国中医药出版社,1996.

［167］蒋宝素. 问斋医案［M］. 高振英点校. 北京：学苑出版社,2012.

［168］田间来是庵. 灵验良方汇编［M］. 王国柱,傅昕校点. 北京：中医古籍出版社,2004.

［169］冯兆张. 冯氏锦囊秘录［M］. 王新华点校. 北京：人民卫生出版社,1998.

［170］黄元御. 四圣心源［M］. 孙洽熙校注. 北京：中国中医药出版社,2009.

［171］尤在泾,等著;柳宝诒评选. 柳选四家医案［M］. 盛燕江校注. 北京：中国中医药出版社,1997.

［172］祁坤. 外科大成［M］. 北京：科技卫生出版社,1958.

［173］王维德. 外科证治全生集［M］. 孙霭平校注. 长沙：湖南科学技术出版社,2014.

［174］马冠群. 医悟［M］. 杨成虎,等校注. 北京：中国中医药出版社,2016.

［175］高秉钧. 疡科心得集［M］. 盛维忠校注. 北京：中国中医药出版社,2000.

［176］郑玉坛. 大方脉［M］. 李佑生,伍大华点校. 长沙：湖南科学技术出版社,2000.

［177］何梦瑶. 医碥［M］. 吴昌国校注. 北京：中国中医药出版社,2009.

［178］刘一仁. 医学传心录［M］. 杨鹏举,郝宪恩校订. 北京：学苑出版社,2014.

［179］刘仕廉. 医学集成［M］. 吕凌,王雅丽,任忠钦校注. 北京：中国中医药出版社,2015.

［180］吴世昌,王远. 奇方类编［M］. 朱定华,曹秀芳点校. 北京：中医古籍出版社,2004.

［181］吴亦鼎. 神灸经论［M］. 北京：中医古籍出版社,1983.

［182］谢星焕. 得心集医案［M］. 任娟莉校注. 北京：中国中医药出版社,2016.

［183］费伯雄,费绳甫. 孟河费氏医案［M］. 上海：上海科学技术出版社,2010.

［184］齐秉慧. 齐氏医案［M］. 姜兴俊,毕学琦校注. 北京：中国中医药出版社,2008.

［185］周诒观. 秘珍济阴［M］. 王苹校注. 北京：中国中医药出版社,2015.

［186］怀抱奇. 古今医彻［M］. 上海：上海科学技术出版社,1985.

［187］梁廉夫. 不知医必要［M］. 黄鑫校注. 北京：中医古籍出版社,2012.

［188］许克昌,毕法. 外科证治全书［M］. 曲祖贻点校. 北京：人民卫生出版社,1987.

[189] 沈志裕.外科片石居疡科治法辑要[M].刘川校注.北京：中国中医药出版社,2016.

[190] 赵学敏.串雅内外编[M].郭华校注.北京：中国医药科技出版社,2011.

[191] 徐惠銈.外科选要[M].戴祖铭点校.北京：中国中医药出版社,1996.

[192] 王馥原.医方简义[M].上海：上海科学技术出版社,1985.

[193] 张望.古今医诗[M].朱德明校注.北京：中国中医药出版社,2015.

[194] 杨凤庭.弄丸心法[M].鲍晓东校注.北京：中国中医药出版社,2015.

[195] 爱虚老人.古方汇精[M].邢玉瑞,林洁,康兴军校注.北京：中国中医药出版社,2016.

[196] 陈士铎述;文守江辑.辨证奇闻[M].王树芬,等点校.北京：中医古籍出版社,1993.

[197] 陈莘田.陈莘田外科方案[M].陈守鹏,查炜点校.上海：上海科学技术出版社,2004.

[198] 汪绂.医林纂要探源[M].江凌圳,等校注.北京：中国中医药出版社,2015.

[199] 谢元庆.良方集腋[M].张志华,沈舒文点校.北京：人民卫生出版社,1990.

[200] 江进.集古良方[M].步瑞兰校注.北京：中国中医药出版社,2015.

[201] 余景和.外证医案汇编[M].尚冰校注.北京：中国中医药出版社,2015.

[202] 朱费元.临证一得方[M].张玉萍点校.上海：上海科学技术出版社,2004.

[203] 吴簏.临证医案笔记[M].辛智科,王晓琳校注.北京：中国中医药出版社,2015.

[204] 沈青霞.青霞医案[M].上海：上海科学技术出版社,1986.

[205] 陈秉钧.陈莲舫医案[M].包来发点校.上海：上海科学技术出版社,2004.

[206] 董西园.医级[M].朱杭溢,冯丹丹校注.北京：中国中医药出版社,2015.

[207] 周赞鸿.养新堂医论读本[M].袁敏,等校注.北京：中国中医药出版社,2015.

[208] 林开燧.林氏活人录汇编[M].张琳叶,焦振廉校注.北京：中国中医药出版社,2015.

[209] 陈璞,陈玠.医法青篇[M].张家伟,赵艳校注.北京：中国中医药出版社,2015.

[210] 汪蕴谷.杂证会心录[M].上海：上海科学技术出版社,1985.

[211] 方肇权.方氏脉症正宗[M].朱德明校注.北京：中国中医药出版社,2015.

[212] 张璐.千金方衍义[M].王忠云,等校注.北京：中国中医药出版社,1995.

[213] 徐镛. 医学举要[M]. 上海：上海卫生出版社,1957.

[214] 任贤斗. 瞻山医案[M]. 李亚军,张建伟,张星校注. 北京：中国中医药出版社,2016.

[215] 张志聪. 黄帝内经素问集注[M]. 王宏利,吕凌校注. 北京：中国医药科技出版社,2014.

[216] 江涵暾. 奉时旨要[M]. 王觉向点校. 北京：中国中医药出版社,2007.

[217] 邹岳. 外科真诠[M]. 张毅,等校注. 北京：中国中医药出版社,2016.

[218] 陈士铎. 辨证录[M]. 王永谦,等点校. 北京：人民卫生出版社,1989.

[219] 庆云阁. 医学摘粹[M]. 彭静山点校. 上海：上海科学技术出版社,1983.

[220] 丁尧臣. 奇效简便良方[M]. 庆诗,王力点校. 北京：中医古籍出版社,1992.

[221] 姜天叙. 风劳臌膈四大证治[M]. 南京：江苏科学技术出版社,2013.

[222] 陈莲舫. 陈莲舫医案集[M]. 肖梅华点校. 福州：福建科学技术出版社,2008.

[223] 通意子. 贯唯集[M]. 邓嘉成点校. 上海：上海科学技术出版社,2004.

[224] 魏之琇. 续名医类案[M]. 黄汉儒,等点校. 北京：人民卫生出版社,1997.

[225] 巢崇山,等. 孟河四家医案医话集[M]. 太原：山西科学技术出版社,2009.

[226] 巢崇山. 巢崇山医案[M]. 鲁瑛,王新民等校注. 太原：山西科学技术出版社,2013.

[227] 马培之. 马培之医案[M]. 范凤源校订. 北京：人民卫生出版社,2008.

[228] 王德宣. 温病正宗[M]. 李刘坤点校. 北京：中医古籍出版社,1987.

[229] 徐衡之,姚若琴. 宋元明清名医类案[M]. 吴子鸣,李肇夷点校. 长沙：湖南科学技术出版社,2006.

[230] 张骧孙. 临诊医案[M]. 招萼华点校. 上海：上海科学技术出版社,2004.

[231] 张锡纯. 医学衷中参西录[M]. 北京：中医古籍出版社,2016.

[232] 曹颖甫. 金匮发微[M]. 鲍艳举,陶有强点校. 北京：学苑出版社,2008.

[233] 丁甘仁著;沈庆法点评. 丁甘仁医案[M]. 北京：中国医药科技出版社,2020.

[234] 招萼华. 祝味菊医案经验集[M]. 上海：上海科学技术出版社,2007.

[235] 刘越. 张锡纯医案[M]. 北京：学苑出版社,2003.

[236] 裘庆元. 陈氏幼科秘诀[M]. 北京：中国中医药出版社,1998.

[237] 裘庆元. 妇科秘本三种[M]. 北京：中国中医药出版社,2019.

[238] 秦伯未. 清代名医医案精华[M]. 上海：上海科学技术出版社,2011.

[239] 潘华信,朱伟常. 叶天士医案大全[M]. 上海：上海中医药大学出版社，1994.

[240] 浅田宗伯. 先哲医话[M]. 徐长卿点校. 北京：学苑出版社,2008.

[241] 丹波元坚. 杂病广要[M]. 北京：中医古籍出版社,2002.

[242] 丹波康赖. 医心方[M]. 北京：人民卫生出版社,1993.

[243] 丹波元简. 素问识[M]. 北京：中医古籍出版社,2017.

参考文献